北大科学文化丛书

韩启德　主　编
张　藜　副主编

直面病痛

中国近现代医学史研究

Facing Illness: A Study on the History of Modern Medicine in China

张大庆 ◎ 著

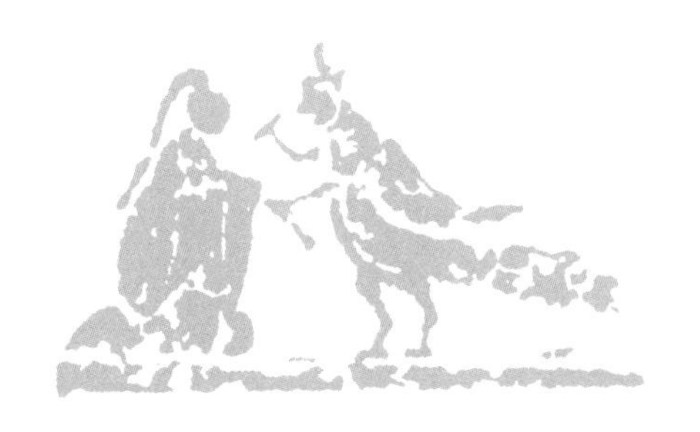

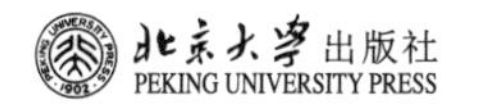

北京大学出版社
PEKING UNIVERSITY PRESS

图书在版编目（CIP）数据

直面病痛：中国近现代医学史研究 / 张大庆著. —北京：北京大学出版社，2024.1

（北大科学文化丛书）

ISBN 978-7-301-34499-6

Ⅰ. ①直… Ⅱ. ①张… Ⅲ. ①医学史 – 研究 – 中国 – 近现代 Ⅳ. ①R-092

中国国家版本馆 CIP 数据核字（2023）第 179249 号

书　　名　直面病痛：中国近现代医学史研究
　　　　　ZHIMIAN BINGTONG：ZHONGGUO JINXIANDAI YIXUESHI YANJIU

著作责任者　张大庆　著

责任编辑　高　迪　艾　英

标准书号　ISBN 978-7-301-34499-6

出版发行　北京大学出版社

地　　址　北京市海淀区成府路 205 号　100871

网　　址　http://www.pup.cn　新浪微博 @ 北京大学出版社

电子邮箱　编辑部 wsz@pup.cn　总编室 zpup@pup.cn

电　　话　邮购部 010-62752015　发行部 010-62750672
　　　　　编辑部 010-62755217

印 刷 者　北京中科印刷有限公司

经 销 者　新华书店
　　　　　710 毫米 × 1000 毫米　16 开本　34.75 印张　531 千字
　　　　　2024 年 1 月第 1 版　2024 年 1 月第 1 次印刷

定　　价　159.00 元

目 录 CONTENTS

丛书序

韩启德

对于科学文化和科学精神的公议，可以上溯至“五四”时期，是在救亡图存、思想启蒙背景下对科学发展水平相对滞后的反躬自省。然而，为什么在科学发现和重大成果不断涌现，科技实力显著增强的当代中国，科学文化会再度成为一个众所瞩目的焦点话题？回顾近二十年来社会各界对于科学文化议题的广泛讨论，可以从中提炼出一个共识：新的时代背景下，当代中国科技发展仍然面临着诸多考验，而科学文化或许将成为破解困局的锁钥。

当前，重大原创性成果缺乏、高水平科技创新能力不足，这仍然是制约中国当前科技发展的“阿喀琉斯之踵”。如果说科学文化是孕育科学技术发展与创新的温润土壤，人们就不免要进一步追问，科学文化究竟是如何影响科学技术与社会发展的？我国当前的科学文化存在哪些短板？科技自立自强需要什么样的科学文化生态？如何培育和建设具备先进性的科学文化？

科学文化的经典范式常以西方文明为参照，然而面对百年未有之大变局，任何既有探索恐怕都无法成为适应未来的“标准答案”，人们期待更具多样性、普适性、共享性、创新性的融合方案。而对中国科学文化及其底色的反思，本质上是对科学文化的源头和价值的探求，对科学与文明、历史、社会、时空关系的重新审视，势必会帮助我们摒弃成见，破旧立新。全新形态的科学文化，必将带着世界眼光，以更加包容开放的姿态，卓然屹立于传统文化的沃土之上。

无论科学文化向何处发展，其中历久弥新、一以贯之的“道”，是科学先贤们追求真理、实事求是、理性质疑、勇于探索的科学精神。但这种精神只有不断映射到新一代科技工作者身上，并为社会公众所理解和认同，才能焕发生机。因此，科学文化建设必须以建立公众尊重科学、理解科学、推崇创新、包容失败的社会氛围为终极目标，这不仅是一个学理问题，更是一个实践问题。

坐而论道不如起而行之。为中国科学文化建设尽一份力，是我多年以来的夙愿。我所在的北京大学，从诞生之日起一直是中国科学文化建设的先锋旗手，那么今时今日的北大人更应责无旁贷地肩负起科学文化建设的历史使命。得益于北京大学校领导、中国科协领导在这一问题上的高瞻远瞩，2018 年 11 月，北大科学技术与医学史系暨中国科协—北京大学（联合）科学文化研究院正式落成。当时我提出了“六个一”，作为当前这所机构在科学文化建设领域的重点任务：建立一支较强的教学科研队伍，实施一项科学史研究工程——“北大理科百年史”，创办一个有广泛影响力的“科学文化论坛”，办好一份专注于科学文化研究的学术刊物，构建一个国内外学术交流合作的网络，编写一套具有北大特色的“科学文化丛书”。经过五年的艰苦摸索，其中的一些得以实现，一些尚在努力之中。

令人欣喜的是，作为这“六个一”中融合学理与实践的重要一环，由北大科学技术与医学史系暨中国科协—北京大学（联合）科学文化研究院同人共同参与的“北大科学文化丛书”即将问世。虽然这不是国内学界的首套“科学文化”类丛书，但我们仍然希望它在内容和体系上能有所创新：

1. 以史为鉴，注重交叉

科学文化研究有着极为宽阔的学术边界和丰富的研究主题，是一个历史学、哲学、社会学、传播学等领域共同关注的跨学科领域。为了彰显北大科学技术与医学史系暨中国科协—北京大学（联合）科学文化研究院的研究特色，本丛书将以科学技术史、医学史的研究为基础，从科学哲学、科学与社会、科学传播等多个研究维度深入，紧扣科学技术的文化哲学阐释、科学文化在各国工业革命与现代化进程中的地位与作用、科学文化的交流与传播等主题，以包容和多元的理念对人类科学文化进程予以理性的观察和评判，阐明科学文化的渊源、科学精神的演变以及科学家精神的发展。

2. 多级体系，互为支撑

为了回应科学文化研究领域丰富的内涵与纵深，本丛书将包含若干在著者、选题、体例等方面都有所差异的子系列，以求更加系统、完整地反映科学文化领域的动态发展：

论著系列，以北大科技医史系暨科学文化研究院优秀学者的学术成果为主体，力求呈现中国科学文化领域的经典研究；

译著系列，对全球范围内科学史、科学文化研究与传播的优秀成果进行译介，为我国科学文化研究与建设提供更多可资借鉴的学术资源；

青年文库，以科学文化研究领域青年学者的成果为主体，反映该领域的最新关切，促进研究力量的成长与培育；

北大理科史系列，围绕“北大理科与中国现当代科学文化发展”这一主题，通过史料结集、口述资料摘编、北大课程实录等方式，呈现北大在中国科学文化建设中所发挥的独特作用。

3. 知行合一，彰显特色

本丛书希望立足中国实践和中国语境，对诸如“科学的本质”“科学探索与发现的文化机制”“科学文化与社会文化之间的互动”等经典议题进行具有时代性、地域性、实践性的多重反思，探索出一条具有中国特色的科学文化研究路径。更宏远的目标则希望以理论研究助推文化实践，充分回应现实问题，有的放矢地为科学文化建设提供具备操作性的意见与方法。

科学文化是一个综合性、跨学科的研究领域，科学文化建设更需要一心同归、八方勠力。可以预见的是，随着科学文化日益成为一个全球性的共同话题，在学术研究、科学教育、科学传播等诸多层面上，对于相关研究著作、优质课程、科普读本的需求将越来越大。有鉴于此，本着野人献曝的初衷，我们希望通过这套丛书将北京大学对于科学文化的一点思考与探索奉献给学界，唤起同人的关注和讨论，为推动我国科学文化建设、促进科学文化的公众传播略尽绵力。

前　言

本书汇集了我在医学史研究和教学工作领域的主要研究成果，大多数文章已在各类学术期刊上发表，还有少数是学术报告的整理稿，其中有些也在报纸上刊载过。2018 年北京大学科学技术与医学史系成立后，创系主任韩启德院士提出学系发展的“六个一计划”，其中包括出版一套学术专著。我因此有机会对以往的研究进行整理，汇编成集，很荣幸被收入“北大科学文化丛书”中。本书分为中国近现代医学史、医学思想史、医学社会文化史、中外医学交流史、医学编史学和医学史教育等六编，每编收录的论文反映了我围绕相关主题展开的思考与探究。

1991 年，我参加邓铁涛先生和程之范先生主编的《中国医学通史（近代卷）》的编撰时，发现对西方医学在中国传播与发展的研究非常薄弱，很多基本问题缺乏深入研究，因此，我就医学名词翻译的标准化、医疗卫生的建制化、近代医学教育以及医学学科史等问题开展了研究，论文发表后获得学界好评，并促发了一些研究者对这些问题的更广泛、深入的探讨。青蒿素是我国医药界研制成功的第一个一类新药，具有重要的科学史研究价值。由于青蒿素的研制是在一个特殊的历史时段开展的，不同于一般意义上的科学研究项目，因此对青蒿素成果的评价一直存在不同的观点，这也成为科技史研究者所关注的议题。2008 年初，在一次聚会上，我与饶毅教授谈及此事，他也很有兴趣，并提及他曾指导研究生做过一些研究，但后因故未能做下去。于是，我们商议共同指导一位研究生来开展这项研究工作。

2008年秋季入学的研究生黎润红乐意承担此项研究，全身心地投入资料收集整理、人物访谈、档案查寻。研究工作也得到了北京、上海、山东、四川、云南等地参与青蒿素研究的专家学者，以及中国科学技术协会、湖南教育出版社的鼎力支持，研究成果获得了社会与学界的广泛好评，是现代中国科学史研究的重要标志性事件之一。

医学思想史研究不是一个新的领域，然而对什么是思想史尚无一个确切的定义。作为从临床医学转入医学史研究的跨界者和医学院校讲授医学史课程的教师，我非常关注健康观、疾病观、生命观、死亡观的历史变迁，关注医学模式转变对医疗卫生事业产生的深刻影响。我考察了20世纪70年代西方兴起的整体医学运动，指出这场运动是西方社会对生物医学模式下高新技术迅速发展、医疗保健费用激增的回应，整体医学力图突破生物医学模式，提供更多元化的医疗保健，以满足人们的保健需求。不同的医学模式下健康与疾病观念的差异，不仅关联医生的诊断、治疗，而且也关联到病人及社会对疾病的反应，关联到医患之间的利益与冲突；不仅关系到社会经济问题，而且关系到人的健康权利。因此，我指出医学思想史研究应当基于对过去的理解来分析与批评当下的问题。医学思想史将揭示医学知识生产、传播、应用及其社会后果的复杂性，阐明疾病产生的生物学因素与社会、经济、文化因素之间的相互关联，更好地理解临床治疗的生物、心理、社会、生态医学模式的价值。

早在20世纪40年代，著名医史学家亨利·E.西格里斯特（Henry E. Sigerist）就呼吁开展医学社会文化史研究，但直到20世纪60年代以后，随着人们对自身健康和医疗保健问题的关注，在后现代思潮的推动下，许多社会文化和历史学者进入医学史研究领域，拓展了医学史研究的面向。我开始关注医学社会文化史研究起因于20世纪90年代初艾滋病问题对我国的影响，1994年中华医学会在医学史学术会议上宣读了《艾滋病：从疾病史到社会史》的论文，次年发表在《自然辩证法通讯》杂志上。2003年是DNA双螺旋结构模型建立五十周年，我在韩启德院士的指导下在《医学与哲学》杂志发文，阐述了分子生物学革命不仅使医疗卫生领域发生了巨大变化，也深刻地影响到人类的日常生活并形塑了当代的社会文化。2015年北京大学召开纪念新文化运动一百周年学术讨论会，我应邀做了“新文化运动与卫生启蒙”的报告，就新文化运动中健康与政治的互喻、疾病作为政治修辞、卫生知识传播与规训、医学成为文化批评的公共话题等问题展开论述，指出公共卫生观念与实践在新文化运动中成为联接国家、社会与个体的最佳结合点，展示了科学文化的实用价值与世俗特征。我结合20世纪20年代性腺移植技术在中国传播的案例，揭示了返老还童观念与实践的社会文化影响。

中外医学交流史是中国近现代医学史研究的重要内容之一，我利用英国《皇家学会通报》考察了中国的人痘接种技术在18世纪初如何被英国医学界接受并用于预防天花，利用耶鲁大学医学图书馆藏的《英吉利国新编种痘奇书》研究了19世纪初牛痘接种技术是如何传入中国的。百年之间，人痘西传与牛痘东来，勾勒出人类健康命运共同体建构的历史轨迹。我对西医传入中国早期医学传教士合信（B. Hobson，1816—1873）与中国第一位留学西方的医学生黄宽（Wong Fun, 1829—1878）的研究，呈现了中西方医学交流中的精彩一页。20世纪70年代初，中美两国为改变世界格局开始加强互动，医疗卫生领域的交流为推动中美两国的相互理解与沟通发挥了重要作用。1999年，我拜访了时任艾格尼丝·斯科特学院（Agnes Scott College）校长的布洛克（Mary Bullock）女士，她曾长期在“美中学术交流委员会”（Committee on Scholarly Communication with the People's Republic of China）任职。基于布洛克赠送的《美中交流通讯》并查阅了相关史料和档案文件，我对中国首次赴美医学代表团的活动，以及美国医学界来华访问，了解中国初级卫生保健、传统医学等问题做了较为深入、系统的探究，指出中美外交关系恢复前期医学代表团的互访，在中美关系史和中美科技外交史上都是具有标志性意义的事件，对推动两国的医学发展也具有相当大的影响，并为后来的合作研究奠定了基础。吴瑞先生发起的“中美生物化学联合招生项目”是中国当代生命科学发展史上的一个重大事件，我曾拜访吴瑞先生及参与此计划的顾孝诚先生，获得了大量宝贵的资料，访谈了多位通过该项目赴美的科学家，较完整地梳理了该项目从创意到实施再到结束的全过程，并论述了该项目对我国生命科学发展的影响，分析了“脑流失”（brain drain）与“脑收获”（brain gain）之间的时间效用问题，得到了当事人及学界同行的好评。

医学编史学（historiography of medicine）在20世纪80年代之后有了极大的拓展，研究领域不断扩大，研究方法日益多元化。学科交叉不仅推动了医学史研究的深入，也有助于人们全方位、多维度地审视医学及其与社会文化的互动关系。我在这一编的文章中论述了我国医学史研究在理论上和方法上需要进行的创新和突破，如应该充分利用医院所保存的丰富的病案，来研究我国近现代疾病的主要构成及其演变趋势，研究人们健康观和疾病观的变化，研究医疗制度、医患关系的变化等。我呼吁加强我国医学史的理论研究，在疾病观念史、疾病生态史、医学文化史、医学制度史、全球健康史等领域有所突破，与国际同行开展对话，提升中国医史学的学术影响力。

本书最后一编是关于医学史教育问题的讨论。作为医学院校的医学史教师，我从教三十余年来一直为本科生开设医学史课程，也深切体验到医学史教育与教学的酸甜苦辣。我回顾了我国医学史教育的历史，考察了教材建设、课程设计、医学史研究生和师资培养等方面的情况，指出医学史教育最突出的问题是，我国缺少打通医学史、医学哲学和医学社会学的人才，这直接影响到医学史教育和教学质量的提升。我认为医学史作为一门融合医学科学和人文学科的交叉学科，在医学院校的人文素质教育中具有重要的作用。医学史教育并不仅仅限于考察过去的人物和事件，更重要的目的在于使人们从历史中得到启迪和教益，即通过学习医学史，学生能从更广阔的时空来审视医学的发展，从多维度来审视当代医学所面临的难题，更加全面地理解医学与社会、经济、文化的互动关系，正确认识医学的目的，把握医学发展的趋势。

北京大学出版社的艾英、高迪二位老师为本书编辑出版投入了大量精力，她们一丝不苟的敬业精神让我深深感动，在此表达诚挚的感谢。

张大庆

2023年5月21日

第一编

中国近现代医学史

一、中国近代解剖学史略

中国医生对人体解剖知识的了解已有悠久的历史，然而随着中医学体系的成熟，医生们更注重辨证施治、取类比象的方法，加之“身体发肤，受之父母，不敢毁伤”思想的影响，解剖实证被忽视了。明清之际，中外学者在介绍解剖学方面做过一些努力，但影响不大。中国的解剖学是在鸦片战争后，随着西方医学的大量传入而逐渐建立起来的。

1. 教会医院的解剖教学

鸦片战争以后，西方列强在中国推行殖民活动，各教会团体也纷纷派传教士来中国，以扩大他们的影响，其中一项重要的活动就是建立教会医院。随着教会医院的发展，传教士医生感到需要培养助手和进一步扩大西医的势力，于是各地教会医院陆续开办了医学班，讲授解剖、生理等西医课程。

1843 年 11 月，美国浸礼会传教士医生 D. J. 麦高恩（D. J. Macgowan）在宁波建立了一所医院，不久他感到教会医院不应只限于内外科治疗，还应该传播西医知识，更利于扩大影响。于是他在 1845 年募集了 2000 卢比的资金，购置了书籍、解剖图谱和模型以及其他教学器具，开办了一个医学班，招收了几位学生和当地开业医生教授解剖、生理学等课程。他还借用月湖书院（Moon Lake College）的讲堂，举办过一次“解剖学和治疗艺术的科学”的讲座，但听众却多为凑趣者，影响也不大。[1]

---

[1] Wong and Wu, *History of Chinese Medicine* (Tientsin: The Tientsin Press, 1932), p. 206.

1859年11月，美国传教医生嘉约翰（J. Kerr）在原广州“眼科医局”的基础上建立“博济医院”。1866年，博济医院附设医学校，由嘉约翰和黄宽主持。学校开设了解剖学课程，由黄宽执教。当时解剖工作的开展困难重重，主要原因是受中国传统观念的影响，死亡病人的家属不愿意让死者被解剖。因此，尸体解剖的机会很少，解剖教学主要利用动物标本和解剖模型。1867年，博济医院进行了首例尸体解剖，由黄宽执刀剖验。[1] 此后，博济医院又陆续对几例无亲友的死亡病人的尸体做过解剖，这是近代中国最早的解剖记载。

19世纪中叶以后，上海、苏州、北京、天津、厦门、奉天（今沈阳）、登州、高雄等地的教会医院都办有各种形式的医学校或医学班，开设了解剖学课程。由于当时条件所限，教学者多由传教医师兼任，也无完整的教材、教具，其教学质量和效果是可想而知的。尸体解剖的开展更是寥寥无几。

19世纪末至20世纪初，教会医院附设的医学校和医学班已不能适应医院发展的需要，于是各教会团体出资兴办独立的医学院校。如美国圣公会于1880年创办上海圣约翰大学医学院。苏格兰安立甘会于1884年在杭州建立广济医学专门学校。1891年，美国监理公会女子部在苏州创立苏州女子医学校。1899年，美国长老会在广州建立广东女子医学校（后称夏葛女子医学院）。1906年，英美五个教会团体与伦敦医学会在北京合办协和医学校。1910年，英、美、加等国的八个教会团体在成都合办华西协合大学医学院。此外还有齐鲁大学医学院、湘雅医学院等二十余所。这些医学院校的建立使零散、不系统的解剖教学活动转变为系统、正规的解剖教学，无疑对解剖学的教学有很大的促进。

2. 解剖教科书的编译

1850年，英国传教士医生合信编译出《全体新论》一书。该

[1] 张慰丰：《黄宽传略》，《中华医史杂志》1992年第4期。

书介绍了人体的骨骼、韧带和肌肉，描述了脑脊髓、神经系统和各种感觉器官、泌尿生殖器官，还着重描述了心肺的功能，此外还配有插图和说明。该书次年出版后影响颇大，曾数度再版，合信还根据广州总督的建议，把插图编成中国式的手卷，单独印刷出版。[1]在日本也有该书的中文版发行。1875年，同文馆教习英人J.德贞（J. Dudgeon）出版了一本二十页的《解剖学图谱》。1886年，他又出版了一本系统的解剖书《全体通考》，共十六卷，由中国政府出资，同文馆印刷。该书由四部分组成：第一部分是摘译《大英百科全书》中的解剖学历史；第二部分译自霍尔登的骨骼学；第三部分译自格雷的解剖学；最后是图集，六百余幅，由中国艺术家木刻印出，图集可以单购。1878年，柯为良（D. Osgood）翻译了《格氏解剖学》共六卷，印行八百册，于1887年全部售完。[2] 1889年，经H. T.惠特尼（H. T. Whitney）修订后出第二版，1905年出第三版。《格氏解剖学》是我国早期影响很大的解剖学教科书，为多数医学校所采用。

随着解剖学教材翻译的增多，解剖学名词翻译的混乱问题逐渐显现，这对于教学和学术交流极为不利。为缓和这一矛盾，许多译者在书后列出词汇表，以便查对。如合信将他所译的医学名词辑成《英汉医学词汇》（1858）。1878年，柯为良在翻译《格氏解剖学》时也专门编辑了一册解剖学词汇。1884—1887年，德贞编辑了六卷本的《医学词汇》，其中三卷都涉及解剖学名词。德贞在书中详细地列出了所用的解剖名词，并将其与日文名词、合信和柯为良翻译的名词作了对照，他还收录了中国医书中的解剖名词以及《康熙字典》中涉及人体的词汇。此外还有J. C.汤姆逊（J. C. Thomson）的《英华医学名词》（1889）和惠特尼的《英汉解剖生理词汇》（1890）等。关于如何恰当地选用名词，译者间看法不尽相同，德贞与柯为良还为此论战一番。[3] 为了解

---

[1] Wong and Wu, *History of Chinese Medicine* (Tientsin: The Tientsin Press, 1932), p. 219.

[2] Boone H W, "Medical Education for Chinese," *China Medical Missionary Journal* (*CMMJ*，下同) 4 (1890): 109-114.

[3] 张大庆：《早期医学名词统一工作：博医会的努力和影响》，《中华医史杂志》1994年第1期。

决医学教科书中医学名词的统一问题，中国行医传道会（China Medical Missionary Association，1907年确定中文名为“博医会”，以下均采用“博医会”）在1890年成立了医学名词委员会。委员会成立之后首先注意的就是骨骼、肌肉、脏器等解剖学名词。因为解剖学是西方医学的基础，没有准确、清晰、简洁的解剖学名词，显然就无法完整、正确地翻译西医书籍。名词委员会花费了很长时间从英语大词典和《康熙字典》中寻找适当的字，如将clavicle译为“髃”，fibula译为“腓”，scaphoid译为“足舟”，phalanges译为“趾”等。[1]传教士医生还注意到翻译名词中要把准确、简洁作为标准，并对翻译欠准确的词做了校正，如：以前将gland译为“核”，后认为译法不准确，因此借用日文译名“腺”来表达；cell曾译作“珠”“轮”等，后来也是采用了日文译名“细胞”。[2]传教士医生在医学名词翻译上做了许多有益的工作，但他们也生造了许多名词，一直未被中国学者接受。显然，医学名词的翻译和标准化这项艰巨、复杂的工作，是传教士医生们难以完成的。

除传教士医生编译的医书之外，早期西方医学传入的另一途径是我国留日学者翻译的医学书籍。早期影响较大的是丁福保。丁氏编译的《新撰解剖学讲义》《组织学总论》和《胎生学》等，对介绍近代解剖学的知识起到了积极作用。此外，徐云、万钧和孙祖烈翻译的《人体解剖学实习法》也是国人较早编译的解剖学教材。

3. 中国解剖学科的建立

1871年，清政府聘请英国传教士医生德贞为教授在北京同文馆特设的科学系中开设解剖、生理讲座。[3] 1881年，清政府在天津北洋施医局的基础上开设医学馆，聘请马根济（J. K. Mackenzie）主事。学校有很好的骨骼标本和法国制造的解剖模型，还做过几例尸体解剖。[4]

[1] Cousland P B, “Work of the Nomenclature Committee,” *CMMJ* 15 (1901): 151.

[2] Anon, “Anatomical Terms,” *CMMJ* 11 (1897): 67-70.

[3] 高晞：《京师同文馆的医学讲座》，《中国科技史料》1990年第4期。

[4] 陆肇基：《中国最早的官立西医学校》，《中国科技史料》1991年第4期。

1903年，清政府在京师大学堂增设医学馆，然而“钦定学校章程”规定解剖学课的实习“只许模型观察，不许尸体解剖”[1]，使解剖教学难以展开。

辛亥以后，新式学校逐渐增多。学者们呼吁制定出中国医学院校的标准课程，以推进医学教育。1913年8月，伍连德赴英国参加国际医学会议，随后又赴美国参加国际学校卫生会议，回国后他向北洋政府提交了一份关于改革中国医学教育的长篇备忘录，建议北洋政府采取有效措施，根本改变中国医学教育落后的情况，其中包括人体解剖的需要。[2]

新建的医学院校中，教学中的尸体解剖问题日显突出，1912年北京医学专门学校成立之后，校长汤尔和两次向政府提出应开展解剖实习。[3] 在医学界的积极努力下，北洋政府于1913年11月公布了一份关于准许尸体解剖法规的总统文告，随后又颁发了详细规则：

解剖尸体规则

——民国二年十一月内务部公布

第一条　医士对于病死体，得剖视其患部，研究病原。但须得该死体亲属之同意，并呈明该管地方官，始得执行。

第二条　警官及检察官，对于变死体，非解剖不能确知其致命之由者，得指派医生执行解剖。

第三条　凡刑死体及监狱中病死体，无亲属故旧收其遗骸者，该管官厅得将该尸体付医士实行解剖，以供医学实验之用。但解剖后，须将原体缝合，并掩埋之。

第四条　凡志在供学术研究，而以遗言付解剖之死体，得由其亲属呈明该管官厅，得其许可后，送交医士解剖之。但解

---

[1] 王有琪编著：《现代中国解剖学的发展》，上海科学技术出版社，1956，第8页。

[2] 伍连德：《上政府拟改组全国医学教育之条陈》，《中西医学报》1914年第12期。

[3] 1912年11月24日，汤尔和上书教育部，要求准予尸体解剖。呈文上后久无消息，至1913年1月16日，开学在即，乃以集尸体为言，再请政府速公布解剖条例。

剖后，须将原体缝合，还其亲属。

第五条　本规则自公布日施行。[1]

这是中国首个官方准许尸体解剖的法律性文件。然而，具体施行尚有不便之处。汤尔和又上书详述理由，请其修改。[2] 1914年4月，内务部又发布了一份补充命令（第八十五号），给予所有医学院及医院以解剖尸体的权利和在必要时保留尸体某部位供医学示范用的权利。[3]

在北洋政府命令未发布之前，尸体解剖已在某些地区开展起来了，但尚未完全公开，如1910—1911年东北肺鼠疫流行期间，伍连德等进行过多例尸体解剖[4]，1912年广州地方政府也同意进行尸体解剖。1913年11月13日，江苏医学校进行了一次公开的尸体解剖，特邀政府官员、法官及中外医生参加，并进行摄影、出版纪念专辑。中国解剖学揭开了新的一页。

1913年，北洋政府教育部颁发了医学专门学校规程，将解剖学、组织学列为必修课程。[5] 主要教材和参考书有：《组织学》（汤尔和译，1915，东京吐凤堂书店）、《路氏组织学》（施尔德，1919，中国博医会）、《解剖学提纲》（汤尔和译，1924，商务印书馆）、《解剖学》（张方庆译，1929，东京同仁会）等。然而，从质量上看，这些译本翻译名词不统一，缺少必要的图谱，难以满足解剖教学的需要。因此，一些学校直接采用欧美和日本的原版教材和参考书。由于没有标准的教科书，各学校课程往往可随意增减，致使解剖教学良莠不齐。因此，许多医学家都感到编写出我国自己的标准医学教科书的重要性，而编写教科书

[1]　张在同、咸日金编：《民国医药卫生法规选编（1912—1948）》，山东大学出版社，1990，第1页。

[2]　鲍鉴清：《中国新医之解剖学史》，《自然科学季刊》1931年第1期。

[3]　张在同、咸日金编：《民国医药卫生法规选编（1912—1948）》，山东大学出版社，1990，第2页。

[4]　Wu Lien Teh, “Plague in the Orient with Special Reference to the Manchuria Outbreaks,” *Journal of Hygiene* 21 (1922): 62-76.

[5]　李涛：《民国二十一年度医学教育》，《中华医学杂志》1933年第5期。

的基础又在统一的、标准化的医学名词。于是医学家们从1916年开始审定医学名词。经过十一年艰苦、繁重的工作，科学名词审查委员会在1927年出版了一本收有4882则名词的《解剖学名词汇编》[1]，此后，国民政府教育部国立编译馆于1935年10月编辑出版了《发生学名词》，1937年3月完成了《比较解剖学名词》，1943年9月出版了《人体解剖学名词》等。这些有关解剖学方面的专用名词，都经过专家们多次商议，再经审查委员会，最后由教育部公布，为解剖学的译名奠定了统一、通用的基础。

解剖学和组织学的形象教材是解剖学和组织学教学的重要手段之一。然而在我国早期的解剖学和组织学的教学中，形象教材十分缺乏。一些条件较好的医学院校使用的解剖学挂图、模型等，主要由日、法、英、美、德等国进口。20世纪二三十年代后，国内一些私营厂商，如商务印书馆、中华书局等也出过仿制品，但未经过解剖学专家的检查，真正能合乎教学要求的不多。各医学院校自己也根据教学需要制作过一些标本，但局限性很大，条件差的学校的形象教材就更少了，这在某种程度上影响了解剖学和组织学的教学质量。

20世纪30年代以后，中国解剖学工作者自己编著的中文解剖学教材逐渐增多，如蔡堡、蒋天鹤的《动物胚胎学》(1931，世界书局)，鲍鉴清的《显微镜的动物学实验》(1931，中国科学社)，卢于道的《神经解剖学》(1932，上海科学仪器馆)，薛德焴的《动物解剖丛书》(1933—1935，上海新亚书店)，吴元涤的《普通胚胎学》(1933，世界书局)，汤肇虞、李定的《局部解剖学》(1936，商务印书馆)，王志清的《脊椎动物比较解剖学实验图谱》(1940，非同出版社)，以及张岩的《人体系统解剖学》(1945，黔西安顺军医学校)，等等。这些教材的作者在参考国外教材的基础上，结合国人情况和自己工作的经验编撰成书，使解剖学教材在内容上更丰富，质量也有了提高。

---

[1] 俞凤宾：《解剖学全部名词汇编序》，《中华医学杂志》1927年第1期。

4. 近代中国解剖学研究的主要成就

（1）大体解剖学

20 世纪初，大体解剖在西方已相当完备，而在我国才处于起步阶段，尤其是对国人的解剖研究还很缺乏。1910 年，爱德华 · M. 梅里斯（Edward M. Merrins）首先发表了武昌学生各年龄的身高体重的报告，这是研究国人的人类测量学最早的工作。[1] 1920 年，北京协和医学院解剖学系的许文生（Paul H. Stevenson）先后测量了 5—22 岁的男女万余人，发现中国的华北、华中和华南地区的居民在身高体重上确有差别，华北地区居民较高且较重，华中地区次之，华南又次之。他还对三地区居民的生长率、生长期及青春期也进行了研究，认为也存在着一定的地区差异。全绍清于 1919 年测量了 830 位中国学生的身高、体重和胸围，还测量了 300 名国人的骨骼，均为国内体质人类学的早期工作。[2] 虽然 1910 年以后，国内体质人类学的研究已逐步开展起来，但大多数工作是外籍学者所做的。从 1925 年开始，我国学者的工作陆续增多。在人体测量学方面，吴定良测量了骨骼，其关于头骨、锁骨、膝等的研究均在国内外杂志上发表，此外，他还开展了活体测量，获得了丰富的资料。[3] 刘曜曦测量了中国人的骨盆和肌肉。[4] 王仲侨等测量了中国人的胸肌和脏器的表面积。[5] 王有琪测量了中国人的脑上沟纹深度和面积。[6] 李涛测量了中国新生儿的体重和头颅各直径，为了解中国儿童的生长发育情况提供了很好的参考资料。[7]

---

[1] Edward M. Merrins, "Anthropometry of Chinese Students," *CMMJ* 24 (1910): 318.

[2] Chuan S H, "Height, Weight and Chest Measurements of 830 Chinese Students," *China Medical Journal* (*CMJ* 下同) 34, Anatomy Supplement (1920): 13.

[3] 卢于道：《三十年来国内的解剖学》，《科学》1948 年第 7 期。

[4] 刘曜曦：《中国人骨盆》，《南满医学堂杂志》1923 年第 2 期；《中国人足背肌》，《满洲医大杂志》1924 年第 3 期。

[5] 王仲侨：《中国人之胸肌》，《中华医学杂志》1949 年第 8 期。

[6] 王有琪：《人脑测量的方法》，《上海医学季刊》1941 年第 2 期。

[7] 李涛：《我国初生儿之体重及头颅各直径之测量》，《中华医学杂志》1931 年第 1 期。

冯培林等在中国婴幼儿的生长发育研究方面也做了大量的工作。[1] 学者们的测量和统计为中国解剖学和体质人类学的研究提供了有力的依据。

近代解剖学家工作的另一个重点是研究中国人的解剖结构和变异情况。1930 年，潘铭紫分别报告了中国人的心脏冠状动脉、四肢动脉的分支、手足皮神经的分布等。[2] 刘曜曦对足背动脉的研究，为后来开展足背皮瓣游离移植提供了形态学基础。[3] 齐登科在人体内脏解剖研究方面也开展了大量的工作。[4] 此外，对中国人脑沟类型、脑胼胝体类型，中国人肩部肌肉的变异、舌下神经襻的形成及其变异也有报道。由于我国人体解剖工作开展时间不长，资料缺乏，所以解剖学家十分注重收集个体差异的材料，如内脏左右相反的人体、内脏畸形的标本等，并将各种解剖时所见差异记录下来，供医学教学使用。

（2）神经解剖学

神经解剖学是在 19 世纪中期逐渐形成的解剖学的一个分支学科。我国的神经形态学研究是在 20 世纪 20 年代开展起来的。虽然起步稍晚，研究历史不长，但研究领域却颇为广泛，并且取得了一定的成就。主要表现在以下几个方面：

神经系统的大体解剖 早期研究主要集中在人脑的沟型与测量方面。当时有些西方学者在种族主义思想的影响下，根据其获得的不完全的标本，武断提出中国人脑不如白种人脑的观点。如 1926 年，香港大学解剖学系主任谢尔希尔在英国的《解剖学杂志》（*Journal of Anatomy*）上撰文说中国人脑的枕月沟常处于原始状态，比埃及人脑

[1] Fan P L, “Chinese Infants and Children,” *CMJ* 47 (1933): 625.

[2] Pan M T, “The Coronary Arteries of the Chinese Heart,” *CMJ* 48 (1943): 1247-1266.

[3] 刘曜曦：《日本人足背动脉》，《满洲医大杂志》1928 年第 5 期。

[4] 齐登科：《腹主动脉之无对脏腑枝之局部解剖》，《上海医学院季刊》1937 年第 2 期。

更接近于类人猿的形式。[1] 1934 年他又在第二届国际人类学会上宣读了一篇题为《中国人脑与澳洲人脑的比较》的论文，再次声称中国人脑和猿脑相近，不如白种人。当时出席这次会议的中国学者欧阳翥、吴定良依据研究的大量资料，对谢尔希尔的谬说予以有力的驳斥。[2] 此后，许多中国学者又进行了广泛的研究，获得了大量资料，著文批驳那些对中国人抱有偏见的报告。如齐登科和张鋆在《中国人脑的沟型》一文中指出，持有偏见的人在研究时，标本不可靠，有的仅根据 3—7 个中国人脑标本就下结论，并且有些标本保存极不完好，很难得出正确的结论。[3] 文章还列举了许多具体研究结果，指出了西方学者的谬误之所在。如文章驳斥了西方学者认为中国人脑中央沟只有 15% 是从脑内侧面起始的，中央沟与斯氏沟相连是中国人脑的特征，以及横基沟是中国人的特征等观点。闻亦传对 70 个胎儿脑、50 个成人脑进行了研究，结论表明月沟出现率在胎儿为 48.9%，成人为 42%，批驳了荷兰人类学家 A. J. 凡・伯克 – 菲尔特坎普（A. J. van Bork-Feltkamp）统计的中国人脑月沟出现率为 71.1% 的结论。[4] 闻氏还对谢尔希尔的错误结论给予了较详细的分析和批驳。卢于道对中西人士的大脑皮层做过比较观察，并依照奥地利神经科学家 C. 冯・艾克诺默（C. von Economo）和希腊神经精神病学家 G. N. 科斯基纳斯（G. N. Koskinas）的分区，按其重要的 40 多个区做切片观察，未发现中西人脑有显著区别。[5] 后来王有琪还研究了中国人脑的沉区（岛叶），他根据 30 例人脑的资料指出，沟的形式、长

[1] Shellshear J L, “The Occipital Lobe in the Brain of the Chinese, with Special Reference to the Sulcus Lunatus,” *J . Anat.* 61 (1926): 1-13.

[2] 鲁子惠：《中国学者早期对于神经形态学的贡献（1921—1961 上篇）》，《解剖学通报》1982 年第 3 期。

[3] Chi T K and Chang C, “The Sulcal Pattern of the Chinese Brain,” *Am. J. Physi. Anthropol* . 25 (1941): 167-209.

[4] Wen I C, “A Study of the Occipital Region of the Chinese Fetal Brain,” *J. Comp. Neurol.* 57 (1933): 477-506.

[5] 卢于道：《中国人之大脑皮层》，《科学》1936 年第 5 期。

度和深度，中国人与黑人、白人都是一样的。[1]研究各种族人脑的外形或内部结构，发现某些差异或特征，供人类学存考是有积极意义的，但若仅凭神经系统某些结构的异同来评判人类智慧的优劣，显然是粗率和不科学的。除人脑沟型研究外，欧阳翥对大脑皮层的细胞结构有较深的研究。[2] 栗永华等对人脊髓的血管系统分布有相当详细的研究。臧玉洤对损毁白鼠大脑皮层后的脑神经细胞及血管的变化做了细致的观察。

神经组织学 20 世纪 20 年代初，秉志曾对白鼠和挪威鼠的上交感神经节的大细胞的生长做过较详细的研究。闻亦传对人胎儿 17—23 体节做过解剖观察，描述了前脑、中脑和后脑的发育情况。欧阳翥观察过动物脊髓运动细胞的发育情况。陶烈对中枢神经系统的细胞数量和分布有较深入的研究，他计算了脑干中 105 个神经核内细胞的数目约 2.9 亿个，小脑总面积为 10.75 万平方毫米，浦肯野细胞（Purkinje Cell）达 1800 多万个，大脑皮质总面积为 22 万平方毫米，推算人大脑皮层中神经细胞总数为 169.1 亿个，比艾克诺默推算的 139 亿的数目要大。[3] 他认为中枢神经系统中四种胶质细胞（原生质性星状胶质细胞、纤维性星状胶质细胞、少突胶质细胞和小胶质细胞）在脑干中的分布是不同的。他还讨论了胶质细胞的分布，并将脑干各神经核进行了"局部解剖"，用图形表现各核相当的位置关系。

神经核和其纤维的联系也是近代神经解剖学的一项重要工作。1925 年，蔡翘详细地分析过负鼠丘脑和中脑的下行通道。[4] 朱鹤年对负鼠丘脑的神经核和其纤维的联系也有较详细的研究。[5] 卢于道在 20 世纪 30 年代研究了哺乳动物外膝体的腹核和内膝体。[6] 张香桐详细地

---

[1] Wang Y C, "On the Area of the Sunken Cerebral Cortex," *Trans. Chin. Ass. Aadv. Sci.* 9 (1947): 25-30.

[2] 欧阳翥：《人脑额回细胞之构造》，《中央研究心理研究所专刊》1934 年第 7 号。

[3] 陶烈：《人脑神经细胞之定量的研究》，《东南医刊》1933 年第 4 期。

[4] Tsai C, "The Descending Tracts of the Thalamus and Midbrain of the Opossum Didelphis Virginiana," *J. Comp. Neurol.* 36 (1925): 217-248.

[5] Chu H N, "The Fiber Connections of the Diencephalon of the Opossum," *Nat. Res. Inst. Psychol. Acad. Sinica* 2 (1932): 34.

[6] 卢于道：《腹侧膝巢》，《中国动物学杂志》1936 年第 2 期。

研究了蛛猴的脊丘通道。[1] 前人对该通道的研究均未超过内膝体水平，张氏则追溯到丘脑腹核，并弄清了它们在丘脑的分布。随后又进一步向上追溯丘脑腹后侧核外侧的投射纤维终止于大脑皮质的后中央回的上段，内侧的投射纤维终止于后中央回的中段。

20 世纪 30 年代末，林可胜等利用生理学实验方法测定脑干中各种活动中枢[2]，发现增压区在第四脑室的外侧面、髓纹及下凹之间，恰在前庭核、网状核和迷走核的地方，其下行通道不交叉到对边，经脊髓的腹侧终止于胸部脊髓的侧面[3]；减压区在闩（obex）的附近，其下行通道在脊髓的背侧[4]。王世睿等向上发现高水平的血压中枢，认为中度增压的中枢在中脑的室周灰质和中脑底，还有延脑外侧的网状结构，并发现下丘脑下来的增压路径，是经延脑外侧的网状结构，至脊髓的腹外侧柱，其中一部分在脑干中交叉到对侧。[5] 朱鹤年和卢于道在研究中也获得了相同的结果。

卢于道对多种动物的端脑做过较详尽的组织学研究。欧阳翥对人大脑皮质的构筑做过许多研究，他认为额叶可分为四大区，即无颗粒区、颗粒不良区、颗粒区和边缘区，并对这些区进行了组织学观察。他还报告过灵长类大脑视区结构的变异情况。

在神经组织化学方面，卢于道研究过神经细胞中的核酸和尼氏体中是否有核蛋白及动物大脑皮质细胞的核酸分布情况。马文昭发现了

---

[1] Chang H T and Ruch T C, "Topographical Distribution of Spino-thalamus Fibers in the Thalamus of the Spider Monkey," *J. Anat.* 81 (1947): 150-164.

[2] Suh T H et al., "The Effect of Intracisternal Applications Acetylcholine and the Localization of the Pressor Center and Tract," *Chin. J. Physiol.*10 (1936): 61-78. Lim RKS et al., "On the Question of a Myelencephalic Sympathelic Center. III. Experimental Localization of the Center," *Chin. J. Physiol.* 11 (1937): 467-484.

[3] Lim R K S et al., "On the Question of a Myelencephalic Sympathetic Center. IV. Experimental Localization of Its Descending Center," *Chin. J. Physiol.* 11 (1937): 385-408.

[4] Lim R K S et al., "On the Question of a Myelencephalic Sympathetic Center. VII. The Depressor Area a Sympathetic Inhibitory Center," *Chin. J. Physiol.* 12 (1938): 61-78.

[5] Wang S C and Ranson S V, "Autonomic Response to Electric Stimulation of Lower Brain Stem," *J. Comp. Neurol.* 71 (1939): 437-455.

患脚气病的鸟类脊神经节内细胞线粒体的变化，他还研究了白鼠和豚鼠在营养不良情况下脊神经节内细胞线粒体、高尔基体的变化，以及吗啡成瘾白鼠脊神经节细胞的尼氏体的变化，X光照射对白鼠脊神经节细胞的影响等。吴功贤观察过鼹鼠在不同年龄时大脑皮质中大细胞的高尔基体的形态变化，并发现切除一边部分大脑皮质，对边大脑中锥体细胞的高尔基体也有变化。

神经系统发育研究方面，卢于道研究过人大脑皮质在个体发育形成时各层的机能，他对动物的大脑皮质的发育也做过较详细的观察。此外，我国学者在白鼠视神经生后发育，鼠类交感神经节内巨大神经细胞生长、中国胎儿大脑枕部与顶颞部等方面也做了一些工作。

组织学和胚胎学 19世纪下半叶，随着显微镜的改进，化学染料的广泛应用以及切片机的使用，组织学有了长足的进步。我国组织学研究工作是在20世纪20年代开展起来的。北京协和医学院成立后，聘请美国芝加哥大学E. V. 考德瑞（E. V. Cowdry）来校教授组织学。1915年，马文昭到协和医学院解剖学科进修，师从考德瑞学习组织学。翌年赴美国芝加哥大学，受业于R. R. 本斯雷（R. R. Bensley）教授，从事线粒体和高尔基体的研究工作。1921年回国后，在协和医学院积极开展了线粒体的研究工作。在总结多年研究经验的基础上，他提出了线粒体和高尔基体是细胞各种机能代谢最主要的结构，它们随着细胞机能的亢进和衰退而增长或减少的观点。他还根据这两种细胞器的染色反应，推断出其主要成分是卵磷脂，并认为若增加机体卵磷脂的摄入量可以增强这两种细胞器的结构和机能，从而提高细胞的生命力。马文昭在观察吗啡和鸦片中毒病人的细胞时发现其细胞内线粒体和高尔基体内缺少卵磷脂，因此他认为可用卵磷脂来做戒瘾药治疗吗啡中毒者。他设计了医治鸦片瘾的方案，并进行了用卵磷脂治疗吗啡中毒的动物实验，取得了预期效果。[1] 后因各种原因，该方法未能普遍实行。此外，他还研究了血液和造血器官的结构和发生，并提出了一

---

[1] Ma W C et al., “A comfortable and Spontaneous Cure of the Opium Habit by Means of a Lecithin Diet,” *Trans Ninth Congress Fast. Assoc. Trop. Med.* (Nanking, 1934), pp. 352-387.

些新见解。

20 世纪 30 年代中期，同济大学的梁之彦等人利用偏振光显微镜观察了肌肉原纤维的构造，指出肌原纤维在偏振光显微镜观察下呈螺旋状，它们普遍被看成横纹状，是由于肌原纤维分子排列的关系。[1]中国科学社生物研究所的孙宗彭曾研究过白鼠胃的表皮细胞在饥饿时形态上的变化。[2] 崔芝兰对于蛙肾组织学也有研究，并将显微镜摄影术应用于组织学研究。张鋆在我国首先引入了组织培养技术。汤不器对人的皮肤及附属器官组织、骨组织等有深入的研究，并在组织学研究方法的改进方面做了一些工作。张汇泉、蒋天鹤、鲍鉴清等在组织学的染色、组织培养、组织保存等方面也有研究。此外，我国学者对脂肪细胞、淋巴细胞、肥大细胞和结缔组织等也有较多研究。然而，由于当时国内技术设备落后，化学染料、切片机、显微镜均依赖进口，且研究机构设备不齐，影响了组织学的发展。

胚胎学在西方是 17 世纪后逐渐建立起来的。20 世纪后，科学家们开始用实验的方法研究胚胎发生的机制以及各部分之间的相互关系，并注意到遗传物质在发育中的作用，开辟了胚胎学研究的新领域。

我国近代胚胎学的研究也是在 20 世纪 20 年代以后才逐渐开展起来的。1928 年北京协和医学院闻亦传曾赴美进修胚胎学，研究过 17—23 体节的三个人胎。回国后在协和医学院从事胚胎学教学工作，并继续研究了中国人胎儿脑子上半月沟的发育情况。上海医学院张鋆曾做过鸡胚胎肺静脉和心室内隔膜发育的研究。此外，我国学者还研究过中国胎儿身体各部分生长的比例，观察了早期人胎和人胎器官的正常发育和畸形发生的情况、大脑皮质在出生后的生长情况以及中国人的上眼睑的发育。在动物胚胎研究方面，观察了两栖类的受精发生和变态、两栖类的器官分化和变态、鸟类和两栖类性细胞的分化、鸭胎的

---

[1] 梁之彦：《横纹肌之微细结构》，《中华医学杂志》1934 年第 4 期。

[2] Sun T P, “The Effect of Starvation and Refeeding on Intestinal Epithelium of the Albino Mouse,” *Chin. J. Physiol.* 1 (1927): 1.

发育等。在实验胚胎学上，牛满江在 20 世纪 40 年代观察研究了蝾螈的神经脊内色素细胞的发育。此外，还有学者研究了两栖类的人工产卵、人工单性繁殖、受精作用和胚胎组织分化的问题及其与三胚层的相互关系。

总之，经过一代解剖学工作者的努力，中国解剖学从无到有，逐渐建立起来，并有了分科发展。解剖学传入之初，我国的解剖学教育主要由欧、美、日本等外籍学者把持。辛亥革命以后这种情况开始有了转变，至 20 世纪 30 年代末我国的解剖学教育已主要由中国学者主持了。在解剖学研究方面，我国学者也开展了大量的工作并取得了一定的成绩。但是，一方面，由于各方面条件的限制，解剖学家们仍不能充分发挥出他们的才智；另一方面，解剖学研究工作也是个别地、无计划地进行的，因而不能得到迅速的提高和深入。

为了推动中国解剖学的发展，1920 年 11 月在北京的中外解剖学家及有关学科专家成立了“中国解剖学和人类学会”。但这个学会范围很小，会员仅 10 余人，成立后不久就中止了活动，因此没有起到预想的作用。抗日战争胜利后，我国解剖学工作者才又重新筹建全国性的解剖学会。1947 年 7 月，中国解剖学会在上海成立，共有会员 80 人。[1] 有些地区也相应成立了分会。虽然雏形已具，但也未广泛开展学术活动。直至中华人民共和国成立后，解剖学工作者在中华全国自然科学专门学会联合会的领导下，改组扩大了原来的学会，于 1952 年 9 月在北京举行“中国解剖学会”成立大会。从此我国的解剖学发展进入了一个新的历史阶段。

（本文原载《中国科技史料》1994 年第 4 期）

[1] 王有琪编著：《现代中国解剖学的发展》，上海科学技术出版社，1956，第 14 页。

二、早期医学名词统一工作：博医会的努力和影响

西方医学传入后，医学名词的统一和标准化——西医书籍翻译和西医教育的核心——是早期西医传播中亟待解决的问题。传教士医生在早期的医学名词统一和标准化方面做了大量的工作，并取得了一定的成绩，促进了西方医学在中国的传播与发展。

1. 医学名词统一问题的提出

19 世纪中叶以后，清廷被迫敞开国门，教会在中国开办的医院和医学院校迅速增多，试图通过行医进一步扩大其影响。由于传播西医药知识的需要，西医药书籍的译述迅速增多，据不完全统计，1890 年以前翻译出的西医书籍有五十余种[1]。早期医书译述者多为来华的传教士，如合信、嘉约翰、德贞、傅兰雅（J. Fryer）等，医书通常是由传教士口译，中国人笔述而成。

由于西方医学与中国传统医学是两种不同的医学体系，所以在译述西医书籍时有很多名词和术语难以找到恰当的、与其相对应的中医词汇，并且还有大量中医学没有的名词。因此如何准确、简明地用中文表达出西医名词的意义，是译述者感到十分棘手的一个问题，加上当时译述者多各自为政、缺少交流，医学名词的翻译相当混乱。如猩红热就有红热症、瘄疹、疹子热症、痧子、花红热症等多种译名。名词的混乱既不利于西医在中国的传播，也不利于传教士医生的交流，更主要的是影响西医教学：各种医书采用不同的

[1] Boone H W, "Medical Education for the Chinese," *CMMJ* 4 (1890): 109-114.

医学名词，令学习者无所适从，不仅影响了教学质量，也影响了学习者的兴趣和热情。因此，惠特尼指出：医学教育这项伟大工作的第一步是形成统一的医学名词，没有这个基础，在华的医生们就不能协同工作，提高水平，也将极大地影响中国学生学习西方医学的热情。[1]

早期诸译述者也注意到名词翻译的问题，为了避免译名不一致给读者造成误解，有译述者在译著后附有英汉名词对照表，以便读者参考比较，如美国浸礼会医生 T. 德万（T. Devan）1847 年在香港出版的《中国语启蒙》（*The Beginner's First Book*）中就收录英汉对照的解剖学、药物和疾病的名词和术语，该书在 1858 年和 1861 年进行过两次修订和增补，影响较大，是翻译中国医学术语的第一次尝试。[2] 1864 年罗存德（W. Lobscheid）在香港出版的《英华行篋便览》（*The Tourists'Guide and Merchant's Manual*）中也包括药物学名词术语。嘉约翰翻译的《药物学》（1871）、柯为良编译的《格氏解剖学》（1878）等书后也附有英汉对照的名词术语表。不久，专门编印的英汉医学名词和术语著作也陆续问世，如合信把他译述医书的名词、术语分类编排，辑成《英汉医学词汇》，由上海传教会刊行；汤姆逊在嘉约翰的指导下编译了《中英病名词汇》（1887）和《英华医学名词》（1889）；惠特尼出版了《英汉解剖生理词汇》（1890）等。德贞在翻译西医书籍的同时，十分注意名词的翻译，在他编著的《医学词汇》中，不仅收录有他自己翻译的解剖、生理学等名词，而且附有合信、柯为良及日本翻译的医学名词作为对照。此外作者搜集了中医书籍和《康熙字典》中涉及人体解剖的所有名词，并认为有些名词可直接采用中医学中原有的词 。德贞在书中还比较了中医学与古代西方医学，讨论了中国医学和生理学的哲学基础。 国人中较早注意医学名词的人是温天谋医生，他参与了惠特尼整理、修订嘉约翰编《医学词汇》

[1] Whitney H T, "Advantage of Cooperation in Teaching and Uniformity in the Nature and Lenth of the Course of Study," *CMMJ* 4 (1890): 198-203.

[2] Thomson J C, "Medical Publication in Chinese," *CMMJ* 1 (1887): 115-121.

的工作。[1]

尽管已有许多人致力于医学名词工作，但因缺乏权威性，医学名词翻译依然各行其是。在这种情况下，传教士医生于1887年10月在香港医学院举办了一个专题讨论会，会议主题之一就是探讨医学名词翻译的标准化问题。与会者强调了医学名词翻译在西医传播中的重要作用，认为没有准确的名词体系，很难将西方医学知识准确地介绍给中国人，希望有关方面给予重视。詹美生（R. A. Jamieson）提出，首先应编辑出一本能获得学术界普遍赞同的医学词典，使它成为翻译者的手杖，这样使得医学书籍的翻译有章可循。[2] 然而，这次会议仅仅起了呼吁作用，由于缺乏必要的组织和物质条件，医学名词统一工作并未开展起来。

2. 博医会名词委员会的成立

1886年，传教士医生在上海成立博医会，并于1887年出版发行《博医会报》（*China Medical Missionary Journal*）。于是，传教士医生希望博医会承担起统一医学名词的责任。他们认为，许多医书中名词翻译各不相同的原因是没有标准的名词，除非有权威性的词典出版，否则这种混乱仍将持续下去。[3] 他们提出博医会应采取果断措施，召集有关人士开会讨论医学名词统一和标准化问题，以期能在不久的将来出版一部能为医界同人都承认的标准词汇。

1890年5月，博医会在上海举行第一届会员大会，医学名词统一问题是会议的中心议题之一。S. A. 亨特（S. A. Hunter）在大会发言中指出，完整、准确的名词体系是科学知识进步的一个标志。要想把西方科学介绍给中国人，必须首先解决语言障碍问题，翻译是一条有效途径。但是，没有统一的名词，翻译必将出现混乱现象。他明确提出

[1] Cousland P B, “Medical Nomenclature in China,” *CMMJ* 19 (1905): 55.

[2] Thomson J C, “The Chinese Language a Medicine of Scientific Instruction,” *CMMJ* 2(1888): 28.

[3] Atterbury B C, “The Translation of Medical Books into Chinese,” *CMMJ* 2 (1888): 1-2.

传教士医生在统一科学名词时，必须寻求中国学者的合作，没有中国学者的参与，要完成这项工作是难以想象的。[1]（事实上，合信、嘉约翰等人的翻译工作都得到过中国学者的协助。）惠特尼认为，应该把准确、简明、文雅作为翻译的标准和次序，并且指出医学中有许多难懂的词汇，翻译更应慎重。他还强调翻译时应考虑到汉语的习惯和特征，这样会利于中国人接受。[2]

在一些传教士医生的呼吁下，这次大会决定成立一个名词委员会负责统一医学名词的工作。委员会由嘉约翰任主席，成员有：W. 威尔逊（W. Wilson）、S. A. 亨特、H. P. 波特（H. P. Porter）、稻惟德（A. W. Douthwaite）和高似兰（P. B. Cousland）。名词委员会的成立标志着医学名词统一工作进入了一个新阶段。但遗憾的是，名词委员会成立后相当一段时期内工作进展十分缓慢。主要原因有二，其一是博医会大多数会员对统一医学名词的工作并不重视，因为他们的主要目标是通过行医传教，而不是学术，以致高似兰曾多次抱怨发出的征求名词的意见书得不到积极的响应。其二是名词委员会本身就不是一个健全的机构，在委员会成立后不久，亨特便离华回国了，接着嘉约翰和稻惟德相继去世，波特一直健康不佳，而威尔逊则对工作不甚关心，实际上仅有高似兰一人在坚持工作。[3]

尽管如此。名词委员会还是取得了一些成绩：1894 年出版了《疾病名词》，1898 年出版了《眼科名词》和温天谋编辑的《疾病词汇》，此外还有惠特尼的《解剖学词汇》和波特的《生理学名词》等。名词委员会检查了从 1890 年至 1900 年十年间的工作，感到成效甚微，因此希望在 1901 年能推出一个比较完善、有权威性并切实可行的名词表，否则将是非常遗憾的事。为了推动医学名词的统一工作，在有关人士的呼吁下，博医会对名词委员会做了调整，由惠特尼任委员会主席，高似兰为秘书，并增补聂会东（J. B. Neal）、师图尔（G. A. Stuart）

---

[1] Hunter S A, “Medical Nomenclature,” *CMMJ* 4 (1890): 148.

[2] Whitney H T, “An Anglo-Chinese Standard Vocabulary of Medical Scientific and Philosophical Terms,” *CMMJ* 1 (1887): 143-145.

[3] Cousland P B, “The Committee on Nomenclature,” *CMMJ* 14 (1900): 114-115.

和纪立生（T. Gillison）为委员。委员会在1901年正式举行了首次会议，经过六周的讨论、商议，颁布了经名词委员会审定通过的解剖学、组织学、生理学、药理学和药物名词，并将这些名词编印成册，送发博医会各会员，要求他们在工作和翻译中采用审定的名词，同时也希望他们提出进一步的修改意见。

1904年，名词委员会举行第二次会议，讨论、审定了病理学、内科、外科和妇产科的名词，校订和增补了1901年编辑的名词。同年12月，委员会举行第三次会议，讨论药物学和细菌学名词，并将结果提交博医会会员大会审议。名词委员会在推进医学名词统一的同时，也注意到医学名词与其他相关学科名词之间的有机联系。博医会名词委员会参与了科技术语委员会审定元素和化学名词的工作，并致函中国教育会（Education Association of China），要求加快物理学名词的审定，由于物理学名词不统一也将直接影响到医学教育，如教育会提不出标准的物理学名词，博医会将编制自己的物理学词汇，使之能与医学教科书相统一。[1] 同时博医会也要求教育会和广学会在它们的出版物中，凡涉及医学的名词，都采用博医会审定的标准名词。有人认为，益智书会是当时唯一从事统一科技术语译名的组织，博医会只注意医学名词，这一看法显然是不全面的。[2]

在名词委员会的努力下，医学名词统一的工作有了较大的进展：初步审定通过了医学各学科的名词并编印成册广泛发行；依据审定的名词翻译出版了一批教科书，如《格氏解剖学》《哈氏生理学》《欧氏内科学》等，并着手编译一套新的医学教科书。[3] 为了进一步推动翻译出版工作，高似兰在1905年2月召开的博医会会员大会上呼吁成立翻译出版委员会，希望博医会提供专项基金保证教科书的出版。是年，出版委员会成立，由聂会东任主席，J. 布卡特（J. Butchart）为秘书，成员有高似兰、纪立生等人。于是，名词委员会与出版委员会携手合

[1] Cousland P B, “Medical Nomenclature in China,” *CMMJ* 19 (1905): 55.

[2] 王扬宗：《清末益智书会统一科技术语工作述评》，《中国科技史料》1991年第2期。

[3] Stuart G A, “Luff’s Chemistry,” *CMMJ* 20 (1906): 79.

作，出版发行依据名词委员会审定的新名词翻译的医学教科书。其经费主要来自各教会团体和个人的捐赠。1908 年 5 月，名词委员会在统一了医学各科名词的基础上，编辑出版了《英汉医学词典》和中文的《医学字典》，并提呈北京教育部，希望能够得到中国官方的认可。

至 1913 年，博医会名词和出版委员会（由于经费和技术上的原因，1910 年名词委员会与出版委员会合并）出版了 322 种医学书籍，共 38200 册[1]，对西方医学的传播和统一医学译名起到了推动作用。

随着医学的发展，新知识不断增多，传教士医生日益感到统一医学名词工作的艰巨性。戊戌维新以后，西方科学知识在中国的传播迅速扩大，许多赴欧美、日本访问学习的中国学者和留学生加入到翻译介绍西方科学技术知识的行列中来，各种科学社团的成立也促进了翻译工作。1910 年，伍连德提议成立中华医学会，1913 年中华医学会在北京创立，但只是个地方性组织。于是，1915 年 2 月，伍连德等 36 名医师在上海集会，筹备组织全国性的中华医学会，是年中华医学会成立，同年还建立了中华民国医药学会。医学名词统一立即成为刚成立的中国医学团体的主要任务之一。俞凤宾在新创办的《中华医学杂志》上撰文指出，西方医生无论多么博学，在翻译上仍有很大困难，在许多方面都只能依靠助手（常常是非医药人员），这些人在这种工作上并不具备应有的高标准。因此，新成立的中华医学会无论如何应当在这方面尽一切努力来分担工作。[2] 虽然博医会在医学名词统一问题上做了许多有益的工作，但是中国政府和受过现代医学教育的中国医生并没有完全接受博医会提出的医学名词，其原因之一是许多名词翻译生硬，不符合中国人的习惯，此外他们还编造了一些新字，也是中国人不能接受的。传教士医生也意识到与中国医生合作的必要性。中华医学会成立后不久，高似兰领导的博医会名词和出版委员会立即与中华医学会等组织联系，召开了有教育界、医学界和出版界人士参加的讨论会，共商中国医学名词统一和标准化的工作。高似兰在会上向中国

---

[1] Cousland P B, “Publication Committee: Editorial Secretary’s Report,” *CMJ* 27 (1913)：84-86.

[2] 俞凤宾：《医学名词意见书》，《中华医学杂志》1916 年第 1 期。

学者介绍了博医会名词委员会的工作及对医学名词统一问题的看法，中国医生周逵认为北京教育部应支持这项重要的工作。这次会议通过了加速统一医学名词的四项决议，并着手成立一个全国性的医学名词委员会来领导这项工作。[1]

1916年8月5—12日，中华医学会、中华民国医药学会、博医会、江苏教育会及教育部的代表共24人在上海举行医学名词会议。会议认真、细致地商讨了医学名词统一问题，对博医会长期致力于医学名词统一表示钦佩，特别是对高似兰等人付出的艰辛劳动表示敬意。会议还讨论了解剖学名词草案，并安排了其他学科名词的起草工作。与会代表一致同意成立全国性的医学名词统一机构来负责这项工作。1917年8月27日，经教育部批准正式成立“医学名词审查会”，从此我国医学名词统一工作进入了一个新的阶段。

3. 博医会对医学名词统一的影响

医学名词统一和标准化涉及专业众多，必须具有很高的学术价值和权威性，因此是一项相当艰巨、复杂的任务。由于历史的原因，传教士医生首先注意到了医学名词译名统一的问题，还成立了专门机构来审定、推广标准化的译名，对西方医学在我国的传播是有积极意义的。

一些传教士医生就如何准确、简明地翻译医学名词做过较深入的探讨，并取得了一定的成绩，他们提出的一些翻译原则和方法也有很好的借鉴作用。如意译法，即从英、汉字典中寻找意义相同的词汇：yeast译为酵母、vinegar译为醋，phalanges译为趾；化学法，即用单个或几个字加上数字和物质特性来表示某种元素或化合物，主要适用于化学名词的翻译；而对有的名词则可采用音译法直译。惠特尼根据汉语的习惯对许多旧译名提出修改意见，其译名被后人采纳。如把蝴蝶骨（sphenoid bone）改为蝶骨，罗筛骨（ethmoid bone）译为筛骨，小腿骨（tibia bone）改为胫骨，船骨（scaphoid bone of foot）改为舟骨。

---

[1] Cousland P B, “Chinese Co-operation in Standardizing Medical Term,” *CMJ* 29 (1915): 200-202.

博医会对日本医学名词在中国的影响也给予了充分注意，并采纳了一些较确切的译名。如博医会原将 gland 译为“核”，显然没有表达出原义，特别是用于胃肠和乳房时，“核”更不恰当，而日本把 gland 译为“腺”，由肉旁加泉水构成，因此该字无论用于分泌还是排泄器官，均能较准确表达出这些器官的功能。“细胞”一词也取自日文译名，原来把 cell 译为“珠”，显然不好。在借用日文译名的同时，博医会名词委员会也指出大多数日文译名不适于中国，因为日文译名中大量采用了音译法，音译基本上等于未译，且日语与汉语发音差异也很大，故不可多取。

在翻译病名时，名词委员会发现有些中医病名所描述的疾病很难判断，许多病中都有类似的症状，而不同的症状又可出现在相同的疾病中，因此很难找到一一对应的中西病名。于是 A. 莫莱（A. Morley）提出，欲用中文科学地描述疾病，须建立一种纯技术的名词体系。每种疾病须对应于一个单独的字或词组，而且这个字或词组无论在技术上还是俗语上都不会产生歧义，这样才能克服病名意义含糊的缺陷。[1]

《医学词典》是名词委员会取得的最重要的成果之一，曾多次再版，有着广泛的影响。1913 年名词委员会对《医学词典》又进行了较大的修改和增补，词汇由 13000 条扩至 20000 余条，收录了医学各科的名词术语。名词委员会还在新名词基础上编译了一套医学教科书，促进了西医教育工作。

虽然博医会名词委员会在中国医学名词统一的早期进行了卓有成效的工作，但随着医学的发展和名词统一工作的深入，博医会已难以胜任这一工作。这一重任只能留给受过现代医学教育的中国医生来承担了。

（本文原载《中华医史杂志》1994 年第 1 期）

[1] Morley A, “A Contribution on Medical Nomenclature,” *CMMJ* 9 (1895): 141-147.

三、中国近代的科学名词审查活动：1915—1927

辛亥革命以后，西方文化在中国广泛传播，各种文化团体、学术机构纷纷成立，新式学校遍及各地。在民主和科学的旗帜下，广大知识分子逐渐认识到科学在国家建设和强盛中的重要作用，许多有识之士出国学习自然科学并大量引进西方科学知识，为近代中国科学的发展做了大量奠基性的工作。科学名词审查工作就是其一。

1. 背景

科学名词审查工作起源于医学名词审查。19 世纪中叶以后，随着教会在中国开办的医院和医学校的增多，西方医学的影响日益扩大，西医药书籍的译述也迅速增加。如前所述，据不完全统计，1890 年以前翻译出版的西医书籍达五十余种 [1]；而至 1913 年，仅博医会一家就出版了西医书籍 322 种，计 38200 册。[2]

早期西医书籍的翻译主要来自三个方面：其一是江南制造局的翻译本，由外人口述、国人笔译；其二是由博医会传教士医生翻译；其三是由留日学者和同仁会翻译。然而，由于各自为政，以及方言复杂，译名多有分歧。往往甲地通用者乙地茫然，极不利于教学和学术交流。1890 年，博医会成立名词委员会，开展医学名词统一工作并取得了一定的成绩。[3] 1908 年 5 月，博医会名词委员会编辑出版了《英

---

[1] Boone H W, "Medical education for the Chinese," *CMMJ* 4 (1890):109-114.

[2] Cousland P B, "Publication committee:editorial secretary's report," *CMJ* 27 (1913)：84-86.

[3] 张大庆：《早期医学名词统一工作：博医会的努力和影响》，《中华医史杂志》1994 年第 1 期。

汉医学词典》和《医学字典》，并呈送清政府学部，希望能够得到官方的认可。

博医会在医学名词标准化方面做了许多有益的工作，但是中国政府和医学界并未完全承认博医会提出的医学名词。高似兰领导的博医会名词委员会曾多次与中国医学界、教育界和出版界商议医学名词统一和标准化问题。[1]

随着近代科学在中国的发展，许多赴欧美、日本学习的中国学者和留学生加入到翻译介绍西方科学技术知识的行列中来。各种科学社团的成立则为医学名词统一工作提供了组织保证。1915 年，伍连德等在上海发起成立中华医学会。同年北京成立了中华民国医药学会。于是，医学名词统一工作立即成为新建立的医学团体的一项主要工作。

20 世纪初西医学名词的使用主要分为两派：一是博医会名词，另一是日本名词。两派之间相互排斥，不利于教学和学术交流。有些翻译“以咬牙蹶齿之文，冷僻杜撰之字，夹杂译林中，非但读者茫然，即原译者不转瞬亦将瞠目结舌，不自知其所译之谓何矣”[2]。许多有识之士认识到“文字为维持文化之一种工具，名词乃传播智识诱掖后进之一种利器也。工欲善其事，必先利其器。且也，假使名词而不统一不规定，则学术非但无独立之时，行将萎靡不振，而无进行之日，此所以审查之不可或缓也”[3]。所以，统一医学名词已成为当时医学界亟待解决的一个问题。

2. 沿革

1915 年 2 月，博医会医学名词委员会在上海举行医学名词审查会时与江苏省教育会商议，望中国专家和热心研究科学及科学书籍翻译

---

[1] Cousland P B, “Chinese co-operation in standardizing medical terms,” *CMJ* 29 (1915)：200-202.

[2] 俞凤宾：《医学名词意见书（二）》，《中华医学杂志》1916 年第 3 期。

[3] 《科学名词审查会第七次开会记》，《中华医学杂志》1921 年第 3 期。

者共同商榷此事。中国学术界亦感中央教育行政当局对于统一名词之事尚未施行，因此学术界理应承担起这一责任。1915 年 2 月 11 日，江苏省教育会副会长黄炎培在省教育会召开审查医学名词谈话会，邀请有关人士参加。出席这次会议的有：江苏省教育会的沈孚恩、余日章、杨锦森，商务印书馆编辑部主任张元济，中华博物研究会主任、中华书局编辑吴家熙，中华医学会代表俞凤宾，浙江医学专门学校校长韩清泉，江苏医学专门学校教务主任周威江，杭州中华医药学会代表汪于冈，中华书局局长陆费逵、编辑所主任范源廉，科学杂志社朱少屏，丁福保的代表万钧，北京协和医学院监督孔美格，金陵大学医科盈亨利、施尔德，济南共和医学校高似兰、聂会东，南京高等师范学校校长江谦等。黄炎培简要地介绍了此事的经过后，高似兰报告了博医会医学名词审查的情况和审定名词的标准，即①采用中国固有适合之名词；②译日本所定者用之；③意译；④音译。高氏承认虽然博医会在审查名词上已尽其所能，但无论在科学上还是在文字上仍需商酌。会上还宣读了杜亚泉的意见信并分发了丁福保的中西病名表以供参考。与会者一致认为只有医学家和科学家共同研究，发表意见，名词统一方能成功，并希望江苏省教育会附设一医学研究机构，推动名词统一工作。[1]

黄炎培赞同增设医学名词研究机构的建议，但认为教育会精于医学者不多，如有切实人选，尽可附设。黄氏最后提出四条建议：①提倡各地组织医学研究会研究医学名词；②征集各地医家关于医学名词的著作和意见；③请高似兰将修正之医学名词表送各医学校、医学会共同研究，以发表意见；④征集各种意见后再邀有关人士开会讨论并呈请政府派员会同审定。[2]

1916 年 1 月，博医会名词和出版委员会高似兰将修正后的名词草案四册分寄全国医学界征求意见。2 月，乘中华医学会在上海举行大

---

[1] 《江苏省教育会审查医学名词谈话会记事》，《中西医药报》1915 年第 8 期。

[2] 同上。

会医家云集之际，江苏省教育会再次邀请专家讨论审定名词之方法。[1]出席会议的有中华医学会、博医会、中华民国医药学会、江苏省教育会、江苏医学专门学校、浙江医学专门学校、浙江病院、福州陆军医院、杭州医药学会的代表如黄炎培、俞凤宾、汪企张、刘瑞恒、唐乃安、余日章、伍连德、聂会东等共三十一人。会上博医会代表聂会东介绍了博医会提出的名词草案，医药学会的代表表示他们不久也将提出名词草案。中华医学会代表俞凤宾鉴于已有两种草案，表示中华医学会拟不另提草案，甚愿参与讨论。

与会代表一致认为统一医学名词须医务界共同努力，经磋商后举手表决，全体赞成推进名词审查工作的六项决议：①博医会、中华医学会、中华民国医药学会和江苏省教育会四团体各举代表组成医学名词审查会，每团体人数在五人以内；②每年定期开会审议名词草案，以本年暑假为限；③以江苏省教育会为各团体通信总机关；④审查会举行时请教育部派员与会；⑤名词审查后公布于全国医学界，满若干期时作为定稿呈请教育部审定公布；⑥欢迎各团体或专家另行提出草案，并请于审查会接洽。[2]

1916 年 8 月 7—14 日，医学名词审查会在江苏省教育会所在地上海华美书馆举行第一次会议。中华医学会、中华民国医药学会、博医会、江苏省教育会以及教育部代表共二十三人出席，经表决推举余日章为主席（余不懂医学，但得票最多）。会议审查了中华民国医药学会提出的名词草案，范围为解剖学通用和骨骼名词。草案提出解剖学名词以拉丁文为本位，解剖拉丁名词以 1895 年德国解剖学会所定者为准，而以德、英、日三国名词附列于后，本国旧名有适用者均用本国旧名，旧译名指历来中西人士翻译的医药名词。[3]

经过一周的审议，通过名词 1200 条。名词的审议体现出与会者严谨负责的精神，“每当讨论时均反复辩论，毫不相让，然苟有真理发现

[1] 《江苏省教育会商酌名词函》，《中华医学杂志》1916 年第 1 期。

[2] 《医学名词第三次谈话会纪事》，《中华医学杂志》1916 年第 1 期。

[3] 《中国医药学会之名词编译》，《中华医学杂志》1916 年第 1 期。

无不舍己从人，此四团体殆皆真能副尊崇公理不事意气之佳评。博医会诸君有时于中国字义略起疑点，一经沈恩孚君就字学源流细细疏解无不涣然冰释。……中文笔记详记各方面所持之理由，每日约记五千字，共三万余字，足见论定一字之煞费苦心也”[1]。

1917 年 1 月 11—17 日，医学名词审查会举行第二次会议，除发起四团体外，理科教授研究会加入名词审查工作。此次审查会分为两组，分别审查解剖学的韧带、肌肉和内脏以及化学名词。余日章为解剖组主席，吴和士为化学组主席。关于化学名词，中华民国医药学会和理科教授研究会各自提出了草案，于是发生意见分歧，后经表决决定造字意译或音译的名词用医药学会草案，审查元素、化合物用理科会草案，博医会的元素表作参考。[2]

此次会议决议设医学名词审查会执行部于上海，负责处理日常事务。执行部由各团体派一代表组成，推举余日章为执行部主任，皮比、沈信卿、俞凤宾、汪企张、吴和士为部员。同年 7 月，执行部开会起草了医学名词审查会章程，规定了经费分摊办法，决定以上海西区方斜路江苏省教育会为会务机关。[3]会后执行部呈报教育部恳祈准予组织医学名词审查会并呈送了第一次解剖学名词审查本，望予批准。[4]不久，医学名词审查会得到教育部批准备案并获一千元补助金。

1917 年 8 月 1—8 日，医学名词审查会举行第三次会议，分两组审定解剖学和化学术语。会议还审查通过了医学名词审查会章程。在审查医学和化学名词过程中，与会者深感各学科名词均相互关联，必须将各学科名词一一审查，方能满足学术发展之需要。于是，提议将医学名词审查会更名为科学名词审查会，以每年 7 月为审查会期，呈报教育部核准备案。

鉴于有更多团体要求参加名词审查工作，名词审查会决定扩大团

---

[1] 俞凤宾：《医学名词审查会第一次大会记》，《中华医学杂志》1916 年第 3 期。

[2] 俞凤宾：《医学名词审查会第二次开会记》，《中华医学杂志》1917 年第 1 期。

[3] 《医学名词审查会章程》，《中华医学杂志》1917 年第 3 期。

[4] 《医学名词审查会呈教育部文》，《中华医学杂志》1917 年第 4 期。

体成员，并欢迎非团体成员临时参加。

1918 年 7 月，医学名词审查会召开第四次会议，审查解剖学、细菌学和化学名词，沈信卿、吴和士、严智钟分别为各组主席。同年，医学名词审查会正式更名为科学名词审查会并得到教育部的批准。[1]

1919 年 7 月，科学名词审查会在上海举行第五次会议，中华医学会、中华民国医药学会、博医会、江苏省教育会、理科教授研究会、中国科学社、中华博物学会及教育部代表四十余人参加。大会讨论并通过了科学名词审查会章程[2]。与会学者为五年来经过努力已审查名词近万条的成绩所鼓舞，并且期望以此促进我国科学事业的发达。[3]

1920 年 7 月 5—12 日，科学名词审查会在北京协和医学院举行第六次会议。

1921 年 7 月 5—12 日，科学名词审查会在南京成贤街文德里中国科学社召开第七次会议，参加审查的科学团体增至十三个，分四组审议病理学、有机化学、物理学、动物学名词。

1922 年 7 月 4—12 日，科学名词审查会在上海举行第八次会议，分病理学、物理学、植物学、动物学四组。

1923 年 7 月 4—12 日，科学名词审查会在上海召开第九次会议，分医学、算学、动物学、植物学四组。

1924 年 7 月 4—12 日，科学名词审查会在苏州省立医学校召开第十次会议，分植物学、动物学、矿物学、医学四组，医学又分药学、生理学、生理化学、有机化学四股。

1925 年 7 月 4—12 日，科学名词审查会在杭州举行第十一次会议，分五组审查生理、生化、有机化学、药理、植物学、动物学和算学名词。

1926 年 7 月 4—10 日，科学名词审查会在上海举行第十二次会

[1] 《科学名词审查会之发达》，《中华医学杂志》1919 年第 2 期。

[2] 《科学名词审查会章程》，《中华医学杂志》1919 年第 1 期。

[3] 《科学名词审查会第五次大会》，《中华医学杂志》1919 年第 3 期。

议，分六组审查内科学、药学、植物学、动物学、生理学和算学名词。经中国科学社介绍，中国工程学会加入科学名词审查会。于是，科学名词审查会的基本组成科学团体由最初的四个增至十一个。[1]

科学名词审查会原定于 1927 年夏在武昌召开第十三次会议，然而，因时局关系会议暂停，但执行部仍将审查草案寄送各团体并征求召开下次会议时间、地点的意见。此外，执行部将已审定和审查完毕的名词整理印刷出版。中国科学社推定叶企荪等十二人任整理名词出版审查委员，中华医学会和博医会聘请鲁德馨审定医学名词。

1927 年 12 月 25 日，科学名词审查会执行部召开常务会议，讨论会务问题。鉴于南京国民政府所设立的中华民国大学院已筹备成立译名统一委员会，统一名词工作理应由中央教育行政机关直接负责办理，执行部认为科学名词审查会作为辅助中央教育行政机关组织的任务可以完结，于是决定一旦译名统一委员会正式成立，科学名词审查会的工作将自动移交。执行部将决议寄送各团体征求意见，并就移交会务之事与中华民国大学院商议。[2] 执行部提出若各团赞同，科学名词审查会会务于 1927 年年底结束。

3. 评价

科学名词审查作为中国近代科学史上的一项重要工作，成为当时新成立的科学社团所关注的中心之一。科学名词审查工作于 1915 年至 1926 年，历时十二年，共举行审查会议十二次，已审查并按学科编辑成册的名词有医学十七册，化学、植物学各六册，物理学、动物和算学各四册，共四十一册，其中已经审定出版的有十一册。[3]（表 1.3.1—表 1.3.4）由于科学名词审查是一项基础性的学科建设工作，涉及所有学科，故当时几乎主要的科学社团和大学都参加了这一工作。科学名词审查会由最初的四个基本团体发展到十一个（中华医学会、中华民

---

[1] 《第十二届科学名词审查会纪事》，《中华医学杂志》1926 年第 4 期。

[2] 《科学名词审查会执行部常会议决案》，《中华医学杂志》1928 年第 1 期。

[3] 《拟呈中华民国大学院稿》，《中华医学杂志》1928 年第 1 期。

国医药学会、中国博医会、江苏省教育会、理科研究会、中华博物学会、中国科学社、中华农学会、华东教育会、北京协和医科大学、中国工程学会)，此外还有临时受邀参加的团体。因此，科学名词审查是中国近代科学史上历时最长、参加人数最多的一项重要的科学活动，是中国科学史上第一个科学界的共同行动纲领。科学名词审查工作的另一特点是以非官方的科学社团为主，它反映出科学社团已成为中国近代史上一支独立的、具有影响力的社会力量。

北洋政府统治时期，尚无全国性的科学研究机构，更谈不上科研经费的预算。因此科学名词审查工作的经费主要由各团体分担。由于会务扩大，印刷、开会费用浩大，各团体无力承担。1918 年，科学名词审查会以其事业实为辅助中央教育行政机关之由，要求北京教育部予以补助。同年 12 月，教育部批准自 1918 年 11 月起，每月补助四百元。然而，不久教育部就因经费困难而搭拨公债票及兑换券，接着连公债票和兑换券也没了着落。1921 年 12 月，教育部停止拨款，为期仅三年且并未足拨。科学名词审查会致函教育部，强调科学名词关系到全国学术之发达，不可与一般学校和学术团体等视，教育部应当继续予以经费补助。[1] 但科学名词审查会的呼吁无济于事，由此可见北洋政府统治下科学事业发展的艰难。

科学名词审查的目的是确定统一和标准化的科学名词，故应具有权威性和很高的学术水准。这是一项艰巨、复杂的工作。为此，科学名词审查会制订了严格的审查程序：首先委托专家提出名词草案，于会前印出分发各团体代表先行研究。开会时分学科逐一提出讨论决定，闭会后再委托专家整理并印成审查本分发全国有关的学校、团体及中外专家征集意见，为期四个月，分发的审查本应不少于一千册。同时在中国科学社主办的《科学》杂志上刊登并征集意见。最后再次修订，呈报教育部批准后印出审定本，推广使用。[2]

科学名词要求准确、简明，翻译的名词既要符合原意，又要符

[1] 《科学名词审查会呈教育部文》,《中华医学杂志》1924 年第 1 期。

[2] 《拟呈中华民国大学院稿》,《中华医学杂志》1928 年第 1 期。

合汉语习惯。科学名词审查会为此提出了审定科学名词的准则：①宜多用二字以上，少用单字，因单字同音异义者多，易混淆；②立新名不造新字；③名词取其应用，不可成雅俗成见，旧词与新意相合者应尽量采用，不可再定新名；④我国无相当之固有名词，可按意义翻译原词；⑤音译，多为不得已之办法，以药名居多，如吗啡、海洛英等；⑥造新字，多见于化学名词，但要有极严密的原则。[1] 尽管如此，在讨论确定名词时，专家们有时依然意见分歧，甚至争论激烈。如 prostata 一词，中华医学会代表提出译为前列腺，其汉译与拉丁、英、德文相符，而中华民国医药学会的代表则认为，虽译前列腺字面相符，但用词太普通且未表明其功用，故建议采用摄护腺一词。合信《全体新论》和德贞的《全体通考》都采用该词，日本也是采用摄护腺。讨论中有学者指出，目前对 prostata 的功能尚未完全了解，该词无调护保护之义，有人提出采用膀胱底腺，还有人建议用前立腺，认为列字为排列之意从多物，故不妥。最后经表决同意采用前列腺。[2]

科学名词审查会还发起了译音统一会，审查国音、填制音表，平衡南北发音，并致函研究译音有素的学者，如蔡元培、陈独秀、钱玄同等征求意见，经多次修改于第十一届科学名词审查会上，提出还原译音表。[3] 然而，关于译音表仍然存在不同意见，于是建议待日后再行讨论。由此可见科学名词审查会的严谨精神。

科学名词审查会经过十三年的努力，开会十二次，为我国科学名词的统一和标准化做了大量基础性的工作，并取得了一定的成绩。除出版了科学名词的审定本和审查本外，还出版了《医学辞汇》、《汉英医学字典》（中华医学会出版）、《医学名词汇编》、《动植物名词汇编》（科学名词审查会出版）等，促进了我国近代科学事业的发展。

1927 年，科学名词审查会得知南京政府中华民国大学院筹备成立译名统一委员会后，执行部开会讨论决定，一旦译名委员会成立便

[1] 鲁德馨：《中国医学文字事业》，《中西医药》1936 年第 6 期。

[2] 《医学名词审查会第三次开会纪录》，《中华医学杂志》1918 年第 1 期。

[3] 《医药学名词中之译音问题》，《中华医学杂志》1925 年第 5 期。

将科学名词审查工作自动移交之，因为此项工作本应由中央教育行政机关负责。至此，科学名词审查会为自己的工作画上了一个圆满的句号。

表 1.3.1　科学名词审查会历届会议一览表（1916—1926）

届次	时间	地点	参加团体	人数	主要内容
1	1916 年 8 月 7—14 日	上海	博，教，医药，医学	23	审查解剖学、骨骼学名词
2	1917 年 1 月 11—17 日	上海	博，教，医药，医学，理	30	审查解剖学、化学名词
3	1917 年 8 月 1—8 日	上海	博，教，医药，医学，理，华东，部	33	审查解剖学、化学名词，通过审查会章程
4	1918 年 7 月 5—13 日	上海	博，教，医药，医学，理	23	审查解剖学、细菌学和化学名词
5	1919 年 7 月 5—12 日	上海	博，教，医药，医学，理，博物，科，部	40	审查细菌学、组织学和化学名词
6	1920 年 7 月 5—12 日	北京			
7	1921 年 7 月 5—12 日	南京	博，教，医药，医学，理，华东，博物，部，科，农，南，高，厦	41	审查病理学、有机化学、动物学、物理学名词
8	1922 年 7 月 4—12 日	上海	博，教，医药，医学，理，华东，博物，农，科，部	48	审查病理学、有机化学、动物学、植物学、物理学名词
9	1923 年 7 月 4—12 日	上海	博，教，医药，医学，理，华东，博物，农，科，部	60	审查医学、算学、植物学、动物学名词
10	1924 年 7 月 4—12 日	苏州	博，教，医药，医学，理，华东，博物，农，科，部，协和	63	审查医学、矿物学、植物学、动物学名词

（续表）

届次	时间	地点	参加团体	人数	主要内容
11	1925 年 7 月 4—12 日	杭州	博，教，医药，医学，理，华东，博物，农，科，协和，东南	34	审查有机化学、植物学、动物学、算学、生理、生化、药理名词
12	1926 年 7 月 4—12 日	上海	博，教，医药，医学，广，华东，工程，农，科，同济，东华，武	27	审查内科学、植物学、动物学、算学、生理学、药学名词

* 1. 1918 年，医学名词审查会改名为科学名词审查会

2. 参加团体全称：

博：中国行医传道会（博医会，China Medical Missionary Association）

教：江苏省教育会　　医药：中华民国医药学会

理：理科教授研究会　　医学：中华医学会

部：教育部　　华东：华东教育会

科：中国科学社　　博物：中国博物学会

南：南京高等师范学校　　工程：中国工程学会

农：中国农学会　　协和：北京协和医学院

高：广东高等师范学校　　同济：同济大学

厦：厦门大学　　东华：东华大学

武：武昌大学　　东南：国立东南大学

广：广东大学

表 1.3.2　科学名词审查会已审查 / 审定名词一览表（1915—1927）

学科	内容	审查期	出版情况
解剖学	骨骼	1916 年 8 月	已编辑《医学解剖学名词汇编》出版
	韧带、肌肉、内脏	1917 年 1 月	
	内脏、感觉器、皮肤	1917 年 8 月	
	血管、神经	1918 年 7 月	
组织学、胚胎学、显微镜术语		1919 年 7 月	审定本待印
细菌学总论、免疫学、细菌名称、细菌分类		1918 年 7 月—1920 年 7 月	审定本待印
病理学总论		1921 年 7 月	审定本待印

（续表）

学科	内容	审查期	出版情况
化学	原质名词（元素）	1917 年 1 月	已汇编《化学名词》出版
	术语	1917 年 8 月	
	无机化合物名称	1918 年 7 月	
	仪器名词	1919 年 7 月	
	有机化学普通名词	1920 年 7 月	
	有机化学系统名词	1920 年 7 月—1921 年 7 月	
物理学	力学及物性学名词	1919 年 7 月	审定本待印
	热学名词	1920 年 7 月	
动物学	分类名词	1921 年 7 月—1923 年 7 月	审定本待印
	解剖学、胚胎学术语		
植物学	术语及分类科目名词	1922 年 7 月—1923 年 7 月	审定本出版
	种名		
算学	数学、代数学、微积分、代数解析学、函数名词	1923 年 7 月	审定本待印

表 1.3.3　科学名词审查会已审查未审定名词一览表（1915—1927）

学科	内容	审查期	出版情况
病理学	各论名词	1922 年 7 月	审查本已出版
	总论补遗名词	1923 年 7 月	
寄生物学、寄生虫学		1923 年 7 月	
药理学		1924 年 7 月—	审查本待印
生理化学	部分名词	1925 年 7 月	
外科学		1925 年 7 月	审查本已出版
生理学	呼吸、新陈代谢名词	1925 年 7 月	

（续表）

学科	内容	审查期	出版情况
药用化学		1926 年 7 月	审查本待印
生理学	全部名词		
内科学			
物理学	磁学、电学名词	1921 年 7 月	审查本待印
	声学、光学名词	1922 年 7 月	
动物学	遗传学进化论术语、分科名词、补遗	1924 年 7 月	审查本已出版
	哺乳类、鸟类种名	1925 年 7 月	审查本待印
	鸟类分类名词	1926 年 7 月	
植物学	种子植物属名	1924 年 7 月	审查本已出版
	胞（孢）子植物属名	1925 年 7 月	审查本待印
	蕨类植物羊齿类属名	1926 年 7 月	
	真菌类属名		
算学	初等几何、平面曲面三角	1924 年 7 月	审查本待印
	解析几何、二次曲面曲线		
	投影几何、直线几何名词		
	微积几何学、超越曲线曲面、高等解析学名词	1925 年 7 月	
	应用算学（商用算学及统计学）	1926 年 7 月	

表 1.3.4 科学名词审查会已起草未审查名词一览表（1915—1927）

学科		草案情况
医学	妇科名词	草案已存审查会
算学	工用算学名词	草案已存审查会
	代数几何学名词	
	代数曲线曲面名词	
	高等几何学名词	
	方位解析学名词	

（本文原载《自然辩证法通讯》1996 年第 5 期）

四、高似兰：医学名词翻译标准化的推动者

西方医学在中国早期传播的进程中，作为与传统的中医学不同的医学体系，西医名词和术语的翻译成为医学教育以及中西医学交流中的一个极为重要的问题。一方面，许多西医学的名词和术语是中医学里没有的，如大量的解剖学、组织学、生理学、病理学词汇，即使在中医学里可找到相应的名词术语，它们在含义上也可能并不相同，例如中医里“肾”的概念与西医并不完全等同。另一方面，翻译者各自为政，翻译既无规范，又缺乏沟通，造成了一病多名的混乱局面。为了解决医学名词汉译的标准化问题，传教士医生做了大量工作，尤其是高似兰在这一方面发挥了重要的作用：他编撰的英汉《高氏医学辞汇》是中国近代西医学最主要的医学工具书；在他的参与和推动下，成立了医学名词审查会，为医学名词汉译的标准化奠定了基础。

1. 来华行医

高似兰出生于苏格兰的工业重镇格拉斯哥（Glasgow），父亲是建筑工程师。在他 12 岁时父亲因病去世，后随母迁居爱丁堡，入乔治·沃森学院（George Watson’s College）学习。由于父亲因染病而英年早逝，高似兰立志学医，希望通过自己的努力去拯救那些遭受病痛折磨的人们，于是转入爱丁堡大学医学院学习，于 1882 年以优异的成绩毕业，获得医学学士学位。

1883 年，高似兰奉苏格兰长老会之命，来到中国广东省潮州教会医院布道行医。19 世纪以后，随着西方国家殖民活动的扩大，热带病

和营养缺乏性疾病成为医学界关注的主要问题，在亚非各国的许多传教士医生都十分热心于搜集这方面的病例。1887 年，高似兰在新创刊的《博医会报》上首次详细报道了在广东汕头地区中学生中流行的一种疾病，患病者下肢皮肤发麻，麻木区肌肉发硬，伴有疼痛，继而在数日内出现肌肉无力，严重者难以站立及行走，有的学校因发病人数多而无法开课。高似兰认为此病即“干性脚气病”（beri-beri），推断该病的流行可能与居住环境拥挤和食物有关，并提出了预防措施。[1] 虽然当时尚未发现维生素，不知道“干性脚气病”与维生素 B_1 缺乏之间的关系，但高似兰已注意到“干性脚气病”的发生与特殊人群以及特殊食物存在着某种联系。

高似兰是最早在中国呼吁重视医学统计学工作的学者。西方国家从 17 世纪开始重视疾病与死亡的统计学研究，为了解疾病的流行状况、危害程度以及对社会的影响积累了丰富的资料。19 世纪中期以后，由英国出版的《中国海关医报》（*Chinese Customs' Medical Reports*）上刊登有关于中国疾病的信息。高似兰注意到这些资料对临床医生了解疾病的流行情况十分重要，1896 年他在《博医会报》介绍了《中国海关医报》上搜集的疾病信息，指出博医会的医生很少了解这方面的情况，很少有人认真地研究中国的疾病状况。因此他提出每个医院都应当公布疾病表，至少每 3—4 年公布一次，并建议最好设立专门委员会，定期连续出版；提出不仅各种病例的数目重要，百分率更重要，它对流行病和传染病有更大的价值，可了解中国的发病率、疾病分布，以判断流行病的发病趋势。[2] 在他的呼吁下，《博医会报》开设了“医院报道”专栏，为了解各地的疾病情况提供了参考。1891 年高似兰利用回国休假的机会，在伦敦举行的医学大会上介绍了中国麻风病流行和防治的概况。1892 年，高似兰返回潮州教会医院，出任医院医务主管。1893年，他与在新加坡传教的女教士哈琳顿(Harrington)

[1] Cousland B P, “Beri-Beri,” *CMMJ* 1 (1887) : 74-75. Cousland B P, “Notes on the Occurrence of Beri-Beri or Kakke at Swatow, ” *CMMJ* 2 (1888) : 51-55.

[2] Cousland B P, “A Plea for Medical Statistics, ” *CMMJ* 10 (1896): 54.

结婚，生有二子一女。

19世纪的开业西医大多属于“全科”医生，必须应付各科疾病的诊疗。作为当时西方最好的医学院之一——爱丁堡大学医学院的高才生，高似兰凭借其精湛的医疗技术赢得了众多病人的信赖。从1888年的医疗报告中，可看到他繁忙的工作：年治疗病人5372人次，其中门诊病人3242人次，住院病人2130人次。手术863次，其中眼科手术488次。此外还为117人次拔牙。[1] 在施医诊病的过程中，高似兰感到患病求治者多，医生数量远不能满足其需要，因此认识到西医教育的重要性。1888年，他开始招收中国学生教授西医知识，成为早期从事医学教育的传教士医生之一。他第一批共招收了七人，其中三位是在医院工作的助手，三位是普通学生，所有费用由他们的家庭负担，此外还有一位编外学生。

在教学过程中，他感到中国人学医用本国课本更易领会，而当时中国国内已有的西医书籍为数很少，且内容简陋，不适合西医教育，于是他着手编译医学书籍，开始了翻译医学书籍的生涯，后经教会允许专门致力于医学书籍的翻译事业，成为中国博医会编译部创始人之一。

2. 名词工作

随着我国西医教育的发展和西医书籍翻译增多，医学名词翻译的统一问题日益引起医学界的关注。在博医会成立之前，已有学者注意到了医学名词问题。从1847年德万在《中国语启蒙》中收录英汉对照的解剖学、药物学和疾病名词，到1890年惠特尼出版《英汉解剖生理词汇》，已出版了十余种医学名词汇编，然而，由于作者都是各自为政，名词的翻译也是五花八门，一个名词往往有多个译名。这种译名混乱的情况对西医的传播和教学极为不利。

高似兰是最早呼吁统一医学名词翻译的学者之一。1890年，在

[1] Cousland B P, “Hospital Report,” *CMMJ* 2 (1888) : 145.

博医会第一届大会上，在他和嘉约翰等人的倡导下，成立了以嘉约翰为主任的名词委员会，负责起草中文标准医学词汇，开始了医学名词统一的进程。高似兰因在医学名词翻译方面的出色工作，被任命为名词委员会委员，从此他开始了长达四十年的医学名词翻译及其标准化的工作。然而，从 1890 年至 1900 年的十年间，博医会的名词委员会实际上是个空架子，因为在委员会成立不久，嘉约翰和另一位委员就因病去世，除高似兰外，其他几位委员不是离开了中国，就是健康不佳，或是对工作不甚关心，因此名词委员会的主要工作实际上几乎由高似兰一人承担。尽管如此，名词委员会还是取得了一定的成绩，如 1894 年出版了《疾病名词》，1898 年出版了《眼科名词》《解剖学词汇》《生理学名词》等。

1896 年，高似兰在《博医会报》上刊登了博医会提出的“医学名词表”草案，该草案是在嘉约翰《疾病词汇》的基础上，参考了合信、亨特等出版的医学词汇以及《英日医学词汇》而形成的。在同一期上，他还提出了确定博医会“医学名词表”草案的六种方案，即①采用已有的本土名词；②根据英文名词的含义翻译；③音译；④按照合成法造新名词；⑤造新字；⑥采用一个已不用的旧词汇。他认为，选用中文中原有的意义相同的医学名词是最好不过的，但应当避免那些太口语化或太通俗的词汇。根据英文名词的含义翻译主要是那些合成词或短语，缺点是有可能太长，显得文体臃肿，因此应当注意简明。应当尽可能避免音译，不得已而用之。中国人最反对造新字这种方法，应少用。在有些情况下，选用一个已不用的旧词汇也是可以考虑的方案。[1] 博医会提出的“医学名词表”标志着统一医学名词翻译工作的开始。

1900 年，高似兰被委任为名词委员会秘书，负责名词委员会的日常工作。1901 年，名词委员会在上海举行了第一次会议，高似兰等以英文医学词典和《康熙字典》为依据，从中寻找适合的对应词汇。经过为期六周的艰巨工作，确定了一批名词的草案。会后名词委员会

[1] Cousland B P, “Medical Nomenclature,” *CMMJ* 10 (1896) : 184-198.

在《博医会报》上公布了所通过的名词草案，广泛征求意见，同时开始按照已审定的名词重新翻译医学教科书。在高氏的领导下，1901—1905年间，名词委员会在上海举行了一系列会议，陆续讨论通过了解剖学、组织学、生理学、药理学、病理学、内科、外科、妇产科、细菌学和药物学名词。与此同时，高似兰等人还不断写信给海内外各教会，为医学名词翻译和医学教科书的出版寻求资金支持。

1905年，高似兰在《博医会报》上发表题为《中国的医学名词》的文章，回顾了自西医传入以来医学名词翻译发展的过程，并对已出版的各种医学词汇进行了评价，总结了博医会名词委员会成立以来所开展的工作以及存在的问题，提出了尚需完成的任务。[1] 在同年举行的博医会第二届大会上，名词委员会的工作受到称赞。高似兰在会上呼吁成立翻译出版委员会，并希望博医会能提供专项基金支持医学教科书出版。在高似兰等人的促成下，博医会成立了出版委员会，出版依据标准名词编译的教材。1906年，首次依据博医会名词委员会统一的名词翻译出版了《哈氏生理学》（高似兰译）、《格氏解剖学》（惠特尼译）、《化学详要》（纪立生译）等一批教科书。在1907年举行的博医会大会上，高似兰介绍了名词委员会的工作，提出在名词委员会已对医学各学科名词统一的基础上，现已能编辑出版一部较完整的、能适用于医学教学的医学辞典了。[2] 1908年5月，高似兰编辑的《医学辞汇》作为博医会名词委员会通过的标准名词正式出版，标志着医学名词翻译初步有了统一的标准。尽管《医学辞汇》获得了博医会的认可，但高似兰仍感到这仅是局部，而不是全国的意见。于是他开始寻求更大范围的医学和科学名词的统一。他代表博医会名词委员会与中国教育会和广学会磋商，要求他们在出版物中凡涉及医学的名词，都采用博医会名词委员会审定的名词，而博医会也采用教育会和广学会制定的物理学名词[3]，以期借此推动各学科的名词统

[1] Cousland B P, "Medical Nomenclature in China," *CMMJ* 19 (1905) : 55.

[2] Cousland B P, "Report of the Committee on Medical Terminology," *CMJ* 21 (1907) :125.

[3] Ibid.

一。在统一医学名词翻译的工作中，高似兰认识到医学名词翻译的标准化问题最终需要中国医学家的参与和认同，所以他积极与中国学者联系。1913 年，博医会在北京举行两年一次的大会，在高似兰的呼吁下，成立了与中国政府商议医学教育事宜的委员会，联合中国医学界，共同研究医学名词的翻译问题。

名词审查是一项繁重的任务，不仅需要学者具备较高的中英文水平，而且还必须熟悉近代医学知识，此外还需投入大量的精力和时间。然而，由于医学名词审查是一项纯学术性活动，尽管有高似兰等人的不断努力，但总体上看，博医会对这类工作实质上并不太重视，在博医会里真正热心这项工作的也仅是高似兰、聂会东、纪立生等少数学者。1910 年，博医会的名词和出版委员会因经费拮据而合并，至少也从一方面说明了这种情况。1914 年 1 月，在博医会名词和出版委员会举行的会议上，高似兰抱怨名词审查工作任务繁重，又得不到博医会的重视，并借身体不适而辞去了名词委员会秘书的职务。尽管如此，高似兰仍倾心于名词标准化工作。1915 年，他将博医会名词研究已出版的三十多本名词书籍、编译的四种名词草案，以及搜集并分订成册的解剖、生理、组织胚胎诸名词寄至江苏省教育会，请中国医学家加以评议和讨论，并希望借此推动医学名词标准化。与此同时，高氏积极与中国学者联系，呼吁加快医学名词翻译标准化的进程。1913—1915 年间，他与江苏省教育会副会长黄炎培共同发起了医学名词谈话会，商讨医学名词翻译的标准化问题，并终于促成了医学名词审查会的成立。[1] 1916 年医学名词审查会举行了第一次会议，高氏因回国休假而未出席。1917 年，高似兰出席了第二次医学名词审查会。审查会对高氏多年来潜心医学名词工作及其所取得的成就表示敬意，高氏也发表了热情洋溢的讲话，希望医学名词审查会不负众望，完成医学名词统一的工作。医学名词审查会的工作在全国学术界引起了巨大的反响，不久就发展扩充为科学名词审查会，吸引了当时几乎所有

[1] 《江苏省教育会审查医学名词谈话会记事》，《中西医学报》1915 年第 8 期。

的科学团体和重要的大学参与，成为中国近代科学史上的一件大事。[1]

3. 主要成就和影响

1910 年，在汉口举行的三年一度的博医会大会上，高似兰被选为中国博医会会长，任职三年。高似兰对博医会的信任表示感谢，但他提出自己对组织工作不感兴趣，加上因工作的需要，经常居住在日本横滨负责《博医会报》和医学教科书的出版，以及考虑到健康状况不佳，需要休假等，都会有碍任职期间正常履行会长职务，因此推辞，但在大会代表的再三恳求下，高氏最终还是接受了这个职务。任职的三年期间，他最重要的一项工作就是推动博医会与中国医学界合作，加速医学名词的统一。1925 年，在香港举行的中国博医会大会上，香港大学授予高似兰名誉博士学位。1927 年，高氏因中国政局动荡而返回加拿大维多利亚，但仍潜心从事医学翻译工作。1930 年 7 月 7 日，因病去世，享年 70 岁。

除了早年关注传染病和营养缺乏性疾病之外，高氏一生的主要精力都放在了医学教科书的翻译和医学名词的统一工作上。他翻译的医学教科书为我国早期西医教育奠定了基础，其中最著名的有《体学图谱》（附有中英词汇对照表，432 幅图，240 幅彩图）、《哈氏生理学》以及《欧氏内科学》。这些教材出版后风靡一时，数次再版。

至 1912 年，高似兰领导的博医会名词和出版委员会编译了多部医学教科书：如 1907 年出版了《妇科学》《皮肤证治》；1908 出版了《医学辞汇》；1909 年出版了《嘉氏内科学》《剖腹理法》《护病要术》；1910 年出版了《体学全旨》《体学新编》《眼科证治》《欧氏内科学》《护理新编》；1911 年出版了《体学图谱》、《解剖学讲义》、《傅氏眼科》、《哈氏体功学》（1919 年更名为《哈氏生理学》）、《贺氏疗学》；1912 年出版了《伊氏产科学》《外科便览》等。这些教科书在我国近代早期的西医教育中发挥了重要作用，为国人比较全面、系统地了解西医提

[1] 张大庆：《中国近代的科学名词审查活动：1915—1927》，《自然辩证法通讯》1996 年第 5 期。

供了便利。

在教材的选择上，高似兰考虑到既要适应教学需要，又要与医学的迅速发展保持一致，因此他大多选择当时最著名的英文版教科书作为蓝本，因为这种教科书能重复出版，并不断更新修订，这样，中文版的翻译一方面保持了稳定性，同时又能按新的版本修订再版，与之基本保持同步。例如，高氏选择的《哈氏生理学》为英国著名生理学家、伦敦国王大学生理学教授 W. D. 哈利伯顿（W. D. Halliburton）所著，是当时英美两国医学校通用的教科书；《欧氏内科学》为著名医学家、约翰斯・霍普金斯大学医学院内科学教授 W. 奥斯勒（W. Osler，当时译为欧斯勒）所著，是当时西方最好内科学教科书。

在教科书的翻译中，高似兰可能是考虑到当时中国学生一般知识有限或在当时的中文医学教育中暂不需要，因而主持的翻译教材大多不是全译，而是节译。高似兰认为："凡过于玄奥与医科上关系不甚接近者及非有奥机不能窥察者，例如胚胎学及实验生理学等，仅择要译述，以适医科学生应用之范围。"[1] 因此，他把一些涉及复杂器官的问题，如心脏和神经系统的大体解剖和生理省略了。[2] 高氏的这种做法与当时的各类西学著作的翻译大致相同，当然，这种节译不利于对西医学的全面深入了解，但作为教科书大体上保持了与西方生理学教学的同步，尤其是能随英文版的修订而修订中文译本，对医学教学还是有积极意义的。

毋庸赘言，高似兰最重要的贡献是他编撰的《高氏医学辞汇》（*Cousland's English-Chinese Medical Lexicon*）。《高氏医学辞汇》是我国近代最重要的医学工具书，是 20 世纪 50 年代以前的标准中英医学辞典。《高氏医学辞汇》由中国博医会出版委员会出版，1923 年中国博医会出版委员会与中华医学会出版委员会合并后，《高氏医学辞汇》由中华医学会出版委员会出版。从 1908 年到 1949 年间，《高氏医学辞

[1] 高似兰：《哈氏生理学・绪言》，载《哈氏生理学》（第 7 版），高似兰译，中国博医会出版委员会出版，1919。

[2] 高似兰：《哈氏生理学・前言》，载《哈氏生理学》（第 1 版），高似兰译，中国博医会出版委员会出版，1904。

汇》共出版十版，具体情况如下：

1908年第一版；1915年第二版；1917年第三版（1918、1920、1921年重印）；1923年第四版；1924年第五版；1926年重印第五版并增补附录；1930年第六版；1931年第七版；1933年修订第七版并增补附录；1934年第八版；1937年修订第八版并增补附录；1939年第九版；1949年第十版。

《高氏医学辞汇》的主要贡献表现在以下几个方面。首先，它是我国近代医学史上出版时间最长、影响最广泛的医学辞典。虽然在近代医学史上曾有合信编的《英汉医学词汇》、汤姆逊编辑的《中英病名词汇》和《英华医学名词》、丁福保的《汉译临床医典》、刘汝刚编的《汉英医药辞典》以及赵师震编的《赵氏英汉医学辞典》等，但这些词典大多是昙花一现，有的因为随时间的迁移，未加修订而不合时宜，有的因为不便查阅而影响不大，只有《高氏医学辞汇》自1908年出版后不断修订再版，一直沿用到1949年以后。其次，《高氏医学辞汇》能与医学的进展保持同步。19世纪以后，西方医学的发展突飞猛进，随着新发现、新学科和新技术的涌现，新名词也层出不穷，《高氏医学辞汇》的编者十分重视搜集新出现的医学名词，如心电图（electrocardiogram，当时译为心动电流图），维生素（vitamin，当时译为维生素、生活素、维他命），青霉素（penicillin），电离子疗法（iontophoresis，当时译为电游子疗法），三磷酸腺苷（adenosine triphosphate），核苷酸（nucleotide）等新词汇在出现不久后就被词典所收录。《高氏医学辞汇》自第一版后，平均四年修订再版一次，每次再版都花费数月时间增补新出现的名词，即使未经修订的重印本，高氏也将新名词作为附录列在末尾以资参考。再次，《高氏医学辞汇》并非高似兰一人的作品，而是博医会名词委员会制定的标准工具书。1916年中国博医会与刚成立不久的中华医学会组成了医学名词和出版联合委员会，负责修订再版《高氏医学辞汇》，《高氏医学辞汇》实际上成为当时医学界最具权威性的医学词典，并且曾由教育部颁布作为暂行标准。

1930年高氏去世后，《高氏医学辞汇》从第七版开始由医学名词和出版委员会的鲁德馨和孟合理（P. L. McAll）继续编辑再版。1955年鲁德馨编的《中英医学辞汇》是《高氏医学辞汇》第十版的修订本。1957年人民卫生出版社出版的《医学名词汇编》由《中英医学辞汇》《赵氏英汉医学辞典》以及政务院文化教育委员会学术名词统一工作委员会医药卫生组审定的《医学名词》三者综合而成。由此可见，《高氏医学辞汇》对中国的西医名词翻译具有广泛而深刻的影响。

高似兰将其一生的主要精力奉献于中国的医学名词翻译统一事业，《高氏医学辞汇》在几乎半个世纪里一直作为最重要的英汉医学字典，为我国西医的引入和传播做出了重要贡献，并为以后的医学辞典的编辑和医学名词统一奠定了基础。

（本文原载《中国科技史料》2001年第4期）

五、传染病防治：中国近代医学建制化的开端

中国近代卫生保健体制建立的过程中，传染病防治模式的成功，是促成西方医学开始在我国卫生保健体制中占据主导地位的重要原因之一。新卫生保健体制的运行，如颁布卫生法规、设立防疫机构、开展卫生运动等，又进一步推动了传染病的防治工作。本文通过考察中国近代早期医学的建制化进程及其与传染病防治的相互作用，指出疾病社会史研究不仅有助于我们更好地理解医学的演化历程，而且也有助于我们认识社会因素对疾病防治成效的重要影响。

1. 中国传统的医学建制及其缺陷

“建制”（institution）是一个科学社会学的概念，有制度、惯例、公共机构、风俗、组织等含义，是指一种结构上的确定性。现代西方医史学家 D. M. 弗克斯（D. M. Fox）认为，对于“医学建制”（medical institution）有两种理解：一种是指机构，如医院、医学校、研究所及专业学会等；另一种是指广义的医疗卫生服务的行为方式，如医疗保健制度、职业管理等。[1]本文是在广义上使用“医学建制”的概念。

早在公元前 11 世纪西周建立起来的医事制度可视为我国古代医学建制之肇始。它体现在：①国家设有医药行政长官——医师，“掌医之政令，聚毒药以供医事”；②有了一定的组织机构，医师分上士、中士、下士三等，医师下面还配有府、史、徒等助理；③有了医学分

[1] Fox D M, “The Medical Institutions and the State,” in *Companion Encyclopedia of the History of Medicine,* eds. Bynum W F and Porter R (London: Routledge, 1993), p.1207.

科，医师下属食、疾、疡、兽四科。秦汉以降，各朝基本上都设太医令或类似的职位，管理宫廷中的医疗保健事务。隋唐时期，宫廷的医疗机构日益庞大，在地方也设置医博士掌疗民疾。此外，还出现宗教性保健机构，如隋代佛教徒那连提黎耶舍（卒于589）创建了收容麻风病人的疠人坊。宋以后宫廷医疗机构规模有所减小，而普通医疗慈善机构略有增加。如宋真宗时期“初置养病院”，仁宗景祐四年（1037）苏舜卿上奏请求“置悲田养病坊”，元祐四年（1089）苏东坡在杭州创办“安乐”病坊。明清时期设有类似为贫病无依者提供帮助的养济院。

虽然中国古代的医政管理制度传统悠久，但是历代王朝所颁布的医政管理制度主要是处理宫廷的医疗事务，如选拔医官、宫廷医疗机构的设置、诊疗制度等，国家的卫生资源基本上由宫廷独享，用于民众的卫生费用极其有限，民间机构也大多时办时停，缺乏固定的资金来源，作用更类似于慈善而非医疗。从清代传染病流行严重以及朝廷无能为力的状况，就可清楚地看到中国古代的医事制度存在着明显的缺陷。据《清史稿》记载，从清人1644年入关至1911年之前的267年时间内，发生重大流行病98次，平均每两年半就要发生一次瘟疫流行。瘟疫流行所造成的危害极其严重，如《清史稿》上在记载大疫时，常提到“人死无算”“病毙无数”或“民死几半”。尽管清政府也采取了一些措施，如“广施药饵”“设局施药施瘗”等，但是由于缺乏控制传染病的有效机制，防治效果微乎其微。

2. 中国近代传染病的流行状况

中国近代危害人们生命和健康最为严重的传染病有霍乱、细菌性痢疾、伤寒、天花、斑疹伤寒、猩红热、白喉、鼠疫、结核病等。下面的一组数据可大致反映出它们的流行情况和危害程度。

鼠疫：1893、1901、1907、1910、1917年的年发病人数在4万以上，其余各年也超过万人。1893—1984年鼠疫死亡者达10万；1910—1911年东北鼠疫流行延及华北，死亡者6万余人；1917—1918年内蒙古、陕西、山西鼠疫流行，死亡者近5000人。

霍乱：霍乱是1817—1823年第一次世界霍乱大流行期间传入我国的，至新中国成立前，霍乱在我国的流行十分频繁，比较严重且有详细记载的就有60次以上。1925年霍乱患者的病死率高达30%，1931年上海霍乱患者的病死率在13%。[1]

伤寒：1926—1932年，北京伤寒的病死率为30%—40%。

白喉：据李庆坪考证，1785—1909年我国有12次白喉流行。[2] 1935—1940年北平几家主要医院的病例数为1898例，死亡476人，病死率为25%。

天花：近代天花的流行十分频繁，而且每隔几年还有一次大流行，每年因患天花死亡的人数以万计。1933—1944年全国的天花患者约有38万。

猩红热：猩红热在中国十分严重。可能因为传入中国时间尚短，中国的病死率高于欧洲国家。据G. 纽曼（G. Newman）的报告说，在英格兰患该病的死亡率为1.1%，而在中国的死亡率则为18.2%。对于这种疾病中国人还没有产生抵抗力。

结核病：据南京结核病防治院袁贻瑾估计，在20世纪30年代末，我国结核病的患病率为2%—3%，死亡率为200/10万—300/10万，是我国疾病死亡最重要的原因之一。[3]

结膜炎：在西方国家，已经采取了有效的措施来控制这种疾病，但是中国依然没有采取官方公共手段，所以导致了难以言传的痛苦，造成盲人的出现。北平协和医学院的一项有关致盲因素的调查，发现其中有37.5%是结膜炎引起的；如果采取积极的措施来防治结膜炎，就会使许多人避免眼盲。当时估计在中国共有868000名盲人。

3. 西方卫生防疫观念和制度的传入

19世纪，西方国家在经历了工业化、都市化过程中出现的流

---

[1] 上海市卫生局：《民国十九年上海市霍乱流行之报告（续第48期）》，《医药评论》1931第50期。

[2] 李庆坪：《我国白喉考略》，《医学史与保健组织》1957年第2期。

[3] 袁贻瑾：《防痨运动》，《医潮》1948年第1期。

行病、职业病、环境污染等问题后，深刻地意识到“医学与公共事务之间有着千丝万缕的联系”。医学改革的代表人物S.诺伊曼（S. Neumann）提出了“医学科学的核心是社会科学”的观点。R.魏尔啸（R. Virchow）也指出：“医学与其说是一门自然科学，不如说是一门社会科学。”[1] 西方国家在控制传染病方面所采用的有效方法就是社会化的预防措施。西方国家的医学社会化进程为解决传染病等一系列影响整个社会的卫生问题提供了一个行之有效的模式。

清末民初时期，我国对西方公共卫生在疾病预防方面的重要作用已有所了解。晚清改良派人物郑观应在《中外卫生要旨》（1890）中介绍了“近时伦敦内各处开沟泻水、放出污秽之物，用各种保身之法，每年一千内死者二十人”的情况。留学日本爱知医学专门学校的杨焕周在“上巡按使禀”中列举法国创设保健卫生会议、德国建立消毒所、奥地利开设隔离病院，以及匈牙利、意大利、比利时等国的新型卫生建制在传染病控制方面做出了贡献的同时，提出我国也应“萧规曹随，极力仿效”。[2] 近代著名医学家伍连德在《论中国当筹防病之方实行卫生之法》一文中提出了设置中央卫生总机关、通过立法建立传染病报告、出生和死亡报告制度的意见。[3]

实际上，在清末“新政”时期，清政府于1905年设立的巡警部警保司卫生科，是我国建立的第一个国家公共卫生管理机构，唐坚任科长。次年卫生科改属民政部，更名为卫生司，唐坚改任司长。

4. 传染病防治在新型卫生保健制度建立中的作用

（1）鼠疫防治：公共卫生的开端

鼠疫被称为烈性传染病，在人类历史上曾有过三次大流行。第一次在公元6世纪的欧洲，当时称之为“热病”，约一亿人因染此病死

[1] 梁浩材主编：《社会医学》，湖南科学技术出版社，1999，第8—9页。

[2] 杨焕周：《留学日本爱知医学专门学校学生杨焕周为请设立医学以重卫生事上巡按使禀》，《中西医药报》1915年第9期。

[3] 伍连德：《论中国当筹防病之方实行卫生之法》，《中西医药报》1915年第10期。

亡。第二次是中世纪欧洲的“黑死病”，死亡人数占了当时欧洲人口的四分之一。第三次从19世纪末持续到二战结束时，受染国家达23个，死亡者约1500万。

我国现代预防医学开始于1911年的鼠疫防治。1910—1911年东北地区瘟疫，约6万人染病死亡。清政府注意到传统医学在控制瘟疫方面几乎无能为力，甚至有医生因缺乏预防知识，在为病人诊治的同时也染上了疾病。因此，清政府委派留学回国的伍连德前往哈尔滨主持防治工作。伍连德在哈尔滨通过尸体解剖证实了这场瘟疫为鼠疫，采取了一系列严格的隔离、检疫措施，鼠疫得到了有效的控制。1911年4月，伍连德在沈阳主持召开了我国历史上的第一次国际医学会议——国际鼠疫大会，一些国际著名医学家出席会议。这次会议的最重要成果就是北满防疫处的成立。北满防疫处在哈尔滨建立了一家隔离医院和一个卫生中心，医院装备有现代化的细菌实验室。没有流行病发生时，医院可作为普通医院。类似的隔离医院在同江、黑河和牛庄（营口）等地也相继建立。防疫机构的建立对东北地区流行病控制发挥了重要作用，至1919年，一直没有大流行病发生。北满防疫处在霍乱防治方面也发挥了积极作用。如在1922年霍乱疫情严重时，东北地区的死亡率为14%，而其他地区死亡率在16%，并且持续时间更长。

（2）新型卫生防疫制度的引进

防疫检疫机构的设立 实际上，在北满防疫处建立之前，清政府于1905年在巡警部警保司下设卫生科，这是我国政府机关第一次出现专管公共卫生的机构。1906年，谕旨改巡警部为民政部，设有卫生司。卫生司下设三科，检疫科为一科，职掌预防传染病、种痘、检霉、停船检疫。但是这些机构由警察管理，后添六品、七品医官之缺，并未补人[1]，故卫生防疫检疫仅流于形式。辛亥革命以后，废太医院，内务部警政司设卫生科。1916年改为卫生司。内务部卫生司职掌传染病、地方病的预防及预防接种以及其他卫生事项，中央卫生建

[1] 方石珊：《中国卫生行政沿革》，《中华医学杂志》1928年第5期。

制确立。1912 年广东省卫生处成立，由爱丁堡大学医学院毕业的李树芬任处长，在他 1913 年的工作报告中可以发现，控制传染病是卫生处最主要的工作。其报告要点为：①八种传染病的报告；②传染病污染地区的消毒和清洁；③死鼠的收集和检验；④预防鼠疫；⑤预防天花；⑥隔离麻风病人；⑦死亡登记。[1] 北京、天津、福州、青岛、杭州等地也相继建立了卫生机构和隔离医院。新型防疫检疫机构的建立在传染病控制方面发挥了重要的作用。

预防传染病的卫生法规 控制传染病需要全社会的共同努力，因此是亟待解决的问题之一。1916 年 3 月，北洋政府内务部公布了《传染病预防条例》，列出规定的传染病八种：虎列剌（即霍乱，cholera）、赤痢（即痢疾，dysentery）、肠窒扶斯（即肠伤寒，typhus abdominalis）、天然痘（即天花，variola）、发疹窒肤斯（即斑疹伤寒，typhus exanthemata）、猩红热（scarlatina）、实扶的里（即白喉，diphtheria）和百斯脱（即鼠疫，pestis）。条例还规定了传染病预防的措施、传染病报告等条款，共 25 条。1918 年元月，又公布了《检疫委员会设置规划》《火车检疫规则》和《清洁方法消毒方法》等法规。南京政府成立后，卫生部于 1928 年 12 月公布了一个试行的卫生法规《卫生行政系统大纲》，同时还公布了一批有关传染病预防、环境卫生管理、食品卫生管理及接生婆管理等的条例和法规（表 1.5.1）。其后又陆续增设中央卫生试验所、西北防疫处、蒙绥防疫处、公共卫生人员训练所及各海关检疫所等机构。

表 1.5.1 与控制传染病有关的法规或条例

条例	颁布时间	颁布部门
传染病预防条例	1916 年 3 月	内务部
检疫委员会设置规则	1918 年 1 月 16 日	内务部
火车检疫规则	1918 年 1 月 16 日	内务部
清洁方法消毒方法	1918 年 1 月 25 日	内务部

[1] Li Shu Fan, "Sanitation in South China," *CMJ* 27 (1913): 226-231.

（续表）

条例	颁布时间	颁布部门
传染病预防条例施行细则	1928年10月30日	—
污物扫除条例	1928年5月30日	内政部
污物扫除条例施行细则	1928年6月9日	内政部
屠宰场规则	1928年8月15日	部令公布
屠宰场规则施行细则	1928年8月15日	部令公布
种痘条例	1928年8月29日	部令公布
牛乳营业取缔规则	1928年10月20日	部令公布
饮食物防腐剂取缔规则	1928年10月20日	部令公布
清凉水营业者取缔规则	1928年10月20日	部令公布
饮食物及其用品取缔条例	1928年10月20日	部令公布
传染病预防条例施行细则	1928年10月30日	卫生部
防疫人员恤金条例	1929年2月1日	卫生部
省市种痘传习所章程	1929年2月13日	卫生部
防疫人员奖惩条例	1929年2月28日	卫生部
饮食物用器取缔规则	1928年10月20日	部令公布
饮食品制造场所卫生管理规则	1929年8月14日	卫生部
中央防疫处组织条例	1930年3月20日	卫生部
海港检疫章程	1930年6月28日	卫生部
海港检疫消毒蒸熏及征费规则	1930年6月28日	卫生部
海港检疫标式旗帜及制服规则	1930年6月28日	卫生部
传染病预防条例	1930年9月18日	卫生部
西北防疫处暂行组织章程	1933年6月2日	内政部
蒙绥防疫处暂行组织章程	1933年6月8日	卫生署
修正市生死统计暂行规则	1934年11月17日	内政部
海港检疫所组织章程	1936年1月18日	国民政府指令修正案

上述卫生法规的颁布对防止传染病传播起到了积极作用。

（3）国际联盟卫生组织对中国卫生建制的贡献

成立于1920年的国际联盟（League of Nations，简称国联）是第一次世界大战后建立起来的一个国际性的组织。国际联盟卫生组织(The Health Organization of the League of Nations，简称国联卫生组织)是联盟的三个技术机构（经济、交通和卫生）之一，下设顾问委员会和卫生委员会，顾问委员会由位于巴黎的国际公共卫生事务所行使职权，卫生委员会则为联盟的常设机构。卫生委员会以解决国际各项疑难卫生问题为目的，推动与各国卫生行政当局的合作，派遣技术团指导以促进各国的公共卫生事业。

国联卫生组织设有疫况及生命统计机构，负责搜集和分析各国法定传染病的发病和流行情况。它还设有专门委员会，聘请专家加入，开展疾病的预防工作。中国是国际联盟成员国之一，我国的卫生保健体制的建立与国际联盟卫生组织的指导和帮助有关。

1929 年 9 月，南京政府卫生部正式向国联卫生组织提出请求，希望国联卫生组织派一个团来中国进行港口卫生和海港检疫考察。11 月，L. 拉西曼（L. Rajchman）率国联卫生组织考察团来华，视察了南京、杭州、上海、青岛、大连、沈阳、天津、北平、厦门、广州、香港等我国的主要港口和城市，此外也视察了一些小城镇及乡村。考察团于1930 年年初离开中国。回日内瓦后，拉西曼向国联卫生组织提交了一份报告并得到批准。报告的主要内容包括：①国联卫生组织与中国卫生部合作解决中国的卫生问题；②国联卫生组织协助改组中国港口检疫组织；③在杭州建立一所示范性的国立医院；④推动中国医学教育的系统化；⑤协助建立中央卫生设施实验处；⑥与设在新加坡的远东疫况情报局密切合作。

1929 年 12 月，南京政府批准了国联卫生专家和我国专家共同拟定的建立中央卫生设施实验处的计划。该处从创建至抗战前六年时间里开展了大量的工作，例如，进行了重要传染病和寄生虫病的调查与防治，建立了若干市、县的防疫机构，着手部分地区的卫生工程的筹建，制定了生命统计制度，开展了妇婴卫生、学校卫生和卫生教育工作及各类专业人员培养。该处的工作推动了我国公共卫生事业的发展。

（4）海港检疫权的收回

早在1863年我国就成立了海关医务所，负责海港检疫等工作。由于各港的检疫权掌握在外国医生及外国领事税务司之手，缺乏统一管理，而且每当有传染病发生，他们往往只求于外人无碍，而对于我国居民则无所计较，再加上各海关由利害关系不一致的领事们组成指挥部门，疫情消息往往须经过相当长的时间才能到达其他港口。在此期间，传染病已经蔓延开来。这种体制不仅严重地妨碍对疫情的控制，也影响到主权国家的声誉。我国医学家曾多次提议收回海港检疫权。

1930年，中国政府独立设置海港检疫机构。由卫生部主持拟订全国《海港检疫条例》，伍连德被任命为新成立的海港检疫处处长。1930年6月28日，卫生部公布了我国第一个全国性的《海港检疫章程》，该章程分9章，共72条，对海港检疫的定义、区域指定、检疫总则、各种传染病的处置办法、检疫程序等都做了详细的规定，与此同时还公布了《海港检疫消毒蒸熏及征费规则》和《海港检疫标式旗帜及制服规则》，并通令全国各口岸分别施行。这标志着我国正式收回海港检疫权。

1932—1935年间，上海检疫站共检验船8381艘，货物约5000万吨。

5. 新卫生保健体制下传染病防治的成效

（1）防疫机构的建立

从1911年至1930年的二十年时间中，我国已建立了一定规模的控制传染病的防疫体系，如建立了中央和各省的防疫机构，一些大中城市设立了传染病院或隔离医院，创办了中央卫生实验处、热带病研究所等传染病研究机构，以及成立了公共卫生委员会、公共卫生教育联合会。这些机构的建立意味着预防医学在中国建制化的完成，同时也意味着西医的卫生保健体制占据了中国卫生保健体制的主导地位。

中国传统医学对传染病的认识十分模糊，一般将传染病统称为疫疠。先秦时期大多以为是鬼神所致，秦汉以后气候不正的“瘴气”说占据了主导地位，宋代又有“胎毒”之说。尽管传统中医在防治传染病方面积累了一定的经验，如认识到接触传染，提出了隔离措施等对传染病的防治具有一定意义，但这些理论并未揭示传染病的真正原因，总体上看效果不甚理想。

据 1935 年统计，我国麻风病院广东 9 所，云南 3 所，山东 3 所，福建、浙江、江苏、湖北、湖南、江西、四川、甘肃等省各 1 所，麻风病房 4 处。[1]

（2）观念转变

中国预防医学建制化不仅使我国的传染病防治迈入了现代科学的领域，而且它在传染病防治方面的成功也使得人们逐渐提升了对公共卫生的热情。大中城市的中小学开展了卫生教育，通过开办自然博物馆，举行公共卫生展览等，公众进一步获得了卫生知识。新的防疫知识引起了公众极大的兴趣。人们认识到如果讲卫生的话，就会消灭传染病。各卫生机构也编印了大量宣传手册以低价出售，内容包括：中国城市的卫生，家庭卫生，结核、霍乱及天花等疾病的防治。在对传染病防治知识的大力宣传下，人们的卫生观念逐渐发生了变化。

（3）传染病控制的成效

20 世纪 30 年代初，中国总体健康水平有所提高。主要表现在大的流行病在次数和强度上已明显减少，如通过预防接种和供应清洁的饮用水，霍乱或霍乱性腹泻的发病率和死亡率逐渐降低。由于居民开始饮用井水而不是河水，所以患痢疾的人数大大减少了。[2] 国人开始认识到接种疫苗的重要性，全国范围内虽然依然流行天花，但是程度

[1] Maxwell J L , “Leprosaria and Organised Leprosy Clinics,” *CMJ* 49 (1935): 957-962.

[2] Gray G D , “Summary of Medical Events in China During 1923,” in *The China Year Book, 1924-1925*, ed. Woodhead H G W (Tientsin: The Tientsin Press, 1925), p. 988.

要比以前轻。

1931年8月到1932年6月中央水灾救济委员会的报告表明，水灾发生后，武汉地区设立了8家医院、12个诊所、8个巡回诊所、1个天花隔离医院、2个预防接种队、3个卫生队和1个临时检疫站。南京也设立了类似机构。虽然死于霍乱等流行病的人不少，但控制了疾病的广泛蔓延。1933年，黄河水灾时，卫生处又组织了黄河水灾卫生队，设立了11个工作站和43个诊所。

虽然在1949年以前，由于内战不断，整个国家社会经济发展和人民生活水平增长缓慢，传染病控制并不理想，但是我国医学家在建立新型卫生体制、改善传染病防治方面所做出的努力是值得肯定的，他们的探索性工作和创建的预防模式为后来的疾病防治奠定了基础。

六、中国现代医学初建时期的布局：洛克菲勒基金会的影响

有关洛克菲勒基金会以及后来成立的专门负责中国医学事务的中华医学基金会（China Medical Board，也译为“罗氏驻华医社”）对中国近代医学的影响，尤其是与北京协和医学院的关系已有大量的学术成果。然而，对洛克菲勒基金会如何确定它的中国项目的研究却不多，尤其是关于洛克菲勒基金会所组织的三次来华考察医疗卫生与医学教育，大多只是提及结果，而对整体情况尚缺乏详细论述。从1908年到1915年，洛克菲勒基金会先后派出三个委员会到中国进行调查，经过近十年的精心准备，最终做出了它在海外的最大慈善捐资计划。我通过研读洛克菲勒基金会档案馆的有关文献资料，发现洛克菲勒基金会所组织的三次来华考察，不仅是论证其中国医学项目可行性的事务性工作，也是美国医学界对中国医学的状况进行深入、全面了解的调研活动，更为重要的是，这一系列的考察活动对中国近代医学发展的布局有意无意间起到了至关重要的作用。

1. 向东方：中国最需要医学学术中心

19世纪末20世纪初，随着财富的迅速积累，美国人拯救异教徒的宗教热情空前高涨，呈现出一种“上帝的选民”的历史使命感。自1835年美国传教士医生伯驾（Peter Parker）在广州建立第一所教会医院至1914年，传教士医生在华开设医院达59所，占当时中国医院总数的三分之二，其中大部分由美国传教士医生所开设。许多教会将中

国视为开展传教工作的理想场所，他们真诚地相信自己是新的文明的代表。他们认为基督教精神是一种道德力量，而理性与科学则是社会变革的原动力，二者结合起来可以化腐朽为神奇，可以将贫穷落后而又古老辽阔的中国改造成充满生机与希望的国度。

1912 年孙中山推翻清朝创建中华民国后，中国再次吸引了美国精英的目光。传教士回国鼓吹和宣讲中国的魅力和中国人令人钦佩的特性——勤劳、正直、注重友谊，并介绍中国的科学、教育和医疗卫生亟待改进的境况。此外，美国政府关注日本政治与军事的迅速崛起，希望支持中国保持远东地区的势力平衡。所有这些都是构成美国社会高度关注中国的重要原因。

19 世纪末，老洛克菲勒（John D. Rockefeller）从所经营的标准石油公司和其他投资中获得巨大的收益后，遵循宗教缴纳捐税的教义，将自己收入的 10% 捐献给教会和做其他善举。然而，老洛克菲勒发现自己很难亲自处理慈善捐款事宜，并感到自己不仅有责任给予，而且还要做得聪明，因为“给钱很容易造成伤害”。1892 年，他聘请浸礼会牧师盖茨（F. T. Gates）为他制订一个周全、系统的捐赠方式。[1]

1897 年夏天，作为假期的消遣，盖茨阅读了著名医学家、被誉为美国四大名医之一的奥斯勒的《医学的原理与实践》（*The Principles and Practice of Medicine*）[2]。该书不仅使他对医学产生了极大的兴趣，而且也在洛克菲勒基金会重点支持医学事业方面起到了关键作用。他回忆道：“当我带着奥斯勒的著作回到百老汇大街 26 号的办公室后，我向洛克菲勒先生递交了一份备忘录。我列举了传染病并指出已发现的细菌还很少，未来发现的空间还很大，特效药还十分少，不能治疗的病痛是如何令人震惊。”[3] 19 世纪末 20 世纪初是美国医学教育和医疗卫生事业的改革和快速发展时期。1893 年，约翰

[1] 戴维 · 洛克菲勒：《洛克菲勒回忆录》，曹彦博译，中信出版社，2004，第 9 页。

[2] 该书也译作《临床内科原理》，由美国著名医学家奥斯勒编著，是 20 世纪初期最好的医学教科书之一，多次再版，并被译为德、法、俄、日、中等多国文字。中文译本名为《欧氏内科学》，高似兰口述，杜天一笔录，1910 年博医会出版。

[3] Gates F T, “The Memoirs of Frederick T. Gates,” *American Heritage* 6 (1955): 73.

斯·霍普金斯医学院的建立和1901年洛克菲勒捐资建立的纽约洛克菲勒医学研究所，成为美国医学划时代的标志。盖茨预见到在20世纪，医学不仅会有迅速的发展，而且也将给人类带来更大的福祉。支持医学、促进健康可成为慈善基金彰显最大作用的舞台。

洛克菲勒基金会是一个具有全球眼光的慈善组织，其宗旨为“在世界造福人类”。基金会早期的重点是支持医学、公共卫生和教育事业的发展。在推动医学事业方面，确立了三大策略：建立医学科学研究机构、改革医学教育、协助改善公共卫生。基金会在资助控制钩虫病、黄热病、疟疾、肺结核以及其他传染病方面开展了富有成效的活动。

洛克菲勒和他的慈善委员会多年来一直对在中国开展广泛有益的工作抱有兴趣。小洛克菲勒（John D. Rockefeller，Jr.）在少年时代就对中国产生了兴趣。早在19世纪90年代，十多岁的他在纽约市的主日中文学校学习时，就常去参观纽约商人、收藏家B.阿特曼（B. Altman）收藏的中国瓷器。作为手工艺的爱好者，小洛克菲勒对清代早期的花瓶制作尤为感兴趣，他认为中国瓷器制造技艺在康熙时期达到了顶峰，而经历了数百年传承的制造工艺达到了出神入化的水平，这是现代艺术中的“自我表现主义”所缺乏的。[1]

盖茨对中国的兴趣受到了美国来华传教士的极大影响。时任美国公理会会长的A.史密斯（A. Smith）被称为“在中国的美国政治元老”，他认为“中国的问题在一定程度上就是世界问题”。盖茨是史密斯著作的热心读者，在给史密斯的信中，他写道：“我和家人最近以极大的兴趣读了你的《中国特征》和《中国乡村生活》，犹如炎热的夏季饮上一杯清凉的甘泉，爽快极了。”[2] 1905年，盖茨在写给老洛克菲勒的信中指出，应当将眼光转向世界，尤其是远东，并从经济、宗教、人道等方面分析了将慈善活动开放得与生意一样广泛的理由。

---

[1] Fosdick R, *John D. Rockefeller Jr., A Portrait*（New York: Harper and Brothers, 1956）, p. 335.

[2] Ma Q, “The Peking Union Medical College and the Rockefeller Foundation’s Medical Programs in China,” in *Rockefeller Philanthropy and Modern Biomedicine*, ed. Schneider W H (Indiana: Indiana University Press, 2002), p. 161.

传教士关于促进中国医学教育的观点与洛克菲勒基金会在美国国内所开展的工作一致。盖茨本人也与美国医学界关系密切。在盖茨的心目中医学被看作现代神学，是对现代社会的科学治疗。他认为医学研究将发现和传播“新道德规律和社会规律——定义什么是人们相互关系中的对与错”。因此，医学处于提升文化和社会荣耀的科学进步的最前列。他认为医学的价值是这个地球上最普遍的价值，是生活在这个世界上的每一个人最重要的价值。盖茨关于医学科学及其社会功能的观点反映了 20 世纪初现代医学迅速发展带给人们的科学改变世界的理性主义的影响。

1907 年，盖茨开始与史密斯及其他传教士接触，告诉他们洛克菲勒基金会对“发现为中国人谋福利的最好方法”有兴趣，希望得到传教士的帮助。博医会代表写信给盖茨说，中国非常需要西方教育尤其是医学科学的教育。不过，博医会对洛克菲勒基金会的意图既高兴又担心，传教士医生希望能获得洛克菲勒基金会的经济支持，但又担心洛克菲勒基金会另起炉灶，忽视或损害教会的医学努力。而基金会方面虽然在与在华传教士进行广泛交流的过程中，获取了有关中国的大量信息，但是他们认为要实施中国项目，还必须多方面了解，掌握第一手资料。洛克菲勒基金会董事、时任芝加哥大学校长的 H. P. 裘德逊（H. P. Judson）建议盖茨“广泛研究中国情况，不仅要听取传教士的意见，而且也要听取经济学家、教育家和政府官员的意见”[1]。

1909 年，洛克菲勒基金会在本国成功地资助了一系列的研究计划之后，洛克菲勒的顾问盖茨提出了资助中国教育事业的设想。他计划花大约 1000 万美元，“我们或许可以自己在中国建立一所如同西方大学那样的名副其实的大学，其本身可为中国政府提供一个模式，并且可为中国的新教育培养师资”[2]。他建议洛克菲勒成立一个东方教育委员会去研究远东地区的教育问题。同年，东方教育委员会派芝加哥

[1] Judson H P, Judson to Gates, Jan. 31, 1907. Rockefeller Family Archive, 1907, Record Group: 2, New York: Rockefeller Foundation Archive 1.

[2] Ferguson M E, *China Medical Board and Peking Union Medical College* (New York: China Medical Board of New York, Inc., 1970), p.14.

大学的神学教授 E. D. 伯尔顿（E. D. Burton） 和地理学教授 T. T. 钱伯林（T. T. Chamberlin）对日本、印度和中国进行了六个月的考察。这次考察主要目标是中国。在提交给洛克菲勒基金会的五册考察报告中，伯尔顿全面地描述了中国的情况，尤其是论述了在中国发展高等教育的可能性与困难。

伯尔顿提到，在医学教育方面中国人办的医学院校只有三所，其中两所是军医学校。在广州、杭州、上海等地有教会办的医学校，但给他印象最深的是北京的协和医学院。伯尔顿的报告指出，对于一个拥有 4 亿人口，且广泛地遭受流行病、地方病和营养缺乏性疾病侵袭的国家，医疗保健还是主要依靠古代的医疗技术，而正在学习西方医学的学生尚不足 400 名。因此，他提出发展医学教育的迫切性。报告还提到了中国模仿日本教育的问题，指出在 1902—1909 年间，有 1.3 万青年学生到日本留学，数百位日本教师来中国任教。伯尔顿认为，政府显然不信任传教士，时任学部右侍郎的严修[1]在与委员会谈话中，对教会学校的教育计划不屑一顾。伯尔顿和钱伯林期待这种态度不久出现松动。目前的问题是加强教会学校的联合。

盖茨原本希望委员会的报告为他要求洛克菲勒基金会资助中国建立一所一流大学的计划提供有力的依据，但在看过东方教育委员会考察中国的报告后，盖茨感到实施计划的时机尚不成熟。

1909 年，洛克菲勒基金会发起了一项根除美国南部钩虫病的运动。洛克菲勒基金会卫生委员会在美国南部 11 个州采取行动，投入 100 万美元，开展防治钩虫病的工作，激发了公众对提高卫生水平的广泛关注，治疗了大约 70 万钩虫感染者。此后不久，洛克菲勒基金会以此经验为模式，发起了一项世界范围控制钩虫病的运动。钩虫病控制的成功激发了盖茨对医疗卫生问题的兴趣。他考虑如果在中国还不适宜办大学教育，是否可以在医学上有所作为呢？这个想法获得了洛克菲勒基金会秘书、董事 J. D. 顾临（J. D. Greene）的支持。在 1913 年

---

[1] 严修，字范孙，1860 年生于天津。曾任清末翰林院编修、贵州学政、学部右侍郎，为近代著名教育家。1929 年 3 月因病逝世，享年 70 岁。被尊为南开学校“校父”。

10 月 22 日举行的洛克菲勒基金会董事会上，顾临提出如果打算在中国的医学事业方面花钱，必须对所涉及的问题进行全面的研究。董事会对顾临的建议表示同意，并决定举行一次专门的会议。1914 年 1 月 19 日，关于中国医学与教育工作的会议在洛克菲勒基金会总部召开。除了基金会的成员之外，一些教育和医学界的著名人物应邀出席了这次会议，如芝加哥大学校长裘德逊，哈佛大学校长 C. W. 埃利奥特（C. W. Eliot），约翰斯·霍普金斯医学院院长 W. 韦尔奇（W. Welch），洛克菲勒医学研究所所长 S. 弗莱克斯勒（S. Flexner），教育家、著名的《美国医学教育报告》作者 A. 弗莱克斯勒（A. Flexner），哥伦比亚大学教授、汉学家孟禄（Paul Monroe），1909 年曾代表东方教育委员会赴中国考察的芝加哥大学教授伯尔顿和钱伯林，大众教育委员会主任 W. 巴特利克（W. Buttrick），国际基督教青年会代表 J. 莫特（J. Mott），国际卫生委员会主任 W. 罗斯（W. Rose），等等。

洛克菲勒在开幕词中清楚地解释了这次会议的目的："本机构对中国的问题感兴趣已有几年了……我们已经感到在中国正在发生巨大的变化，这个变化提供了千载难逢的机会，或许基金会应当考虑。"[1] 顾临提出两个议题：教育与医学教育，公共卫生。在两天富有成果的讨论后，一项议案被送交给洛克菲勒基金会的董事们。1914 年 1 月 21 日举行的董事会做出了基金会在中国开展医学方面的工作的决定，并强调这些工作应由现有的机构来承担，无论是传教士还是政府举办的机构。

在促使洛克菲勒基金会在中国开展医学教育方面起到重要作用的另一位人物是哈佛大学名誉校长埃利奥特。1912 年，埃利奥特曾代表卡内基国际和平基金会（Carnegie Endowment for International Peace）访问中国，他在报告中指出，在中国应优先引进西方医学，这不仅是因为中国缺医少药、卫生状况不良，还因为医学可作为引入归纳推理方法的媒介。他注意到东西方之间的差异：

---

[1] Rockefeller J D, Introduction of Plan, 1915, Rockefeller Foundation Archive, Record Group: 4, Box 3, Folder 23. New York: Rockefeller Foundation Archive 1-6.

> 因为东方人不擅长抽象思维，未曾应用归纳哲学，而西方人过去400年里在这一领域已取得了显著的进步——探索真理的归纳方法。对比东方人凭直觉和冥想行事，接受哲学和宗教主要来自权威。[1]

在报告中，他认为中国医生的诊断治疗手段非常落后，对西方医学的进展一无所知，因此，在中国传播西医是体现西方文明优势的最佳途径："他们不了解科学医学的方法，不了解现代外科的发展。中国医生使用各种草药和奇怪物质混合的药物，求助魔法和符咒，认为具有神奇效力，常针刺身体各部位似乎是让体液从针孔中流出来[2]。中国医生对科学的诊断方法、外科、麻醉和消毒一无所知，也没有化学和细菌学诊断知识。大多数中国人的疾病治疗是愚昧的、迷信的，几乎是无效的。…… 我们发现将西方医学和外科赠给东方人是西方文明能为东方所做的最好的事情。在传授普遍的归纳方法上没有比医学更好的学科了。"[3]

此外，埃利奥特是当时美国少数认识到医学教育重要性的大学校长之一，他在将哈佛医学院从一所普通学院提升为世界著名的医学学术机构方面发挥了至关重要的作用，以至于他在1909年从哈佛大学校长的职位上退休时提到，"我在哈佛服务四十年的最好成果中，重组和充分资助医学院是首要的成果"[4]。

1914年1月29日，洛克菲勒基金会开会讨论盖茨提交的报告，标题是《在中国逐渐和有序地发展广泛有效的医学体系》。在这份报告中，盖茨指出在中国最适当的工作是支持科学医学的发展，并建议为

---

[1] Eliot C W, *Some Roads towards Peace: A Report to the Trustees of the Endowment* (Washington D.C.: Carnegie Endowment for International Peace Publication, 1914), p. 1.

[2] 作者在此仅凭印象得出结论，并可能联想到西方古代医学的体液理论，认为疾病是体液平衡紊乱所致，可通过排放腐败变质或过多体液的方法来治疗疾病。没有中国医生告诉他针灸不是在身体上钻孔引流。

[3] Ferguson M E, *China Medical Board and Peking Union Medical College* (New York: China Medical Board of New York, Inc., 1970), p. 26 .

[4] James H, *Charles W. Eliot, President of Harvard University, 1869-1909* (Boston: Houghton Mifflin, 1930), p.170.

了实现这一目的未来的行动可分为四步：①派专家去中国调查当前的医学和教育现状；②选择最好的医学机构作为我们提供资助的基础；③制订海外访问教授计划并培训中国医生和护士；④随着计划证明是可行和有效的，扩展这个体系到其他类似的中心。

这次会议投票通过了成立一个专门研究中国公共卫生和医学状况的委员会，并要求委员会提供一份详细的调查报告供基金会最终决策所用。会议决定由芝加哥大学校长、洛克菲勒基金会董事及总教育委员会成员裘德逊任委员会主席，哈佛医学院教授 F. W. 毕巴礼（F. W. Peabody）和熟悉中国事务、时任美国驻汉口总领事的顾临为成员，G. B. 麦基斌（G. B. McKibbin）任秘书，组成中国医学考察团前往中国进行医学考察。[1]

2. 中国医学考察

（1）第一届中国医学考察团（1914 年 4 月 18 日—8 月 17 日）

虽然洛克菲勒基金会的中国医学考察团开展的是一次非官方的访问考察，但也受到了美国政府的高度重视。国务卿 W. J. 布瑞安（W. J. Bryan）为考察团写了引荐信给美国驻华公使 P. S. 芮恩施（P. S. Reinsch）、驻日大使 G. W. 古特列（G. W. Guthrie）和地方的领事，要求给予考察团大力协助。考察团在离美之前，在华盛顿受到了美国总统的接见并得到了前国务卿 J. W. 福斯特（J. W. Foster）的盛情招待。中国驻美国公使馆的容揆也为考察团写了几封给北京的政府官员的引荐信。

1914 年 3 月 21 日，裘德逊和毕巴礼夫妇及秘书麦基斌一行 5 人乘坐当时世界上最大、最豪华的邮轮“皇帝号”（Imperator，图 1.6.1）离开纽约，经法国的瑟堡抵达莫斯科，稍作停留后于 4 月 8 日乘火车从莫斯科出发，经西伯利亚于 18 日抵达北京。4 月 19 日，考察团的另一名成员顾临也从汉口来到北京（图 1.6.2）。4 月 20 日，考察团举

[1] 本文裘德逊、毕巴礼和顾临等人名采用考察团印制的名片上的中文名字，不是现通用的人名词典的译法。

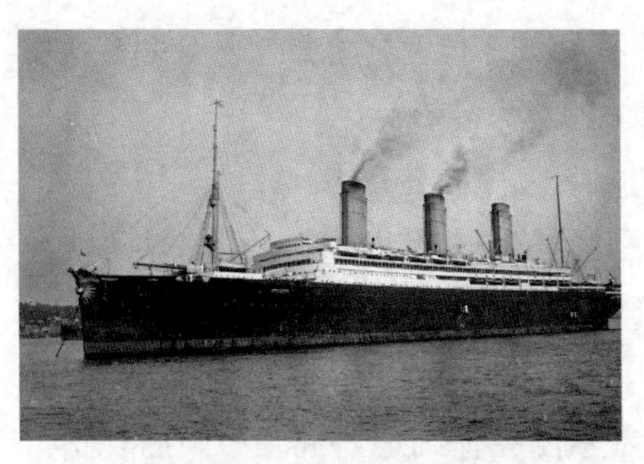

图 1.6.1 “皇帝号”邮轮

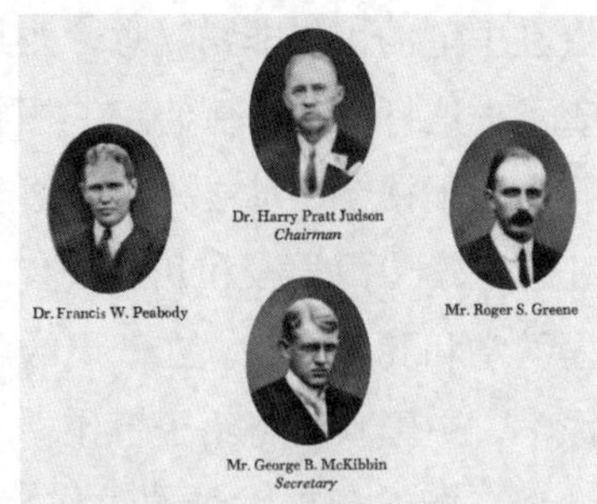

图 1.6.2 第一届中国医学考察团

行第一次正式会议，提出了医学调查的总体计划纲要。调查包括两部分：一部分是将委员会准备的调查表分发到各个医学院和医院，以便了解中国医疗保健的一般状况；另一部分是访问医学院和医院。

中国方面也非常重视洛克菲勒基金会中国医学考察团的来访。北京学界举行欢迎会欢迎考察团的到来，认为“我国学校苟能得其资助，教育当日起有功”[1]。在北京停留期间，考察团受到了北洋政府总统袁世凯的接见和副总统黎元洪的晚宴款待。考察团还会见了多位政府要员。所有的政府官员都表示欢迎考察团的访问并承诺提供考察团所需要的任何支持。时任教育总长汤化龙在致裘德逊的信中表示将全力支持洛克菲勒基金会的工作，因为“你们的工作是慈善的和真正有价值的，体现了人道主义的原则”[2]。委员会还会见了许多社会贤达，如著名学者、时任北洋政府币制改革署负责人梁启超。梁启超对委员会的工作十分感兴趣，并告诉委员会他进行的社会改革将包括医学教育和公共卫生服务。在 1914 年 5 月 17 日致洛克菲勒的信中，裘德逊强调梁启超的学会作为一个合作机构是很有价值的，完全脱离开政府和政治，且不是建立在宗教和地方差异的基础上。[3] 洛克菲勒对委员

[1] 《学界将开欢迎会》，《大公报》1914 年 4 月 21 日。

[2] Tang H L, Tang Hun-Lung to Judson, Jun. 19, 1914. Rockefeller Foundation Archive, Record Group: 4, Series 1, Sub-series 1, Box 3, Folder 27, New York: Rockefeller Foundation Archive 1.

[3] Judson H P, Judson to Rockefeller, May 17, 1914, Rockefeller Foundation Archive, Record Group: 4, Series 1, Sub-series 1, Box 3, Folder 27, New York: Rockefeller Foundation Archive 1.

会在中国的工作非常满意，尤其是得知中国官方愿意与基金会合作后表示，这将有利于基金会在中国发挥更大的影响。[1]

除了社会活动之外，裘德逊和麦基斌在北京考察了协和医学院、北京医学专门学校和几所教会医院，毕巴礼和顾临在天津考察了北洋医学堂和几家医院。在一周的工作后，考察团相信中国人已接受西方医学，中国政府将给予合作。因此，按照洛克菲勒基金会原来考虑的计划，能够开展大量的工作。考察团在仔细地研究了中国的现状、法律和经济等情况后，认为北京协和医学院是获得基金会支持的首选机构。[2]

为了提高调查效率，考察团决定分成两组。裘德逊与秘书为一组，前往山东济南，再经芝罘（今山东烟台）和青岛，抵上海、南京，然后乘船经九江赴汉口。毕巴礼和顾临从北京直下汉口，再赴长沙及周边地区进行医学院和医院调查。考察团成员在汉口会合，开会讨论已了解的情况并安排下一步的计划。会后裘德逊访问长沙，然后前往北京参加教育部会议。毕巴礼和顾临先后访问了香港、广州、汕头、厦门、福州、上海等地的医学院和医院。8 月，考察团成员在日本京都会合再次开会，讨论所收集的资料并起草考察报告。

考察团的成员共访问了中国 11 个省的 17 所医学院、88 家医院，包括教会和政府开办的大学和医院，与许多医学院教师和医生进行了交流。因时间关系，考察团的调研主要在华北、华中和东南沿海地区，没有前往东北和华西地区。考察团成员还与博医会、基督教青年会、中央政府、各省的官员以及各界名流举行了一系列会议。考察团的调查得到了中央政府和地方官员的支持，他们为调查提供了所需要的信息。考察团访问了全国几乎所有重要的医学院和医院，并获得了

---

[1] Rockefeller J D, Rockefeller to Judson, Jun. 10, 1914, Rockefeller Foundation Archive, Record Group: 4, Series 1, Sub-series 1, Box 3, Folder 27, New York: Rockefeller Foundation Archive 1.

[2] Judson H P, Judson to Rockefeller, Apr. 25, 1914, Rockefeller Foundation Archive, Record Group: 4, Series 1, Sub-series 1, Box 3, Folder 26, New York: Rockefeller Foundation Archive 1.

未访问的主要机构的相关资料。[1] 新闻媒体也对考察团的工作给予了关注,《申报》《大公报》《民国日报》等报纸都报道了考察团的行程与多项活动。如1914年5月31日的《湖南公报》刊登消息说:

> 美国最大富翁柔氏世所称为火油大王者,近捐金七千万元(每一美金合华银二元)作世界医术善举。此款大半将为造就中国医术人才及兴办医院之助,故特派数人来华调查,所派者皆彼邦名士。现任美国驻汉总领事顾临亦在其列。前月抵京谒见袁大总统极为欢迎并致谢辞。华人同行者为国务院编辑员何君拯华。何君少年精于英文兼通各省语言,该调查员特聘为译员,前星期由河南至汉口,十四晚复由汉来长沙考察中外医院,将于下星期二回汉,再赴九江、安庆、宁苏沪等处且将由沪赴浙闽两广等省。云该调查员住雅礼医院医生家,其译员何君住鱼塘街天乐居云。[2]

(2)考察报告的出版及其反响

1914年年底,中国医学委员会出版了考察报告《中国的医学》(*Medicine in China*)。报告的内容包括导言、中国的卫生状况、中国本土的医学与外科、西方医学在中国、教会主办医学教育的标准、解剖与尸体解剖、中国人对待现代医学的态度、建议和附录九个方面。首先,报告介绍了考察团在华考察的路线图和基本概况,描述了中国的卫生状况,指出由于缺乏可靠的统计资料要作出准确的判断很困难,只能通过经验观察得出大致的印象,如死亡率很高、传染病广泛流行、不卫生的习惯等;也有令人鼓舞的势头,如政府积极筹划现代医疗和公共卫生、开始兴办现代医学教育、颁布了解剖法令等。报告对中国传统医学评价不高,如医生行医不需要行医执照、外科治疗与西

---

[1] China Medical Commission of the Rockefeller Foundation, *Medicine in China* (Chicago: The University of Chicago Press, 1914), pp. 8-80.

[2] 《美国医术考察员来湘记》,《湖南公报》1914年5月31日。

医差距很大等。报告的重点是描述考察医学院和医院的情况。报告把医学院分为政府举办、私立、教会和非教会外国人开办四大类，分别对医学院的入学标准、学费、师资、课程设置等做了介绍。总体看法是“目前中国尚无合格的医学院，但有些医学院已在考虑提高师资水准和改善教学环境”[1]。医院方面，报告对考察过的 88 家也做了分类，59 家为教会医院，10 家为中央和地方政府举办，15 家为私人开办，此外还有 4 家中式医院，其中 3 家既有中医也有西医。报告对医院的院舍、病房、实验室、手术室、药房、盥洗室、厨房等设施进行了评估。许多教会医院的医生是教会派出的医学传教士。他们大多受过医学训练但非职业医生，因此水平不高，主要应付日常就诊。教会医院主要为慈善事业，经费所限，也很难聘用经验丰富的医生。在教会医院工作的中国医生少量有英美留学的背景，也有部分教会医学校或教会医院培养的学生作为医生助手。中国人开设的医院，医生大多为留日医专毕业，报告对他们的评价不高。报告特别指出中国医院缺乏护士，实际上，在医院里，护士比医生的工作更为重要。换言之，护士是医院正常运行的基本保证。报告提到江西、福建等省已建立了护士学校，中国护士学会也已成立，这些工作为中国护理事业的发展奠定了基础。

报告认为无论是中央政府还是地方当局都支持现代医学的引入，并愿意为医学院和医院的创办和发展提供必要的援助。报告也注意到民众中依然存在对西医的偏见，但这种偏见正在逐渐减少。最后，报告提出建议：基金会在中国开展医务工作很有必要，与其他工作相比医学工作是最重要的，此项工作可与教会医学院和医院合作；可通过医院来推进接种和疾病预防等公共卫生；基金会考虑在北京建立一所医学院，第二所可选在上海，同时资助湘雅医学院；设立研究金和奖学金，资助研究生和学者赴海外学习深造；基金会应资助高水准的医务工作，资助医院改善医疗条件，如医生和护士的薪金、设

[1] China Medical Commission of the Rockefeller Foundation, *Medicine in China*（Chicago: The University of Chicago Press, 1914）pp. 8-80.

备、图书等；邀请专家来华演讲，设立驻华管理机构，建立一个顾问委员会。[1]

《中国的医学》调查报告发布后，洛克菲勒基金会将资助中国医学事业的消息迅速传播，并引起了广泛的回应，许多人写信索要报告。当时正游访美国的黄兴致信洛克菲勒对基金会的计划表示了钦佩与赞赏。[2] 黄兴的幕僚童氏（音，S. K. Tong）也致信洛克菲勒对基金会在中国的工作提出建议，并希望拜会洛克菲勒。洛克菲勒派顾临与童氏见面，交谈中顾临发现童氏对现代医学不甚了解，提出的建议也不现实，于是告诉洛克菲勒不必会见童氏。[3] 此外，一些读过报告的人也写信告诉基金会报告中没有提到的内容，并提出各种建议，如耶鲁大学教授 F. W. 威廉姆斯（F. W. Williams）对基金会将耶鲁在中国的工作列入资助范围表示欢迎，并建议设立护士奖学金，提出医学图书文献也是有积累价值的工作，应列入资助。大多数信件是来自在华教会医院的申请资金援助信，如俄亥俄州克利夫兰福音会在湖南、贵州的医院资金困难，希望获得资助；W. H. 古特林（W. H. Gutelins）写信要求基金会支持在中国的牙科工作等[4]。不过，洛克菲勒基金会回信中说，目前尚未准备与在华的各教会医院建立联系，但在即将开展的第二次考察中，将会注意到来信中提到的医院和相关问题。[5] 此外，还有来自印度教会医院的资助申请信，由于印度的工作不在基金会的范围内，故不予以考虑。基金会意识到中国医疗工作的需要实在太多

[1] China Medical Commission of the Rockefeller Foundation, *Medicine in China*（Chicago: The University of Chicago Press, 1914）pp. 91-96.

[2] Huang H, Huang Hsin to Rockefeller, Dec. 23, 1914, Rockefeller Foundation Archive, Record Group: 4, Series 1, Sub-series 1, Box 1, Folder 1, New York: Rockefeller Foundation Archive 1.

[3] Greene R S, Greene to Rockefeller, Feb. 15, 1915, Rockefeller Foundation Archive, Record Group: 4, Series 1, Sub-series 1, Box 1, Folder 1, New York: Rockefeller Foundation Archive 1.

[4] Gutelins W H, Gutelins to Rockefeller, Mar. 10, 1915, Rockefeller Foundation Archive, Record Group: 4, Series 1, Sub-series 1, Box 1, Folder 1. New York: Rockefeller Foundation Archive 1.

[5] Hume to Greene, Jan.12, 1915 / Yan to Greene, Mar. 28, 1915 / Greene to Yan, Apr. 20, 1915 / Greene to Yan, Apr. 28, 1915, Rockefeller Foundation Archive, Record Group: 4, Series 1, Sub-series 1, Box 1, Folder 250, New York: Rockefeller Foundation Archive 1.

了，有限的资金应集中在北京、上海等少数地区，集中在发展医学精英教育方面。

20 世纪初，美国有三所大学在中国开办医学教育：宾夕法尼亚大学在广州和上海，哈佛大学在上海，耶鲁大学在湖南长沙。其中颇有成效的是雅礼协会（Yale-in-China）在长沙开办的医学教育。1902 年，耶鲁海外传教会成立后不久收到了来自湖南传教士的信函，希望耶鲁来湖南创办高等教育，包括人文学科、自然科学和医学。1905 年，E. H. 胡美（E. H. Hume，1897 年耶鲁毕业，1901 年约翰斯 · 霍普金斯医学院毕业）在长沙创办医学院。

湘雅医学院非常希望获得资助，院长胡美和颜福庆与洛克菲勒基金会密切书信联系，告知湘雅医学院在中国现代医学教育中的重要影响，获得了中央政府和地方的支持，同时也希望得到基金会的资助，如资助美国教师和医生来医学院任教，到医院工作。洛克菲勒基金会对湘雅医学院的情况颇为满意，同意将之纳入资助的考虑范围。

1911 年 5 月，几位哈佛毕业的传教士医生在上海建立了中国的哈佛医学院。学院的董事会由哈佛大学名誉校长埃利奥特出任主席，成员包括当时哈佛最著名的三位医学家：医学院院长 H. A. 克里斯蒂安（H. A. Christian）、著名生理学家 W. B. 坎农（W. B. Cannon）和病理学家 W. T. 康寿曼（W. T. Councilman）。不过，上海的哈佛医学院与哈佛大学并没有正式关系，也不归属教会管辖。[1] 在上海开设医学院除了因为它是最重要的通商口岸之外，还有一个重要因素是可依托已有的两个美国人建立的医学机构：圣约翰大学医学系和圣路克医院。上海哈佛医学院的资金主要来自哈佛校友会、中国人的捐赠和私人慈善捐助。由于资金来源的不稳定，埃利奥特希望洛克菲勒基金会接管学校，洛克菲勒基金会也曾考虑这一建议，但后来由于第一次世界大战等原因而未能实现，上海的哈佛医学院也因经济等原因于 1917 年关闭。

第三所在中国开办的是医学院 1907 年宾夕法尼亚大学的 J. C. 麦

[1] Bowers J Z, *Western Medicine in a Chinese Palace* (The Josiah Macy Jr. Foundation, 1972), p. 23.

克拉肯（J. C. McCracken）在广州岭南大学建立的医学系。1914 年，麦克拉肯前往上海圣约翰大学，同时广州的宾夕法尼亚医学院也与之合并，更名为圣约翰大学宾夕法尼亚医学院，1928 年改组后更名为圣约翰大学医学院。该校也得到过洛克菲勒基金会的部分资助。

1914 年 11 月 5 日，洛克菲勒基金会举行会议通过了考察报告并接受了考察团关于资助中国医疗卫生事业的提议。11 月 30 日，基金会董事会投票通过成立洛克菲勒基金会中国医学部（China Medical Board of the Rockefeller Foundation，简称 CMB），由小洛克菲勒出任首届主席，巴特利克任执行主任，顾临任驻华主任，委员都是美国教育界和医学界的著名人物。[1] 会议决定重新建立北京协和医学院并资助部分中国医学院和医院的建设与发展。CMB 的成立引起了美国社会的广泛关注，《纽约时报》和《华盛顿邮报》分别以“洛克菲勒向中国的疾病宣战”[2] 和“对中国的医学援助”[3] 为题，报道了洛克菲勒基金会将在中国建立医学院和现代化医院的消息。《芝加哥论坛报》说“洛克菲勒将治愈中国的疾病创伤”[4]。《中华医学杂志》也刊登了资助报告的主要内容[5]。

---

[1] China Medical Board of the Rockefeller Foundation，又译为“罗氏驻华医社”。委员会成员是：小洛克菲勒、巴特利克、顾临、裘德逊、弗莱克斯勒、盖茨、毕巴礼、威尔奇、W. 罗斯、J. R. 穆德（J. R. Mott，时任基督教青年会总干事）、F. T. 古德诺（F. T. Goodnow，时任袁世凯总统府首席政治顾问）、S. J. 默菲（S. J. Murphy）。1915 年，第二届中国医学考察团访京期间与时任天津北洋西学学堂总教习的美国公理会传教士丁家立（Tenney Charles Daniel）讨论过 CMB 中文译名问题。丁氏认为不必将“China Medical Board of the Rockefeller Foundation”全部照译，名字太长既不合中文习惯，也不好记，一般最好用两三个中国字表示。顾临建议叫“中美医学会”，弗莱克斯勒认为不准确；巴特利克提出中文名字中应表明我们的动机，有“爱”的含义，中国人能接受；丁家立说可将 Rockefeller 音译为一个字；顾临说中国朋友（方石珊）建议译为“传医会”。因意见不统一，考察团最后未能将 CMB 的中文译名明确下来。在中国，早期曾将之译为“柔氏提倡中国医学部”（《中华医学杂志》1915 年第 1 期）。1947 年洛克菲勒基金会决定 China Medical Board 独自运作，中文译为“中华医学基金会”。

[2] Anon, “Rockefeller Wars Diseases in China,” *The New York Times*, 1915-03-08.

[3] Anon, “Medical Aid for China,” *The Washington Post*, 1915-03-08.

[4] Anon, “Rockefeller to Cut out Disease Canker in China,” *Chicago Daily Tribune*, 1915-03-08.

[5] 《资助中国医务进行之报告》，《中华医学杂志》1915 年第 1 期。

CMB 执行主任巴特利克上任后感到承担中国项目的巨大压力，他也清醒地意识到项目实施要取得成功，必须选派最好的医学专家深入、全面地了解中国的情况，制定出合理、可行的实施方案。威尔奇和弗莱克斯勒自然成为他的最佳人选。两人分别为约翰斯·霍普金斯大学医学院院长和洛克菲勒医学研究所所长，是美国医学界的顶级人物，也是巴特利克的好友。巴特利克决定进行第二次中国医学考察并亲自担任考察团团长，考察团的秘书由老洛克菲勒的顾问盖茨的儿子小盖茨（Frederick L. Gates）担任。

（3）第二届中国医学考察团（1915 年 8 月 7 日—12 月 27 日）

1915 年 8 月至 12 月，洛克菲勒基金会中国医学考察团对中国进行第二次考察访问。考察团一行 8 月 7 日乘日本邮轮天洋丸（Tenyo Maru，图 1.6.3）从旧金山出发，经夏威夷于 8 月 23 日抵达日本横滨，在日本短暂停留，会见了日本医学界，参观了北里研究所，9 月 13 日抵达韩国汉城，访问了韩国第一所教会医学院——世富兰思(Severance)医学院和医院（现延世大学医学院和世富兰思医院）。

来华的船上，考察团（图 1.6.4）举行会议，巴特利克向考察团介绍收购和接管北京协和医学院的概况。弗莱克斯勒提出，CMB 不是单纯资助现有的医学教育和医疗工作，而是要创办一所中国的约翰斯·霍普金斯医学院，在中国甚至在远东都是最高水平的医学机构，它不是一个地方性的机构，而应成为一个有广泛影响的医学教育和医疗机构。威尔奇认为这个机构应在北京，而巴特利克建议设在上海，

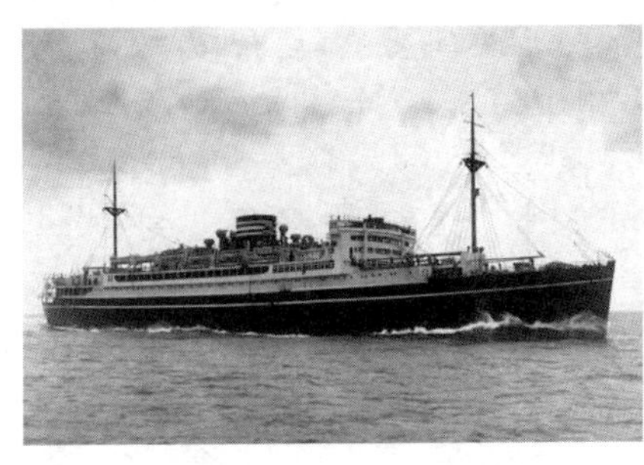

图 1.6.3 “天洋丸”邮轮

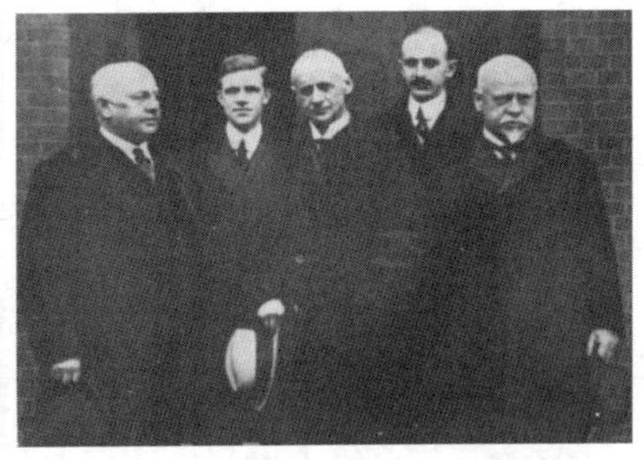

图 1.6.4 第二届中国医学考察团

弗莱克斯勒和盖茨都赞同设在北京。考察团还研究了齐鲁大学医学系与医院、岭南大学医学院、湘雅医学院的材料，以及收集的中国人对待西医的态度的报告等。

考察团9月16日抵达沈阳，在沈阳考察了南满医学院和医院、奉天医学院和医院。21日到达北京，拜会了北洋政府外务部长、美国驻华公使芮恩施，考察了协和医学院、协和女子医学院、循道会女子医院、循道会男子医院。27—29日到天津，考察了北洋军医学院、伦敦会医院、北洋医学院、循道会女子医院。30日到济南，考察了齐鲁大学医学系、齐鲁医院并与教师进行了座谈。10月2日，考察团回到北京，在京期间，访问了北京大学、清华学校、北京医学院、通州医院、北京传染病医院。

考察团在北京受到了中国政府官员和医学界的热烈欢迎。9月22日，外交部长陆征祥会见了考察团一行，高度赞扬了基金会提高中国医疗工作水平的努力，并表示尽力提供帮助。陆征祥指出，中国需要高水平的医学院，但最好是中国自己的。威尔奇代表考察团感谢中国政府的热忱欢迎和积极协助，并表示CMB在中国医学发展中的作用是临时的，一旦时机成熟就会交给中国人管理，目前首先需要解决的问题是希望中国政府承认协和医学院的文凭。威尔奇还介绍了CMB计划在上海、广州和长沙开展的医学工作。陆征祥表示赞同，并希望计划能圆满完成。10月4日，中国医学界在北京中央公园举行欢迎晚餐会，出席晚餐会的中方人士有：北洋军医学院院长全绍清、北洋医学院（天津）院长经亨咸、国立北京医学专门学校校长汤尔和、陆军马医学堂校长姜文熙、陆军部军医处主任方石珊、海军部军医处主任唐文源、北京隔离医院院长陈祀邦以及袁世凯的私人医生屈永秋等人，伍连德因故未出席。汤尔和代表中方发表了热情洋溢的演讲。汤在演讲中说：美国医学考察团的来访标志着现代医学在中国将进入一个新阶段，虽然传教士医生做了许多工作，但医学毕竟不是他们的主要关注点，而考察团是世界医学的专家，将使中国人民认识到现代医学；当前在中国认识到西医重要性的人还不多，大多数人还持怀疑态度，考察这次的访问将改变这些怀疑；希望加强合作，推进现代医学在中国的发展。

10月9日，袁世凯总统接见了考察团一行，随后，应汤尔和的邀请，威尔奇和顾临访问了北京医学专门学校，汤尔和向来访者介绍了学校概况：学校开办三年，有16位教授任教，目前尚无毕业生，医院还在建设中，目前有一诊所。学校主要受到日德式医学教育的影响。汤氏本人留学日本，毕业于金泽医专，后又游学德国，获柏林大学医学博士学位。10月11日，威尔奇和盖茨在伍连德的陪同下访问了新创办的北京传染病医院。这是中国第一所传染病专科医院，1915年10月1日正式开院，因此威尔奇等参观时医院尚无病人。医院建设花费了23900元，设有40张病床，有化验室。该院将接诊白喉、伤寒、麻疹、猩红热等患者，而鼠疫和霍乱病人将在市郊的专门医院收住。伍连德还介绍说城内还有一小型的专门收治天花的医院，由一位陈姓医生负责。陈医生毕业于剑桥大学，英文流利，原为伍连德的助手。

11日下午，威尔奇在协和医学院向学生发表演讲。他说，作为医学院的教师，能在此向学生演讲更感亲切。他告诉学生，现代医学发展迅速，对传染病的认识日渐丰富，也有了有效的控制手段。医学技术、医疗仪器的发展也非常快，医学知识进步加速。他说，我们这次来中国访问就是为了了解这里需要什么。他还告知学生，你们从医学院带走的知识和实践经验是很少的，只是最基本的，是今后的基础。威尔奇的演讲对协和医学院的学生无疑是一次极大的鼓舞，不过，此时协和医学院学生面临的是将被安置到其他医学院学习的命运，因为洛克菲勒基金会接管老协和后立即着手的是按约翰斯·霍普金斯医学院的标准重建医学院。这也是此次考察团的一项重要任务。

10月12日，考察团离京赴汉口、长沙考察，访问了武昌文华大学、湘雅医学院、长沙红十字会医院。湘雅医学院对洛克菲勒基金会在中国的医学活动高度关注，胡美和颜福庆与顾临保持密切的通信联系，不仅介绍湘雅医学院和医院的情况，还向基金会介绍中国现代医学的发展、通报中华医学会的成立等。[1] 考察团10月17日抵达长沙，

---

[1] Johnson J G, Johnson's Letter to the Rockefeller Foundation, Mar.10, 1915, Rockefeller Foundation Archive, Record Group: 4, Series 1, Box 1, Folder 1, New York: Rockefeller Foundation Archive 1.

参观了湘雅医学院、雅礼女子医院、红十字会医院，威尔奇还在湘雅医学院发表了演讲。考察团与胡美和颜福庆就基金会资助湘雅医学院的事宜进行了广泛的讨论，胡美和颜福庆希望能在化学、物理、生物实验室建设和医院建设方面获得资助，也希望补助教师的部分薪水，但提出教师的选任应由校方负责。

10月20日，考察团返回汉口短暂休息后，23日乘船经九江前往南京、上海、杭州等地继续考察。考察团访问了南京大学、南京鼓楼医院、杭州麻风病院、浙江医学专门学校等机构。在上海，巴特利克一行参观了圣路克医院、圣伊丽莎白医院、红十字会医院、圣约翰大学和哈佛医学院、同济医学院和医院等机构。10月30日，华东教育会在上海举办了星期六俱乐部午餐会，欢迎洛克菲勒基金会中国医学考察团的来访。会议由上海市卫生局的医务官史笪来（A. Stanley）主持，他在介绍时说：科学无国界，不分种族，科学医学引入中国不仅有益于中国，也有利于世界各国；中国有许多流行病，是医学研究的重要问题；今天欢迎美国医学界的权威专家威尔奇先生发表演讲。威尔奇的演讲题目为“现代医学的若干进展”。威尔奇在简要介绍了医学科学的最新进展后，指出中国已落后于西方。他认为，引进西方医学不仅可以改善病人的医疗保健，而且可以扩大整个现代科学在中国的影响。他还指出，考察团来中国不仅给中国带来新的知识，也将带走更多的信息。他表示很高兴会见这么多的医学界人士，希望有更多的合作。他回顾了现代医学的发展历程，从文艺复兴讲到外科消毒防腐技术、抗毒素血清治疗、应用卫生学知识解决传染病预防问题、实验方法的重要性，指出全世界都认识到医学科学有能力为人类谋福利，而中国医学还停留在亚里士多德和盖仑的时代，因此中国应当努力学习现代科学。他说在中国两个多月的考察，使他们对提出解决中国医学发展问题的方法充满兴趣，考察团将落实洛克菲勒基金会在中国发展现代医学教育的目标。他接着介绍了洛克菲勒基金会在中国开展医学教育是慈善性质的，目的是训练中国的医务人员。他还强调洛克菲勒基金会成立了国际卫生委员会、洛克菲勒医学研究所等医学机构，旨在推动全球的医学事业；洛克菲勒基金会在中国的主要任务不是一般性质的医疗服务，而是集中支持几个医学中心，开展现代医学教育，提升整个社会的文明水平。最后，他赞扬了教会的医学工作，肯定了传教士医生的功劳，但同时又指出，传教士医生只是满足了一时的需要，要发展中国的现代医学应加入新的力量。[1]

11月10日，考察团从上海赴香港、广州考察，参观了香港维多利亚大学和广州的博济医院、光华医学院、岭南大学等机构。11月17日离开香港在上海短暂停留后，于12月2日抵达日本京都。在日本停留期间，拜会了在横滨负责出版中国《博医会报》的传教士医生高似兰[2]，参观了京都帝国大学病理研究所、东京大学医学院等。12月11日，考察团乘“天洋丸”号回国。在返美途中，考察团举行会议就考察报告的撰写和任务分工做出了安排，决定由各成员分别草拟考察报告的一部分，最后汇总，集体讨论、修改、定稿。考察报告的分工为，威尔奇：华北部分，包括北京、天津、沈阳和济南；弗莱克斯勒：长江下游（上海及周边地区）和华南、香港、广州；盖茨：长沙、汉口、武昌、汉阳；巴特利克：委员会考察工作和目标的一般性陈述以及委员会对中国的整体印象。12月27日，考察团回到旧金山，此次访问历时四个月零二十天，考察大学、医学院35所，医院、诊所37家。

与第一次考察相比，这次考察在美国引起的反响更大。1915年6月15日，洛克菲勒基金会正式公开宣布它的“中国医学计划”后，《纽约时报》[3]《华盛顿邮报》[4]和《洛杉矶时报》[5]等都立即报道了美国将派遣三位名医考察中国医学和在中国建立现代化医院的消息。考察

---

[1] Notes on Dr. Welch's Address to the Members of the Saturday Club, Shanghai, Oct.30, 1915, Rockefeller Foundation Archive, Record Group: 4, Series 1, Box 1, New York: Rockefeller Foundation Archive, 212-220.

[2] 高似兰，苏格兰长老会传教士医生，1883年来华，长期从事西医书籍翻译和医学名词翻译工作，1910年当选中国博医会会长。后因《博医会报》和医学教科书的印刷出版工作在日本进行，故常住日本横滨。

[3] Anon, "Rockefeller Fund Tells China Plans," *The New York Times*, 1915-06-16.

[4] Anon, "Buy College in China," *The Washington Post*, 1915-06-16.

[5] Anon, "Chinese Hospital Chain to be run by American," *Los Angeles Times*, 1915-06-16.

结束后《纽约时报》发表了以《美国将为中国培养医学人才》为题的长篇报道，较详细地介绍了考察团在中国开展了六个月的实地考察情况以及 CMB 将在中国开展的资助项目，并特别强调了将建立两所现代化医学院的计划。[1] 中国医学界也对 CMB 的工作高度关注，新创刊的《中华医学杂志》对洛克菲勒基金会在中国的医学活动给予了积极评价：

> 柔氏提倡医学部之代表人，为美国约翰霍波金大学卫尔区博士，著作等身，为近世医学界之泰斗。纽约病原研究所所长弗勒斯纳博士，美国教育部秘书长柏梯克博士，青年会总干事穆德博士。名贤硕学，荟萃一堂。柔氏医学部提倡之力，于中国医界前途，放一异彩，可操左券。…… 近今中外人士合办医学卫生事业者，已极著成效。柔氏医学部甚望能助中国人医士及富于公德心之公民，尽力于卫生及医学各事业。[2]

3. 讨论

（1）洛克菲勒基金会考察团对中国近代医学发展的影响

19 世纪末 20 世纪初正值医学教育的变革时期。美国的医学教育在借鉴、吸收英国和德国医学教育体制的同时，建立了在大学本科的基础上，两年科学和实验室研究加两年临床医学训练的约翰斯·霍普金斯模式，推动了美国医学的迅速发展并使之迈入了世界医学的先进行列，而领导洛克菲勒基金会中国医学项目主要任务的也是推动这一时期美国医学重大变革的医学精英。

经过三次考察，洛克菲勒基金会确定了中国医学计划的主要内容、发展目标和实施方案，并决定成立 CMB 作为执行该计划的驻华管理机构。以往的研究大多集中在 CMB 和北京协和医学院方面，实

[1] Anon, "American Medical Training to be given China," *The New York Times*, 1916-01-16.

[2] 《柔氏提倡中国医学部着手进行之状况》，《中华医学杂志》1915 年第 1 期。

际上，从洛克菲勒基金会考察团的考察到 CMB 成立后在中国开展的活动，都不是仅仅限于北京协和医学院的。洛克菲勒基金会的目标是在中国建立现代医学体制，除北京协和医学院之外，还拟在上海建立一个医学中心。1916 年 4 月 6 日，洛克菲勒基金会决定成立“洛克菲勒基金会上海医学院”（Shanghai Medical School of the Rockefeller Foundation），4 月 11 日成立董事会，洛克菲勒基金会会长 G. E. 文森特（G. E. Vincent）任主席，H. S. 胡恒德（H. S. Houghton）被指派为执行院长[1]。CMB 计划将圣约翰大学医学院、中国哈佛医学院和南京大学医学院合并组建上海医学院，并在法租界购买了 20 英亩（约 8 万平方米）的土地建校舍，然而，因受第一次世界大战和经济不景气的影响，这项计划在拖延几年后最终被取消。

虽然，上海医学院的创办受到挫折，但 CMB 的其他项目均按计划实施。主要包括：①在协和设立医预科学校、护士学校，资助齐鲁大学医学院、湘雅医学院、华西协合医科大学、福州协和医学院、奉天医学院、华北女子医学院、广东公益医学院和夏葛女子医学院等医学院以及圣约翰大学、金陵学院、福建基督教大学等开办的医预科学校。②资助北京、天津、上海、沈阳、保定、德州、烟台、太原、苏州、南京、南通、扬州、宁波、芜湖、安庆、九江、常德、宜昌、厦门、广州等地的教会医院，这些资助大多用来购买 X 线机、实验室和手术设备等。③设立奖学金和研究金，资助中国医生与护士去美国进行专门研究和培训。如从 1915 年至 1919 年，已有二十五位医生赴美国医学院或医院进行 1—3 年的专题研究，十四人回国后分别在协和医学院、湘雅医学院、齐鲁医学院和湘雅医院任职。此外，还有大量奖学金和研究金提供给愿意到中国服务一段时期的美国传教士医生和护士。④支持中国的医学学术活动，如 CMB 与中国博医会合作。医学教科书翻译和医学名词的统一是西医传播和医学教育中的核心问题。

[1] Rockefeller Foundation, Rockefeller Foundation Annals Report, Rockefeller Foundation Archive, New York: Rockefeller Foundation Archive, 1916, p. 295; Rockefeller Foundation, Rockefeller Foundation Annals Report, Rockefeller Foundation Archive, New York: Rockefeller Foundation Archive, 1917, p. 233.

CMB 资助出版了博医会名词和出版委员会编译的《欧氏内科学》《克氏外科学》等主要医学教材以及护士协会出版的护理教科书。CMB 也对新成立的中华医学会给予了慷慨的资助。至 1919 年，CMB 通过规划与经济资助，建构了一个中国现代医学教育和医疗体系。虽然 CMB 并没有完全掌控中国的医学体系，但其总体上的布局与重点支持已能充分左右中国现代医学的走向。

（2）慈善基金会、医学与国家

近些年来，学界对洛克菲勒基金会以及其他慈善组织在 20 世纪早期推动现代医学和公共卫生事业方面的作用颇为关注。W. H. 施奈德（W. H. Schneider）认为，这一时期美国新兴的慈善基金会之所以对现代医学的发展产生了重要影响，首先是因为此时西方各国投入医学领域的资源有限，尤其是一战之后因经济不景气，医学费用锐减，这成为基金会发挥影响力的前提；其次，由于基金会的决策只有少数人参与，从而能迅速地确定其努力目标和优先级；再次，基金会强大的财力和坚定的目标，使得他们相信通过他们的努力就能改变一个国家甚至世界的医学状况，如洛克菲勒基金会在控制钩虫病方面的成功；最后，基金会的工作也得到了国际组织，如国际联盟卫生组织、国际红十字会的大力协作，后者也希望借此确立医学和公共卫生的国际标准与疾病控制目标等。[1] 虽然从总体上看，慈善基金会的作用尚不足以影响一个国家的医学发展和卫生政策，但在一些具体的、关键性的领域，基金会的影响力是不容忽视的，如洛克菲勒基金会提供的大量资助，为美国研究型大学的发展注入了活力。洛克菲勒基金会资助项目的选择，改变了慈善活动的方向：从医治社会问题的“病症”——救济，转向理解并消除其背后的“病根”——发展科学、教育与医疗卫生。慈善基金会向科学与医学领域的转向也使得他们更多地遵循科学的方法，支持专家们的工作。如 1901 年洛克菲勒基金会按照欧洲最著名的

[1] Schneider W H (ed.), *Rockefeller Philanthropy and Modern Biomedicine* (Indiana: Indiana University Press, 2002), p. 2.

医学研究机构巴斯德医学研究所和科赫细菌学研究所的模式，建立了洛克菲勒医学研究所，该所聘请一流科学家和管理人才，并给予他们充分的权利，确保独立科学研究的政策得到严格的遵守。

不过，评价慈善基金会在中国和不发达国家的作用要比评价它们在本国或者在西方世界的作用更为复杂。关于洛克菲勒基金会及其CMB在华工作的研究已有多部专著和相当一部分的论文。西方学者无一不对洛克菲勒基金会及其CMB在华工作给予高度评价："没有哪个机构对（中国的）医学教育做出了如此巨大的贡献，对（中国）现代医学产生了如此深远的影响。"[1]"北京协和医学院的创建使我们显得比我们实际上做得更聪明。现代医学的观念从这里源源不断地进入中国，这里没有理念上的冲突，因为健康是所有人渴求之事，并不受限于是何者提供健康的保障。现代医学是无须考虑观念差异和界限而能将人类联系在一起的纽带，是构建社会和谐的基石。"[2]

在中国，对慈善基金会的行为有"动机论""目的论""后果论"甚至"阴谋论"的种种解读，但这类简单性的论断并不能真正揭示慈善基金会的目的、作用与影响。前已述及，民国时期，政府和医界对洛克菲勒基金会在华的医务事业基本持欢迎和支持的态度。新中国成立后，尤其是随着朝鲜战争爆发，中美关系转变为敌对状态，洛克菲勒基金会等美国在华事业均被视为帝国主义的侵略行径。1950年12月，中央人民政府政务院发布命令，管制和清查美国政府和企业在华的一切财产及处理接受美国津贴的文化教育救济机构和宗教团体。次年2月，华北五省二市接受美国津贴的医院举行会议，宣布摆脱美国政治上、经济上、文化上、思想上的侵略，并致函毛主席表示今后将竭尽全力为和平建设新中国和人民的卫生事业而奋斗。[3]因此，直至

[1] Balme H, *China and Modern Medicine: A study in medical missionary development* (London: United Council for Missionary Education, 1921), p. 118.

[2] Ferguson M E, *China Medical Board and Peking Union Medical College* (New York: China Medical Board of New York, Inc., 1970), p. 5.

[3] 《华北区处理接受美国津贴医院会议全体代表致毛主席函》，《中华新医学报》1951年第3期。

改革开放以前，慈善基金会常被看作西方文化渗入或帝国主义文化侵略的一部分，协和医学院曾被当作“美帝国主义文化侵略的堡垒”受到长期、严厉的批判[1]。耐人寻味的是，冷战时期慈善基金会在美国也受到“非美和颠覆性活动，或违背美国利益与传统的目的”的调查。洛克菲勒基金会被指责“三十二年来在中国花了几千万美元，绝大部分是资助了中国的高等教育，培养了大批人才，而革命一来，这些人纷纷倒向共产党，所以是洛氏基金会的钱培养了中国共产党的骨干力量”。[2]在特定的政治环境下，慈善基金会与国家政治利益之间的矛盾，显然影响到对其价值的评判。

洛克菲勒基金会拟实施中国医学项目的同时，洛克菲勒财团下的美孚石油公司也在大举进军中国，尽管商业资本与慈善资金完全是两套运作人马，两者之间并没有直接的因果关系，但从洛克菲勒基金会购买的新协和医学院校址豫王府被称为“油王府”这一点上，人们依然会感受到两者的潜在联系。然而，我们不能凭此否定洛克菲勒基金会及其 CMB 对中国现代医学的积极影响和贡献。此外，洛克菲勒基金会的中国计划与当时美国的对华政策是一致的，但我们不能因此把它与美国政府的政策完全等同起来。洛克菲勒基金会和 CMB 并不直接支持或反对任何派别，在政治上与政府保持既合作又有一定距离的策略，它所关注的是其从事的事业。洛克菲勒基金会和 CMB 有其自己的价值观念和行为准则，它所推行的是“放之四海而皆准”的科学和理性，因此，他们认为他们的事业符合中国人民的利益。实际上，当时提倡与推行科学和理性，不仅是中国知识分子的追求，也是中国政治变革和社会革命的动力。

虽然当时美国知识精英们以“上帝的选民”的历史使命感、以拥有极大物质财富的自豪感和以传播先进科学技术的责任感，相信自己就是新文明的代表，相信自己有能力并且应该去教化和改造贫穷、落

[1] 邓家栋：《协和医学院的创办经过》，载政协北京市委员会文史资料委员会编《话说老协和》，中国文史出版社，1987，第 16 页。

[2] 资中筠：《洛克菲勒基金会与中国》，《美国研究》1996 年第 1 期。

后的东方国家，这种西方中心论的观点已植根于他们的思维范式里，但洛克菲勒基金会及其 CMB 来华之初，还是非常注意消弭或有意回避之的。CMB 的首任主任巴特利克就对美国新闻界的一些报道不满。他在给顾临的信中说，不喜欢新闻记者对中国的负面描述以及引用基金会报告中提到的问题，认为可能引起中国政府和人民的反感。顾临在回信中说，他也反对用新闻口气来宣布 CMB 的计划，希望报道按他草拟的文稿或做些缩减，应防止采用一些敏感的问题引起中国人的反感，如文章中突出中国不卫生状况的问题。他还特别指出，在上海开办哈佛医学院时，一些言论引起了有地位的中国人的反对。他认为，对试图找到更多的资金的人来说这些描述当然是需要的，但 CMB 没有这方面的问题。顾临认为，CMB 的首要任务是吸引优秀人才加入其工作，向其他机构解释其工作的精神和目的，告诉公众其作为一个半公共机构的责任和义务。他还认为，现在的目的不是引起新闻界的关注，而是引起重要的医学院和教会的关注；现在还不是宣传的时候，他们的工作才刚刚开始，还没有吹牛的机会。[1]

基金会的建立是“为了人类的利益，以永久慈善事业的法人团体的形式将巨大财富作最后处置”。其宗旨为“在全世界造福人类”。医学和公共卫生事业能直接解救疾病给人民造成的巨大苦难，而 20 世纪初正值生物医学研究迅速发展和重大传染病控制始见成效之时，洛克菲勒基金会以医学和公共卫生为优先并非仅是个人之偏好，实乃深谋、明智之举。因此，有学者认为，私人创办的基金会不仅是政府的补充而且也是稳定社会的因素，同时，它还体现了人类的一种理想，因此，不能简单地从实用主义的观点来评判之。当下，中国经济的发展和财富的积累颇类似于一百多年前的美国，然而，遗憾的是，在中国尚未出现类似于洛克菲勒基金会、卡内基基金会这类有广泛影响的

[1] Buttrick to Greene, Feb. 17, 1915, Rockefeller Foundation Archive, Record Group: 4, Series 1, Box 3, Folder 22, New York: Rockefeller Foundation Archive 1; Greene to Buttrick, Feb. 18, 1915, Rockefeller Foundation Archive, Record Group: 4, Series 1, Box 3, Folder 22, New York: Rockefeller Foundation Archive 1.

关注科学、教育与医学的民间慈善组织。

1965年，美国公共卫生协会将誉为“美国诺贝尔奖”的拉斯克奖（Lasker Awards）颁给了曾担任过洛克菲勒基金会主席的A. 格里格（A. Gregg）。《纽约时报》对他的赞誉是：

> 一位在三十五年里从未治疗过一例病人的医生，一位从未上过一堂课的医学教育家，一位从未做过任何研究的医学研究者。然而，他完成的医学研究、医学教育和医疗工作远非任何一位在这三个领域里的杰出人物所能完成的任务。[1]

其实，若去掉上面的时间限定，将这一赞誉赠送给洛克菲勒基金会和CMB也是恰如其分的。

（本文原载《自然科学史研究》2009年第2期）

[1] Schneider W H (ed.), *Rockefeller Philanthropy and Modern Biomedicine* (Indiana: Indiana University Press, 2002), p. 2.

七、北京协和医学院早期的中药研究

19 世纪随着实验生理学的发展，医学家开始采用实验生理学的方法来研究药物的化学成分、性质、药理作用等。早在 18 世纪末，意大利博物学家、生理学家 F. 丰塔纳（F. Fontana）就对千余种天然药物做过实验研究，认为天然药物中的活性成分通过作用于机体某个部位而发生作用。这一结论为德国化学家 F. W. 塞特勒（F. W. Serturner）首次从罂粟中分离出吗啡所证实（1806）。随后，从吐根中提取了吐根素（1817），从马钱子中提取出士的宁（1818），从金鸡纳皮中提取出奎宁（1819），从咖啡中提取出咖啡因（1821），等等，用化学方法对植物药有效成分进行提取成为 19 世纪末 20 世纪初药理研究的重要内容。此外，医学家们也开始通过实验研究药物对各器官的作用，如 F. 马根迪（F. Magendie）确定了盐酸士的宁引起肌肉僵直的作用部位在脊髓（1819），C. 贝尔纳（C. Bernard）确定了筒箭毒碱松弛骨骼肌的作用点在神经肌肉接头（1856）等，对药物的作用及作用部位的研究取得了许多成果。这些研究不仅将临床药物治疗建立在实验科学的基础之上，而且也为从传统植物药中研发新药物提供了借鉴。

19 世纪末 20 世纪初来华的传教士医生大多经历了实验科学的训练，有些医生在行医之余，对中国传统的医药知识和诊疗技术产生了兴趣，并开始研究中医药问题。20 世纪初期，随着医学留学生的回国，中国学者也开始用现代科学的方法来研究传统医药的药理机制与临床价值。近代对中药物的科学研究大致可分为三个阶段，而在这三个阶段里北京协和医学院都显现出其独特的贡献。

1. 对中药的认同与译介

虽然大多数来华传教士医生对中医药的价值评价不高，认为“这些药物的制备是粗糙和不纯的，其使用很少考虑其已知的治疗价值。许多矿物制剂的使用完全是不合理的，例如蛤壳、卵石、粉笔、云母等等”[1]。不过，也有一些传教士医生认为中药的治病效果还是很好的，与西药有类似之处，如伦敦会的传教士医生稻惟德指出：“当地医生使用雌黄（三硫化二砷, Arsenic Trisulphide, or Orpiment）主要是外用，各种含砷的粉剂名字听起来还不错，一般用于治疗痈肿疮疡，如同数年前欧洲使用的‘砷糊’一样。”[2] 此外，他还提到白降丹（Peh-kiang-tan）、轻粉（Ch’ing-fen）、三仙丹（San-sin-tan）等的主要成分为全氯化汞（Hydrargyri Perchloridum）、次氯化汞（Hydrargyri Subchloridum）和氧化红汞（Hydrargyri Oxidum Rubrum）。

中药的科学价值是传教士医生的关注点之一。J. C. 汤姆森（J. C. Thomson）较全面地研究了李时珍的《本草纲目》以及他所收集到西方学者研究中药的文献，指出：“在中国我们发现了有取之不尽的药物，对我们医学传教士有很大的价值。我们已经证明了一些药物的价值。中国人为我们提供的这些治疗方法，有相当一部分的性质已经得到了解释，其他的则是非常粗糙的形式。但正如有人所说的那样，我们面前有一座未开发的矿藏，只要我们去开采它，它就会给我们带来知识的宝藏。”[3] 不过，传教士医生对中药更大的兴趣在于其实用价值，尤其当教会医院增加并扩张到内陆地区，西药供给不足是一个严重的问题，因此需要利用本土药物作为补充。稻惟德认为：“在内陆的传教士医生所面临的一个重大障碍，有时可能是难以逾越的困难——所需运送药物和设备的医院远离主要的航道，因此需要找到一些当地

---

[1] Jefferys W and Maxwell J, *The Diseases of China* (Philadelphia: P. Blakiston’s Son & Co., 1911), p. 17.

[2] Douthwaite A W , “Notes on Chinese Materia Medic,” *CMMJ* 3 (1889):53.

[3] Thomson J C, “Chinese Materia Medica: Its Value to Medical Missionaries,” *CMMJ* 4 (1890):117.

药材，以替代那些需要通过进口的药品，同时也需要考虑临时生产我们常用的一些化合物原材料的可能性，那些是我们治疗病人时所不可缺少的。”[1] 因此，在《博医会报》上常刊发传教士医生们讨论如何使用本土药材治疗疾病以及利用本土药材加工制成西药的经验。在 19 世纪末 20 世纪初的传教士医生中，伊博恩（B. E. Read）对中药的研究最为全面、深入。

伊博恩 1887 年 5 月 17 日出生于英国南部城市布莱顿（Brighton），1909 年毕业于伦敦药学院（London College of Pharmacy）。毕业后受伦敦会的委派，于 1909 年来到伦敦会开办的北京协和医学堂（Union Medical College，Peking）担任化学与药剂学讲师。任教期间他开始关注在华教会医院的日常用药问题，列出了医院与诊所应必备的基本药物。1915 年洛克菲勒基金会改组北京协和医学院，伊博恩被派往美国，在约翰斯·霍普金斯大学医学院、芝加哥大学、哈佛大学进修生物化学，在耶鲁大学进修了一年营养学。1918 年，伊博恩回到北京协和医学院并升任生物化学与药理学副教授。1923—1924 年，他又去耶鲁大学深造，获得药理学博士学位，1925 年升任北京协和医学院药理学教授。回到北京后，伊博恩将精力主要集中于研究中国药物，并参与了主编《中国生理学杂志》(1927 年创刊) 的工作。

伊博恩致力于中药文献的整理、编译、注释，代表作之一就是与中国植物学家刘汝强合作编撰的《本草新注》。《本草新注》又名《中国药用植物考证》（*Plantae Medicinalis Sinensis*：*Bibliography of Chinese Medicinal Plants From the Pen Ts'ao Kang Mu, 1596 A.D.*），扉页上的“本草新注”为时任北平博物学协会会长金绍基所题。该书还请曾任北洋政府国务代总理的朱启钤作序：“李氏以草莽儒臣，未窥中秘，又于验药绘图不能特置多官随品设色，故于本草虽集大成而于药物形色究隔一舍。英人伊博恩博士及京兆刘君汝强研究博物学有年，兹为沟通中西医学方术起见，就《本草纲目》所载，依盎格拉氏方式分门别类，整理秩然。”对伊博恩的编译与整理工作给予了高度赞扬。

[1] Douthwaite A W, “The Use of Native Drugs by Medical Missionaries,” *CMMJ* 4 (1890):100.

至于伊博恩本人进行这项工作的动因，从他所作的引言中可见一斑："这类书刊的发行需求是很明显的。语种的不同，以及中西方对自然历史的记录中采用的不同基本概念均造成了（中西医之间的）巨大分歧。许许多多的药用植物被声称具有不容置疑的治疗功效，尽管对它们特性的认识十分含糊，它们的化学构成被完全无视，它们对活细胞的作用也毫不明确。"为了尽可能消除这一分歧，他选择了挑战数不胜数的中药药典中最为著名的《本草纲目》，对其中的内容进行药理学与化学考察。对此，伊博恩提出并采用的研究方法首先就是将所需要的大量各种药材的样本集中到一个中心实验室，以进行仔细的研究。

《本草新注》的特点是，不仅对植物性中药的植物来源成分和参考文献均有陈述，而且注重各国文献中关于中国药用植物的记录。作者收录、引用了德国、美国、英国、日本、中国、法国、瑞典、印度、马来西亚的学术杂志、新闻、政府官报、著述、典籍等，使该书成为研究中药的重要参考书。《本草新注》出版后受到了学界的欢迎，不久宋大仁将该书的部分内容翻译成中文，以《中国药用植物考证：本草纲目之植物学、化学、药学的考证目录》为题，陆续登载于《中西医报》上。宋大仁指出："《本草纲目》为我国药物学，植物学重要书籍，惜其卷帙浩繁，旧医界多望而生畏，故只能读其节本，如《本草从新》，《本草备要》等书，即出而问世者，固无足道，而近年出版之本草书籍，亦多半是明抄暗袭，辗转失真，不脱陈腐窠臼，保存国粹之谓何？殊可叹也！译者鉴于本书关系于中西医药界甚大，尤感于国产药物西人早已研究，我人返茫昧无知，故亟为移译。以备有志中药革改者之参考。"[1]

除《本草新注》之外，伊博恩还对中药中的矿物类、动物类药物进行过分门别类的研究，出版了《兽类药物》（*Animal Drugs*，1931），《禽类药物》（*Avian Drugs*，1932），《鳞类药物》（*Dragon and Snake Drugs*，1934），《金石类、鳖蚌类药物》（*Minerals and Stones; Turtle and Shellfish Drugs*, 1936），《中国药用植物》（*Chinese Medicinal*

[1] 宋大仁：《中国药用植物考证序》，《中西医药》1936 年第 8 期。

Plants，1936）《鱼类药物》（*Fish Drugs*，1939），《虫类药物》（*Insect Drugs*，1941）等。他还著有《草木五谷类药物》（*Vegetable and Plant Drugs*，1949），但尚未刊发。

2. 近代中药药理研究

北京协和医学院是中国最早开展中药药理现代研究的机构。前已述及，虽然传教士医生很早就开始关注中药的实用价值，但对中药的药理实验研究则直到陈克恢来到北京协和医学院后才正式开始。陈克恢的舅父是中医，幼年时期，他常去舅父的中药房，对中医药颇有兴趣。陈克恢在美国威斯康星大学药学系学习时，就曾在导师的支持下，对中药肉桂进行了实验研究，并以此研究完成了学士论文。1923 年，陈克恢获得博士学位后，受聘于北京协和医学院，任药理学助教。在协和期间，他继续从事中药研究。他和 F. C. 史米特（F. C. Schmidt）、伊博恩首先对中药当归进行了研究。

在中医处方中，当归是除甘草之外使用最多的一味药物，具有补气和血、调经止痛、润燥滑肠等功效，常用于治疗血虚诸证，例如女性的月经不调、经闭、痛经；也可以用于治疗症瘕结聚、崩漏、虚寒腹痛、痿痹以及肌肤麻木、肠燥便难、赤痢后重等。历代各种医书均记载当归无毒。1899 年，默克（Merck）制药公司将当归制成水浸膏制剂销售，药名为 Eumenol，后来又制成片剂（图 1.7.1）。该药作为治疗女性月经紊乱药物投放市场后，很受女性患者的欢迎。陈克恢等指出：当归在中国广泛使用，在欧洲治疗女性的子宫病患也很有成效，由此说明该药物可能对子宫有药理作用，或者具有某种功能活性。[1] 经过一系列实验研究，他们的结论是：当静脉注射当归（Angelica polymorpha var. sinensis）给麻醉的狗和兔子时，会产生循环抑制，有时继之以刺激、利尿以及子宫、肠道、膀胱和动脉平滑肌的收缩。

由于当归的研究主要是探讨其药理作用机制，虽然工作颇为精

---

[1] Carl F. Schmidt, B. E. Read, and K. K. Chen, “Experiments with Chinese Drugs,” *CMJ* 38 (1924):362-375.

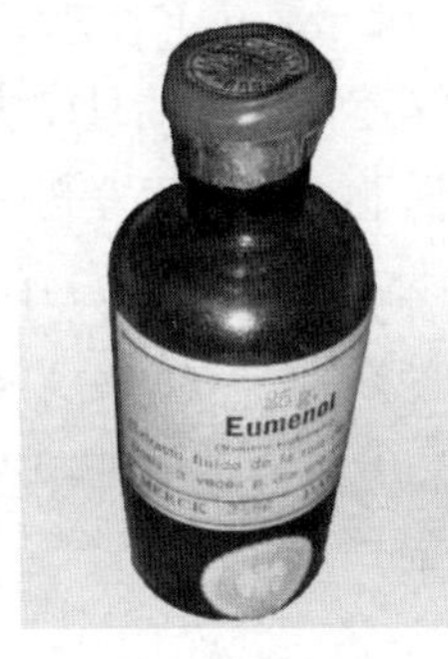

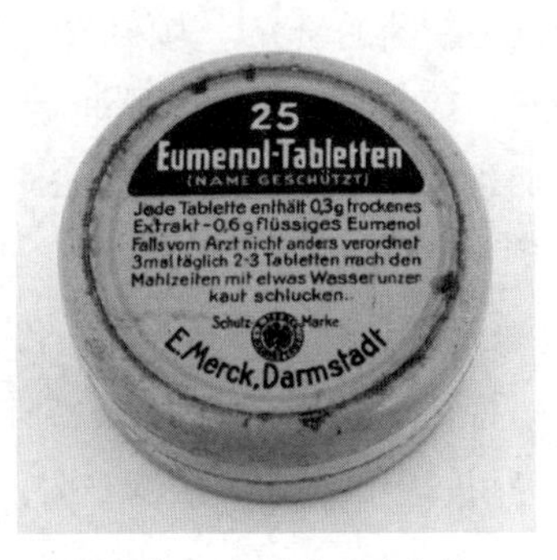

图 1.7.1　默克制药公司的当归水浸膏（Eumenol）和当归片

详，但在化学方面未能提取出有效成分，该文发表后反响不大。同年，陈克恢获知麻黄有治疗哮喘的作用，随即开始研究麻黄素的作用机理。在几周内他就从中药麻黄中分离出左旋麻黄碱（ephedrine），并对麻黄碱的药理机制展开研究。他发现：适量的麻黄碱能升高血压，增加心脏活动，扩张瞳孔，缓解支气管痉挛，收缩子宫，抑制而不是刺激胃肠道。这些效应可以通过刺激交感神经纤维的肌神经连接来解释。[1] 陈克恢与史米特于 1924 年在美国《实验生物学与医学学会通报》（*Proc. Soc. Expt. Biol. Med.*）上发表了其研究《麻黄素在实验性休克与出血中的作用》（"The Effect of Ephedrine on Experiment Shock and Hemorrhage"）。此后，陈克恢等又对麻黄素进行了一系列的实验研究，发表相关论文十余篇。由此，中药麻黄素的研究引起医药界的极大关注。由于麻黄素的作用与肾上腺素有相似之处，所不同的是麻黄素口服有效，且作用时间长，毒性较低，于是，麻黄素成为一个国际瞩目的拟交感神经新药。这段时间内，各国研究者纷纷对麻黄与麻黄碱开展了多方面的研究，发表相关论文数百篇，形成了一次国际中药研究的热潮。1930 年，麻黄碱被载入《中华药典》，此后，又被日、美、英、俄等载入本国药典，同时也作为一种交感神经兴奋药载入教科书。陈克恢的这项从天然植物中寻找先导化合物，再进行优化，并

[1] K.K. Chen and Carl F. Schmidt, *Ephedrine and Related Substances* (London: The Williams & Wilkins Company, 1930), p.76.

成功开发为新药的研究，为传统的中医药研究建立了一种适宜的范式。

1923—1924年，伊博恩赴耶鲁大学深造，获得药理学博士学位，且在芝加哥大学进修病理学，1925年返回北京协和医学院，接替史米特任药理系主任。在他的带领下，协和药理系在1927—1933年间发表了10余篇有关麻黄素及其相关化合物的药理研究论文。伊博恩还先后与林巧稚、赵承嘏、冯志东、朴柱秉等人研究了其他中药的药理特性，使协和的中医药研究名噪一时。（表1.7.1）

表1.7.1 《中国生理学杂志》上协和医学院药理系发表的中药相关研究论文（1927—1941）

时间	作者	题目
1927	B.E. Read, Ch'iao-Chih Lin	Anesthetic Mixtures of Ephedrine and Procaine With Adrenaline and Potassium Sulphate
1927	Chih-Tung Feng	A Method for Preparing Pure Ephedrine Hydrochloride from Ephedra Equisetina
1927	B. E. Read, George K.How	The Iodine, Arsenic, Iron, Calcium and Sulphur Content of Chinese Medicinal Algae
1927	Tsan-Quo Chou	Poisonous Principles from Chinese Rhododendron, Nao-Yang-Hua, Rhododendron Hunnewellianum
1927	Kuo-Hao Lin, Chao-Chi Chen	Chemical Analysis of Sea Slug, Stichopus Japonicus Selenka (Hai Shen)
1927	Tsan-Quo Chou	Sikimitoxin, the Toxic Principle of Illicium Religiosum, Sieb. Mang-T'sao
1927	B.E. Read, Chih-Tung Feng	Pseudoephedrine from Chinese Ephedra
1927	B.E. Read	The Relative Toxicity of the Halogen Compounds of Chaulmoogra
1927	Chih-Tung Feng	The "Biuret Reaction" as Applied Qualitatively and Quantitatively to Ephedrine mixtures
1927	Tse King, Chub-Yung Pak	A Study of the Effect of Ephedrine on the Nasal Mucous Membranes

（续表）

时间	作者	题目
1928	Chub-Yung Pak, B.E. Read	A Comparative Study of the Bold Pressor Action of Ephedrine, Pseudoephedrine and Adrenaline
1928	Chih-Tung Feng, B. E. Read	A Comparison of Ephedra Equisetina and E. Sinica and Their Seasonal Content of Ephedrine
1928	Chih-Teh Loo, B. E. Read	Perfusion Experiments with Pseudoephedrine and Ephedrine
1928	Tsan-Quo Chou	The Alkaloids of Chinese Corydalis Ambigua, Cham. et sch. (Yen-hu-so) Part Ⅰ
1928	Chih-Tung Feng, B. E. Read	Further assays of Chinese Ephedras
1928	Chub-Yung Pak, B. E. Read	Comparative Study of Ephedrine, Racemic Ephedrine and Pseudoephedrine
1929	Tsan-Quo Chou	The Alkaloids of Corydalis Ambigua, Cham et sch. Part Ⅱ. Corydalis F, G and H
1929	Chub-Yung Pak, B. E. Read	Comparative Studies of Ephedrine, Racemic Ephedrine and Pseudoephedrine Ⅱ. Comparative Toxicity
1929	Tse King, Chub-Yung Pak	Comparative Studies of Ephedrine, Racemic Ephedrine and Pseudoephedrine Ⅲ. Effects on the Nasal Mucous Membranes
1929	Hsi-Chun Chang	The Action of Choline, Adrenaline and Ephedrine on Gastric Motility
1929	S. H. Lijestrand	The Action of Pseudoephedrine I. On the Isolated Uterus and Bladder
1929	Chub-Yung Pak, B. E. Read	The Action of Pseudoephedrine Ⅱ. Its Diuretic Effects
1929	Tsan-Quo Chou	The Alkaloids of Chinese Corydalis Ambigua, Cham. et sch (Yen-hu-so). Part Ⅲ. Corydalis I and Monomethyl Ethers of Corydalis F and G
1930	Chub-Yung Pak, Tse King	The Action of Ephedrine and Pseudoephedrine Upon Bronchial Muscle
1931	Tsan-Quo Chou	The Alkaloids of Chinese Gelsemium, Kou Wen, Gelsemium Elegans

（续表）

时间	作者	题目
1932	Hsiang-Ch'uan Hou	The Pharmacological Action of Gelsemicine Ⅲ. Action on Circulation
1932	B. E. Read	The Effect of Benzyl-Ephedrine on Blood Pressure
1932	Hsiang-Ch'uan Hou	Action of Ephedrine and Related Substances on the Blood Vessels
1932	T. Q. Chou	The Alkaloids of Chinese Drug Pei-mu, Fritillaria Roylei Part I. Peimine and Peiminine
1932	Hsiang-Ch'uan Hou	The Pharmacological Action of Gelsemicine Ⅳ. Action on Intestine, Uterus and Urinary Bladder
1933	Chub-Yung Pak, B. E. Read	Action of Ephedrine on the Portal Circulation
1933	Chub-Yung Pak, T. K. Tang	The Mechanism of the Mydriatic Action of Ephedrine
1935	C.H.Wang, M. P. Chen	Effect of Scopolamine and Atropine on the Muscle Tonus Increased by Passive Movements in a Post-Encephalitic Parkinsonism Patient
1938	T. P. Feng	Further Observations on the Propagation of Veratrine Contracture
1940	F. T. Dun, T. P. Feng	Studies on the Neuromuscular Junction XIX. Rereograde Discharges from Motor Nerve Endings in Veratrinized Muscle
1941	T. P. Feng, T. H. Li	Studies on the Neuromuscular Junction XXIV. The Repetitive Discharges of Mammalian Motor Nerve Endings After Treatment With Veratrine, Barium and Guanidine
1941	T. P. Feng	The Production of Prolonged After-Discharge in Nerve by Veratrine

1927—1949年出版的英文版《中国生理学杂志》发表了与中药研究相关的论文88篇，其中37篇来自北京协和医学院药理系的研究者，

发表论文较多的另外两个机构是北平研究院与中法大学药物研究所、上海雷士德医学研究院，不过这两个机构的主要研究者赵承嘏、伊博恩也是原北京协和医学院药理系的学者。

3. 对中药化学的实验研究

赵承嘏是中药化学成分研究的开拓者。赵承嘏，字石民，江苏省江阴县人，生于1885年12月11日，1910年获英国曼彻斯特大学学士学位，1912年获瑞士工业学院硕士学位，毕业后转入瑞士日内瓦大学，在当时著名的天然有机化学家A. 匹克特（A. Pictet）教授指导下继续深造，1914年获得博士学位，毕业后留校任助教。1916年，赵承嘏受聘于法国罗克药厂研究部，后升为研究部主任。由于家庭经营生药铺，因此赵承嘏从小熟悉中药，这对他后来研究中药有着重要影响。1925年，赵承嘏受聘到北京协和医学院任药物化学教授兼药理系代主任，开始了中草药研究工作，对麻黄、延胡索、莽草、贝母、钩吻等的化学成分进行了研究，发表了多篇论文，成为中国中草药化学研究的先驱者。

20世纪初，虽然有机化学有很大的发展，植物化学的研究逐渐为化学家所重视，但在当时的中国，应用科学方法对中草药进行系统研究还是一个空白。赵承嘏运用近代化学方法，对古老的中草药进行系统的研究，为发掘和提高传统中医药学做出了卓越的贡献，并为中国医药界培养了一大批学科带头人和骨干。

赵承嘏非常重视实验室工作和实验技术，在长期的实验研究中，他对植物化学特别是生物碱的分离结晶积累了丰富的经验，创造了独特的分离方法。例如，他首次分离出了闹羊花中的毒素。[1] 当时，提取植物有效成分的经典方法是乙醇浸泡，这样得到的粗提物成分复杂，不易提纯出结晶。鉴于植物有效成分多属生物碱，赵承嘏根据生物碱的特性，采用碱磨苯浸法，使提取物成分趋于简单，大大减少了

---

[1] Tsan-Quo Chou, “Poisonous Principles from Chinese Rhododendron, Nao-Yang-Hua, Rhododendron Hunnewellianum,” *Chinese Journal of Physiology* 1 (1927): 157.

进一步分离单体的困难。他根据不同的研究对象，设计不同的方法。他和他的学生们系统地研究了雷公藤、细辛、三七、贝母、常山、防己、延胡索、钩吻、麻黄等30多种中草药化学成分，得到了许多新生物碱的单体结晶，提供给药理工作者进行药理研究，并选择其中有价值的推荐临床试验，从而建立了系统研究整理祖国医药学的一套科学方法。与此同时，他和学生们在国内外著名杂志发表了许多论文，为中外学者所重视和赞赏。

赵承嘏运用自己独创的一套分离提取方法，往往能从一种植物中提取多种结晶，对植物化学做出了贡献。例如他对延胡索进行了系列研究，首次从植物中分离得到5种生物碱结晶："从延胡索的块茎中分离出5种生物碱。它们分别被临时命名为延胡索A、延胡索B、延胡索C、延胡索D和延胡索E。其中一个与紫堇完全相同，另外4个是新的。"[1] 至1936年，他共分离出13种延胡索的生物碱。

此外，他还从不同品种钩吻中提取出7种生物碱结晶，从常山中提取出3种在一定条件下可以相互转化的异构体。赵承嘏的提取方法在当时国际植物化学中占有重要的地位。他从三七植物中提取出三七皂苷元结晶，并证明其与人参二醇为同一化合物，比日本著名的化学家柴田承二从人参中提取出人参二醇早二十年。

赵承嘏还对已经做过研究的一些中草药重新加以研究，并从中分离出新的成分，例如从麻黄中提取出新生物碱麻黄副素；从曼陀罗中又提取出曼陀芹和曼陀芹引等新生物碱。他每得到一种生物碱，都要进行详细的药理试验，例如从常山中提取出的丙种常山碱，其抗疟作用为奎宁的148倍；从延胡索中提取出的延胡索乙素现已在临床上作为镇痛、镇静剂应用，成为中国创制的新药，并载入中华人民共和国药典。

4. 余论

1932年之后，因多种因素的影响，北京协和医学院药理系几位

---

[1] Tsan-Quo Chou, "The Alkaloids of Chinese Corydalis Ambigua, Cham. et Sch. (Yen-Hu-So) part Ⅰ," *Chinese Journal of Physiology* 2 (1928): 203.

对中药研究做出过重要贡献的学者陆续离开。赵承嘏应李石曾之邀，去创办国立北平研究院药物研究所。1927年，国民党中央政治会议议决设立国立中央研究院，同时在筹备委员李石曾的提议下设立国立北平研究院，形成了一南一北两个重要的国立科学研究机构：中央研究院院长为蔡元培，北平研究院院长为李石曾。在李石曾的盛情邀请下，赵承嘏出任国立北平研究院药物研究所所长，并继续开展中药研究，在中药延胡索的研究、麻黄副素的药理作用、曼陀罗的化学成分分析、细辛和防己的研究等方面都取得了重要成果。伊博恩应上海雷士德医学研究院之邀，出任该院生理部负责人。雷士德医学研究院为当时国内最大的私立医学研究机构，系根据上海房产商和慈善家亨利·雷士德（Henry Lester）的遗嘱所创办。研究院设生理部、病理部和临床部。伊博恩在雷士德医学研究院继续从事中药研究工作，例如他与同事研究了80多种《本草纲目》中提到的能治疗昏盲的动植物药的化学成分，分析了中药兰草的毒性，指出它不同于美洲种，不产生荨麻疹或明显的高血糖症。家兔或豚鼠每天食用绿色植物的量不会造成致命的影响，但会产生慢性中毒，表现为肝脏坏死变性，也可导致肾小管性肾炎。他还研究了中国治疗脚气病中药中维生素B的含量等，并对中国几种治疗脚气植物中的维生素B_1进行了分析。他发现一些中药的种子，尤其是车前草，含有大量的维生素；桑叶、枇杷叶和木本杂草叶中的值也很高，而树皮和这些杂草茎中的维生素B_1含量则较低。

陈克恢于1925年离开了协和，回到威斯康星大学医学院继续深造，1926年转到约翰斯·霍普金斯大学，1927年获医学博士学位。随后，他在药理学家J. J. 阿贝尔（J. J. Abel）的实验室任助教并继续开展科研。虽然陈克恢离开了中国，但他对中药研究的热情并未消退，与国内也保持着密切联系。他与赵承嘏等合作继续开展中药研究，1937年与赵承嘏在《中国生理学杂志》发表了《木防已素甲与木防已素乙之作用及毒性》（"The Action and Toxicity of Menisine and Menisidine"），1939年又发表了《钩吻素乙的作用方式》（"The Mode of Action of Gelsemicine"）等多篇论文。

综上所述，北京协和医学院药理系对推动中国近代中药药理研究做出了重要贡献，所开创的研究方法也为后来的中药研究提供了有益的参考。

八、“523任务”与青蒿素发现的历史探究

青蒿素的发现是在一个相当复杂的社会文化环境中完成的。由于特殊的时代背景，有关青蒿素的发现及其成果的评价存在着诸多争议，甚至在青蒿素发现的代表人物之一——屠呦呦获得了拉斯克临床医学研究奖之后，相关的争议并没有因此而减少。这既反映出青蒿素发现的成果评判不会因为一个国外的评奖而终结，也表明人们对重大科技发明及其社会文化影响的关注依然具有重要的现实意义。本文利用档案、会议纪要、人物访谈资料以及日记等原始文献对青蒿抗疟有效粗提物、青蒿抗疟有效单体的发现与提取过程以及相应的临床验证、青蒿素结构测定过程进行了较为详尽的回溯，希望尽可能重构历史的原貌，同时也阐明青蒿素作为一个天然化合物发展成一种抗疟新药，是一个系统工程，是多人、多机构共同参与、协作研究的成果。因此，对青蒿素成果的评价应在充分考察当时的科研组织与管理架构、科研人员具体研究活动的基础上进行，才能更为全面、公正。

1. 导言

2011年9月，青蒿素的主要研发者之一——屠呦呦获得拉斯克临床医学研究奖后，青蒿素的发现历史及其成果评价再次引起了国内外众多学者的关注。在此之前，有关青蒿素成果的争议便已存在，也有对青蒿素发现历史评价的相关报道及文章。《“523任务”与青蒿抗疟作用的再发现》一文对此进行过论述[1]。拉斯克奖获奖名单公布前后，

---

[1] 黎润红：《“523任务”与青蒿抗疟作用的再发现》，《中国科技史杂志》2011年第4期。

再次引发了国内外杂志、媒体等对青蒿素之发现的评述热潮。美国学者 L. H. 米勒（L. H. Miller）[1] 等人在《细胞》上撰文认为：

> 由屠呦呦和她的同事们一起研发的抗疟药物青蒿素……从上个世纪 90 年代末以来……作为治疗疟疾的一线药物挽救了无数的生命，其中大部分是生活在全球最贫困地区的儿童。……经过深入的调查研究，我们毫无疑问地得出结论：中国中医科学院北京中药研究所的屠呦呦教授是发现青蒿素的首要贡献者。1969 年 1 月，屠呦呦被任命为北京中药研究所"523 项目"的组长，领导对传统中医药文献和配方的搜寻与整理。1981 年 10 月，屠呦呦在北京代表"523 项目"首次向到访的世界卫生组织研究人员汇报了青蒿素治疗疟疾的成果。[2]

此后，该文的作者之一苏新专在接受媒体采访时表示，"523 项目"是一个庞大的计划，有很多人做了贡献，这毋庸置疑。但此次评奖关键看三个方面：一是谁先把青蒿素带到"523 项目"组，二是谁提取出有 100% 抑制率的青蒿素，三是谁做了第一个临床试验。他认为美国人颁奖主要注重科学发现的思维而不在乎是谁做的，因为想法来自屠呦呦，所以奖就是颁给屠呦呦而不是给她小组亲自做实验的人。[3] 苏氏的"三个第一"成为有代表性的观点得到了一些学者的认同。饶毅等认为屠呦呦可以作为青蒿素的代表人物之一，因为还有很多其他的科学家也参加了这项工作。[4] 我们于 2011 年 8 月 11 日参加了米勒、苏新专等与"523 任务"相关专家的座谈会，并简要地介绍了我

---

[1] 米勒，国际著名的寄生虫学专家。1960 年在美国华盛顿大学获得博士学位，一直致力于疟疾和寄生虫病的研究，现任美国国立卫生研究院（NIH）寄生虫病研究室主任及疟疾疫苗研发部主任。曾获美国总统奖、德国保罗·埃尔利希－路德维希·达姆施泰特奖金等奖项。

[2] Miller L H, Su X, "Artemisinin: Discovery from the Chinese Herbal Garden," *Cell* 146 (2011): 855-858.

[3] Ibid.

[4] 饶毅、黎润红、张大庆：《中药的科学研究丰碑》，《科学文化评论》2011 年第 4 期。

们的研究。我认为《细胞》上的文章前部分写青蒿素发现的脉络是客观的，不过有些细节不太准确。作者说他们是经过了详细调查之后得出的结论，但实际上有些重要史料他们并未看到。需要指出的是，米勒等的观点是以现代科研的评价模式来衡量当时的科研活动，其结论值得讨论。进而，评价一个药物的发明不能简单等同于化学物质的发现，一个成功的药物不仅仅要提取、分离，还涉及药理、药效、结构测定尤其是能否有效地应用于临床等方面。

本文主要是在《“523 任务”与青蒿抗疟作用的再发现》一文的基础上，依据更多的文献、档案以及部分当事人的访谈，对青蒿素发现的过程进行更进一步的探讨。

2.“523 任务”简介

（1）“523 领导小组”

在《“523 任务”与青蒿抗疟作用的再发现》一文中，我对“523 任务”的来源、历史背景做了详细的介绍。现对其领导机构的设置加以补充。“523 任务”的领导小组由国家科学技术委员会（国家科委），中国人民解放军国防科学技术委员会（国防科委），中国人民解放军总后勤部，卫生部，化学工业部（化工部），中国科学院各派一名代表组成，直接归国家科委领导。领导小组下设办事机构，以中国人民解放军后字 236 部队[1]为主，中国科学院、中国医学科学院、中国医药工业公司各派一名人员组成。办公室设在后字 236 部队，负责处理日常研究协作的业务与交流科研情况。1967 年“523 领导小组”的机构设置总结如图 1.8.1：

[1] 即中国人民解放军军事医学科学院，以下简称后字 236 部队。

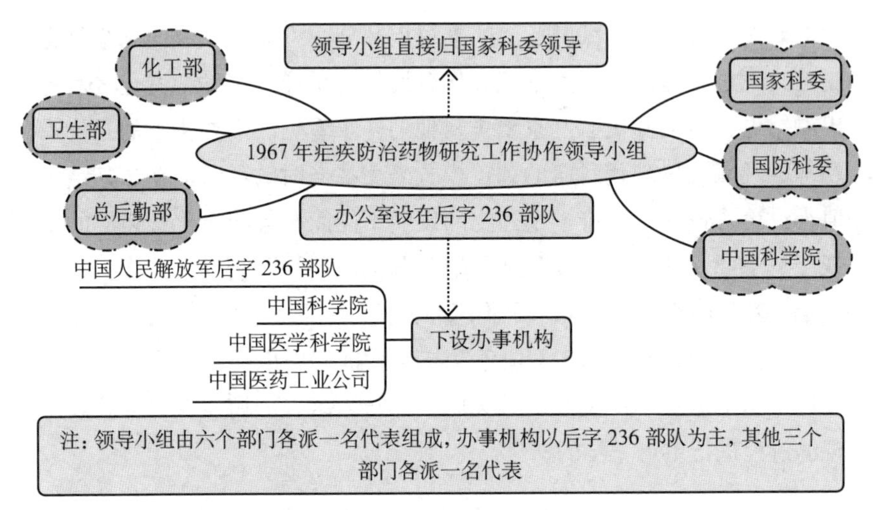

图1.8.1　1967年疟疾防治药物研究工作协作领导小组的组成

由于任务的进展以及“文革”运动的影响，该项目从管理机构到科研任务曾多次变动。例如，在1971年5月22日广州召开的全国疟疾防治研究工作座谈会上，“523领导小组”由原来的国家科委[1]（正组长）、总后勤部（副组长）、国防科委、卫生部、化工部、中国科学院六个部门改为由卫生部（正组长）、中国人民解放军总后勤部卫生部（简称总后卫生部，副组长）、化工部和中国科学院三部一院领导，办公室仍设在军事医学科学院。1978年国家医药管理总局成立后，次年9月，国家医药管理总局提出“523任务”自1980年起纳入各级民用医药科研计划之中，不再另列医药军工科研项目。此后的领导小组由原来的三部一院变为卫生部、国家科委、国家医药管理总局、总后勤部四个部门，化工部和中国科学院不再属于领导单位。1981年3月3—6日，在北京举行了各地区疟疾防治研究领导小组、办公室负责同志座谈会[2]，这也是全国疟疾防治研究领导小组的最后一次会议。截至当年5月该会议纪要下

[1]　国家科委于1970年7月并入中国科学院，“两科”合并，成立新的中国科学院革命委员会，1977年9月再度成立国家科学技术委员会，1998年改名为科学技术部。

[2]　陈鸿书：《全国疟疾防治研究领导小组、办公室负责同志工作座谈会在京召开》，《军事医学科学院院刊》1981年第2期。

发，整个“523任务”军民大协作的组织模式告一段落。

（2）“523任务”最初的分工与执行简介

1967年“523任务”开始时，分以下五个专题（图1.8.2）进行研究，当时的任务执行程序主要如图1.8.3。

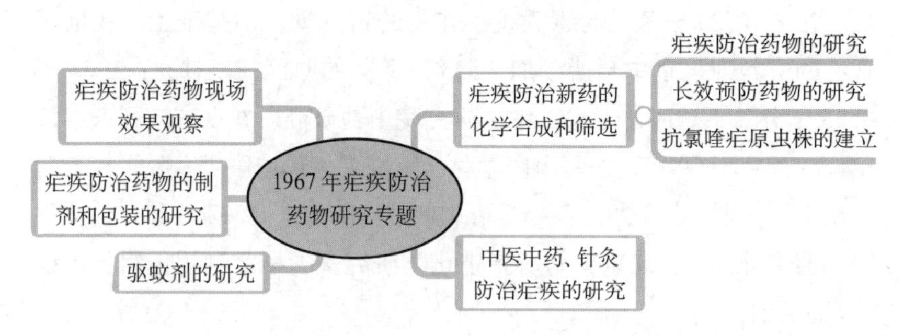

图1.8.2　1967年“523任务”的五个研究专题

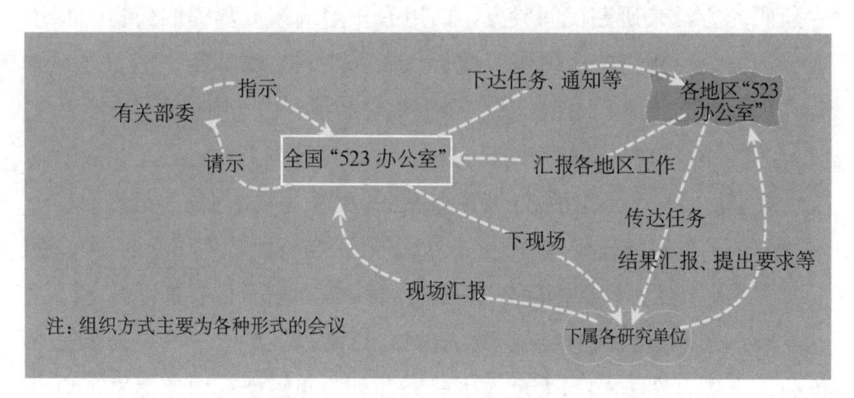

图1.8.3　“523任务”执行概括图

当时中医中药、针灸防治疟疾研究小组组长为中国医学科学院药物研究所，副组长为上海针灸研究所和后字236部队。当时这个研究小组有三个研究题目，分别是常山及其他抗疟有效中药的研究、民间防治疟疾有效药物的疗法的重点调查研究、针灸防治疟疾的研究，参与单位有近二十家。这个研究专题小组除了后来中医研究院中药研究所[1]加入之后一起研究出了青蒿素以外，还有许多其他的研究成果，比如对常山乙碱的改造、从植物鹰爪和陵水暗罗中分离出有效抗疟单体鹰爪甲素和一种名为暗罗素的金属化合物等。

3. 中药青蒿乙醚提取物中性部分抗疟作用的发现

在《“523 任务”与青蒿抗疟作用的再发现》的基础上，我依据现有的资料对北京中药所参加“523 任务”的原因加以补充：1967 年“523 任务”下达时，卫生部中医研究院中药研究所并没有被列入参加单位，直到 1969 年，在军事医学科学院驻卫生部中医研究院军代表的建议下，全国“523 办公室”邀请北京中药所加入“523 任务”的“中医中药专业组”。北京中药所指定化学研究室的屠呦呦担任组长，组员是余亚纲。

1969 年，屠呦呦和余亚纲的注意力主要集中在胡椒上，他们采用生药研究方法来研究民间验方，即用有机溶剂来分离提取药物的有效成分，再进行相应的药理作用试验和临床验证。1970 年，他们进一步分离出胡椒酮晶体。同年 6 月，余亚纲总结了一份《中医治疟方、药文献》，筛选的药物具有较好的针对性，并对筛选的药物进行了相应的归类与总结。针对余亚纲所做的青蒿筛选以及屠呦呦对青蒿乙醚提取物中性部分抗疟作用的发现过程，《“523 任务”与青蒿抗疟作用的再发现》一文中已有介绍，现依据部分新的材料对该文的部分内容加以补充：

（1）余亚纲当时总结了多张表格，青蒿在各单方中都是列于第一位的，下图（图 1.8.4）为余亚纲将青蒿列为重点研究对象提供了更好的证据：

---

[1] 中医研究院中药研究所现为中国中医科学院中药研究所。中国中医科学院的名字有过变更，1955 年 12 月 19 日在北京成立时名为中医研究院，由中央卫生部直接领导，因此在本文中以及“523 办公室”的文件中有卫生部中医研究院的说法；1985 年中医研究院成立三十周年时，胡耀邦总书记为中医研究院改名中国中医研究院并题写院名，此后，中医研究院正式更名为中国中医研究院；2005 年中医研究院成立五十周年时，院名更改为中国中医科学院。在后文中我仍使用当时的名称——中医研究院，中医研究院中药研究所在文中为了与其他地方的中药所区分有时简称北京中药所。

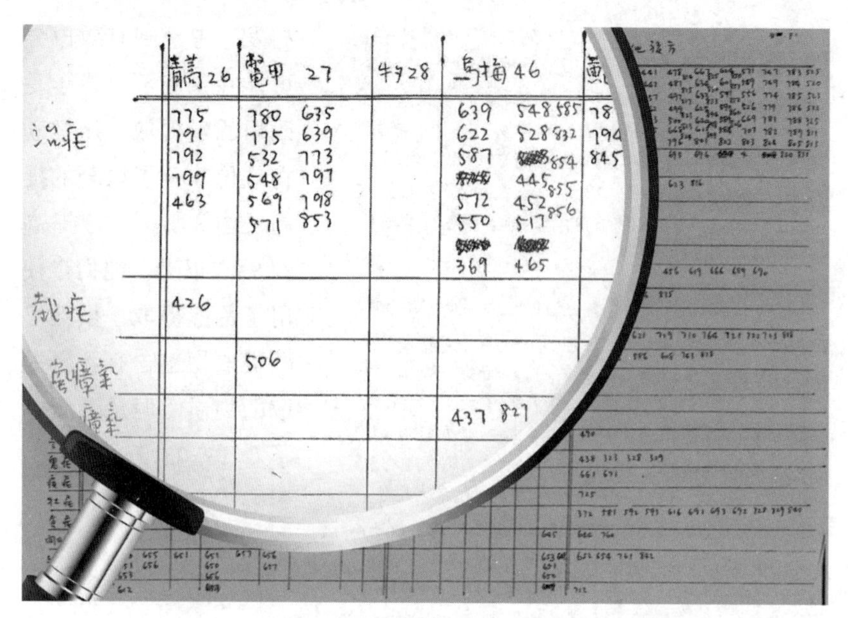

图 1.8.4　余亚纲总结的将青蒿列在第一位的其中一张表格

（2）屠呦呦曾在书中指出，她复筛以前显示有较高药效的中药，因为青蒿曾出现过 68% 的抑制率，所以对青蒿进行复筛，却发现结果不好，只有 40% 甚至 12% 的抑制率，于是又放弃了青蒿。68% 的抑制率是来源于余亚纲他们的筛选结果还是屠呦呦自己先做了之后再进行复筛，目前尚没有材料证明。屠呦呦的书中写到，她看了东晋葛洪《肘后备急方》中将青蒿“绞汁”用药的经验，从“青蒿一握，以水一升渍，绞取汁，尽服之”截疟，悟及可能有忌高温或酶解等有关的思路，改用沸点比乙醇低的乙醚提取，并将该提取物分为中性和酸性两部分，经反复实验，才有 1971 年 10 月 4 日分离获得的 191 号青蒿中性提取物样品显示对鼠疟原虫 100% 的抑制率。[1] 1972 年 3 月中医研究院疟疾防治小组提交的南京会议上的报告（图 1.8.5）内容显示：自 1971 年 7 月份以后，他们初步筛选了中草药单、复方一百多种，青蒿也在其中。他们先是发现青蒿的水煎剂无效，95% 乙醇提取物的效价只有 30%—40%，复筛时从“本草及民间”“绞汁”服用的说法中得到

[1]　屠呦呦编著：《青蒿及青蒿素类药物》，化学工业出版社，2009，第 34 页。

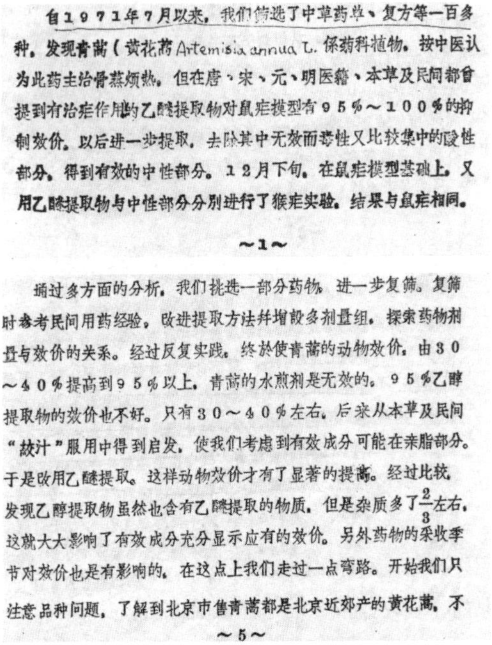

自1971年7月以来，我们筛选了中草药单、复方等一百多种，发现青蒿（黄花蒿 Artemisia annua L. 保菊科植物。按中医认为此药主治骨蒸烦热。但在唐、宋、元、明医籍、本草及民间都曾提到有治疟作用的乙醚提取物对鼠疟模型有95%～100%的抑制效价。以后进一步提取，去除其中无效而毒性又比较集中的酸性部分，得到有效的中性部分。12月下旬，在鼠疟模型基础上，又用乙醚提取物与中性部分分别进行了猴疟实验，结果与鼠疟相同。

～1～

通过多方面的分析，我们挑选一部分药物，进一步复筛。复筛时参考民间用药经验，改进提取方法并增设多剂量组，探索药物剂量与效价的关系。经过反复实践，终於使青蒿的动物效价，由30～40%提高到95%以上，青蒿的水煎剂是无效的。95%乙醇提取物的效价也不好，只有30～40%左右，后来从本草及民间"绞汁"服用中得到启发，使我们考虑到有效成分可能在亲脂部分。于是改用乙醚提取。这样动物效价才有了显著的提高。经过比较，发现乙醇提取物虽然也含有乙醚提取的物质，但是杂质多了$\frac{2}{3}$左右，这就大大影响了有效成分充分显示应有的效价。另外药物的采收季节对效价也是有影响的，在这点上我们走过一点弯路。开始我们只注意品种问题，了解到北京市售青蒿都是北京近郊产的黄花蒿，不

～5～

图 1.8.5　1972 年南京会议上中医研究院疟疾防治小组提交的报告部分内容

启发，考虑到有效成分可能在亲脂部分，于是改用乙醚提取，这样动物效价才有了显著的提高，由 30%—40% 提高到 95% 以上。他们也使用了乙醇提取，虽然乙醇提取物也含有乙醚提取的物质，但是杂质多了 2/3 左右，这就大大影响了有效成分充分显示应有的效价。后来他们进一步提取，去除其中无效又比较集中的酸性部分，得到有效的中性部分。在 1971 年 12 月下旬，他们用乙醚提取物与中性部分分别进行了猴疟实验，结果与鼠疟相同。[1] 到底是因为考虑到低温还是因为考虑到亲脂部分而改用乙醚提取，或是因为从《肘后备急方》中看到还是从"本草及民间"的"绞汁"得到启发，现在无从定论。不过，用乙醚或乙醇提取，是因为研究人员从"绞汁"而醒悟到有效成分在亲脂部分这个思路，可以从 1972 年的这份报告中明确。

早在 20 世纪 50 年代中到 20 世纪 60 年代初，我国科学家用化学手段来分离中药材的化学成分就已经有了一套比较成熟的常规分离方法。第一步就是利用亲脂性溶剂（如氯仿、乙醚、石油醚、乙酸乙酯等和水不能混溶的溶剂），或亲水性的溶剂（如不同浓度的酒精等可以

[1]　中医研究院疟疾防治小组：《用毛泽东思想指导发掘抗疟中草药工作》，载原全国"523 办公室"《五二三与青蒿素资料汇集（青蒿素知识产权争议材料 1994 年）》，2004 年 3 月。

和水混溶的溶剂），或直接用水，将中药的成分按极性的大小进行粗分离。通常将这些常规粗提方法所用的溶剂按极性顺序简称为“醚—酒—水”。如果粗提后得不到单体成分，第二步就是将亲脂性粗提液用酸性溶液（稀盐酸或硫酸溶液）和碱性溶液（氢氧化钠、碳酸钠、碳酸氢钠等溶液）依次将可能存在的碱性或酸性成分除去，经过上述处理剩下的称为中性成分。如果此时仍未得到单体成分，第三步就是采用制备型色谱分离方法，用梯度溶液洗脱拿到化合物单体。得到的粗提液如果经动物试验显示为阳性，就被视为找到其有效部分；得到的单体如果动物试验为阳性，就被视为找到有效单体。余亚纲的实验记录显示，此前他们提取胡椒酮的时候也用类似的方法。有关中草药有效成分的药物筛选方法、提取、分离、鉴定以及含量测定等方面的研究，中国医学科学院药物研究所在 1972 年编写过一套系统的书籍 [1]，此前他们还举办过相应的中草药进修班。

屠呦呦及其同事在青蒿中性提取部分的鼠疟和猴疟动物实验中取得的良好结果，是向后来青蒿抗疟有效单体的发现迈出的重要一步。他们发现青蒿中性提取物有抗疟作用的同时，也发现有效粗提物存在效价不稳定的情况。起初，他们以为是青蒿的品种杂乱引起的。为此，北京中药所组织人员对青蒿的品种进行分析，了解到所用的青蒿都是北京近郊产的黄花蒿之后，他们开始寻找进一步的原因，最终认为青蒿的采收季节不同对青蒿提取物的效价有很大的影响。在使用了同一季节采收的青蒿之后，他们发现青蒿有效粗提物的效价变得更为稳定。1972 年 3 月 8 日，屠呦呦作为北京中药所的代表，在全国“523 办公室”主持的南京“中医中药专业组”会议上做了题为《用毛泽东思想指导发掘抗疟中草药工作》的报告，此次会议中她报告了青蒿乙醚中性粗提物的鼠疟以及猴疟抑制率达 100% 的研究结果，引起了全体与会者的关注。

“523 办公室”及中医中药专业组都对屠呦呦的报告比较重视，会议上便要求中药所抓紧时间对青蒿的提取方法、药效、安全性做进

---

[1] 中国医学科学院药物研究所编：《中草药有效成分的研究》，人民卫生出版社，1972。

一步的实验以及临床研究，在肯定临床疗效的同时，加快开展有效成分的分离提取工作。[1]其实，在紧急寻找有效抗疟药任务面前，一切基础工作都是为了临床上能够有效地控制疟疾，所有参与这项任务的单位都清楚地知道这一点。因此，北京中药所发现好苗头之后，就已经在做大量提取的准备，但是实验室提取药物供给临床应用的困难比较大。他们为提取到符合临床验证的药品，将中药所原来的试验药厂合并到中药系的药厂去。由于当时药厂不愿意承担提取药品的任务，他们只好把实验室当提取车间。结果，就在屠呦呦南京报告的当天，北京中药所实验室发生乙醚爆炸事故引起了大火。[2]

火灾的发生一方面与当时的乙醚提取工艺有关——乙醚提取实验室内有明火的存在，另一方面与一位实验室人员的粗心也有一定的关系。3月8日当天，这位实验室人员因为裤子在旁边实验室沾上了一些青蒿粗提物，用水洗不掉，于是他想，既然这个可以用乙醚提取，那么就可以用乙醚洗干净。因此，他回到实验室后在敞开的环境之下用乙醚倒在裤子上进行搓洗，结果就在此时，乙醚挥发之后遭遇明火爆炸，火是从他身后开始燃起来的，因为他后脑勺的头发被烧着了，幸好及时发现，他本人幸免于难。但是他也因此受到很大冲击，被当成破坏分子而受到调查——院里专门派人到他的老家、他曾经工作过的地方，好在他的过去比较清白，而且在毕业的时候还被评为北京市群众治保积极分子，由于多方面的协调以及他本人认错态度端正，这件事情最后被认定为责任事故，他被给予记过处分。[3]

当时时间很紧迫，中药所的科研人员日夜奋战，在“五一”前夕将药物提取出来，6月份完成了针对狗的毒性试验。据参与青蒿粗提物提取工作的一位工作人员回忆：在要上临床之前，中药所的

[1] 全国疟疾防治研究领导小组办公室：《关于疟疾防治药物专业会议情况和有关问题请示的报告》[（72）疟办字第5号]（原全国“523办公室”，密级：秘密，1972年5月31日），载原全国“523办公室”《五二三与青蒿素资料汇集（1968—1980）》（内部资料），2004年4月。

[2] 章国镇：《认真学习毛主席关于理论问题的重要指示，把五二三工作促上去》，《章国镇日志》，1975年，档案编号10-6-18。

[3] 《有关523工作的回忆》，北京大学医学史研究中心，“523任务”相关档案，20111224。

药理工作者景厚德认为这个药物的药理、毒理情况还未得到完全明确，因此上临床还不够条件。后来军管会为此特别开会进行过一次讨论，讨论的结果就是这个药物可以进行人体试服之后上临床。在紧急的任务面前景厚德做出让步，同意经人体试服无毒性作用后上临床。当时章国镇问只试服一个人可否，景厚德提出至少要试服 7 例。虽然景厚德坚持认为至少要 7 人，但后来是由岳凤仙、屠呦呦、郎林福 3 人和章国镇、严术常、潘恒杰、赵爱华、方文贤 5 人先后以不同剂量分两批进行了人体试服。其中第一批试服人员一直住在东直门医院进行观察。后来发现没有明显的毒副作用之后开始做临床试验。[1]

屠呦呦、戴绍德、曹庆淑等人于 1972 年 8 月 24 日至 10 月初用青蒿的乙醚中性提取物（91#）在海南昌江地区对当地、低疟区、外来人口的间日疟 11 例、恶性疟 9 例、混合感染 1 例进行临床验证，并用氯喹治疗恶性疟 3 例、间日疟 1 例进行对照观察。

当时对青蒿知之甚少，对青蒿治疗疟疾的临床验证也还在十分早期的摸索阶段。海南昌江使用青蒿乙醚中性部分临床观察疗效情况见下页表（表 1.8.1）。

通过海南昌江的初次临床验证，证明 91# 药对当地、低疟区、外来人口的间日疟和恶性疟均有一定的效果，尤其是对 11 例间日疟患者，有效率达 100%，而且剂量越高组效果相对越好，复发数也相对少些。[2] 而对于恶性疟患者，低疟区患者中有 1 例对第一种方案无效，第二、三种给药方案 6 例外来人口有 1 例无效，所以排除剂量、患者本身是否有免疫力等因素的影响，总共有 2 例恶性疟无效。不过对于其中 1 例混合感染的病例，文中没有相关的资料说明是混合在 11 例间日疟中还是另有其人，由于时代久远，当时的参与者们也不记得了。有资料前面总结里说是 21 例，而后面又有文字说明如下：

---

[1] 《有关青蒿粗提物提取工作的一些回忆》，北京大学医学史研究中心，“523 任务”相关档案，20111224。

[2] 中医研究院中药研究所 523 临床验证小组：《91# 临床验证小结》1972 年 10 月，载原全国“523 办公室”《五二三与青蒿素资料汇集（青蒿素知识产权争议材料 1994 年）》，2004 年 3 月。

表 1.8.1　海南昌江青蒿乙醚中性部分临床疗效情况

疟型	使用剂量：每次 3g[1]	总病例数	有疟史或地域	退热时间	平均退热时间（小时）	原虫平均转阴天数	疗效			复发	备注
							痊愈	有效	无效		
间日疟[2]	bid，连服 3 天	1	1	16°	36° 20′	5		1		2	1 例未复查
		2		46° 30′		5	1	1			
	tid，连服 3 天	1	4	8° 20′	11° 23′	2	1			2	
						2.3	1	2			
		3		12° 25′							
	qid，连服 3 天	3	1	16°	19° 6′	2	2	1		1	
		1		27° 36′		2	1				
恶性疟	bid，连服 3 天	1	本地		39° 50′	5	1				对疟原虫有抑制作用但不能完全杀灭，转为有性体
		1	低疟区						1		
	tid，连服 3 天	1	本地		24°	4	1				对疟原虫有抑制作用但不能完全杀灭，转为有性体
		1	外来						1		
	qid，连服 3 天	5	外来		35° 9′	1.75	1	4		4	

[1]　表中 bid 意为每日两次，tid 为每日三次，qid 为每日四次。

[2]　11 例间日疟中 1 例是混合感染，症状主要由间日疟原虫引起，所以归入间日疟中统计。

间日疟共验证 11 例，三种方案的有效率 100%。其中 1 例是混合感染，症状主要由间日疟引起，故归入间日疟病例中统计。

由此以及统计表格来判断，当时所做的总病例数并非 21 人，而是 20 人。

在全国“523 办公室”的安排下，当时还用这个乙醚提取中性部分在北京 302 医院验证了间日疟 9 例，有效率也是 100%。因此，单从疗效而言，1972 年的临床验证结果表明青蒿的乙醚提取中性部分对疟疾治疗是有效的。

4. 青蒿素（青蒿素Ⅱ、黄蒿素和黄花蒿素）的发现及初步临床验证

（1）北京中药研究所发现青蒿素Ⅱ的经过和初步临床试验

在北京中药所用青蒿乙醚提取中性部分取得良好的临床验证结果后，全国“523 办公室”对这个苗头很重视，要求他们在 1973 年不仅要扩大临床验证，而且要尽快找到其中的有效成分。

据中药所有关研究人员回忆：1972 年下半年，中药所化学组有 5 个人参加提取工作，其中屠呦呦为组长，另外有倪慕云、钟裕蓉、崔淑莲以及另一位技术员。由于当时对青蒿的了解不太多，不论对有效成分的部位还是提取工作都处于摸索阶段，他们各自对提取工作都提出了相应的意见，比如倪慕云设计了有效提取物色谱柱分离的前处理，即将青蒿乙醚提取物中性部分和聚酰胺混匀后，用 47% 乙醇渗滤，渗滤液浓缩后用乙醚提取，浓缩后的乙醚提取物开始是在氧化铝色谱柱上进行洗脱分离，但未能分离到单体。钟裕蓉考虑到中性化合物应该用硅胶柱分离，于是她在倪慕云的色谱柱前处理的基础上，于 1972 年 11 月 8 日改用硅胶柱分离，用石油醚和乙酸乙酯－石油醚洗脱，最先得到含量大的方形结晶，编号为“结晶Ⅰ”；随后洗脱出来的是针形结晶，编号为“结晶Ⅱ”，这种结晶含量很少；再后来得到的另一种针形结晶，编号为“结晶Ⅲ”。后于 12 月初经鼠疟试验证明，“结

晶Ⅱ”是唯一有抗疟作用的有效单体。此后，中药所向“全国523办公室”汇报时，将抗疟有效成分“结晶Ⅱ”改称为“青蒿素Ⅱ”，后来北京中药所称“青蒿素Ⅱ”为青蒿素。[1]

1973年上半年，为争取在当年秋季进行临床验证，中药所在提取设备不够完善的情况下，在原来人员的基础上增派蒙光荣、谭洪根等人，并从研究院临时借调数名进修人员，先后从北京的青蒿中分离获得青蒿素Ⅱ 100多克。在进行青蒿素Ⅱ的临床试用前，由于急性动物试验的结果存在一定的问题，中药所内对青蒿素Ⅱ是否可以进行临床使用产生分歧。后经3人（男2名，女1名）进行临床试服，未发现明显问题后于当年9月份赴海南开展临床试用。以下为当年的临床试用结果记录：“1973年9—10月，北京中药所用提取出的青蒿素在海南昌江对外地人口间日疟及恶性疟共8例进行了临床观察，其中外来人口间日疟3例。胶囊总剂量3—3.5g，平均退热时间30小时，复查3周，2例治愈，1例有效（13天后原虫再现）。外来人口恶性疟5例，1例有效（原虫7万以上/mm^3，片剂用药量4.5g，37小时退热，65小时原虫转阴，6天后原虫再现）；2例因心脏出现期前收缩而停药（其中1例首次发病，原虫3万以上/mm^3，服药3g后32小时退热，停药1天后原虫再现，体温升高）；2例无效。”[2]

（2）山东省寄生虫病研究所与山东省中医药研究所发现黄花蒿素的经过和初步临床试验

参加完南京会议的山东省寄生虫病研究所回山东后，借鉴北京中药所的经验，应用山东省所产的青蒿乙醚及酒精提取物治疗疟疾，经动物试验，获得较好的效果，并于1972年10月21日向全国“523办公室”做了书面报告。山东省寄生虫病研究所的实验报告中指出：黄花蒿的提取物抗鼠疟的结果与中医研究院青蒿提取物的实验报告一致。后来山

---

[1] 《有关523工作的回忆》，北京大学医学史研究中心，“523任务”相关档案，20090921。

[2] 中医研究院：《青蒿素治疗疟疾临床疗效观察》，载中医研究院中药研究所《青蒿抗疟研究（1971—1978）》，第27页。

东省寄生虫病研究所与山东省中医药研究所协作，从1973年10月开始做有效单体的分离。当时研究人员很少，只有两人在做相关的工作[1]，1973年11月在山东省中医药研究所从山东省泰安地区采来的黄花蒿（Artemisia annua L.）中提取出7种结晶，其中第5号结晶命名为“黄花蒿素”。[2] 这个结晶也就是当时山东省提取出来的抗疟有效晶体。

山东省黄花蒿协作组1974年5月中上旬在山东巨野县城关东公社朱庄大队首次使用黄花蒿素对10例间日疟患者进行治疗（剂量为0.2g×3d，0.4g×3d各5例），临床验证后得出了结论：黄花蒿素为较好的速效抗疟药物，似乎可以做急救药品，治疗过程中未见任何明显副作用；但是作用不够彻底，复燃率较高。为有效地控制复燃率似乎单独提高黄花蒿素用量不易达到，应考虑与其他抗疟药配伍。其结论与简易制剂的临床验证效果类似。[3]

（3）云南省药物研究所发现黄蒿素的经过和初步临床试验

1972年年底，昆明地区“523办公室”傅良书主任到北京参加每年一度的各地区“523办公室”负责人会议后得知北京中药所青蒿研究的一些情况，回去后召集云南省药物研究所（下称云南药物所）的有关研究人员开会，并传达了这一消息，指示利用当地植物资源丰富的有利条件，对菊科蒿属植物进行普筛。1973年春节期间，云南药物所的研究人员罗泽渊在云南大学校园内发现了一种一尺多高、气味很浓的艾属植物，当下采了许多，带回所里晒干后进行提取。当时她并不认识这种植物，是学植物的刘远芳告诉她这是“苦蒿”。苦蒿的乙醚提取物有抗疟效果，复筛后结果一样。后来他们边筛边提取，1973年4月分离得到抗疟有效单体，并暂时命名为“苦蒿结晶Ⅲ”，后改称“黄

---

[1] 章国镇：《工作日志》，1974年2月28日，北京大学医学史研究中心，（电子）档案编号19740228。

[2] 张剑方主编：《迟到的报告——五二三项目与青蒿素研发纪实》，羊城晚报出版社，2006，第20—53页。

[3] 山东省黄花蒿协作组：《黄花蒿素及黄花蒿丙酮提取简易剂型治疗间日疟现症病人初步观察》，1974年，北京大学医学史研究中心，档案编号197405。

蒿素”。分离出来抗疟有效物质后不久，所里的罗开均将苦蒿的植物标本送请中国科学院昆明植物研究所植物学家吴征镒教授鉴定，确定这种苦蒿学名为黄花蒿大头变型，简称“大头黄花蒿（Artemisia annua L. f. macrocephala Pamp.）”。后又从四川重庆药材公司购得原产于四川酉阳的青蒿，原植物为黄花蒿（Artemisia annua L.），并分离出含量更高的“黄蒿素”。

1974 年 9 月 8 日，云南临床协作组的陆伟东、黄衡（因单位有事，仅待了几天）、王学忠带着黄蒿素到云县、茶坊一带进行临床效果观察。当时天气已经转凉，而且这两个地区疟疾已经不太多见，因此近一个月的时间里，他们只收治了一例间日疟患者。同年，由于北京中药所未能按年初的要求提取出青蒿素上临床，遂派该所的刘溥作为观察员加入云南临床协作组，10 月 6 日刘溥到达云县。得知耿马县有恶性疟患者之后，陆伟东、王学忠、刘溥三人小组于 10 月 13 日到达耿马进行临床观察。此时，他们碰到广东中医学院[1] 的李国桥率医疗队在耿马开展脑型疟的救治以及 7351[2] 的临床验证等工作。在耿马期间，云南临床协作组的成员向经验丰富的广东医疗队学习了不少抗疟药临床验证的知识与经验，在学习的同时收治了 1 名间日疟和 1 名恶性疟患者。云南临床协作组原定于 10 月底返昆，截至 10 月 20 日他们共收治了 3 例疟疾患者，其中恶性疟 1 例，间日疟 2 例。据李国桥回忆，当年 9 月底全国“523 办公室”主任张剑方到耿马视察现场工作时，曾指示他对云南药物所试制的黄蒿素片做临床评价，他当即表示同意。10 月 23 日，陆伟东向李国桥介绍了云南临床协作组的情况并表示打算月底返昆。李国桥提出可共同观察也可留部分药物给医疗队，他们进行黄蒿素的临床观察。针对药物是否可以交给临床验证技术较高的广东科研小组一事，陆伟东与所里进行了多次的沟通与请示，组里的王学忠、刘溥都反对将药物交给李国桥小组，他们认为那样做违背了

---

[1] 广东中医学院校名曾多次更改，1956 年学校成立时叫广州中医学院，1970 年更名为广东中医学院，1978 年重新改回广州中医学院，1995 年更名为现在的广州中医药大学。

[2] 7351 为磷酸咯萘啶的代号，化学名为 10-〔〔3', 5'- 双（1- 吡咯烷甲基）-4'- 羟基苯基〕氨基〕- 2 - 甲氧基 - 7 - 氯 - 苯并 [b]-1, 5- 萘啶四磷酸盐。

科研程序和科研纪律，这件事情一直争论了好几天。虽然云南药物所的领导在10月23日通电话告诉陆伟东可以交给广东一起进行，但是由于组内成员的反对，陆伟东一直不敢，即使当时李国桥收到了一些恶性疟病人，还是用他们自己带去的药物治疗。直到26日得到明确的指示，省“523办公室”同意给药之后，陆伟东才正式提供药给李国桥小组进行临床验证，然后一起进行临床验证观察。[1] 云南小组的成员于11月5日返昆，据李国桥回忆刘溥在云南两位成员走后几天也离开了。此事可以反映出“523办公室”在整个“523任务”的执行过程中起到十分重要的协调与组织作用。根据资料显示，刘溥12月3日回京，并于12月9日向所里汇报了云南及广东小组的临床病例用药等情况。[2]

10月底11月初，李国桥带领广东“523小组”收治了3例恶性疟，并进行了药物试服；同时为了探索黄蒿素的使用剂量，收治了2名间日疟患者，全部有效。李国桥决定到沧源县南腊卫生院寻找脑性疟患者对黄蒿素进行验证。此次临床验证，广东“523小组”共验证了18例，其中恶性疟14例（包括孕妇脑型疟1例，黄疸型疟2例），间日疟4例[3]。汇集之前云南协作组验证的3例患者，云南提取的黄蒿素首次共验证了21例病人，其中间日疟6例，恶性疟15例，全部有效。经过临床验证后李国桥认为黄蒿素是一种速效的抗疟药，首次剂量0.3—0.5g即能迅速控制原虫发育。原虫再现和症状复发较快的原因可能是该药排泄快（或在体内很快转化为其他物质），血中有效浓度持续时间不长，未能彻底杀灭原虫。李国桥首次验证了黄蒿素对凶险型疟疾的疗效，提出了黄蒿素具有高效、速效的特点，可用于抢救凶险型疟疾患者，并建议尽快将黄蒿素制成针剂。

---

[1] 陆伟东：《工作日志》，1974年，北京大学医学史研究中心，（电子）档案编号19740908。

[2] 章国镇：《工作日志》，1974年12月9日，北京大学医学史研究中心，（电子）档案编号19741209。

[3] 云南地区黄蒿素临床验证组、广东中医学院523小组：《黄蒿素治疗疟疾18例总结》1975年2月，北京大学医学史研究中心，档案编号197502。

（4）三个单位临床验证结果的比较

三个单位用不同的方法从不同产地的药材中提取出来的抗疟有效结晶，在不同的时间和地点，用不同剂量的药物，经不同的医生使用，各自独立地完成了自己的临床验证，验证的结果也略有不同（见表1.8.2）：

表 1.8.2　三个单位提取的抗疟有效单体进行的临床验证结果比较

单位		北京	山东	云南	广东（用云南的药）
间日疟	病例数	3	19	2	4
	有效例数	3	19	2	4
恶性疟	病例数	5		1	14
	有效例数	1		1	14

虽然用药剂量不同，北京所使用的药量总体上要大于山东和云南，但是北京、山东、云南都证明各自的提取物对间日疟有很好的治疗效果，原虫转阴率为100%，不过对恶性疟的效果却有所不同。山东黄花蒿协作组的临床验证没有恶性疟病例；北京中药所有5例恶性疟病例，由于种种原因只有1例患者有效；云南临床协作组与广东中医学院的15例恶性疟病例临床均有效。单从疗效而言，验证出青蒿（黄花蒿）的抗疟有效单体对恶性疟有效的是广东中医学院，而且他们利用自己丰富的临床治疗疟疾的知识对有效剂量方面进行了更为细致而科学的总结，因此，广东中医学院的临床结果在当时更为关键。

在青蒿素的结构、有效剂量以及疗效等方面都弄清楚之后，人们回顾性地看当时的临床验证结果时，由于北京中药所的临床验证效果似乎并不够理想而且发现有心脏毒性，另外两家并没有出现类似的问题，有人对三家所提取的单体是否为一种物质提出疑问。因为在当时没有其他办法来证明是否为同一个药物，他们只能通过临床验证结果来判断。针对北京中药所的青蒿素Ⅱ临床效果和心脏毒性的疑问，我们访谈了几位相关的人员，有人认为北京中药所提取的结晶并不是真正的青蒿素，也有人认为当时北京中药所提取的青蒿素Ⅱ结晶不纯，还有人认为当时北京中药所送到外单位压片工艺不合格而使药片崩解度有问题导致效果不好。但因为北京中药所未着意保存青蒿素Ⅱ临床样品，无法做出最终的判断。

总之，可以明确的是，在屠呦呦介绍了青蒿乙醚提取物有效之后，钟裕蓉从北京的青蒿中提取到了“青蒿素Ⅱ”。山东寄生虫病研究所与随后的协作单位山东省中医药研究所、云南省药物研究所都独立进行了青蒿的提取工作，其中山东省中医药研究所和云南省药物研究所各自得到了抗疟有效单体，并分别命名为“黄花蒿素”（山东）和“黄蒿素”（云南），在其化学结构尚未得到证实的情况下，由于都是从植物黄花蒿（或其变种）中分离出来的唯一的抗疟成分，故名称均与黄花蒿有关。而北京中药所之前提取出来的命名为“青蒿素Ⅱ”的单体，在 1974 年 2 月份三家鉴定的时候被看作同一个化合物，也就是现在所称的“青蒿素”。三个单位提取的抗疟有效单体的命名很长时间没有统一，在 1978 年的青蒿素鉴定会上，各方代表包括药典委员会的成员进行了激烈的争论，但命名问题还是没有解决。《中华人民共和国药典》1977 年版中药青蒿的原植物为黄花蒿（Artemisia annua L.）或青蒿（Artemisia apiacea Hance）两种，在解释性状时也分为黄花蒿和青蒿两种。不过从《中华人民共和国药典》1985 年版开始，中药青蒿的原植物只有黄花蒿（Artemisia annua L.）一种植物。而青蒿素首次进入药典是 1995 年版的《中华人民共和国药典》二部，从那时开始，药典委员会一直使用的是“青蒿素”。至于《中华人民共和国药典》中为什么叫“青蒿素”，有资料显示乃是按照中药用药习惯，其抗疟有效成分随传统中药定名为“青蒿素”。北京中药所 1972 年就了解到所用青蒿是北京市郊产的黄花蒿，山东省寄生虫病研究所 1973 年给北京中药所的信中也用“青蒿”，但当年他们的报告以及研究协作组都使用“黄花蒿”的名称。由此可见，青蒿、黄花蒿两种叫法在当时比较混乱，《中华人民共和国药典》中的命名方法似乎合乎情理。然而命名至今还存在争议，不过这一问题不是本文要讨论的重点，有待将来继续探讨。

5. 青蒿素化学结构测定的经过

北京中药所自 1972 年年底从中药青蒿中分离到不同的结晶之后，1973 年便开始对青蒿素Ⅱ进行结构测定，屠呦呦的小组确定青蒿素Ⅱ为白色针晶，熔点为 156℃—157℃，旋光 $[\alpha]^{17}_{D}$=+66.3（c =1.64，氯仿），经化学反应确证无氮元素，无双键，元素分析为（C 63.72%、H 7.86%）；他们又利用自己单位与其他单位的仪器分别做了四大光谱的测定，明确其分子式为“$C_{15}H_{22}O_5$”，相对分子质量为 282；后在北京医学院林启寿教授（已故）指导下，推断青蒿素Ⅱ可能是一种倍半萜内酯，属新结构类型的抗疟药。当时由于北京中药所化学研究力量和仪器设备薄弱，难以单独完成全部结构鉴定研究，而国内做这类化合物研究的人比较少，后来他们查文献发现中国科学院上海有机化学研究所（以下简称有机所）的刘铸晋教授对萜类化合物的研究有较多经验，于是派人与有机所联系希望能一起协作做青蒿素Ⅱ的结构测定。为此屠呦呦携带有关资料到上海与有机化学所联系，由陈毓群同志接待，1974 年 1 月陈复函同意中药所派一人前往共同工作。

1973 年 5 月 28 日—6 月 7 日在上海召开的疟疾防治研究领导小组负责同志座谈会上，领导小组对青蒿抗疟有效成分的化学结构测定工作作出了明确指示：“青蒿在改进剂型推广使用的同时，组织力量加强协作，争取 1974 年定出化学结构，进行化学合成的研究。”[1] 我们未见到北京中药所的原始文献记载，不能确定北京中药所进行化学结构的研究是在会议指示之后还是之前进行的，但是可以明确，由于“523 任务”当时属于保密任务，有机所参与结构测定工作需要征得“523 领导小组”的同意。

1974 年 2 月，北京中药所派倪慕云带着研究资料和数量不详的青蒿素前往有机所。

根据有机所研究人员吴照华的回忆：当时由于刘铸晋已开始做液

[1] 疟疾防治研究领导小组负责同志座谈会会务组：《关于疟疾防治研究五年规划后三年主要任务（讨论稿）》1973 年 6 月 6 日，载原全国“523 办公室”《五二三与青蒿素资料汇集（1968—1980）》（内部资料），2004 年 4 月。

晶工作，故将青蒿素工作移至周维善处。当时是周维善负责一室，周维善也有自己的工作要做，遂将青蒿素的工作主要交由室里的吴照华做，但是吴照华会将一些实验结果告知周维善，周维善在午休或晚上下班后来与大家讨论。当时一室101组实验室在1号楼二楼，吴照华在大实验室227工作，吴毓林在219实验室工作，大实验室经常人来人往的，那时吴毓林亦经常去大实验室串门，所以彼此很熟悉。由于当时核磁共振是比较新的鉴定化合物的方式，大多数人比较陌生，因此他经常将图谱请吴毓林看并向吴毓林请教。[1]

倪慕云到达有机所之后，便开始与吴照华一起做实验，刚开始主要重复一些在北京已经做过的实验，然后主要做一些化学反应和波谱数据方面的研究。1974—1976年间，北京中药所先后派出倪慕云（1974年2月至1975年年初）、钟裕蓉（时间很短，2—3个月）、樊菊芬和刘静明到有机所参与青蒿素Ⅱ结构的测定工作。当时在有机所工作的研究人员会将结构测定的进展告诉留在北京的屠呦呦，屠呦呦再与林启寿或梁晓天等沟通并向他们咨询，再将结果反馈给上海，为上海进行的结构测定工作提出参考意见。

一篇文献指出，在北京中药所的研究人员与有机所的研究人员在进行化学结构测定的同时，屠呦呦及其同事于1975年与中国科学院生物物理所（以下简称生物物理所）的梁丽和李鹏飞取得联系，随即开展协作，用当时国内先进的X射线衍射方法测定青蒿素的化学结构。[2]

1975年4月上海药物所的李英在参加成都会议时，听到中国医学科学院药物研究所代表于德泉报告鹰爪甲素化学结构（一个含有过氧基团的抗疟单体）的测定，回上海后便将此消息告诉了吴毓林，吴毓林受到启发，推测青蒿素可能也是一种过氧化物，后与吴照华通过定性以及定量分析，证明青蒿素确实也是一种过氧化物。他们再参考南斯拉夫从同一植物中分离出的属倍半萜杜松烷（cadinane）类型青蒿乙

[1] 《对青蒿素结构测定工作的回忆》，北京大学医学史研究中心，“523任务”相关档案，20110309。

[2] 李明、郝宁：《青蒿素背后的故事》，《生物物理学报》2011年第12期。

素（Arteannuin B）的结构[1]，提出了过氧基团处于内酯环的一种青蒿素的可能结构，为当时生物物理所的计算提供了有益的参考。完整的、确切的青蒿素结构最后是由生物物理所的李鹏飞、梁丽等人在化学结构推断的基础上，利用生物物理所的四圆 X 射线衍射仪，测得了一组青蒿素晶体的衍射强度数据。他们采用一种基于概率关系而从衍射强度数据中获取相位数据的数学方法，利用北京计算中心的计算机进行计算，大约在 1975 年年底至 1976 年年初得到了青蒿素的晶体结构，结果于 1977 年发表。[2] 后经梁丽等人在精细地测定反射强度数据的基础上，又确立了其绝对构型，并于 1979 年公开发表了《青蒿素的晶体结构及其绝对构型》一文。[3]

根据有关资料记载，由于北京中药所有段时间未能提取到青蒿素，在全国“523 办公室”的协调下，云南省药物研究所和山东省中医药研究所为有机所提供了一些纯度较高的结晶供测定化学结构用。

6. 协作的成果

一个药物从发现动物试验有效到后面的药理、毒理、质量控制、临床试验、生产工艺等系列研究过程，需要不同科室、不同专业的团结协作才可以完成。根据已有的资料，本文对青蒿素发现过程中的团队协作作用做了相应梳理：

---

[1] 1972 年在印度新德里举办的“第八届天然产物化学国际会议”收载了南斯拉夫科学家耶雷米奇（D. Jeremić）、约基奇（A. Jokić）、斯特凡诺维奇（M. Stefanović）等人从 Artemisia Annua L. 中分离出的化合物 I（Ozonide of Dihydroarteannuin）的简介，其分子式和分子量与青蒿素一致，但熔点有差距，与青蒿素的过氧结构也不一致。后来南斯拉夫的学者到中国访问时谈到他们分离出的化合物就是我们的青蒿素，但是定错了结构。

[2] 青蒿素结构研究协作组：《一种新型的倍半萜内酯——青蒿素》，《科学通报》1977 年第 3 期。

[3] 中国科学院生物物理研究所青蒿素协作组：《青蒿素的晶体结构及其绝对构型》，《中国科学》1979 年第 11 期。

（1）单位内部

从发现青蒿粗提取物对鼠疟的有效率达100%到有效结晶的提取，这是一个小组协作的成果。当时科研的组织和展开与现在很不同，并非所谓的“PI”制——精密设计、分工明确、具体到个人，而是众多科研人员一边摸索，一边试验，不断调整研究方案。1973年北京中药所从青蒿中性有效部分分离出结晶的过程就是如此。当时对提取溶剂和柱层用的填料都没有明确的规定，参加研究的小组成员都可以进言献策，下面是当时参与工作的科研人员的回忆：

> 当时我们能买到的原材料有很多限制，有很多是没有的，而且那时候没全面恢复工作，买东西也很困难。有的时候自己去买东西。当时确实是摸着在走，因为可以说我们化学室成立以后一直没有深入做过工作，都是一些比较浅的工作。我们在提取的时候一般是要讨论一下的，虽然最后是从硅胶柱上拿到的这个结晶。但实际上我们用的柱子不只是硅胶柱一个，分离的时候，用的很多，你做这个，我做那个，不可能一个人全部做起来的。所以从这个粗提物到这儿当然大大地提高，实际上从粗提取到最终的结晶要是一步一步详细看的话，都有提高的。那时候化学上没有明确的指标，只能根据药理，药理说这个效价高了，那我们就做这个了。[1]

为了完成提取任务，以便尽快上临床，北京中药所科研人员将实验室当作提取车间进行放大试验。根据当时参与提取的科研人员回忆：

> 后来参与的同志就比较多了，最多的时候七八个同事都上了。还临时调来一些人帮助做一些工作。所以前后参加这些工作的

[1]　《有关523工作的回忆》，北京大学医学史研究中心，“523任务”相关档案，20110309。

人，确实很多很多。那时候正好他们干训班来了一批同学，还没分配工作，也叫他们来参加一些粗的工作。包括到后来就到别的地方去提取，那就是其他的同志了，我们没去，因为我们还有很多工作要做。如果自己都去干那个，更深入的工作就做不了。[1]

在其他单位内部也存在着从实验室过渡到药厂的提取过程，由于当时的社会环境导致一些单位的工作并没有完全展开，一项特殊任务要开展，必须有很多人员的协作配合。

（2）单位与单位之间

首先，云南和山东有关单位对青蒿加以重视并提取出黄花蒿素（黄蒿素）结晶是在得知北京中药所已经证实青蒿粗提物有效的基础之上进行的，他们在不同的时间里得知青蒿的提取物抗疟有效后，虽然分别独立地进行各地蒿属类植物的筛选，但在“523 办公室”的协调之下，也与北京中药所有很多的交流。在此过程中，“523 办公室”的领导起着十分重要的作用，在交通和通信远不如现在的情况下，正是由于他们有组织地举行了各种专业会议，才使得各种研究的最新进展得以交流，促使各研究单位加快了工作进度。

1974 年 2 月 28 日—3 月 1 日，在全国“523 办公室”的组织安排下，正在进行青蒿抗疟研究的北京、山东、云南三地四家单位的科研人员与“523 办公室”和中医研究院的有关领导齐聚一堂，由北京中药所主持在中医研究院召开了青蒿研究座谈会。会议上，各单位先后对青蒿抗疟研究的进展做了一定的总结与回顾，各自详细地介绍了本单位的研究过程：从提取时间，药理、毒理实验结果到初步的临床验证以及已经做过的部分结构分析，有很多处是一致的，也有不一样的。会议的后半段各单位还提出了对今后工作的意见和建议，比如希

[1] 傅良书关于 523 工作的回忆访谈，2009 年 9 月 25 日。

望几个单位分工好，避免不必要的重复和人员浪费等。[1]然后制定了1974年的研究任务和分工，如图1.8.6：①要求北京中药所继续与上海有关单位协作，尽快搞清化学结构；②对青蒿有效结晶提取工艺进行改进，对药用部位、采收季节、资源调查进行研究；③云南药物所进行临床前的药理工作，北京中药所则要继续搞清有效结晶对心脏的影响；④当年10月前完成150—200人关于青蒿有效结晶的临床验证（其中恶性疟50人，间日疟100—150人），山东提取150人份，云南提取30人份，北京中药所提取50人份；⑤对青蒿简易制剂的临床研究。虽然1974年北京中药所没有提取到用于临床验证的药物，但是“523办公室”派该所研究人员到云南药物所作为观察员参与了相应的临床验证工作。1975年扩大临床验证，进行全国大会战以后，参加青蒿研究的单位和人员大量增加。为了统一临床诊断及验证标准，在下现场之前，“523办公室”组织专家对参与临床验证的工作人员进行了疟原虫观察方法、体温测定时间等相关知识的培训。截至1978年青蒿鉴定会时，参与青蒿研究和协作的单位有四十五家之多。这些单位用青蒿制剂和青蒿素制剂共进行了6555例临

的抗疟药，但部分病人有近期复发和有一定的副作用，有效成分提取工艺也待改进。必须进一步发扬共产主义协作精神，协同作战，加快研究步伐，一抓到底，争取早日做出成绩，为我国和世界劳动人民做出贡献。

经过反复协商和酝酿讨论，一致认为，为加强协作，避免重复，协调任务，加快进度，经商定一九七四年的任务和分工的意见如下：

一、青蒿有效成分的结构鉴定，一九七三年各单位先后都得到有效结晶，初步认为可能是同一个物质，建议由北京中医研究院中药研究所继续与上海有关单位协作，尽快搞清化学结构。

二、青蒿有效结晶提取工艺的改进、药用部分、采收季节和资源调查等，由三个单位结合本地区情况进行研究。

三、临床前药理工作。由云南药物研究所继续进行有效结晶临床前的有关药理研究，北京中医研究院中药研究所继续搞清有效结晶对心脏的影响。

四、临床验证，今年十月前完成150—200人青蒿有效结晶的临床疗效观察（其中恶性疟50例，间日疟100—150例）。临床验证由山东省寄生虫病防治所和云南省疟疾防治研究所负责，中医研究院等有关单位派科研人员参加。

要抓紧临床验证药品落实。由山东省中医药研究所提取150人份，云南药物研究所提取30人份，中医研究院提取50人份有效结晶。

五、青蒿简易制剂的研究。青蒿药源丰富，研制适于县医院能够生产使用的制剂，是普及与提高相结合，防治疟疾的重要任务。山东省中医药研究所和中医研究院中药研究所于六月底提出简易制剂方案，第三季度进临床验证。山东、云南现场要对青蒿的各种民间简易用法进行验证。

为加速青蒿的研究，各单位要加强联系，互通情报，及时交流经

—3—

验。临床前药理研究总结于七月初完成，临床验证于九月底总结，由各单位报北京五二三办公室，并抄送有关单位。

我们一定要在批林批孔运动的推动下，鼓足干劲，为多快好省完成青蒿研究任务而奋斗。

团结起来，争取更大的胜利！

一九七四年三月一日

图1.8.6 1974年的青蒿研究任务与分工

[1] 章国镇：《工作日志》，1974年2月28日，北京大学医学史研究中心，（电子）档案编号19740228。

床验证：用青蒿素制剂治疗的有 2099 例，其中恶性疟 588 例，间日疟 1511 例；在恶性疟中用于救治脑型疟 141 例。[1]

在结构测定过程中，各科研单位之间有很多的交流与沟通，大家都为结构测定做了很多工作。尤其是在当时全国各种科研条件相当落后的情况下，很多参加研究的单位没有相应的实验器材，在“523 办公室”的协调与组织下，几乎动员了当时国内最先进的仪器来做青蒿素的结构测定工作，比如使用公安部的高分辨质谱仪，使用北京计算机中心的计算机等。因此，在当时国内各种条件都比较落后的条件下，青蒿素的结构测定工作能够顺利完成是 “523 小组”与其他协作单位共同努力的结果。

7. 结语

青蒿虽然在 1967 年就被列入“523 任务”中草药组的研究计划，很多实验室也曾做过青蒿提取，但是都没有什么进展；1970 年北京中药所的余亚纲将青蒿列为研究重点，青蒿的乙醇提取物已经取得 60%—80% 的抑制率，但他的研究因他当年年底被调往气管炎组而终止。1971 年，屠呦呦用乙醚提取出青蒿抗疟有效粗提物，抑制率提高到 99%—100%，她在 1972 年的南京会议上报告了这一结果。由于此前余亚纲等的青蒿提取物抑制率比较低，因此，屠呦呦在青蒿抗疟有效单体——青蒿素的发现中起到了关键作用，是获得青蒿粗提物对鼠疟、猴疟 100% 抑制率的第一人。然而，说她第一个将青蒿素引进“523 任务”并不确切，因为最初提取到抗疟有效单体的是钟裕蓉。屠呦呦参与了青蒿Ⅱ的初次临床验证，但当时的临床验证效果欠佳，尤其是未能证明其治疗恶性疟有效。而李国桥等用云南药物所从黄花蒿中提取到的有效单体黄蒿素进行的临床验证，肯定了该药对恶性疟的疗效，这在确定青蒿素为有效抗疟药物的研发过程中起到重要作用。

1967 年正值“文革”高潮，大多数科研处于停顿状态。由于“523

[1] 《1978 年青蒿素鉴定书》，载原全国“523 办公室”《五二三与青蒿素资料汇集（1967—1981）》（内部资料），2004 年 3 月。

任务”是战备任务，所有科研单位与科研人员均由上级指示而非自愿参加，更不是自主申请。因此，以现在的科研评价机制来评价该项目的成果是不合适的。在当时特定的环境下，中国科研条件比较差，而这项任务研究出了大量抗疟药尤其是像青蒿素这样的抗疟新药，使中国乃至世界抗疟药的研究前进了一大步。青蒿素的发现是国家的需要与当时的科学研究产生互动的结果。

2011 年拉斯克临床医学研究奖授予中国的青蒿素，是因为青蒿素类药物经过三十多年来在全球的广泛应用，为挽救人类的生命做出了巨大贡献，完全是实至名归。不过，当了解了青蒿素发现的历史过程之后，该奖项只授予一人而忽略了其他科研人员的贡献，实在是一个遗憾。正如青蒿素发现的重大价值理应褒扬一样，青蒿素发现的历程也应得到澄清。

青蒿素的发现具有时代的特殊性。它经历了从“文革”开始前的应急阶段到“文革”开始后的大协作再到“文革”结束后的成果分享阶段；它经历了最开始的军队内部到军民合作再到后来的以民间为主；同时它还经历了从战备任务到常规任务的转变。可以说如果不是战备任务，不是多个部委一直抓（特别是周恩来总理亲自过问这项工作），不是在“文革”那样特殊的环境之下，青蒿素的发现可能不会那么早。青蒿素的发现经历了无数的困难和挫折，在各级“523 办公室”的有效管理和协调下，北京中药所、云南省药物研究所和山东省中医药研究所分别独立地完成青蒿提取物和青蒿素的分离与初步临床试验，如同接力赛一样。而在青蒿素结构测定过程中，有机所从化学角度、生物物理所用 X 射线单晶衍射的方法，北京中药所从中协调，“523 办公室”整体掌控并集合其他单位的设备及人力资源，举全国之力共同协作。各研究单位在青蒿素研发过程的不同时期发挥了各自不同的作用，才保证了青蒿素的发现这一历史性创举得以在短时间内获得成功。可以用原卫生部副部长黄树则在各地区疟疾防治研究领导小组、办公室负责同志工作座谈会上对“523 任务大协作”的评价来缩影青蒿素成功发现过程中的协作：思想上目标一致，计划上统一安排，任务上分工合作，专业上取长补短，技术上互相交流，设备上互通有无。若一定要确认青蒿素发现过程中个人贡献的话，如同田径比赛中的多人接力赛，屠呦呦是其中一棒的冲刺人。因此，青蒿素发现的成果应属于这个团队。

致 谢 在资料收集过程中得到了多位参与“523 任务”的科研、管理人员及中信公司刘天伟的帮助，本文所列的相关回忆资料均来自我们的访谈整理，文中所用北京大学医学史中心的资料以及其他内部资料均来自参与“523 任务”的科研人员或管理人员编辑成册及捐赠原件或复印件的资料，特此致谢。

（本文原载《自然辩证法通讯》2013 年第 1 期
作者：黎润红、饶毅、张大庆）

第二编

医学思想史

一、理解当下医学的悖论：思想史的路径

20 世纪 70 年代以后，西方编史学理论对医学史研究产生了重大影响。医学史的书写从名医传记、技术发明和重大事件转向健康与疾病的话语分析、医学知识的社会建构，强调医学史研究应将健康、疾病和医学与当时的社会与文化联系起来。福柯关于“知识 / 权力”（savoir/pouvoir）的分析，揭示了传统上被认为是进步的医疗干预潜在的消极因素。尽管许多历史学者不认同这类“元叙事”（metanarrative），认为其否定了历史对客观性的探求，但从过去研究“伟大的医生”的传统转向研究医生和病人语境，从记录医学的成就转向批评医学的霸权，从考察疾病认识过程转向探讨疾病复杂的社会影响，已成为医学史书写的基本纲领。

在相当长的时期里，医学史一直是医生理论与实践的重要资源，医生们通过医学史学习前人的诊疗经验并作为自己实践的依据。在西方，这一传统持续到 19 世纪，而在其他的传统医学领域中则延续至今，如中医学依然将发掘整理古代医籍与临证经验作为一门重要的学科分支。当医学史退出西方医学的临床实践之后，开始承担塑造医生职业形象与荣耀的职责。因此，20 世纪 60 年代之前医学史基本上是医生书写的职业史。[1] 然而随后不久，医学史研究发生了显著的变化，一方面由于医学技术的发展，医学院校的人文课程被压缩，医学生更加专注于新知识与技术的学习，临床医生忙于医学知识和诊疗技术的更新，奥斯勒、韦尔奇一代的博雅医师已被各学科的专科医生所取

---

[1] Rosenberg C E, *Explaining Epidemics and Other Studies in the History of Medicine*, (Cambridge : Cambridge University Press, 1992) , p.2.

代，医生—医史学者的队伍急剧缩小；另一方面由于社会经济的发展和人权运动的影响，人们对健康问题日益重视，公众与大众传媒的保健热情高涨，这激发了历史学者对医疗保健领域的兴趣。此外，在后现代思想的影响下，医学史研究也不再聚焦于知识发现与技术进步，而是更多地关注对医学家长制的批评及对卫生保健体制的批判。新一代学者的医学史研究显示出多元化的趋势，如疾病史研究不再限于探讨疾病理论、防治的历史，而将重点放在公众如何认识疾病以及疾病对个体或公众日常生活的影响。[1] 尽管对社会建构论、情境化知识及所有科学知识都不可通约地具有社会性或地方性等观点已有所修正，但很多人依然认同认知方式的多元化，即便是在同一时代、同一社会文化环境中，这种差异也不容忽视，尤其是谈到疾病和身体的意义，应将它们置于特殊的社会文化语境中来理解。[2] 不同文化传统关于健康、疾病观念的差异表明，健康与疾病不只是生物学现象，而更多是社会和文化现象。

毫无疑问，医学编史学思想与方法的转向拓展了医学史研究的领域，丰富了人们对健康、疾病及医疗保健问题的认识，挑战了医学知识的客观性和真理观，有助于人们更好地认识人类医疗保健的多元化特性，但这类研究却忽视了医疗保健领域最为重要的临床医学与实验室医学。一般而言，医学史研究的一种维度是为了让人们更好地理解历史，例如麦克尼尔（W. McNeill）的《瘟疫与人》（*Plagues and Peoples*）和沃茨（S. Watts）的《世界历史上的疾病与医学》，而另一维度旨在让人们更好地理解医学，如西格里斯特的《人与医学》。若从更好地理解医学出发，思想史的路径具有重要的价值。

1. 医学思想史的概念与意义

医学思想史研究不是一个新的领域，然而对思想史迄今尚无确切

---

[1] Tomes N, *The Gospel of Germs* (Cambridge, MA: Harvard University Press, 1998), p.13.

[2] Blécourt W and Usborne C (eds.), *Cultural Approaches to the History of Medicine* (Houndmills: Palgrave Macmillan, 2004), p.233.

的定义，因此，一些标题为医学思想史的论著实际上与医学知识史或医学技术史并无明显差别，例如范行准的《中国预防医学思想史》（华东医务生活社，1953）、李经纬与张志斌主编的《中医学思想史》（湖南教育出版社，2006）等。最早的科学思想史著作是英国学者 W. 惠威尔（W. Whewell）的《科学思想史》（*History of Scientific Ideas*）。他在该书中提出了一组科学史上的观念——空间、时间、数字、运动、原因、物质、元素、自然分类、种类、生命、功能、活力、历史因果性等，并指出这些观念既是科学史研究的基础也是科学哲学研究的重要内容。从最初的起源到最近的理解，他系统地考察了这些概念，以此分析人类从观察自然，通过归纳科学的哲学，来构造真理知识。[1] 惠威尔实际上是将科学史与科学哲学融为一体来考察现代科学知识的形成与演化。法国医史学家 M. 格梅克（M. Grmek）在讨论西方古代至中世纪的医学思想时，将社会史与思想史对应起来，认为社会史方法适用于公共卫生史和古代医疗保健史的研究，并指出医学作为一门应用科学，与纯科学相比似乎更多地受到社会、经济、文化、政治因素的影响，而思想史方法更适用于生物医学中的“纯科学”和“硬科学”部分，从认识论的视角探讨医学理论、概念演进的内在逻辑。[2] 这种划分似乎表明“外史论”（externalists）与“内史论”（internalists）之间存在着冲突，但在实际问题上研究者们都会观照医疗保健的诸多影响因素而避免极端的观点。美国医史学家伯纳姆认为对医学思想的研究有三条路径：考察不同时代医学概念与医疗技术的关系、追溯每一时代普遍认可的医学观念的根源以及探究昔日医家的内心世界。[3] 由此，医学思想史研究可展示不同层次医学知识的抽象概括，它们对健康与疾病观念的重塑，以及在促使医学发展方向发生转变方面发挥的重要作用。例如，18 世纪病灶概念的提出，使疾病被定位于身体局部的病变，导致流行于西方世界两千多年的体液病理学说开始瓦解，并由

[1] Whewell W, *History of Scientific Ideas* (London: John W. Parker and Son, 1858), p. iv.

[2] Grmek M D (ed.), *Western Medical Thought from Antiquity to the Middle Ages* (Cambridge, MA: Harvard University Press, 1998), pp. 14-16.

[3] 约翰·伯纳姆：《什么是医学史》，颜宜葳译，北京大学出版社，2010，第 82 页。

此推动听诊器、检眼镜、肠镜等一系列物理诊断器具的发明与应用；19 世纪的细胞病理学说将疾病定位于细胞的变性与坏死，人类开始认识肿瘤的性质；20 世纪提出的基因概念，奠定了分子生物学革命的基础，并将疾病的原因追溯到基因突变或基因组的改变。

思想史或观念史的研究，不仅有助于理解学科演化的逻辑及相互关系，而且还可揭示出医学观念是如何被建构以及如何获得认同的。例如，普鲁尔（Prull）及其同事的受体（receptor）概念史研究，讨论了受体究竟是一种自然的客观存在，被发现是科学研究的必然结果，还是如同科学知识的社会建构论认为的那样，它只是一个被建构起来的概念，并没有实质意义的物质存在。[1] 受体是现代生命科学与医学最重要的概念之一。所谓受体是一类存在于细胞表面或细胞内的，能与细胞外专一信号分子结合进而激活细胞内一系列生物化学反应，使细胞对外界刺激产生相应效应的蛋白质。受体概念是英国生理学家 J. N. 朗格莱（J. N. Langley）和德国医学家保罗・埃利希（Paul Ehrlich）各自独立提出的，但直到 20 世纪 60 年代才为科学界所广泛认同。埃利希受细胞染色的启发，推测某种染料能与细胞的某个部分结合，类似于锁与钥匙的关系。1897 年他提出“侧链学说”（side-chains theory），即细胞表面分布着许多侧链分子（1900 年改称为“受体”），细胞与入侵的病原微生物或其产生的毒素遭遇后，侧链或受体便脱落下来，进入血液，与毒素结合，成为抗毒素，发挥中和毒素的作用。若抗毒素产生不足，毒素或病原体则直接与细胞结合，从而导致细胞受到损害。埃利希的受体学说很好地解释了体液免疫的现象，他也因此与梅契尼科夫共获 1908 年诺贝尔生理学或医学奖。埃利希不久又提出受体概念也可用来解释化学药物的作用机理，即药物既能与细胞上的化学受体相结合，又能与病原体细胞上的化学受体相结合，从而发挥其药效。然而，在半个多世纪里，由于受体并未被实际发现，受体假设并未获得医学界的普遍认同，尤其是神经递质的发现，导致医

[1] Prull C et al., *A Short History of the Drug Receptor Concept* (New York:Palgrave Macmillan, 2009), p.18.

学界更趋于接受药物是通过物理方式而不是化学方式作用于机体的。随着研究的深入，20 世纪 50 年代之后，医学家发现神经递质、激素与受体实际上都是体内传导生物学效应的信号分子，并且进一步发现了这类分子的结构及其特性。目前，受体理论是药效学的基本理论之一，它是从分子水平解释人体的生理和病理过程、药物的药理作用机制、药物分子的结构效应关系的一个重要依据。受体的概念已成为理解药物如何在体内发挥作用的科学基础，并为新药开发提供了重要动力，是药物学与制药学研究的基础。在神经科学领域，它是理解神经信号传递及其作用的关键因素。实际上，在免疫学、分子生物学、生理学、毒理学等医学分支领域，受体也是一个被广泛应用的基本概念。

从受体的概念史可以看出，医学思想史的路径需要一种新的综合，即在社会文化语境中重建医学理论和实践的演化历程，不仅要关注医学理论和医疗技术演变的内在逻辑，也要关注医学界与公众对健康和疾病理论在认识与理解上的异同，以及导致这种差异的认识论和传播学动因，还要观照医学理论、概念形成过程中文化、社会与经济因素的影响。医学思想史不是缅怀过去的医学成就，而是基于对过去的理解来分析与批评当下的问题。医学思想史将揭示医学知识生产、传播、应用及其社会后果的复杂性，将阐明疾病产生的生物学因素与社会、经济、文化因素之间的相互关联，将有助于更好地理解临床治疗的生物、心理、社会、生态医学模式的价值。

2. 梳理健康疾病观念的演变

虽然医学史的宏大叙事已饱受批评，但从思想史的视角来看，某一时期占主导地位的医学模式（medical model）影响甚至决定着该时期的病理标准、治疗策略以及社会干预程度，这恰好反映出抽象的形而上观念与医疗实践之间的复杂互动。日常用语“你得什么病了”这一很简单的问话里却保存着最原始的疾病观念。原始医术常把疾病解释为外来物，如魔鬼、敌人的灵魂对身体的入侵，因此驱魔祛病是最重要的治疗手段。当医生询问“你哪里不舒服”时，依据的是病理解剖学的“病灶”观念。医生们发明了各式各样的检查仪器设备寻找病灶，从病变的器官直至突变的DNA分子。将疾病看成异己，或一个外物，这是疾病的本体观（ontological conception of disease）；而在古代经验医学体系里还有一种将疾病看成身体自身变化结果的观念，如身体内体液平衡的紊乱，或是阴阳平衡的失调，相应地，疾病的治疗是调整或恢复失衡的体液或阴阳，这是疾病的生理观（physiological conception of disease）。在人类历史上这两类观念彼此消长、相互交织，以不同的知识形态表现出来，发展出器官病理学、组织病理学、细胞病理学、分子病理学，稳态学说、内环境学说以及内分泌学、免疫学、神经内分泌免疫学等。

1977年美国精神医学教授恩格尔在《科学》(*Science*)杂志发表《呼唤新的医学模式——对生物医学模式的挑战》，呼吁当代医学从生物医学模式向生物—心理—社会医学模式转变。[1] 随着医学的发展和疾病谱的转变，尤其是性传染病、营养缺乏性疾病得到较好控制之后，心理、行为、社会、环境因素对健康与疾病有重要影响已成为医学界的共识。新的医学模式旨在重构新的医学观，涉及对生命、死亡、健康、疾病概念的再定义。近代医学初兴之时，心身二元的机械论策略成功地摆脱了复杂系统不确定性的纠缠，疾病与病人的分离有助于医生寻找各种手段来祛除疾病、消灭疾病。随着医学的发展，心身二元论的策略受到了挑战，医学家们意识到应当突破心—身分裂的格局，突破生物医学及还原论方法的局限性。恩格尔将精神分裂症与糖尿病做比较，区分了躯体疾病与精神疾病的差异，以此突显现代疾病的类型意义，通过多元解释、多元关怀，以及构造多元的解释模型来阐释疾病的本质及其原因，为那些慢性、复杂的疾病以及与生活及社会因素相关的疾病提供了社会、心理、文化的解释路径，从而为建构新的医学模式奠定了基础。

---

[1] Engel G L, “The Need for a Medical Model: A Challenge for Biomedicine”, *Science* 196 (1977):129–136.

以往的医学思想史书写基本上聚焦于医学的理论与话语，病人与一般公众的观点是微不足道的，即便是谈论医疗问题也是沿袭医生的话语。不过这种状况自20世纪60年代兴起的“病人权利”运动之后开始发生改变。主要原因，一是对第二次世界大战期间纳粹医生借科学实验之名行非人道的人体实验之实的深刻反省；二是在消费者权利、妇女权利、黑人权利等一系列人权运动的推动下，病人对医生的家长制权威发起了挑战，强调病人有参与临床决策的权利。在后现代思潮的影响下，人们开始质疑医生的权威、医院的中心地位以及卫生保健制度和医疗服务体系的价值与功能。更有激进者怀疑甚至否认医生在医疗保健中的作用，在药厂和医疗器械产业巨大利益的诱惑下，医生们是否还会将病人的利益放在第一位，医生还会承担对病人的责任吗？在这种怀疑论思潮的影响下，对现代医学的批评此起彼伏，人们对通过发展医学技术来提高健康水平、改善生命质量的承诺感到失望，对现代医疗保健制度的效益和公正性提出怀疑。有学者指出：“医学有时似乎由主要对发展它的技术能力感兴趣的精英领导，而他们很少考虑它的目的和价值，甚至个体的痛苦。”[1] 也有学者感到：“正如我们不相信军火工业的目的是保卫国家安全一样，我们也难以相信医药保健产业的目的是增进人类的健康。”[2] 他们批评现代医疗保健体系已演变成“医疗产业复合体”（medical-industrial complex），批评在自由市场经济体系中，“高技术—高费用—高利益”已成为“医疗产业复合体”的目标。因此，病人对医疗保健的批评正在形成一股强大的势力，如美国成立了国家病人安全基金会，与医学界就临床诊断治疗过程中的病人安全展开协商，提出创建关于病人安全的知识体系，并教育医务界人员。叙事医学的兴起为人们了解“自下而上”的疾病观念提供了丰富的资讯。病人参与医疗保健活动，分享医疗保健话语权的能动性随着其知识水平（包含医疗保健知识）的提升而增加，尤其是在互联网时代，医学知识获取的便捷导致了医疗保健的民主化趋

[1] 罗伊·波特编著：《剑桥医学史》，张大庆等译，吉林人民出版社，2000，第11页。

[2] Golub E S, *The Limits of Medicine* (Chicago: The University of Chicago Press, 1997), p. 215.

势。普通公众通过网络便可获取百科全书式的信息以及医学期刊上刊载的最新进展。医学知识不再为医务人员所独占，病人也可以通过互联网获取疾病的诊疗知识，这种变化必将改变人们关于健康与疾病的观念。

疾病思想史或疾病观念史的研究不仅关联医生的诊断、治疗，而且也关联到病人及社会对疾病的反应，关联到医患之间的利益与冲突；关系到社会经济问题，关系到人的健康权利。例如，2013 年 5 月，美国精神病学协会（APA）公布的《精神疾病诊断与统计手册》(DSM-5)，引起医学界的激烈争议，核心问题是其诊断标准的扩大更多基于专家共识，而不是客观的实验室检测数据。有学者担忧，DSM-5 可能会导致正常人被错贴上疾病的标签，被诊断为患病的概率大大增加将加剧药物的滥用，而 APA 又与制药工业有着千丝万缕的联系，若该协会独占了给病痛命名的权力，不能不引起公众的担心。在精神病学界内部也存在着明显的分歧，美国国立精神健康研究所（NIMH）即表示不支持 DSM-5 作为新的诊断标准。

同样在 2013 年 5 月，好莱坞影星安吉丽娜·朱莉被查出家族性乳腺癌易感基因 BRCA1 缺陷，经医生评估，她未来患上乳腺癌的概率高达 87%，随后她选择采取预防性措施——切除双侧乳腺。手术完成后，她在《纽约时报》发表文章说："我选择公开，是希望其他女性能从我的经历中获益。"[1] 由于朱莉的巨大影响力，乳腺癌易感基因检测迅速火爆，并导致为朱莉提供基因检测的生物公司股价飙升。朱莉的行动也触发了如何管控癌症风险的争论。朱莉具有"卵巢癌家族史"，且她的 BRCA1 基因存在缺陷。研究表明，在乳腺癌高发家族中，BRCA1/2 基因的突变率为 45%，而在乳腺癌与卵巢癌均高发的家族中，BRCA1/2 基因的突变率高达 90%。这意味着，她未来患上遗传性乳腺癌和卵巢癌的概率很高。但是这两种基因突变都属于"常染色体显性遗传"，并不是所有突变基因携带者都会患癌。因此，朱莉这种"先发制人"的手术究竟有无必要引起了医学界的争

[1] Jolie A, "My Medical Choice", *The New York Times*, 2013-5-14.

议。切除了双侧乳腺自然除去了乳腺癌存在的根基，并将患病的概率降至5%。然而，应当指出的是BRCA基因突变阳性，同时又有家族病史的女性，除了预防性切除，还有其他选择，例如定期做预防性检查等。医学应该追求用最小的代价拿到最确切的诊断证据，之后再实施有针对性的治疗。医学技术的应用除了追求早期发现和治疗之外，更应关注人的生活质量和心理承受能力，应当警惕过度诊断与过度治疗。

3. 认识医学的限度

医学以“增进健康、减少病痛、延长寿命”为目的，在过去两百年里取得了巨大的成就。20世纪80年代，美国医学家J. F. 弗里斯（J. F. Fries）绘制了人类期望寿命曲线变化的矩形图，显示出随着医学的发展，早期死亡率明显下降，理想的生存状况是从出生到85岁左右都保持健康，然后经过短期的衰老而陡然死亡（如图2.1.1）。[1]

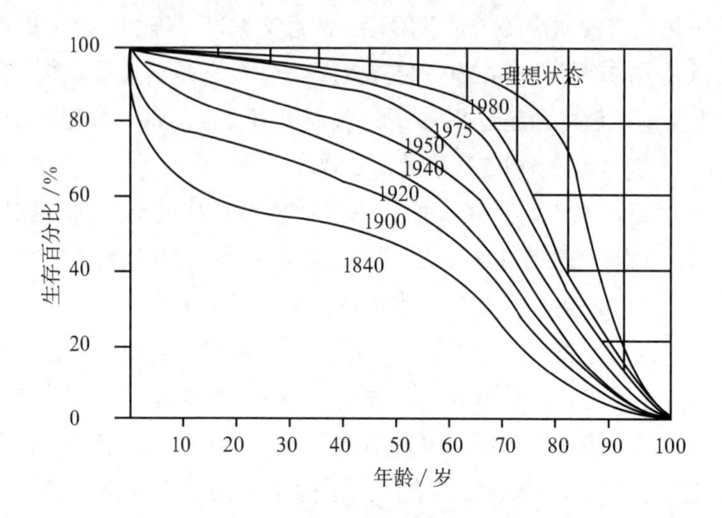

图2.1.1　期望寿命曲线变化矩形图

[1]　Golub E S, *The Limits of Medicine* (Chicago: The University of Chicago Press, 1997), p. ix.

人类是否能通过发展医疗技术来不断延长寿命呢？迄今的研究表明，医疗技术发展早期，平均期望寿命提升明显，但随着寿命的增加，医疗技术所能产生的效果却逐渐减少（图 2.1.2）。人类的寿命是有限的，所以医疗技术在延年益寿方面所发挥的作用也有自身的限度。在过去两百年里，人类疾病谱从以急性传染病、寄生虫病、营养缺乏性疾病为主，转向以慢性病、退行性疾病和行为与生活方式相关疾病为主。这种转变是逐渐发生的，并潜移默化地影响着人们的健康观与疾病观，以至于人们认为这一转变是理所当然的。当下显现出的医疗卫生危机本质上是一种现代化的危机，即人们相信通过理性地认识自然与自身，通过科学的不断发展，医学技术终将能够解除人类所有的病痛，人类将进入一个健康、长寿的新世界。然而，或许我们忽视了衰老本身也是生命进程的一部分，人类的生老病死还存在着许多不确定性。健康长寿的理想目标很多人难以达到，在大多数情况下，与长寿相伴随的很可能是造成人体长期不适的退行性疾病和精神损伤，如阿尔茨海默病。生命的过程性决定了每个人必将由健康走向衰弱最终死亡，我们需要的是理解死亡的意义，以正确的心态来面对死亡。当人类的期望寿命在 30 岁左右时，减少死亡是至关重要的任务；而当人类的期望寿命超过 80 岁时，我们更需要重视如何面对死亡和如何走向死亡，即应当树立正确的死亡观。

20 世纪以来，维持生命的技术迅速发展，从世纪之初心脏按压和心内注射肾上腺素可进行人工复苏，到 20 世纪 50 年代人工呼吸机的广泛使用，医生们凭借生命维持技术挽救了许多濒临死亡的病人。然而人们同时又发现，花费巨大的维持生命技术常常使人面临着是否应维持处于不可逆昏迷病人生命的尴尬境地，机械通气装置可使患者在较长的时间里维持呼吸及循环功能，但是病人的脑功能却已丧失且不可逆转。于是，1968 年，哈佛大学医学院的学者提出应将“不可逆性昏迷”视为判定死亡的新标准，提出“脑死亡”概念。这意味着人们不得不重新审视生与死的问题：人类在维持生命方面究竟能走多远？

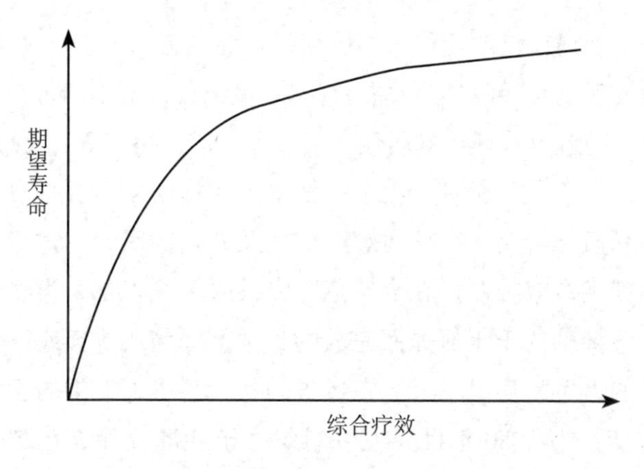

图 2.1.2　医疗技术与期望寿命关系图

错误的医学目的，必然导致医学知识和技术的误用。要化解这场全球性的医疗危机，须对医学的目标做根本性调整：从“以治愈疾病为目的的高技术追求”，转向“预防疾病，促进健康”。与此同时，强调治疗和照料那些无法治愈者，并增加对避免早死和追求安详死亡的关注。理想的医学应当是有节制和谨慎的、经济上可持续的以及公正的和公平的，尊重人的选择和尊严。

4. 理解医学的悖论

现代医学或医疗保健已成为社会批判的主要领域之一，无论是发达国家还是发展中国家，医疗保健问题都是社会发展与改革的难题，也是医学思想史研究所面临的挑战。思想史研究者需要解释为什么医学越发达，疾病越多，医生们认为自己做得越好，而病人们却感觉越糟的悖论。

人们应当承认，无论对于医生还是病人，当下的医学技术与卫生保健都是以往任何时代所不能比拟的。现代医学在诊断、治疗方面的精确性与有效性有了极大提升，但带来的却是疾病的增多。人们既期待医学技术的不断进步，又抱怨医学技术所导致的经济压力。人们发现期望寿命的提高和死亡率的降低，伴随而来的是病痛和伤残的扩展以及经济的代价。

首先，疾病谱已改变但人们的疾病观念尚未转变。19 世纪末病原微生物的发现以及细菌学的发展，为 20 世纪公共卫生和传染病控制奠定了基础。通过改善环境（居住、学校、厂矿、军营等）、预防接种和抗生素治疗，天花、鼠疫、霍乱、伤寒、斑疹伤寒、百日咳、白喉、猩红热、麻风、疟疾、结核病等严重危及人类健康的急性传染病、寄生虫病得到了有效控制。在全球范围内根除天花，是人类经过从人痘接种到牛痘接种的千年努力而完成的壮举。脊髓灰质炎或许是第二种将被消灭的人类疾病。不过，在过去的一百年里，人类的疾病谱发生了巨大转变。当 1980 年世界卫生组织宣布全球根除天花之时，大多数国家的主要疾病威胁已变为心脑血管病和恶性肿瘤等慢性病。更为遗憾的是，人们依然以控制传染病的观念来应对慢性病问题。人们期待快速、彻底、干净地除去病因，期待出现诸如青霉素那样的特效药物。当疾病谱已变化而疾病观念依然固守着祛除、杀灭、根治时，人们对医学的抱怨便是不可避免的了。

其次是公众处于对医学技术信赖与对医疗职业怀疑的矛盾之中。20 世纪医学家在遗传、神经、免疫、内分泌等领域的重大突破，揭示了生命与疾病的本质与机制，在临床医学领域，抗生素、激素、化学药物、心脏手术、器官移植、人工器官等手段的应用，让人们相信现代医学什么都能做，也应当做。技术的力量助长了医学的权威。正如萨斯所言："当宗教强大医学微弱之时，人们误将魔术作为医药，而现在科学强大而宗教式微之时，人们又误将医学作为魔术。"[1] 人们相信医学技术的力量，相信医学技术的进步将逐步解决所有的疾病问题。然而另一方面，人们对医学的不满也在增加，20 世纪 60 年代之后这种批评日渐增强。批评者认为医学界更愿意从事应对急重症的高技术服务而不愿意为大众提供预防保健服务。更有激进者指出，医生已从守护生命的科学家堕落为贪婪的技术垄断者，成了兜售药物的生意人。[2]

---

[1] Thomas Szasz, *The Second Sin* (New York: Anchor Press, Doubleday & Company Inc., 1973), p.115.

[2] Nye R A, "The Evolution of the Concept of Medicalization in the Late Twentieth Century," *Journal of History of Behavioral Sciences* 39 (2003): 115-129.

在信仰科学的时代，人们总是希望以科学的方法来化解矛盾，然而即便有了科学的解决方案，医生们依然会面临选择的难题。时下围绕“循证医学”（Evidence-Based Medicine）的讨论证明了标准化实践的难以驾驭。一般真理并不等于具体真理——基于大数据群体的诊疗标准是否适用于千差万别的个体病人，无论在技术决策上还是道德选择上都是医生所面临的难题。即便是最有经验的临床医生，也经常不得不在多个不确定的方案中做出选择。实际上，并不存在临床医生和医院始终遵循被认为是完备的临床实践指南。

临床医学在技术的支配下显现出非人格化和去人性化的取向。在医院诊室和病房里就医的病人转变为检验单上的数字、超声图像及 CT 中的阴影，治疗疾病而不是医治病人成为临床实践的核心，由此导致出现手术成功但病人死亡的尴尬局面。此外，医药技术的推动者——制药企业与医疗器械厂商对临床实践的参与也不能不引起人们的警觉。随着对制药工业和医疗器械产业与医学行业利益缠绕的关注，人们有理由怀疑医院或者医生是否还会遵循“病人利益第一”的原则。在后现代怀疑主义思潮的影响下，人们对医生的权威、医院的地位以及医疗保健制度展开了一系列的批判，并提出病人甚至会在就医过程中发生医源性疾病（iatrogenesis）。[1] 因此，人们不得不追问，医务人员究竟承担多少对病人的责任？另一方面，医学界也抱怨官僚化的管制太多，而各类制度措施最终都落到医生头上。医患关系紧张的重要原因之一便是医生作为个体要承担医疗服务体系的责任。医生实际上成为医疗体制的牺牲品。

再次是无限扩大的保健需求与有限的医疗资源之间的矛盾。现代医学已陷于一个难以自拔的泥潭：社会经济的发展提高了人类的保健需求，从而不断推动医学的发展，医学技术的发展导致人类期望寿命普遍延长和老年化社会的到来，随之而来的是巨大的人口压力以及慢性退行性疾病的激增，这又进一步刺激了人们的医疗保健需求，越来越多的社会资源将投入医疗保健服务，甚至最后可能达到难以承受的

[1] Ivan Illich, *Medical Nemesis* (New York: Pantheon, 1976), p. xi.

境地而导致社会崩溃。[1] 为了控制医疗费用的急剧上涨，各国制定了一系列的卫生政策，设立管理机构来控制费用。然而，具有讽刺意味的是，这些官僚化的机构与各类政策不仅没有很好地控制费用，反而还增加了费用，并使得医生和病人对当代日益增加的市场导向化医疗感到不满。C. E. 罗森伯格（C. E. Rosenberg）将之称为“治理的危机、公共政策的危机和价值取向的危机”[2]。

最后，日常生活医学化（medicalization of life）导致了人们的期待与焦虑。每个社会对于健康、疾病及其治疗都有其所接受的观念；每个人也有自己对健康与疾病的认识与理解。中国古代讲“医食同源”，西方古代也非常重视摄生法（regimen），若将这种传统视为生活医学化之肇始，其主要出自个人喜好，并不是一种刻意为之的规划。然而，在当代社会，医学化不仅渗透于日常生活的方方面面，而且改变着人们的身体观、生命观与价值观。日常生活医学化是指用医学的观念来塑形日常生活，例如卫生、清洁、减肥、补钙、整容、壮阳等。似乎人们普遍乐意接受医学（科学）思维对自身行为的指导，不过有批评者发现了这种生活医学化背后的利益与权力。福柯及其追随者认为，从 18 世纪开始，人的身体与行为被带入一个日益致密的医学化网络之中，起初是为了确保有健康的劳动力和士兵。医学化进程为政府所干预，这种生活的医学化转变为医学的政治化，成为民族国家竞争的产物，出现人口退化理论、优生学，最后走向极端的种族主义。而在当代消费社会，生活的医学化更多是经济力量的干预，如各种传媒上充斥的保健广告，迫使人们不断担忧自己的身体是否超重、性功能是否下降，以及自己的下一代是否拥有健康的基因。毫无疑问，医学话语已统治了我们的日常生活，塑造我们的健康文化，甚至影响我们对幸福的界定。或许医学化的观念如同民主、自由、平等一样，已内化为我们的一种价值判断，这正是我们需要警惕的。

---

[1] Webster C, *The National Health Service: A Political History* (Oxford: Oxford University Press, 2002), p. 253.

[2] Rosenberg C E, *Our Present Complaint: American Medicine, Then and Now* (Baltimore: The Johns Hopkins University Press, 2007), p. 8.

从思想史的视角来认识与理解医学的复杂性，可以对医学进行多维度的评判。医学既是一种人道的保健服务，也是一门认识与处置健康与疾病问题的应用科学，同时还是一类在市场机制中运行的公共产品。当人们抱怨当下医学的问题时，我们应将这些问题置于一个更广阔的视域、从思想史的视角，联系过去与现在，审视我们的健康观、疾病观与生死观，思考医学职业的价值和责任。

（本文原载《历史研究》2015 年第 2 期）

二、现代整体医学的发展：从观念走向科学

整体医学（holistic medicine）或整体健康（holistic health）的观念业已受到广泛关注。20世纪70年代在美国兴起的整体健康运动（holistic health movement）反映出现代医学观念的一种转变趋势，尽管对整体医学的理解尚有分歧，也未确立统一的理论与方法，但是，它的影响已渗入整个医学领域。在对传统的医学观念提出挑战的同时，整体医学也受到各种批评和指责。整体医学展示出现代科学技术背景下各种文化的交融和冲突，呈现了医学发展的多元化图景。追溯整体医学的历史渊源，考察其发展和影响，将有助于我们全面理解整体医学，了解现代医学的一种发展趋向。

1. 整体医学的历史演进

整体医学并非现代命题，其思想源远流长。众所周知，中国医学两千多年前就形成了朴素的整体观念，强调人体自身的整体性及人体与外在环境的联系。如《黄帝内经》在论述了各脏腑之功能后指出“凡此十二官者，不得相失也”。《黄帝内经》还论述了人体健康和疾病与四时气候、地理环境、社会状况的关系，认为医家必须做到“上知天文，下知地理，中知人事”。只有如此，才能全面掌握病情，收到较好的疗效。在古代希腊医学里也有同样的真知灼见。希波克拉底（Hippocrates）认为，身体的每个器官都与其他器官相关联，没有一种疾病不影响整个机体。他也强调季节、气候的变化是引起疾病的重要原因，并指出医生的职责不仅在于治疗疾病，还应调动人及所有外在环境进行合作。整体的医学思想在古代医著中比比皆是，它是先哲们

经验观察和理性推论的结晶，也是医生治疗疾病的基本纲领。然而，由于缺乏准确、定量的分析，建立在思维推理基础上的朴素整体观不可能揭示出事物间整体联系的规律，也正是因为它的不确定性，在近代生物医学发展的冲击下，古代的整体观就显得无能为力了。

建立在实验分析基础上的近代医学，试图在身体各部分分析研究的基础上来认识整体。它将机体看成这些部分的简单加和，认为只要搞清楚最基本的东西，整体也就清楚了。诚然，局部的分析研究可以解释许多生命现象，然而它却忽视了整体的内部联系，即整体间各部分的相互作用，故不能揭示生命活动的根本规律。随着医学的发展，人们逐渐认识到整体联系的研究是我们深化认识各种生命现象的重要途径。

20 世纪二三十年代生物学领域里的整体论、有机体论与还原论的争论，反映出人们对近代科学成就和哲学思想的反思。J. 史穆茨（J. Smuts）创用 holism 一词，来表达完整的、整体的含义。他把整体观点引入哲学，认为精神和生命都由单位结构组成，它们的综合产生自然的整体或有机体，一个整体总是大于它的部分的总和。K. 古德斯坦因（K. Goldstein）进一步阐述了整体论："整体论方法的标志是把人类有机体作为一个整体来考虑，它与原子论方法相对立，后者主要是研究整体中的孤立部分。"[1] 著名哲学家 A. 怀特海（A. Whitehead）提出用机体论的理论代替机械论，在这个理论中"分子将遵照一般规律盲目运行，但由于各种分子所属总体的一般机体结构不同，而使其内在性质也各不相同"。[2] 一般系统论的创建者路德维希·冯·贝塔朗菲（Ludwig von Bertalanffy）在总结、概括前人成果的基础上，提出了有机论和一般系统论。他强调生物的整体性、动态结构、能动性和组织等级，把有机体看作一种系统，一个具有高度主动性的活动中心；同时，它又是一个开放系统，与其环境组成一个大系统。他认为一般系

[1] Goldstein K, The Organism: A Holistic Approach to Biology Derived from Pathological Data in Man (New York: Zone Books, 1995), pp: 17-22.

[2] 怀特海：《科学与近代世界》，何钦译，商务印书馆，1959，第 77 页。

统论就是关于整体的一般科学。[1]

作为现代医学基础的生物学领域里观念的转变，整体医学思想势必对生物医学的发展产生重要影响，再次闪耀出诱人的光芒。

2. 现代整体医学的发展

20 世纪 70 年代起，整体观点在医疗保健领域里得到了广泛提倡。1973 年，G. 威斯伯格（G.Westberg）在伊利诺伊创建了第一所整体健康中心（Wholistic Health Center），他认为整体健康中心的目的是让病人既能得到生理上的治疗，又能获取精神上的满意。N. 谢利（N. Shealy）在威斯康星建立了疼痛和康复中心（Pain and Health Rehabilitation Center），采用饮食、心理、生物反馈、皮肤电神经刺激（TENS）等综合的方法治疗罹患慢性疼痛的病人。C. 西蒙顿（C. Simonton）在得克萨斯建立了癌症咨询和研究中心（Cancer Counseling and Research Center），他们除了应用放疗和化疗治疗癌症外，还研究安慰剂、信仰对癌症的治疗作用。这些整体医学中心把治疗与健康咨询结合起来，不仅运用药物治疗、手术等，也采用心理疗法、行为疗法、营养疗法、生物反馈疗法等综合的方法来治疗病人。他们试图改变传统的医院模式，为病人提供一种新的治疗环境和治疗方法。

整体医学的观点和实践引起了人们极大的关注。1975 年，洛克菲勒基金会举行了关于整体医学的专题讨论会。1977 年 9 月在伊利诺伊大学，由 W. K. 凯罗格（W. K. Kellogg）基金会和威斯伯格整体健康中心共同举办了整体医学研讨会。同年 12 月，美国医学会在拉斯维加斯的冬季学会上也组织了“整体医学与健康”的专题讨论。1978 年 5 月美国整体医学会（American Holistic Medical Association）在丹佛市成立并举行首届年会。同年，美国卫生、教育与福利部（后更名为卫生与公众服务部）与其他几个机构共同发起了题为“整体健康：一种公共卫生政策”的专题讨论会，会议广泛讨论了医学领域里的问

[1] 路德维希·冯·贝塔朗菲：《一般系统论》，秋同、袁嘉新译，社会科学文献出版社，1987，第 30—31 页。

题，如生物反馈、宗教思想对医学的影响、治疗的哲学及伦理学等。与此同时，各种整体医学的组织和机构纷纷建立，如整体健康协会（Association for Holistic Health）、美国创造知识科学基金会（American Foundation for the Science of Creative Intelligence）、整体健康和营养研究所（Wholistic Health and Nutrition Institute）和整体潜能研究所（Institute of Holistic Potential）等，在加利福尼亚州伯班克（Burbank）设立了整体健康组织的总部。这些组织的建立有力地促进了整体医学的发展。据统计，至 1979 年，美国已成立了近 500 个整体医学机构，至少有一万人从事整体医学工作。

整体医学已成为当时的热门话题，各种报刊，从普及性刊物到专业性权威杂志纷纷载文讨论整体医学的观点和方法，有的杂志还组织了专题笔会。有关整体医学的著作也陆续问世。

整体医学已引起了医学界和公众的极大兴趣。这并非因为整体医学是一个时髦的口号，而是反映出医学发展的一种趋势以及人们对改变目前的医疗保健状况的期望。整体医学打破了以往那种封闭式的生物医学模式，试图建立起一个开放的、多元化的医学模式，以满足人们的各种医疗保健需求。

然而，迄今尚无一个完整的、确切的整体医学定义。在这场整体医学的热潮和论争中，流派纷呈，思想活跃，充分反映出在现代科学技术的冲击下，各种文化、思潮的冲突和交融对医学发展所产生的影响。整体医学不仅改变了医学的构架，也打破了各种传统医学的封闭格局，架起了一座联系现代医学与传统医学的桥梁。

3. 整体医学的学派

现代整体医学并非一个统一的体系，而是一类医学观念和方法的集合体，是各种医学思想的一个共振点。不同的人从不同的角度阐述不同的整体医学思想，使整体医学显得那么纷繁复杂、良莠并存，这也是人们对之提出批评的主要原因。只有对整体医学的观点和方法进行分类比较，才能对其做出较为客观、公正的评价，也有助于我们更全面、深刻地理解整体医学的作用与意义。

根据整体医学不同的历史渊源、医学观点和实践，我们可将之分成四大学派，即生物—心理—社会医学学派、整体健康学派、人文主义医学学派、东方医学与民间医学学派。然而，这种划分并不是绝对的，不同的学派在一些观点上又有相似之处，各学派之间存在着批评和论争，也相互吸取有益的观点，这也体现了现代医学的多元化与综合化趋势。

（1）生物—心理—社会医学学派

随着对机体、机体与环境的联系以及疾病发生发展机理的深入研究，许多医学家提出应建立科学的综合诊断治疗方法。他们认为，整体性诊断和治疗的基础，是对引起疾病的全部因素及其相互联系的认识，它可以改变现行诊断与治疗的专门化倾向和还原论方法的局限性。他们认为现代医学的问题并不是太科学化，而是尚不够科学，因为生物医学还未充分理解社会、心理、环境因素在疾病的诊断治疗以及增进人类健康方面的重要作用。

其实，人们在长期的医疗实践中，早已注意到心与身、环境与健康的关系。希波克拉底认为躯体疾病可由心理因素引起。《黄帝内经》中也有喜伤心、思伤脾、忧伤肺、恐伤肾、怒伤肝的名言。后世的许多医生也注意到了心与身在疾病的诊断中的关联作用。然而，由于缺乏充足的证据，对其只能做形而上学的解释，或者凭经验去理解处理。心理、精神领域里一直笼罩着神秘主义的光环。

19 世纪末 20 世纪初，科学开始迈入这个神秘的领域。S. 弗洛伊德（S. Freud）开创精神分析法，建立了涉及人类心理结构和功能的学说。他认为被意识所压抑的心理过程可转换为躯体和精神症状，它们可用精神分析法来治疗。巴甫洛夫研究了大脑皮层及皮层下中枢活动的生理机制，创立了条件反射学说。他以高级神经活动学说为理论基础，进而提出了高级神经活动的病理生理学，探讨了神经系统在人体生命活动中的主导作用。坎农在 1915 年出版的《疼痛、饥饿、恐惧和愤怒时的机体变化》一书中指出，精神状态对生理过程有明显的影响。

他认为情绪可影响由植物神经系统支配的内分泌、循环等生理活动和肌肉紧张等生理现象，长期作用可造成功能紊乱甚至疾病。人类心理和精神活动的秘密及其对健康的影响逐渐为科学家们所认识。

20 世纪 30 年代，美国医学家 F. 邓巴（F. Dunbar）总结了有关情绪与疾病关系方面的研究，出版了《情绪和身体的变化》一书，从而确立了心身医学（Psychosomatic Medicine）的概念。心身医学一词是 1818 年德国精神科医生 J. C. A. 海因罗特（J. C. A. Heinroth）在关于睡眠障碍的论文中首次提出，但他未建立起心身医学体系。邓巴强调心理社会变量与生物学变量之间的关系，认为应将病人作为一个整体来研究和治疗。

在精神病学领域，A. 麦耶(A. Meyer)提出了心理生物学(psychobiology，1940）学说，强调机体的整体性。他认为心身之间不存在形而上学的区分，他所关心的是心身统一和人的整合，他还提出把精神和身体对立起来不利于医学的进步。A. 怀特（A. White）认为心与身是相互作用，不可分离的实体，是作为一个整体的人的两个有区别而又不可分割的方面。

加拿大著名医生 H. 塞里（H. Selye）在《紧张状态与疾病》（1956）一书中提出了“紧张状态”（stress）的概念。他认为每当一种异常的负荷或需求作用于机体时，总会有一种非特异的、全身的“疾病症候群”（syndrome of being ill）出现。这种反应可由各种原因所致，如物理性损伤、生物性侵害或精神上的创伤等。

近几十年来，科学家们应用各种实验设计和可测量的变因数据，研究各种外界刺激如何使人产生各种心理活动和情绪体验，进而引起人体的生理和生化变化而导致疾病，以及某些生理变化或疾病又是如何影响人的情绪和行为的。这种定量的、多因素的综合分析为我们提供了一种新的医学观——生物—心理—社会医学模式（biopsychosocial medical model），它不仅考虑病人的生物学特性，同时还研究心理、环境、社会诸因素在疾病的发生发展过程中的作用，提出积极的预防和治疗措施。著名医学家恩格尔提出的生物—心理—社会医学模式代表了这一学派的观点。

恩格尔的观点得到了广泛的支持和拥护。康奈尔大学医学院的教授认为，临床和基础研究的迅速发展，已使得研究者们不能占据自己独有的领域，而需要多方面的合作。生物—心理—社会医学的观点已逐渐为人们所接受，研究成果也在增加，它可能增进各种卫生人员之间的协作、交流和互助，在一定程度上影响着医学科学和卫生保健的发展。

（2）整体健康学派

以往通常把健康定义为“没有疾病”。20世纪中叶以后，人们不再满足于这种狭隘的消极健康观，试图寻求新的观念。1946年世界卫生组织（WHO）提出了“健康不仅为疾病或羸弱之消除，而系体格、精神与社会之完全健康状态”的健康定义，并认为健康是人的一种基本权利。20世纪50年代末，H. 唐恩（H.Dunn）创用“康强”（high level wellness）一词，强调自我保健、缓解紧张状态、体育锻炼和营养在增进健康上的重要作用。然而，C. 布斯（C. Boorse）指出，在实践层面上从治疗转变为预防是不必要的，积极的健康定义只可提倡，却不能实现。有关健康的定义一直是医学界、哲学界所关注的问题。尽管人们所持的观点不一，积极的健康定义仍逐渐为医学工作者和公众所接受。

20世纪70年代以来，人们不仅从医学的角度，也从社会学、人类学以及整个文化背景上去探求健康的含义。医学家们在应用统计学、流行病学的方法来研究教育、种族、经济状况、职业等因素与健康的关系的同时，也充分考虑到文化、社会环境与结构、信仰、公共政策等“软因素”对健康的影响。

整体健康的提倡者认为现代医学只注意到疾病，而对人类的不良习惯和不健康生活方式未予以足够的重视。因此，他们提出了各种增进健康的计划和措施。R. 泰勒（R. Taylor）等编撰的《增进健康原理与临床实践》，从流行病学、生物医学、统计学、行为和教育等方面探讨了增进健康的原理，研究了营养、体重、休息和睡眠、紧张调节、药物应用评价等在增进健康方面的反应。整体健康学会在所出版的《整体健康杂志》上也载文介绍各种增进健康的方法。

在发达国家，人们认识到了传统健康概念的局限性，开始寻求增进健康的新对策——整体健康。整体健康认为健康是多维的，至少包括四个方面：环境因素、行为因素、生物学因素和保健体系。这四类因素又是相互影响的。

（3）人文主义医学学派

人文主义医学学派强调人在医疗保健中的重要地位，他们常用 wholistic 代替 holistic，并不完全赞同前两学派的观点。人文主义医学学派认为，医疗保健不只是一种综合的方法，它还应有特定意义的道德责任。恰当的医患关系，将病人视为一个完整的人，在医疗活动中都是相当重要的。另外，还需要尊重病人的自我意识和信仰。人文主义医学学派批评现代医学并非因为它不够科学，而是因为它还不够个体化，缺乏应有的人道。

事实上，人文主义医学思想反映出医学科学与西方文化之间复杂、互异、持久的对话。E. 罗宾（E.Robin）认为，现代西方医学起源于两个独立的哲学根源：科学决定论和人文主义。前者是现代医学的基础，是治疗病人必不可少的条件和方法，然而，它也有着明显的局限性；人文主义的原则可定义为指导病人尽可能地获得健康、感到满意，这个定义看上去颇为简单，但却蕴藏着丰富的内涵。

20 世纪初，当医院成为医学活动的中心之后，许多医生就表达出他们对人类疾病的情感、道德、哲学和宗教诸方面的思考。著名医学家奥斯勒明确提出医学除了需要自然科学知识外，还需人文科学知识作补充。他的观点代表了西方医学与文化相结合的传统的精华，至今仍为西方医学界所推崇。哈佛医学院教授 F. W. 皮博迪（F. W. Peabody）认为科学医学并不能完全等同于治疗病人，病人的治疗还应包括对病人的关心和同情等其他方面。内科及精神病学家 P. 图尔里尔（P. Tournier）主张，医生如果想使病人获得完全治愈的话，他必须把病人作为一个整体的人来治疗。

随着医学分科愈来愈细以及在诊断、治疗上对非人格化、非个体化技术的依赖增加，医生将其主要精力转向技术方面，而对病人的关心则大大减少。这种强烈的反差已引起公众的不满，同时也引起了医学界的担忧。许多学者在批评医生对病人态度冷淡的同时，再次强调了人文主义是医学的一个重要部分，虽然它难以测定，但对病人的潜在影响却是相当大的。在美国，许多医学院校相继增设了这方面的讲座或课程。

（4）东方医学与民间医学学派

东方医学以其重视病人的整体诊断和治疗而深受人们欢迎。随着文化交流的扩大，东方医学思想和治疗技术逐渐引起了西方医学界的兴趣和重视。许多学者或研究机构及医院开始研究、应用东方医学来治疗疾病，如中医的针刺疗法广泛应用于治疗各种慢性疼痛。由于人们日益重视化学药物的副作用和干预性治疗的不良影响，现在愈来愈多的人又趋于要求自然的治疗方法，更愿意接受对机体没有危害的医疗保健措施，如气功疗法、瑜伽、太极拳等。因此，各种介绍、研究东方医学思想和医疗技术的书籍和刊物在各国纷纷涌现。

在西方，同样也存在着各种传统的医疗方法，如虹膜学(iridology)，它是一种根据虹膜各部分的变化来判断躯体疾病的诊断方法，由匈牙利外科医生I. 冯·佩兹里（I. von Peczely）在19世纪末创立。反射学（reflexology）是20世纪初美国医生W. H. 费兹格拉德（W. H. Fitzgerald）根据东方医疗实践发展出来的一种压迫脚掌的某一点以恢复某一器官的正常功能和减轻疼痛的治疗方法。I. P. 罗尔芙（I. P. Rolf）发明了一种心理运动及开发人体潜能的疗法（Rolfing)。这些诊断治疗方法都强调机体内环境在维持健康和治疗疾病时的作用，都建立在所有的生理功能相互联系的整体性原则基础上。

传统医学的提倡者认为，运用传统的医疗方法有助于弥补现行医疗专门化和分科带来的不足，也可减少医疗费用，为初级卫生保健提供新的医疗资源，这对于改善医疗卫生状况尤其是发展中国家的医疗卫生状况有着巨大的意义。

人类学家从人类学角度研究了传统医学和民族医学在医疗保健中的地位，A. 凯博文（A. Kleinman）认为传统医学充分综合了日常经验，把疾病看作一种身体、心理、社会以及其他方面的统一体，在治疗中能注意到所有的这些方面。他提出比较研究传统医学与现代医学，将有助于改善现行的医疗体系。随着传统医学的观点和方法重新受到重视，已有许多学者应用现代科学来进行相关研究、整理。

4. 整体医学对医学发展的影响

（1）整体医学对医学发展的影响

对医学思想的影响　毫无疑问，整体观念已成为现代医学的一个重要观念。随着医学的发展，愈来愈多的事实证明了机体的整体性及其与外界的整体联系。许多原来以为是由单一原因引起的疾病，实际上是多因素作用的结果。如强直性脊柱炎（AS）虽与 HLA-B27 密切相关，90% 以上的 AS 患者为 HLA-B27 阳性，但 HLA-B27 阳性的人中只有 2%—10% 的人患病。显然，它还与其他因素如细菌感染、心理紧张等有关。它是一种多因素复杂的疾病实体，像这类实体正逐渐为人们所揭示。许多事实表明，当人们试图寻找某种最基本的病因或病理变化时，往往会发现那些基本的因素是相互交织的，它们构成了一种综合的动因。现代科学的发展，已使更多的科学家重视人的整体性研究，它将有力地推动医学的发展。

对医疗保健的影响　整体医学要求改变以往的单一治疗形式，为病人提供更多的可供选择的治疗方法。它认为由心理、社会因素引起的疾病应采取综合治疗方法。愈来愈多的人注意到心身保健、纠正不健康行为和生活方式的重要性。人们要求改变现行的卫生结构，将主要注意力转移到预防疾病和增进健康上来。

对卫生政策的影响　整体医学的观点正在对卫生政策的制定者们产生影响。一些发达国家开始通过政策和法律来强调行为和环境因素对健康的影响，协调社会、经济、文化与改善健康状况的关系。在医疗费用不断上涨、医疗保健需求日益扩大的情况下，应用整体医学的观点，调整医疗费用结构，把重点放在初级卫生保健，争取卫生资源的最佳分配，无论对发达国家还是发展中国家的卫生事业发展都是具有巨大意义的。

（2）整体医学与中医学的发展

整体医学与中医学的观点有许多相同之处。事实上，整体医学吸取了中医学的许多经验和思想。与西方人比较起来，我们更易接受整体医学的观点。在我国，中西医结合试图将东西方两种医学体系结合起来，进行了大量的工作并取得了一定的成果。从某种意义上说，整体医学运动可以认为是西方的一个结合东西方医学的尝试。分析、比较这两种结合也许会给我们一些有益的启迪。

在中医学面临现代医学挑战的同时，现代医学也面临着传统医学的挑战。它们代表了医学的两个不同而又不可分离的方面。一方面是要求医学提供更为准确、精细的方法，探明疾病的原因和机制，给予迅速、及时的治疗，另一方面则要求医学更全面、人道地对待整个病人。这是医学的科学与艺术的古老命题在现代的反映。认识到这一点也许有助于我们对医学的本质及价值有更深刻的认识。医学作为认识与处理多维结构的人的科学，其本身必然也是多维性的。

我们还可以发现，整体医学运动的高潮阶段同国内所说的国外“中医热”密切相关。把中医学的发展放在世界医学发展的背景中去考察，分析整体医学与中医学的相互影响，或许会给我们以新的认识，这对促进中西医结合和中医学的发展具有现实意义。希望有更多的人对此有进一步的探索和研究。

（本文原载《医学与哲学》1988 年第 12 期、1989 年第 1 期）

三、西方医学中的整体论

在人类历史上，健康和疾病与社会和自然环境相关联的观念是诸多文明中的共同特征，但这种观念的表述却大多是模糊的、多义的，甚至有些是相互矛盾的。不同文化不同时期都存在某些关于自然—社会—人的整体性假设，人们通过这些假设来判断、思考和感觉宇宙、世界、社会和人。中国传统医学中的整体论思想已得到普遍认可，而西方医学中是否也具有整体观念则往往语焉不详。的确，在西方，整体论（holism）是 20 世纪的一个新名词，不过，自古希腊时代起，人的健康和疾病与自然、社会相互联系、相互影响的观念就一直存在。古希腊医学有不同的学派，但这些学派有一个共同点，就是都具有一定的整体论思想。如阿尔克迈翁（Alcmaeon）受毕达哥拉斯影响，认为健康是一种和谐状态，疾病是和谐破坏的表现，各种不正常的营养、气质等都可打乱元素之间的关系而造成疾病。恩培多克勒认为，构成人体的四元素和谐，人体就健康，混乱和不和谐就会产生疾病。希波克拉底强调人体与自然的统一，气候、空气、土壤、水质、居住条件以及其他环境因素均会对健康产生影响。

实际上，直至 19 世纪中期以前，整体观念在西方医学中也是重要的。如文艺复兴时期的代表人物 P. 巴拉塞尔萨斯（P. Paracelsus）相信生命来自“活素”(archaeus)，所有物质都是由三种元素，即硫黄、水银和盐所构成。他相信大宇宙与小宇宙之间存在着某种联系并互相影响，认为木星影响肝脏、火星影响胆囊、月球影响大脑、太阳影响心脏、土星影响脾脏、水星影响肺脏、金星影响肾脏。他被认为是活力论者的先导。

17世纪之后，随着物理、化学的发展，医学界出现了用物理学和化学原理解释生命现象和病理现象的所谓医物理学派（iatrophysics）和医化学学派（iatrochemistry），但是依然有许多医生坚持人体和其他生物体并不完全受物理、化学原则所支配，他们认为存在着感觉性灵魂（sensitive soul），这种感觉性灵魂与亚里士多德所说的灵魂很相似，又称为“anima”。这些医生因此被称为活力论者，他们主张人体和其他生物体均受活力的支配。

从18世纪起直至20世纪中期，实验研究的方法成为医学界获取知识最重要的途径，实验结果成为检验真理的标准。实验研究的成功，使得还原论的价值观和假设变得日渐盛行甚至不容置疑。许多医学家或医生相信，这些只不过是随着基础知识的稳定增长而出现的一种必然结果。随着科学发展，医学界的认识从器官到组织再深入到细胞水平，对身体的生理功能、生化过程以及病理机制的关注越来越强烈，期望通过对组成生命的最细微结构和最基础机制的洞察，来解释身体的各种生命和疾病现象。于是，传统上对人体整体性的理解，从人与自然相互联系、相互依赖的观点来阐释疾病原因的情况受到了挑战。值得注意的是，尽管还原论不断取得成功，但在过去的一个世纪里，整体论依然获得了广泛的支持。这种情形似乎表现出人们对现代科学与医学的结构与价值的焦虑。在医学上，人们强调把身体作为一个整体来看待，把一个病人作为一个完整的人来对待的必要性是不证自明的。

20世纪初，史穆茨创用holism一词，来表达完整的、整体的含义。他从生物学领域里的有机体论与还原论争论出发，将整体论的观点引入哲学，提出精神与生命都是由单位结构组成，其综合产生出自然的整体或有机体，而这个整体或有机体并不是其部分的叠加，而是大于其部分之和。贝塔朗菲在他的有机体和一般系统论中，强调生物的整体性、动态结构、能动性和组织等级，把有机体看成一个系统，一个具有高度主动性的活动中心。贝塔朗菲认为一般系统论就是关于“整体”的科学。在医学领域，从贝尔纳的“内环境”理论到坎农的“内稳态”学说，医学家们也在试图寻求理解和解释人体复杂性的途径。现代免疫网络理论、神经—免疫—内分泌理论的建立以及机体内分子信号传导机制的研究，都进一步为阐释整体论提供了有力证据。由此，我们可以认为，整体论同样是西方医学的一个传统。

著名美国医史学家罗森伯格把整体论分为四种类型，即历史整体论、有机整体论、生态整体论和世界观整体论。[1]所谓历史整体论，即将人类的健康和疾病置于进化论的背景中来理解，这是一个漫长的演化过程，并与自然和社会的整个环境相互作用。此外，还有一种思想也可被认为是历史整体论，人们也将之称为“新希波克拉底主义”。这种思想以个人躯体独特性、折中的环境决定论为基础，认为个体疾病尤其是慢性疾病为多种致病因子长期积累的结果，而流行病则可以看作特定环境与其易感个体之间相互作用的结果。

有机整体论倾向于将身体按照功能整体来理解。身体被看作一个统一的相互合作的系统，这个系统是一个由无数机制构成的整体，它利用但又超越了这些机制。坎农提出的“躯体的智慧”和贝塔朗菲的一般系统理论是有机整体论。

生态整体论关注特定社会和自然环境中的人体健康与疾病问题。从 18 世纪的环境保护论到 19 世纪、20 世纪的社会医学，现代医学也继承了传统的病原学思想：有很多疾病是由社会决定的，它们因环境的改变而产生，而这种环境改变是人类社会可以控制和逆转的。例如，魏尔啸、恩格斯、西格里斯特以及托马斯·麦基翁（Thomas McKeown）等都认为社会和物质环境是导致疾病的一种主要原因。

世界观整体论提供了一个理论框架，该理论认为从还原论医学的物质成就得出的智力和道德的结论是暂时的和肤浅的，还原论者的自信是一种骄傲自大和杀鸡取卵的短视。医学应该对情感需求、生物个体、人类生存的社会环境等做出回应。恩格尔的生物—心理—社会医学模式为临床医学提供了一种很好的选择。在 20 世纪护理学领域里，整体性思想更占优势地位。实际上，从弗罗伦斯·南丁格尔（Florence

---

[1] Rosenberg C E, *Our Present Complaint. American Medicine, Then and Now* (Baltimore: The Johns Hopkins University Press, 2007), pp: 139-165.

Nightingale）开始，健康、康复和疾病的整体性思想逐渐成为一个核心的护理理念。此外，整体性思想在公共卫生和社会医学领域也备受关注。

在西方医学传统中，除了上述四种整体论思想之外，还有一种更为通常、更为普遍的整体论思维，即临床整体论思维。人们常认为西医是“头痛医头，脚痛医脚”，这其实是一种误解。对于优秀的医生而言，因多年的临床经验而变得敏锐的临床直觉和综合判断已经形成了一种传统，即《西氏内科学》中提出的“博学而人道”的传统：医生除了掌握医学知识和技术之外，还应具备人文学问、审慎的言辞、对历史古典的兴趣等。美国著名临床医学家奥斯勒是“博学而人道”的医生的代表。这是医生社会认同的一个重要部分：一种内在智慧的外在表现。地位再高、学问和论文再多也不可能取代这种气质。他们对病人的处置，与中国古代优秀的医生一样，强调关注疾病对病人的多重影响，主张对病人采用综合的治疗和康复策略。

此外，从 19 世纪至今，西方的一些所谓“非正统医学”也一直标榜其医学整体论特性。例如，水疗、自然疗法、顺势疗法等，强调饮食、环境和摄生法等对健康与疾病的重要影响，强调身体健康是生活方式和环境的相互作用的结果。这些非正统医学的存在和流行也充分表明了文化的坚韧性和整体性解释的广泛性。

21 世纪的临床整体论将医学的目标置于一个整体性的、多方面的框架中，那种单纯的、片面的、从技术上解决问题的想法逐渐变得不可行了。但是，我们也应当承认，直至今天，在医学领域，还原论思想以及还原论方法依然占统治地位。用还原论的意义去判断和解释整体论的价值与意义，仍然是整体论者最有说服力和最具修辞效果的策略。实际上，整体论与还原论的冲突在医学领域至少在相当长的时期里还不会消失，这种冲突本身就是人们理解身体的结构与功能、个体与社会、人类与自然过程中的一部分。从历史的观点而言，医学思想是围绕着许多互相对立的观点构成和演进的。整体论与还原论的争论或冲突没有简单的答案，也没有谁输谁赢。

在当代生命科学或生物医学领域，人们对人体的整体性认识也在不断深入、不断拓展。例如，人类基因组、蛋白质组、人体代谢组等重大项目的研究，都是期望从整体的观点来理解和阐明人体结构、功能和代谢图景。细胞间的信息传导机制的探究将为揭示人体的整体性联系与影响提供更充分、确切的证据。人们也将更为清晰地认识到医学的整体性是如何被建构起来的。

（本文原载《医学与哲学［人文社会医学版］》，2010 年第 2 期）

四、西方近代疾病观念的变革

在世界不同的文化传统中普遍存在着“得病”或“有病”的说法，这实质上是古老的疾病实体观的一种话语痕迹。古人们相信疾病是魔鬼、精灵或祖先的魂灵等外物占据了身体的某一部位或在身体里作祟。古希腊医学的体液病理学抛弃了鬼神致病的观念，建立了体液谐和（eucrasis）与失和（dyscrasis）的生理—病理学说，成为西方古代医学的基本理论。17 世纪之后，“科学医学”兴起，即期冀以观察与实验来寻找疾病的因果关联，明了疾病的原因与本质，判断疾病的发生与转归，疾病观念发生了重要的转变。

1. 疾病实体观的转变

随着 16 世纪人体解剖学建立，17 世纪物理、化学知识对医学产生影响，医学家开始以实验方法研究人体疾病问题。自然哲学的病理观念是一种抽象的思辨系统，体系完备、自洽，而科学的病理解释则依靠实际观察和实验结果，没有证据的只好存疑，因此难免会有一些缺陷甚至错误，有待未来修正。这是自然哲学病理观与科学病理观的最大分别。当然，医学家也需要利用假设作为观察与分析的基础，但各种假说只是一种推测，若被证实则会发展为一种理论，而当有了新证据或新发现，原来的理论不再适合时，医学家们就可以新的理论或学说取代之。著名医史学家西格里斯特指出：“古代的地图上，没有探到的部分是填满了幻想的岛屿和山脉之类。新地图的制造者却有勇气来专画已经发现和证实的地带而把不知道的区域留下空白。靠着旧的地图去游历会引你失道的，新地图虽然不能让你到地球上一切的地方去，但是他却能指点你准确的道路。医学的新旧理解也同此例。”[1]

文艺复兴时期，巴拉塞尔苏斯采用化学理论来解释疾病问题，抨击当时仍占据权威地位的体液病理学说。虽然他的病理学说并没有完全摆脱自然哲学，认为无论健康或疾病，人总是宇宙间的一部分，是自然界的一部分，但他也大量引用了新的科学理论，尤其是化学的理论来做解释的工具。

17 世纪，许多医生试图以物理学和化学来解释生命现象和疾病本质，虽然这些探索对临床医学影响不大，但许多医学家都热衷于从一种新途径来解释究竟是什么在维持身体的平衡，疾病是如何破坏平衡的。他们期望用物理和化学来阐述所发生的变化，以实验观察来证实这些变化。如比利时的海尔蒙特、德国的希尔维斯以及英国的威利斯等都主张用化学理论来解释生命和疾病的一切现象，认为消化作用是一种发酵，在人体内有酸性物质和碱性物质，它们都是化学作用的产生物。后来人们将他们称为医化学家（iatrochemist）。而另一批医学家被称为医物理学家（iatrophysist），如桑克托瑞斯、波累利等。他们认为身体就如同一架机器，疾病就是机器零部件的损伤。他们试图用物理的或化学的原理建立一个解释生命现象或疾病的框架，探索一条本体论的疾病实体解释路径。

2. 疾病分类法的建立

本体论的疾病实体观，将疾病看成身体各部分的损伤或器官的障碍，因此，可以采用分类的方法来研究。西登哈姆（Sydenham）认为，为了便于科学研究，所有疾病必须归结为明确的种类，如同植物学家对植物进行分类一样。他认为疾病在产生的过程中，性质始终是一致的。所以，不同个体的相同疾病表现出的症状大部分是相同的，就像一种植物的一般特征扩展到该种植物的每个个体一样，无论谁都能准

[1] Henry S. Sigerist：《人与医学》，顾谦吉译，商务印书馆，1936，第 115—116 页。

确描述出这种植物的颜色、味道、形状。西登哈姆主张疾病是独特和实在的种类，尽管存在个体差异，但仍具有该种疾病的特性和自然史。[1] 西登哈姆描述了急性疾病和慢性疾病，他认为急性疾病占人类疾病的三分之二；慢性疾病如痛风、神经质等占三分之一。他注意到急性疾病可能转化为慢性疾病，但是他认为急性病和慢性病的原因是根本不同的：急性疾病主要产生于外部环境，慢性疾病产生于机体内部。

荷兰医学家布尔哈夫则把疾病分为固体部分和液体部分两大类：液体部分的疾病是液体的质和量改变引起的，包括重量的增减和成分的改变；固体部分的疾病，是形态、体积、组织的张力、血管容量等因素异常所致。例如，炎症是血液积滞的结果，血液淤积是小血管的构造和血浆成分变化引起的。

1735 年，瑞典生物学家 C. 林耐（C. Linnaeus）在《自然系统》（*Systema Naturae*）中提出了一个完整的分类系统，即我们现在知道的界、门、纲、目、科、属、种的分类原则。实际上，林耐还提出过一个疾病分类学标准。在《疾病种类》（*Genera Morborum*，1763）中，他将所有疾病分成十一类，每一类具有基本确定的特征，并采用亚里士多德的依次往下的分类原则， 进一步分成属和种。他首先将疾病分为热病和非热病，而热病又被分成三类：发疹、危机热和炎症热。三种热的特征不同，第一类特征是皮肤丘疹，第二类是尿中有红色沉淀物，第三类是实脉和局部疼痛。在八类非发热疾病中，四类是神经紊乱，两类是体液紊乱，两类是固体紊乱。体液紊乱又可分成隐蔽紊乱和排泄紊乱。因此，林耐的疾病分类主要依据症状或体征，不是病因学的分类。

与林耐同时代的法国医生兼植物学家 F. 塞维杰斯（F. Sauvages）也做了大量的疾病分类学工作。他的《次序和植物学的疾病分类》一书出版于 1731 年。他在书中鉴别了约 2400 种不同的疾病。他的分类标准类似于林耐后来的分类标准：发热、炎症、排泄、瘫痪、疼痛性疾

[1] Major R, *Classic Descriptions of disease* (Springfield: Charles C Thomas Publisher, 1945), p. 195.

病、精神疾病、消耗性疾病以及痉挛性紊乱。

18 世纪意大利医生 J. 布朗（J. Brown）重点研究了神经疾病的分类问题。他并不是创造一种新的疾病分类方案，而是寻找统一的疾病进程的基础。他相信生命的原理是所谓的“兴奋性”特性，并认为疾病发生是因为这种特性过多或缺乏，过多产生“亢进”紊乱，缺乏则导致“抑制”紊乱。因此，在布朗看来，只有两种基本疾病。实际上，许多疾病是抑制性紊乱或虚弱性疾病，这可能是亢进紊乱的最终结果。因为兴奋性特性可以被消耗，随着抑制性的产生，出现布朗所称的“间接衰弱”。针对布朗的神经疾病分类观，治疗是直接恢复兴奋性的适当平衡。因此治疗措施一般是减液治疗，如放血、通便；刺激治疗，如对抑制性疾病选择鸦片和酒精。布朗的学说体系把疾病分类学降至次要地位，使得健康与疾病之间的区别成为定量的而不是定性的事情，它也使得诊断和治疗变得相对容易。布朗的神经疾病分类原则在德国和意大利广泛流行。

3. 病灶的观念

早在希腊化时期，亚历山大里亚的医生埃拉西斯拉图斯(Erasistratos)在解剖尸体的过程中观察到因疾病而发生变异的器官，这最终导致他放弃了当时正统的体液病理学说，而主张局部病理的观念，认为疾病是因为各器官充血所致。不过，埃拉西斯拉图斯的局部病理思想因缺乏更多的证据和完善的理论而未获得医学界的支持。

16 世纪人体解剖学建立，解剖学家们在尸体解剖中也观察到器官的各种病理变化，并将这些病变记录下来，如畸形的人体组织、胆石和膀胱结石。解剖学家们通过大量的观察了解到器官健康时的生理常态与病变时构造上的变化。所以，病理解剖学是建立在正常解剖学和生理学基础之上的。近代生理学的奠基人哈维已认识到了病理解剖观察的重要性。他说，研究一个因痨瘵或慢性病症而死的尸体，要胜过研究十个绞死的囚犯尸体。

在 17 世纪末至 18 世纪初，医学家已开始重视病理解剖的观察，收集了各类病变器官的标本。虽然许多人已经做了大量的工作，但病理解剖学的建立应归功于巴度亚大学的 G. 莫干尼（G. Morgagni）。1761 年，他的著作《根据解剖学的研究来解释疾病的部位和原因》在威尼斯出版。这部著作与维萨里的《人体之构造》和哈维的《心血运动论》鼎足而立，奠定了西方科学医学的基础。值得一提的是，这三位医学大家都曾在巴度亚大学工作过，因此，位于意大利北部的巴度亚大学被人们誉为现代医学的摇篮。

莫干尼的著作对于人们疾病观念的转变有着重要的影响。他证明了疾病的发生是有一定部位的，这些部位就在各器官之内，器官的病理变异是大多数病症的原因。这一理论是对疾病本体论的有力支持，从此形成了一种疾病的各种症状可以由解剖学上的事实来作证的观念，医生们由此来确定疾病的病因，明了病变的结构。医学家还可以从理论上推测疾病的变化与发展。研究疾病的方法也发生了转变，医生的责任在于仔细观察疾病的发展，跟踪疾病的进程，病症的观察应该从表面的检查到内部器官的诊察。倘若病人死了，应该执行尸检，将可疑的部位或器官制成切片，用一切可以应用的方法来进行细致检查。[1] 医学家通过病理解剖的实验室报告与病人的病史的比较，把病症同解剖结果联系起来，以确定最终的诊断。当然这种工作与死去的病人已经毫无关系，但医学家却能由此积累经验，有利于提高未来的诊断水平。对于许多在病人生前不能了解的病症，医学家可以通过病理解剖来获得解释。莫干尼把“病灶”和临床症状联系起来，找“病灶”成为西医诊断的最主要目标。只有找到病灶医生才能判断病人得的是何种疾病，才能制定治疗方案，若找不到病灶，则诊断不明，也就无法确定有效的治疗。这种思想是西医诊断学以及各种诊断技术和仪器的基础，其影响一直持续至今。

19 世纪初，巴黎临床医院（Paris Clinic）开展了大量病理解剖研究，收集了丰富的临床医学资料，成为新式临床医学和医学研究的发

[1] Conrad L, Neve M and Nutton V et al., *The Western Medical Tradition* (Cambridge: Cambridge University Press, 1995), pp. 410-412.

祥地。科尔维沙（Corvisart）和雷奈克（Laennec）便是最著名的代表人物。他们将这种新方法应用于心脏和呼吸器官疾病的研究，极大地提高了心脏和呼吸器官疾病的诊断水平，使巴黎临床医院成为当时世界医学科学的中心。

法国解剖学者泽维尔·比沙（Xavier Bichat）在莫干尼器官病理学的基础上，提出疾病的发生地并非整个的器官，而是各种组织。比沙用实验结果证明，同类的组织能发生同样的病态，能得同样的疾病，不论这种组织是在哪一个器官之内。器官出现各种病症，其实是由于组织的病变。如此，疾病的发生地便从器官推移到更深一层的构造——组织上了。19 世纪中叶，德国医学家魏尔啸创立了“细胞病理学”，使人们对疾病的理解深入到微观水平。魏尔啸把显微镜引入病理学研究。通过显微镜，医学家观察到许多疾病变化的细微过程，也使得疾病的分类更加精准。他提出，所有的疾病都是由细胞发生自动或被动的紊乱引起的。魏尔啸的理论也存在一定的局限性，他在强调局部病变的同时，忽视了整体性联系。

本体论的疾病观、疾病分类学和病灶的概念，是西方近代医学的核心思想，也是建构“近代西医”体系的基础。这些观念的确立标志着古代西方医学传统的终结。

（本文原载《医学与哲学［人文社会医学版］》
2010 年第 4 期）

五、现代医学整体论的建构：免疫系统的发现

在现代医学中，整体论的概念不再是一种形而上的哲学假定，而是一种探究机体内各器官、各部分功能有机联系的理路。人类对机体免疫系统的认识历程充分展示了医学整体观是如何建构起来的。

人类对免疫现象的认识和对免疫疗法的运用有悠久的历史。人类从经验中获知人体自身有自我治愈的能力。古希腊医家希波克拉底称之为“天然治愈力”。“以毒攻毒”的方法也被广泛应用于疾病治疗。公元前1世纪，黑海南岸的本都国（Pontus）国王米特里达提六世（Mithridates VI）害怕被人毒杀，于是喝吃过毒蛇的动物的血来预防中毒。他发明的这种解毒剂后来被称为“米特里达提解毒剂”，该药作为有效的解毒药物一直沿用到19世纪，并曾传入中国，中文名为“底野迦”。这种方法实际上类似于类毒素血清的主动免疫疗法。

公元9世纪波斯医生拉齐（Rhazes）不仅在临床上首次描述了天花和麻疹的临床表现和区别，并且指出感染这些疾病后可获得持久的免疫（虽然他没有使用这个词）。我国宋代已开始用“人痘苗”来预防天花，18世纪初，英国驻土耳其大使夫人玛丽·蒙塔古（Mary Montagu）把这种接种法传入英国，很快就遍及欧洲。18世纪末，英格兰医生E. 贞纳（E. Jenner）成功地应用牛痘苗替代了人痘苗，为人类战胜天花做出了不朽的贡献。不过，此时人们尚不知病原微生物的存在，这种免疫方法也一直停留在经验状态。19世纪末，法国微生物学家巴斯德发现了病原微生物，并提出减毒（attenuation）的概念来解释经过多次传代培养及与空气接触可获得不具杀伤力的毒株，从而创制了能抵御诸如炭疽和狂犬病的疫苗。

1. 抗感染模型：细胞免疫与体液免疫之争

身体是如何保护自己的？19 世纪科学家观察到正常人的血液有破坏细菌的作用，但对这种作用是如何发生的却不甚明了。1883 年，俄国科学家 E. 梅契尼柯夫（E. Metchnikoff）发现一些低等有机体，如水蚤体内的阿米巴样细胞能“消化”真菌等外来物质。他推测高等有机体炎症反应时的脓细胞应有类似作用。他通过显微镜观察到感染动物体内的白细胞攻击和“消化”入侵病菌的现象，并认为这些细胞“像与入侵者作战的战士”，并由此提出了细胞免疫的学说。他将能消化微生物的细胞称为“吞噬细胞”，并将其分为巨噬细胞、粒细胞和白细胞。梅契尼柯夫首次提出了免疫反应的解释模型。

与此同时，德国医学家则观察到另一类免疫现象：血清或体液免疫。1890 年，德国医师 E. 冯 · 贝林（E. von Behring）在实验中发现碘仿虽然无法杀死微生物，但可中和微生物所释放的毒素，因此有抗毒作用。于是，他尝试将白喉杆菌注射进小白鼠体内，发现若再次给幸存下来的小白鼠注射白喉杆菌，小白鼠不会再次感染白喉。贝林认为这是细菌通过其外毒素发挥作用，若对实验动物的血清进行处理可中和毒素，贝林和日本学者北里柴三郎通过研究发现了这种物质，他们称之为“抗毒素”。

究竟是细胞还是体液在抗感染过程中发挥作用，两种观点引发了争论。这一争论不仅涉及学术观点的不同，也显示了法—俄学派和德—日学派之间的科学论战。梅契尼柯夫的观点获得了巴斯德的支持。巴斯德凭借自己的直觉，预测到吞噬理论的前途和意义。1887 年，梅氏出任巴斯德研究所副所长。而德国细菌学家科赫则对细胞免疫学说不屑一顾。梅契尼柯夫曾拜访过科赫，期望获得他的支持。不过，科赫却坚信本国学者发现的体液免疫理论是正确的。在科赫的影响下，德国学者在学术会议和刊物上批评吞噬理论。贝林坚称已经证明老鼠血清杀死了炭疽杆菌——使动物对微生物免疫的是它们的血，而不是它们的吞噬细胞。双方的论战前后持续了二十多年。论战前期，由于技术的局限，人们无法看到人体内的吞噬细胞吞噬微生物的具体过程，体液免疫学得到了更多的证据支持，这也可能是德国微生物学家拒不承认吞噬理论的原因之一。此后的几十年中，血清学（serology）研究代表了免疫学发展的主流。1894 年比利时血清学家 J. 鲍台（J. Bordet）发现了补体，1896 年 H. 德拉姆（H. Durham）等人发现了凝集反应，1897 年 R. 克劳斯（R. Kraus）发现了沉淀反应，1900 年 K. 兰德斯坦纳（K. Landsteiner）发现了人类 ABO 血型。这些发现都支持体液免疫（humoral immunity）学说。不过，随着研究的深入，细胞免疫现象也得到了更多实验资料的证实。1900 年，梅契尼柯夫发表《二十年来对传染病的免疫性研究》一文，系统地论述了人体的白细胞和肝、脾细胞吞噬微生物的特性，正式提出最初的噬菌细胞免疫学说（phagory-tentheorie）。直到 20 世纪初，英国医师 A. 莱特（A. Wright）发现由于某种物质的存在，正常和免疫血清都有促进吞噬的作用，他将这种物质称为“调理素”（opsonins）。调理素活性的大小可视为测定病人抵御细菌感染的指标。因此，有人认为，英国人的工作将德国的免疫化学理论和法国的细胞免疫理论结合起来了。（图 2.5.1 A、B）

2. 防御—稳定—监视模型

免疫能保护个体抵御细菌的毒性，不过，医学家们也发现有一类免疫反应会对身体产生有害影响。如一些病人接受白喉抗毒素治疗后，可发生血清病。维也纳的儿科医生 C. 冯・皮尔凯（C. von Pirquet）在研究花粉反应时，发现身体的超敏状态也可能诱发疾病，1904 年提出“变态反应”的概念来描述这类现象。德国学者埃利希提出侧链学说，解释抗原—抗体结合反应，但批评者认为，身体似乎不可能提供针对每种抗原的抗体。兰德斯坦纳试图应用胶体化学来解决这个问题，即抗原抗体反应取决于颗粒物的物理性质而非化学性质，是非有机胶体的沉淀。

此时，尚无免疫系统的概念，免疫只是被看作身体的某部分对外来刺激的局部反应。参与免疫过程的有来自骨髓的粒细胞和巨噬细胞，来自血液的血细胞，来自淋巴结的淋巴细胞。20 世纪 50 年代末至 20 世纪 60 年代初，科学家们发现淋巴细胞在免疫过程中能将这些看似各自独立的现象联系在一起，并证明了存在两种淋巴细胞，T细胞和B细胞，分别负责细胞免疫和体液免疫。T细胞和B细胞之间存在着协同作用，即B细胞在T细胞的辅助下产生抗体。20世纪70年代随着单克隆抗体技术的建立，科学家们进一步发现T细胞还可区分为细胞毒性、辅助性和抑制性等不同功能亚群。此后，又发现细胞因子(cytokine)在介导和调节T、B细胞间和T细胞各亚群之间的相互作用，从而构成了一个结构复杂、相互联系和相互影响的免疫系统。(图2.5.1C)

1939年，美国的一位待产母亲在输入她丈夫相同血型的血液后发生严重的输血反应，进一步研究发现她与其他同血型的血液混合，有五分之四发生凝集，由此表明她的红细胞上存在未知的抗原。这位母亲是接触她胎儿血液中的抗原后产生抗体的，当再输入丈夫血液时，抗体攻击供者的红细胞，引起凝集。这一发现，使医学家认识到身体具有识别自己和异己的功能，即身体内存在"自然抗体"，与感染无关。

1945年，R. 欧文（R.Owen）发现同卵双生的两只小牛不同血型的血液可以互相耐受，随后组织相容性抗原的发现、人工耐受试验的成功等进一步证明了免疫现象并非仅仅是抗感染。1949年，澳大利亚学者F. 伯内特（F. Burnet）认为机体存在一种识别"自己与非己"的机制。20世纪50年代初，N. K. 杰尼（N. K. Jerne）提出"自然"抗体形成理论。1958年，伯内特修正了杰尼的理论，提出了"克隆选择学说"并获得广泛的认同。他指出自然抗体不是游离在血液中而是作为受体固定在细胞表面（如同埃利希的侧链理论），抗原通过细胞受体选择相应的克隆并使之活化和增殖，每一克隆的细胞变成抗体产生细胞和免疫记忆细胞；胚胎时期与抗原接触的免疫细胞可被破坏或抑制；部分免疫细胞可因突变而与自身抗原起反应。伯内特的"克隆选择学说"可以解释大部分免疫现象并被后来的实验所证明。

20世纪70年代以后，随着分子免疫学的发展，细胞免疫和体液免疫相互联系与影响的微观机制得到进一步阐明（图2.5.1D）。科学家们从分子水平揭示了免疫细胞的信号传导通路、信号类型以及细胞因子对细胞增殖和分化的作用及效应机制，从而使人们认识到免疫系统内部以及免疫系统与机体的整体功能。

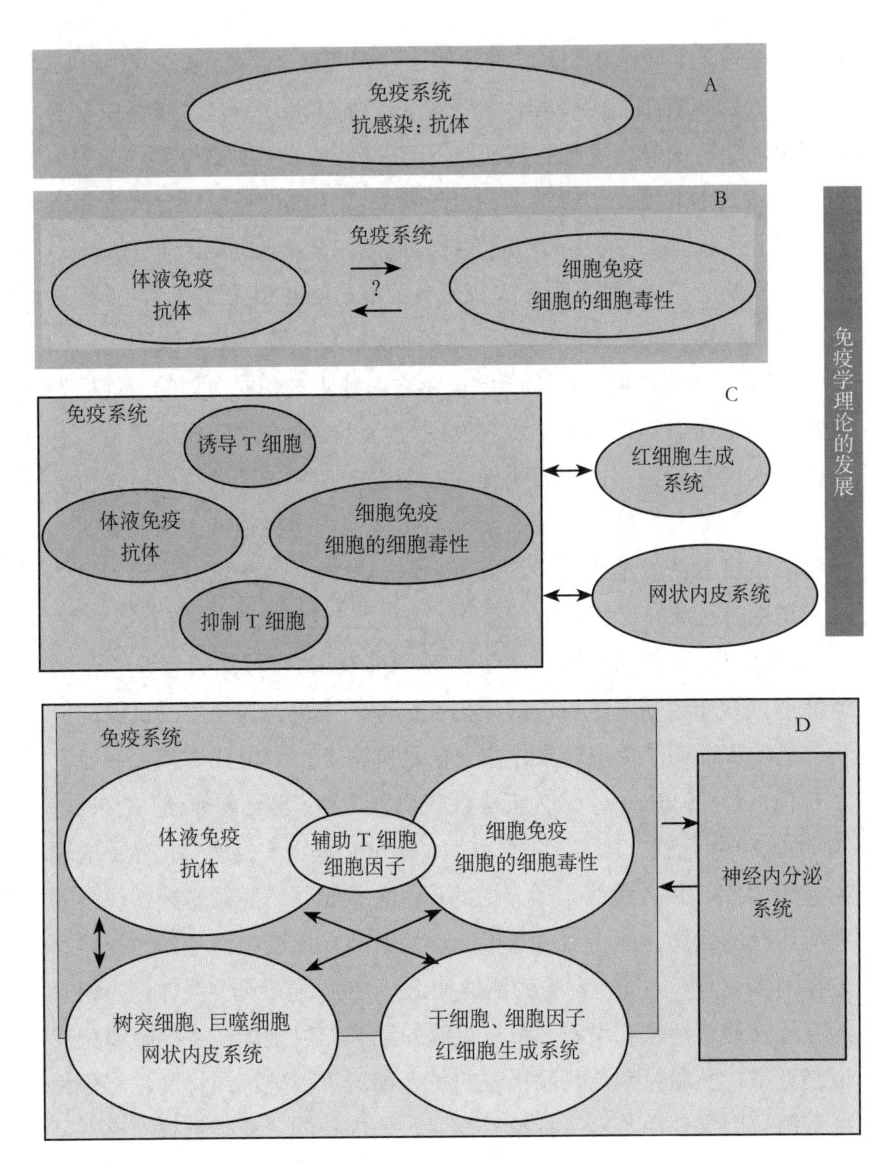

图 2.5.1　免疫学说的四个阶段

3. 神经内分泌免疫调节模型

人体是多系统有机组合而成的结构和功能性整体。人类对心理或精神与躯体疾病关系的感性认识由来已久。古罗马名医盖仑（Galen）

曾指出忧郁的女性较乐观的女性更易罹患癌症。中医也有七情（喜、怒、衷、思、悲、恐、惊）致病的论述。但直至 20 世纪，医学家才开始确切地了解精神心理因素影响躯体的原因。1936 年，加拿大医学家塞里分析了一系列伤害性刺激对机体的影响，提出了“应激”学说，认为这些变化系由肾上腺皮质激素分泌过多所致。应激状态下，身体通过下丘脑—垂体—肾上腺轴的作用抑制免疫功能。20 世纪 80 年代后，医学家们又发现应激时还存在“非下丘脑—垂体—肾上腺轴”的调节作用。[1]

现代科学研究已证实系统间的广泛联系，如神经系统既能直接连接包括垂体前叶在内的内分泌组织和细胞，也有连接小肠壁集合淋巴小结的神经末梢。所以，广义上讲，内分泌和免疫系统可视为神经反射弧的传出环节。1977 年，H. 巴泽多夫斯基（H. Basedovsky）提出“神经免疫内分泌网络”（neuro-endocrine-immune network，NEI）的概念[2]，指出神经、内分泌及免疫系统之间存在相互作用的生物学联系，并阐述了其可能的作用途径、机制及生理和病理意义，为人类从分子层次认识生物的整体调控开辟了新路径。20 世纪 80 年代后，神经、内分泌和免疫系统间的关系得到进一步阐明：首先是证实了诸多神经递质、神经肽及激素可影响免疫细胞及免疫应答，而在免疫细胞膜上及胞内也有多种神经递质、神经肽或激素受体的表达；其次是发现免疫细胞可合成某些神经肽或激素，而神经细胞及内分泌细胞也可合成及分泌免疫分子（如细胞因子等），且细胞因子对内分泌影响亦极为广泛。由此，医学家建立了神经内分泌及免疫系统间的双向反馈联系（图 2.5.1D）。1988 年，美国医学家 J. E. 布拉洛克（J. E. Blalock）提出“神经免疫内分泌学”（neuroimmunoendocrinology）的概念[3]，布拉

---

[1] 范少光、汤浩主编：《人体生理学》，北京大学医学出版社，2006，第 490 页。

[2] Besedovskiy H and Sorkin E, “Network of Immune-neuroeendocrine Interactions,” *Clin. Exp. Immunol.* 27 (1977):112.

[3] Akmaev I G and Grinevich V V, “From Neuroendocrinology to Neuroimmunoendocrinology,” *Bull. Exp. Bio. and Med.* 131 (2001):15-23.

洛克还将免疫细胞经体液传送形象地比喻为“流动的脑”[1]。临床研究表明，神经内分泌免疫功能紊乱是发生癌症、糖尿病和高血压病等复杂性疾病的重要因素之一。

由此，我们清楚地看到“免疫”的概念从抗感染到防御—稳定—监视再到参与机体整体调节的拓展进程，这也是现代医学整体论观念建构的过程。虽然这种整体论不是包罗万象、无所不能的学说，有着一定的局限性和适用范围，但它不再只是哲学的猜想，而是建立在科学证据的基础之上。可以认为，现代医学正是拜免疫观念所赐，开始摆脱机械观的束缚，迈向整体研究和复杂性探索的新领域。

（本文原载《医学与哲学［人文社会医学版］》2010 年第 6 期）

[1] J. Edwin Blalock and Eric M. Smith, “The immune system: our mobile brain? ”, *Immunology Today* 6 (1985): 115-117.

六、医学的限度与观念的转变

20世纪90年代，美国海斯汀中心D.卡拉汉（D. Callaghan）教授发起“医学的目的”的讨论，邀请了包括中国在内的多国学者参与，并形成了重新确定医学目的的四点共识，即预防疾病和损伤，促进和维护健康；解除病灾引起的疼痛和疾苦；照料和治愈有病的人，照料不能治愈的病人；避免早死，追求安详地死亡。重提“医学的目的”是因为有识之士看到了医学技术发展在逐渐征服了那些对人类危害最为严重的传染病之后所面临的新挑战，并敏锐地发现这些新的问题是医学技术成功造成的未料到的后果。例如，从各种客观标准上看，人类的健康状况比以往都好，但人们对医疗保健的不满却日益增加，担忧自己不健康的人也在增加。人们一方面批评医学太专注于技术，另一方面又热切地期盼出现医学技术的新奇迹。这种“端起碗来吃饭，放下筷子骂娘”的现象，反映了人类追求健康过程中不同价值观念的冲突。因此，需要检视存在于我们自身中的观念悖论，重塑健康观、疾病观、生死观、治疗观。

二战以后，以抗生素和疫苗为标志的医学对传染病的胜利，使得消灭疾病、防御病原菌的入侵、与病痛作斗争等军事隐喻深入人心。无论是对过去已有的重要疾病的治疗，还是对新出现的疾病的防治均采用了这种隐喻，如向癌症开战、与艾滋病作斗争、消灭结核病等。现代医学的军事隐喻有着深刻的历史根源。将疾病视为异己或入侵者，是中外医学史上最为常见的比喻。人类早期常将疾病看成外来物，如天神发怒的毒箭或由魔鬼散布的物质的入侵。得罪了先人，死人的魂魄进入身体也是致病的原因。在这种疾病观念里，疾病是外物，人同疾病是两个对立的东西。人生病是因为疾病侵入了人体，疾病本身便是一个敌人。虽然这种魔术的观念不久就被抛弃了，不过疾病是外物的观念并未改变，只不过从鬼神变成一种微小的寄生物。因此，驱除或消灭外来入侵者成为临床治疗的主要路径。化学药物和抗生素的成功似乎证明了这条路径的有效与正确。

然而，随着传染病的逐渐消退和各种慢性病的出现，这种以“消灭敌人”隐喻的战争模型不再灵验，对这种模型的怀疑和消极反应也日益增加。20 世纪 60 年代以来，经过了半个世纪与慢性病的较量，医学界逐渐意识到需要从一个新的维度来审视后传染病时代的健康与疾病，改变我们的疾病隐喻。人类所面临的各种慢性病、退行性疾病和遗传病，来源于代谢的改变、基因的变异以及伴随着年龄增长而出现的功能减弱，这些显然已不是“外敌”的入侵，甚至也不能看作“异己”，它们实际上是“自己”的一部分，是与生命缠绕在一起的。消灭外来入侵者的战争模型并不适用于由代谢、遗传和衰老等引起的疾病，于是出现了替代疗法模型和共生—平衡模型。所谓替代疗法模型以胰岛素治疗为典型代表，即治疗的目的不是治愈糖尿病，而是让糖尿病病人基本维持正常的生活，带病延年，当然这并不意味着不再研制能治愈糖尿病的新药物。共生—平衡模型具有更为古老的传统。苏格拉底以前的古希腊哲学家都是自然的研究者，也同时是医生。人和宇宙的和谐共生是健康的原本，疾病是和谐的失调。中国古代与希腊一样，也把健康当作身体内平衡的问题，不能保持平衡就会发生疾病。在中国古代负担着这种平衡的是气，在希腊是体液。治疗就是调节起变化了的平衡状态。由于保持平衡依靠身体内的体液或气，即便有时平衡的扰乱限于局部，全身也都会受到影响。因此，治疗的基本要旨是从全身着手，局部的医治是不够的。现代的神经内分泌免疫学也为这种模型提供了科学的解释。

无论是战争模型，还是替代模型，或者是共生—平衡模型，都有其悠久的传统，应当说人类应对病痛的基本思路并未有多大改变，改变的只是随时代不同而时兴的具体方法与路径。疾病的复杂性预示着需要多种模型共存，而不是相互取代。

当人类的期望寿命达到 80 岁时，最为重要的问题是如何面对死亡和如何走向死亡。中国传统讲究寿终，也叫寿终正寝。例如，季羡林先生、钱学森先生的去世，就是寿终正寝。我们从电视中可以看到，两位老先生随着年龄的增加，身体越来越虚弱，这就是身体之轻，生命之轻，最后如同刘易斯·托马斯所说："生命随风而去。"随风而逝，不必悲伤。中国传统讲"红白喜事"，到了一定高龄去世就不是坏事了。现在好像不提倡这个概念了，都要在那里忙忙叨叨地抢救，即便已是高寿，最后也被认为是因病治疗抢救无效死亡。实际上，死亡是生命过程的一部分，我们不能把死亡看作一个坏的东西。问题在于我们如何正确地认识死亡，这也牵扯到许多疾病的治疗，有些疾病是难以治愈的，有时也是不需要治愈的，只能减轻痛苦。因此，我们不能将死亡笼统地看成医学的无助或病人的无奈。

医学有自身的限度。当代医疗卫生领域的危机是现代化进程的危机，它部分是因为人们将科学视为世俗的宗教，热切地期待科学的奇迹，期待医学技术最终解除人类所有的病痛，呈现给人类社会一个健康、长寿的世界。现代医学的许诺实际上是提出了一个悖论——所有的人都终有一死，但健康长寿始终是医学的追求。或许我们忽视了衰老过程，它使得我们要保持干预的长期作用的确定性是不可能的。理想的健康应当是直到死亡前很短的时间内，都能保持良好的躯体和精神状态，但实际上长寿很可能导致由退行性疾病和精神损伤而造成的人体更长期的不适，人们将如何消除这一悖论呢？或许，这些只不过是"健康的幻影"，生命的过程性决定了每个人必将由健康走向衰弱最终死亡，我们需要的是以恰当的心态来面对死亡。否则，人们担忧的那种双重失败将不可避免：把最后的时光花费在昂贵的生命维持机器上，还要承担经济上破产的风险。

当代社会的医疗保健服务，作为医学现代化和社会化的产物，作为一种社会建制，包含了诸多内容，已不能用简单的医患关系来评判，它还关涉到医药产业，如制药企业、生物技术公司、医疗仪器设备公司，以及保险业、研究型大学和医院、卫生行政部门等医疗卫生体系中的多种利益群体，而不同的利益群体亦有不同的利益取向。这是医学在现代化进程中出现的未曾料想的结果，是现代医疗保健体系自身的结构性冲突。当代庞大的医疗保健体系似乎目标一致——为了增进人类的健康，然而实际上各行为主体的目标，甚至价值取向却有明显的不同。西方国家已有许多人批评现代医疗保健体系已转变为“医疗产业复合体”(medical-industrial complex)，在自由市场经济体系中，“高技术—高费用—高利益”而不是公众的健康已成为“医疗产业复合体”的目标。因此，毫不奇怪，自 20 世纪 70 年代以来，公众对“医疗产业复合体”的批评与日俱增，同时，处于医疗保健服务第一线的医生自然处于危机的中心。伊里奇 (Ivan Illich) 在《医学的限度》(*Limits to Medicine*，1976) 中悲观地认为，“医学建制已成为对健康的主要威胁。这种职业控制医学的不良影响已达到一种流行病的性质”。

世界卫生组织认为，导致这场迫在眉睫的医疗危机的根源是医学的目的出现了偏移。错误的医学目的，必然导致医学知识和技术的误用。考虑到医疗服务可以获得巨大利润，情况尤其如此。要解决这场全球性的医疗危机，必须对医学的目的做根本性调整：第一，把医学发展的战略优先从“以治愈疾病为目的的高技术追求”转向“预防疾病和损伤，维持和促进健康”；第二，只有以“预防疾病，促进健康”为首要目的的医学才是供得起、可持续的医学，才有可能是公平和公正的医学。

不过，重新确立医学的目的或是回归传统的医学的目的，必须正视当代医疗保健体系自身的结构性冲突，必须去掉“健康的幻影”，必须承认和区分不同利益群体的价值取向。只有正视冲突、承认差异，才能进行社会协商、寻找共识，既尊重各自的利益追求，又承诺担当基本的社会责任，这或许是破解当下医疗保健困局的一条路径。

（本文原载《医学与哲学［人文社会医学版］》
2010 年第 7 期）

七、体液论及其对西方医学的影响

体液论（humoralism）是古希腊时期发展起来的一种医学理论。它认为疾病是机体内部体液的整体平衡紊乱，或者是某个特殊部位体液的自然平衡破坏所致。体液论强调机体的统一性和个体性，强调精神活动和躯体活动之间的强相互作用，因此体液论是一种整体病理学理论。

1. 体液论的起源

体液（humor）一词直接来源于希腊词汇“χυμοζ”，意思是任何液体，它包括植物的浆液、动物的血液甚至神的灵液。在古代希腊医学中，“体液”的概念演化为特指在人体内的各种管腔中流动着的各种躯体液体。在显微镜和其他检测机体结构和功能的仪器设备发明之前，人体中的这些体液是最容易被看见的体内物质。人们根据以往的经验，很容易将生命的特性至少部分归结于这些体液，如认为血液是生命的重要指征，失血过多将会丧失生命；精液与生殖之间有密切联系等。与此同时，人类也存在着仅仅在患病时才明显出现的各种自然体液，它们的出现显然与疾病直接相关，如创伤时的出血、感染伤口的流脓、伤风感冒时鼻腔流鼻涕、腹泻时的水样便、胃病时呕吐出的液体等。这些体液在病人康复后随即消失。医生们可根据人体体液的变化来判断患者可能的病因。因此，在古希腊早期的医学记录中，医生们常将这些体液的变化作为疾病诊断和治疗的重要指征。

健康是各种体液之间某种形式上的平衡，这是古代希腊思想家关于自然秩序的一种普遍的信念，在许多前苏格拉底哲学家著作的残篇中都可发现类似的思想。大约在公元前450年，那种将世界的构成集中在一种单一初始物质或元素（如气或水）思想的影响已明显减弱，因为这种思想不能解释变化和差异。于是出现了两种替代的解释模型：一种是伊奥尼亚哲学家赫拉克利特提出的两种基本物质——火与水——之间的竞争模型。在这种解释模型中，所有物质仅在这两者之间保持着一种不稳定的平衡，变化是永恒的、经常的，稳定性可能仅仅在某些限定内才能保持。而西西里哲学家恩培多克勒提出了另一种宇宙解释模型：宇宙由土、气、火、水四种元素构成，并形成各种适当的混合。每一种物质都是由这四种元素构成，如骨由两分水、两分土和四分火构成；血液由每一种元素以相同比例构成。每一物质的稳定性在于四元素之间保持适当的比例平衡。与赫拉克利特永恒变化理论不同的是，恩培多克勒认为事物一旦获得平衡就可保持稳定，因为事物可通过保持它的适当比例而维持它的稳定性。如呼吸过程被解释为在一种特殊器官内，元素为保持适当平衡而产生的运动变化。恩培多克勒的这种思想成为后来的四体液生理和病理学理论的哲学基础。

2. 希波克拉底学派的体液论

希波克拉底学派的体液论就是在上述古代希腊宇宙观的背景下建立起来的。《希波克拉底文集》（*Hippocratic Corpus*）中的大多数篇章写于公元前410至前360年之间，有些篇章的写作时间也可能是在几个世纪之后。因此，现代医史学家普遍认为《希波克拉底文集》并非完全是他本人的作品，其中些许作品是他人所作而归于希波克拉底名下。这部著作集中地反映了希腊黄金时期的医学思想。它既包含了伊奥尼亚辩证派的医学理论，又继承了西西里派的医学思想。于是，在《希波克拉底文集》中有些观点出现前后矛盾的现象也就不足为怪了。

尽管《希波克拉底文集》中阐述的医学观念在细节上有不一致的地方，但总体上看来还是大致相似的。《希波克拉底文集》的作者都认为健康取决于体液的平衡，疾病是体液失调的结果，尽管他们在什么是平衡和失调上可能各执己见。如《论古代医学》（“On Ancient

Medicine”）的作者公开批评恩培多克勒学派的哲学家和他们讨论的热、冷、湿、干的概念。他认为，体液存在着竞争性和性质的多态性，热和冷、汗和酸性物质、收敛和无味、体液的异常增加和减少等都可能引发疾病。另一些作者则强调在体内存在着有害的液体，它的迁移决定了疾病的位置。而《摄生法》（“Regimen”）的作者则采用了与赫拉克利特相近的观点，认为人由火和水构成，在持续流动中，它仅仅需要一个轻微的变化，就可能导致机体的平衡紊乱或引发疾病。

目前医史学界尚未弄清楚四体液理论究竟是何时明确提出的。实际上，古希腊时期对四种体液存在着不同的看法，这种不同在《希波克拉底文集》中也十分清楚地反映出来。在《希波克拉底文集》的《论古代医学》中，作者既讨论了四种性质：热、冷、湿、干的致病作用，而同时又以胆汁和黏液的双极作为疾病的主要解释。[1]《论圣病》（“On the Sacred Disease”）的作者也显示出类似的含糊。只有《论疾病 IV》（“On Diseases IV”）和《论人的特性》（“The Nature of Man”）中有关人体四体液的描述，类似于恩培多克勒的四元素学说。《论疾病 IV》的作者认为四体液为血液、黏液、胆汁和水，它们像植物的浆，为机体提供营养。它们分别来自心、脑、胆囊和脾，早期希腊医学认为这些器官对维持机体功能具有重要意义。《论疾病 IV》的作者认为水是第四种体液，脾作为液体的贮存器官与水具有密切的关系。而在《希波克拉底文集》的《论人的特性》中，作者认为第四种体液是黑胆汁而不是水。而且作者关于四种体液与身体的四种主要器官有何联系与《论疾病 IV》的观点也稍有不同：血液来自心脏，代表热；黏液主要来自大脑，代表冷；黄胆由肝脏分泌，代表干；黑胆汁来自脾胃，代表湿。水之所以被黑胆汁替代，可能是因为水与土、火、气一样是构成宇宙的最基本元素，将其再纳入机体的生理学体系在逻辑上会发生冲突。黑胆汁概念的提出是希腊医生基于临床观察的思辨推理。胃溃疡出血病人会出现的黑色样便，胃癌病人会有黑色呕吐物，患恶性

[1] Adams F, *The Genuine Works of Hippocrates* (Baltimore: The Williams & Wilkins Company, 1939), p. 16.

疟疾的病人会出现“黑尿病”，这些在疾病状态中可能被看见的黑色（暗红色）液体于是成为水的替代物质。由于黑胆汁可见于不同的情况，《希波克拉底文集》中对这第四种体液——黑胆汁的论述也存在矛盾之处。它可能是血凝块，也可能是胃溃疡呕吐时的黑色血样物质。还有医生描述它着地时会冒泡和嘶嘶发响，能破坏与之接触的东西。考虑到黑胆汁的这种破坏性潜力，它在正常时是不可能产生的，因此它被列在血液的对立面。血液一般被认为是有益的，而黑胆汁则是有害的。

《论人的特性》的作者指出：“人的身体内有血液、黏液、黄胆、黑胆，这些体液构成了人的体质，通过这些体液便有痛苦的感觉或享有健康。这些体液的比例、能量和体积配合得当，并且是充分地混合在一起时，人就有完全的健康。当某一体液过多或缺乏时，或某一体液单独处于身体一处，血液与其他体液不相配合时，便感到痛苦。当一种体液离开其他体液而孤立时，不仅仅是它原来的地方要闹病，它所停留的地方也要闹病；因为体液过多就会造成疾病和痛苦。事实上，当一种体液流出体外超过所应当流出的量时，这个空虚处便酿成疾病。另一方面，假如体内发生这种空虚，即当某种体液移动或离开其他体液时，人将表现出双重疾病，一个是在该体液所离开的地方，另一个是体液所流到的地方。”在论述中，作者通过仔细的临床观察已提示四种体液的存在并认识到其重要性，同时作者还进一步指出体液在各器官之间存在着交互关系，这就是体液产生的交感作用。《论食物》（“On Aliment”）中也强调了这种在各器官之间存在的交互关系，指出：“一切都建立在体液完全混合的基础上，一种统一的和谐，统一的交感的基础上。”[1] 由此可见，体液论是在希波克拉底时代逐步建立完善起来的，是希腊医生与哲学家之间相互作用、相互影响的产物，自然哲学家依据医生所提供的临床经验和观察资料按次序分类，形成了影响西方此后两千多年医学发展的重要理论。

在体液病理学中，两种体液——黏液和胆汁，作为疾病的原因或

---

[1] 卡斯蒂格略尼：《世界医学史》，北京医科大学医史教研室主译，商务印书馆，1986，第162页。

指征起着重要作用。黏液与水有关，胆汁与火有关。它们被用来解释种族特征、人的气质以及易患的疾病，如黏液质的人胆怯、柔弱、冷淡、懒惰甚至呆笨，黏液过多的人易患感冒、头痛和中风。在《论圣病》中，作者指出黏液阻碍空气流入和流出大脑，便会导致癫痫，因为空气试图迫使它的通路畅通。对于黏液质病人，医生可用对抗疗法，如热水浴和催吐药物。黄胆过多的人脾气暴躁、易怒，热性和干性的胆汁影响大脑还可产生严重的疯病。

与黏液和胆汁相比较，古希腊医学对血液的认识是相当含糊的，通常只是在疾病情况下提及这种存在于机体内的必需的体液。根据《希波克拉底文集》中有些作者的观点，这种机体内对生命最为重要的体液也可能是疾病的原因。虽然古希腊医生对血液本身或者其中某一成分是否过多一直存在着争论，但大多数人都认为痔、鼻衄、月经等表明血液过多有害。根据《论体液》（“On Humours”）作者的观点，季节的变化可导致血液过多而引起机体的损伤，它可通过放血缓解，但相同的情况也可能由胸膜炎和胆汁引起。血液过多的人被称为多血质，多血质的人易患心脏病、癫痫或麻风病，医生常用放血、灌肠和凉性药物治疗这类疾病。抑郁质的人是黑胆汁过多，易患溃疡、水肿、伤寒或疟疾，医生可用烧灼剂、催吐剂和热水浴治疗。这些疾病诱因知识不仅可以引导医生正确地实施治疗，而且在某种情况下具有适当的预防作用。

疾病与季节相关联是古代希腊医学的一种重要理论，在《希波克拉底文集》的其他篇章中也有黏液与冬季有关、黄胆与夏季有关的论述。四季节与四体液的联系标志着一个重要的进步。每种体液依次支配一个相应的季节，以及人生的某一时段——血液：春天，童年；胆汁：夏季，青年；黑胆汁：秋季，成年；黏液：冬季，老年。这种策略不仅是概念性的，它也给医生调节机体平衡的机会，通过事先已知的体液在某一特定时间过多或缺乏的知识，采用适当的措施，既可通过放血和药物直接排除过多的体液，也可通过饮食和生活方式改变机体总体体液的混合（表 2.7.1）。在公元前 4 世纪，这些方法已被许多医生所采纳。

四体液理论的另一吸引力是它的包容性。它能够容易地与其他理论相结合，如洛克里的菲尼斯蒂翁(Philistion of Locris)和柏拉图(Plato)的学说，将四种元素与四种主要特质联系在一起。柏拉图在《蒂迈欧篇》(*Timaeus*)中，将疾病归咎于这四种元素的变化，归咎于空气、黏液和胆汁的过多或缺乏。他还指出了由不同元素的影响而引起的发热亦不相同。他在《蒂迈欧篇》中进一步将躯体疾病与精神疾病联系在一起，对精神和道德情况做出躯体的解释，而这一点在《希波克拉底文集》中表现得不充分。[1]

表 2.7.1　希波克拉底四体液学说比较表

体液	词源	来源	特性	季节	疾病	治疗	气质
黏液	pituita	脑	冷	冬	感冒、肺炎、头疼、胸膜炎、卒中、尿急痛、心绞痛、痢疾	热水浴、温粥、利尿剂、催吐药、放血术	黏液质
血液	sanguis	心	热	春	风湿热、癫痫、麻风、水肿、肝炎	冷却剂、灌肠药、驴奶、热水浴	多血质
黑胆汁	melanchole	脾胃	湿	秋	伤寒、疟疾、溃疡、霍乱、黄胆	烧灼剂、催吐剂、放血、灌肠	忧郁质
黄胆汁	chole	肝	干	夏	口腔溃疡、胃病	冷却剂、止痛剂	胆汁质

[1]　Plato, "Timaeus," in *Medicine and Western Civilization*, eds. Rothman D J et al. (New Brunswick: Rutgers University Press, 1995), pp. 48-53.

3. 体液论的基本原理

体液论作为古希腊时期一种影响最大的医学理论被医生广泛接受并应用于临床实践中。然而，应当指出的是不同的医生对于体液论的理解和解释各不相同，即使在《希波克拉底文集》中，不同篇章的作者对体液论的论述也存在着差异。我们甚至可以说并不存在着被每个医生都接受的统一的、基本的体液论，但是他们又都基于体液论将疾病的诊断、治疗原理和预后系统地联系在一起。这种状况实际上类似于中国传统医学中医生对于阴阳五行学说存在着不同的理解和解释，他们也是在实践中灵活应用之。因此，体液论是在总体上指导医生的医疗实践活动，医生们都遵循只有首先理解机体作为一个整体的性质，才能理解机体各部分性质的原理。为了便于理解，体液论可被概括为七项原理：

（1）平衡原理（the principle of equilibrium）

平衡原理是体液论最基本的原理。平衡原理认为，健康是体内体液平衡的结果，疾病是由于体液失衡所致。人体中四种体液配合正常，人就健康；某种体液过多或过少，或与其他体液分离，则导致疾病。引起体液平衡失调并导致疾病的原因有三个方面：首先是不适当或过量饮食；其次是外伤、极度疲劳；最后是气候变化。这三类因素对体液都有明显的影响，可使体液发生凝结、稀释或腐败。在这种情况下，变质了的体液流到机体的某一部位就可引起该部位的病变。

（2）季节影响原理（the principle of seasonal influence）

体液论认为，季节、气候等外界环境的变化将影响到人体内四体液，每个季节的特点导致人易发某类疾病。因此医生在对病人的诊断和治疗中应充分考虑季节和气候因素的影响。如在春季发生鼻出血的情况要多于其他季节，因为春季受到热和湿的影响，血液增加；在夏季，受热和干的影响，可引起机体中黄胆的增多；黏液在冬天增多，人们容易伤风流涕；秋季是干冷季节，黑胆汁在体内占支配地位。在季节影响原理中，四体液总是与自然中的热、冷、干、湿四种特性和春、夏、秋、冬四季联系在一起，它们又与希腊哲学家假定的构成宇宙的土、水、火、气四种基本元素密切相关。古希腊自然哲学家通过这种方法将自然的大宇宙（macrocosm of nature）与人体的小宇宙（microcosm of man）直接联系起来，人体的健康和疾病受到整个自然变化过程的影响，古希腊医学中对这种人与自然密切关系的重视类似于中国古代医学中的天人合一的思想。

（3）对抗疗法原理（the principle of contraries）

对抗疗法是体液论的一项基本治疗原理。根据体液理论，机体的每个器官或每种疾病以及每一种治疗药物都具有热、冷、干、湿的特性，因此在疾病的治疗中可采用对抗治疗的原理，即“相反事物应当以相反方法治疗”（contraries should be cured by contraries）[1]。如某病人患腹痛，医生根据体液论诊断腹痛与病人的黑胆汁失衡有关，黑胆汁来自脾脏，其特性为冷、干，病人的寒战症状表明病人体内有过多的冷、干性质的黑胆汁。冷、干的对应物是热、湿，医生可依据对抗疗法的原理，要求病人定期热水浴、增加饮水以及给予相应的药物治疗，以帮助体液恢复平衡。

（4）天然热原理（the principle of innate heat）

四体液不仅可以解释疾病的原因，而且也是解释生理活动的基础。但是，机体内的四种体液如何工作？引起它们运动的动力是什么？什么力量使它们按比例混合从而维持机体的平衡？体液论提出机体内存在着一种天然热（emphyton thermon），机体的营养供给、体液的分布都是来自天然热（位于左心室）的驱动。天然热原理还可用来解释许多生理现象：如婴儿心跳快、体温较高是因为婴儿天然热水平高以促进机体较快生长，相反，老人体温偏低是因为天然热水平较低。这一事实也可以解释一般老人对食物的需要比年轻人少。它还可

[1] Sigerist H E, *A History of Medicine* vol. 2 (Oxford: Oxford University Press, 1961), p. 322.

以解释呼吸可冷却心脏过多的热，以避免心脏受损。

（5）自然疗法原理（the principle of natural healing）

体液论十分强调机体的自然治愈力，认为自然治愈力是治疗疾病主要力量。希波克拉底说，“自然是疾病的医生。自然能自己发现治疗途径和方法，而不是思考的结果”。医生的工作就是理解自然、支持这种自然过程，而不要干预自然疗程。古代医生在实践中常可见到患重病或受到严重创伤的人在没有医治的情况下康复的现象，于是他们将之归结为自然治愈力的作用。此外，医生们也注意到疾病的发生、发展和转归都有一定的规律，医生应当顺应这种规律，在适当的时间、以适合的方式帮助机体恢复自然治愈力。

（6）消化原理（the principle of pepsis）

总体上看，疾病都有一个自然过程。那么什么决定疾病的进程呢？疾病进程的演变又有何征象呢？古希腊医生在对当时常见病、多发病细致观察的基础上，提出了疾病发展和转归的消化原理。例如，感冒之初，病人常流清鼻涕，后来变稠，颜色呈现黄绿色，最后鼻腔分泌物减少、症状消失。肺炎病人的咳嗽、咳痰也是随着病程发生变化的，起初清痰，病情严重时变稠成为脓痰或痰中带血，转变期后病情缓解，咳嗽、咳痰逐渐消失。伤寒病人肠道排泄物也有类似的变化过程。体液论认为，这些疾病是由于一种体液异常地控制了其他几种体液，于是“机体调动它的所有防御力量攻击生的、变质了的体液，使它们在天然热力的作用下成为‘熟的’以便能排出体外”。[1]这种在机体内天然热力的作用下，疾病从未成熟状态变为成熟状态的过程称为消化（pepsis）。

（7）转变期原理（the principle of crisis）

所谓转变期即机体的自然治愈力与疾病作决定性斗争的时期，是

[1] Sigerist H E, *A History of Medicine* vol. 2 (Oxford: Oxford University Press, 1961), p. 328.

疾病变好或变坏的关键时刻。希波克拉底学派医生在治疗实践中注意到病情的变化与时间有某种内在的关联。在转变期原理中，希波克拉底学派十分重视数字 4 和 7，这显然是受到了毕达哥拉斯思想和美索不达米亚医学的影响。希波克拉底学派的医生注意到，许多疾病一般在一定期限内发生转变，或病情缓解、恢复健康，或病情加重甚至死亡。疾病若在预定的天数出现转变，则预示着预后良好，否则预示着预后不良。因此，《论流行病》（“Epidemics”）中指出：“医生必须注意转变期，应知道这是决定生死或者至少病情变坏或好转的关键时刻。”[1] 医生若能熟悉各种疾病的转变期，将有助于预后的判断和选择适当的治疗方案。在治疗手段十分有限的情况下，判断疾病的预后对医生尤为重要，是区别医生优劣的标准之一。

4. 体液论的发展：盖仑的统一及其以后的影响

希波克拉底学派的体液论作为西方古代医学的正统理论，对西方医学的发展有着重要的影响。不同时代的医学家也对体液论不断充实、完善，并依据他所处时代的理论和实践加以解释和应用。第一次对体液论进行综合的是古罗马医学家盖仑（Galen）。盖仑将希波克拉底和柏拉图的观点综合成为一个体系，将四体液与四元素联系起来，并第一次对这些观点进行了综合，形成了所谓的体质论。

盖仑赞同希波克拉底学派的体液论，把体液的作用看作各种不同气质的基础：血气方刚者是由具有潮湿和温暖这种基本性质的血液控制着；在冷静沉着者的身上，是潮湿和寒冷的黏液控制着人体的灵魂特质；忧郁的人是处在干而冷的黑胆汁的影响之下；易怒者是受了干而热的黄胆汁的作用。但与希波克拉底不同的是，盖仑避免讨论涉及体液确切性质的问题，而是将体液作为不可见的实体，只能通过逻辑的方法来认识。盖仑认为，由于动脉中的血液由四种体液形成，所以血液具有支配地位。但盖仑不能确定黑胆汁在机体内的相似性质，

[1] Adams F, *The Genuine Works of Hippocrates* (Baltimore: The Williams &Wilkins Company,1939), p.113.

于是他指出不能假定黑胆汁作为一种纯的、基本的体液的存在。盖仑认为由不同体液混合所形成的体质既能影响机体，也能影响心灵，从而用体质病理学理论阐明了柏拉图和亚里士多德论述的问题，即抑郁质是由人的体质所决定的。[1] 通过盖仑的综合，体液论体质论不仅在临床上得到广泛的应用，而且也被相面术和占星术所采纳，如占星术士的四相图，将四体液结合到天空中的四个中心点，每三个星座与一种体液相关，如黏液与摩羯座、宝瓶座和双鱼座相关。基督徒也能将体液论与圣徒彼得、保罗、马克和约翰联系在一起，与音乐调式联系在一起。盖仑的体液论几乎能解释人类健康、疾病及其相关的任何问题，为疾病的治疗后果提供了各种可能性回答，例如病人在接受治疗后未能康复，该体系所提供的多种解释方式本身就可自圆其说。

这种理论后来成为中世纪欧洲和伊斯兰世界占统治地位的医学理论。阿拉伯医学家胡奈恩·伊本·伊沙克（Hunayn ibn Ishaq）在编辑《医学问答》（*Medical Questions and Answers*）时，就采纳了经盖仑修正的体液论。他在谈论人体的健康和疾病时采用了盖仑的三段论模式，即先论述机体的自然组织，然后论述中性因素，最后论述非自然的疾病。胡奈恩尤其重视中性因素在健康和疾病过程中的作用，他所列出的中性因素包括饮食、环境、睡眠、锻炼、排泄和情绪等六种。[2] 这种论述方式为后来大多数阿拉伯医学家所仿效。至少从哈里·阿巴什（Haly Abbas）时代开始，这六种中性因素在许多疾病的原因和治疗中就成为关键因素。

胡奈恩的著作可能在 11 世纪时被译成拉丁文。翻译者对原著做了两个重要的改变：问答形式被直接对话所取代，六种中性因素被给予了新名称——“非自然因素”。胡奈恩著作的拉丁版本成为 12 世纪以后医学校的主要教科书，影响扩展到意大利、法国和欧洲其他国家。每位有抱负的医生都学习胡奈恩的著作，并参照它处方治病。因此，

---

[1] Siegel R E, *Galen's System of Physiology and Medicine* (Basel: S. Karger AG, 1968), pp. 216-218.

[2] Bynum W F and Porter R (eds.), *Companion Encyclopedia of the History of Medicine* (London: Routledge, 1993), pp. 288-290.

不仅在学术著作中，而且在处方和医疗建议上，他们都根据六种非自然因素进行分类，因为通过调节这些因素，人们不仅能恢复机体的健康，更重要的是可预防机体的自然平衡受到破坏。根据胡奈恩的学说，药物和饮食属于食物和饮料类，放血、性交和净化属于排泄类。胡奈恩也十分注意适当的环境与气候，重视个人的情感状态。他强调愉快地步行到乡间野餐可成为有效的治疗。总体上看，胡奈恩强调摄生法，重视六种非自然因素在维持健康和治疗疾病中的作用，这对一般疾病的治疗或康复是有积极意义的，对精神疾病及其躯体原因也提供了一种比较合理的解释。

中世纪对这些非自然因素的重视是体液论发展的一个重要部分。人们将环境、卫生和饮食作为健康和疾病的重要决定因素的思想，直到 19 世纪都得到医生的赞同，尽管他们已经拒绝体液论。从整体上看，体液论作为一种主导西方医学两千多年的医学理论，为治疗和预防疾病提供了一个连贯的、合乎逻辑的基本框架，而且在许多方面与医生的经验甚至同病人观察到的现象是一致的。例如，一些疾病有季节特点，一些疾病侵袭某些年龄段的人群而不影响其他人，一些疾病不经治疗在一定时间也会出现缓解，等等。体液论要求医生将病人作为一个整体来考虑，强调心灵和躯体的统一，尽管它对疾病的解释既包括躯体的，又有心理学的，甚至还有占星术的，但它为医生提供了一个能有效理解和解释疾病原因和现象、选择适当治疗方法的理论框架或体系。

体液论的悠久传统有助于肯定和强化它的权威性，它的哲学思辨性和逻辑推理性则使它在疾病的诊断治疗和预后判断上具有回旋余地，因此，若出现诊断治疗上的失效可归咎于医生的失误或经验不足，抑或病人自身的问题，而不是体系本身的问题。它的规则性提供了一种通过预防和治疗来增进健康和控制疾病的有效方法。与此同时，体液论强调每个病人的个体性以及每种疾病的特殊性，由此为医生在理解疾病的个体性和处方的灵活性上提供了展示他们技能和知识的机会。体液论也是一种比较简单明了的医学体系，许多病人也能掌握它，从而进行自我治疗。因此，体液论的广泛被接受有助于医生将这种理论运用于临床实践，并给病人增添信心。

纵观体液论发展的历史，它最早出现在前6—前5世纪的希腊，直至19世纪，基本上是西方医学传统的基础。值得注意的是，虽然古代希腊医学的体液论与中国和印度的医学体系有类似之处，但这种类似与上述地区的古老医学传统基本上没有什么直接的内在联系。这种类似可能是偶然的，但从另一方面看，它也显示了人类认识健康和疾病现象的必然规律。至2世纪，体液论已成为罗马帝国医学的统治思想。阿拉伯帝国兴起后，9世纪左右，希波克拉底和盖仑的著作被译成阿拉伯文，在伊斯兰世界流行，直至20世纪依然发挥着重要作用，与某些现代西医治疗和临床诊断被综合在传统体液论框架中。中世纪后期，阿拉伯文的希波克拉底和盖仑著作又被转译为拉丁文回到西方。在11世纪以后，体液论被新建立的大学引入医学教材，并成为医学理论的基础。诊断和治疗根据所谓六种非自然的模式而构造。虽然，16世纪以后，随着解剖学和生理学的发展，体液论所依据的古代解剖学和生理学知识已被抛弃，体液论的理论基础也随之瓦解，但是，在治疗方面体液论的解释依然有一定的说服力，因而得以继续，尽管它在形式上已逐渐变弱。W. 哈维（W. Harvey）对血液循环的发现，仅仅将盖仑描述的血液的许多性质转交给其他体液，18世纪的许多健康和疾病理论依然是以机体的体液平衡思想为基础的。例如G.E. 斯塔尔（G.E. Stahl）认为所有疾病都发生在血液，由于血液的郁积或黏稠而产生炎症等病理现象；F. 霍夫曼（F. Hoffmann）认为疾病是胃肠的多血症（plethora）所致；W. 居仑（W. Cullen）则将发热归咎于动脉的痉挛；而J. 布朗（J. Brown）主张疾病是体内器官过度刺激的结果。G. 安德烈（G. Andral）在研究血液学的基础上，复兴了更严格的体液论，他将疾病归咎为血液成分，如血纤维原、白蛋白、碱的变化。在安德烈思想的影响下，19世纪奥地利病理学家C. 罗杰坦斯基（C. Rokitansky）将所有病理细胞的产生归咎于血液中不好的混合，后来在魏尔啸的批评下，他收回了自己的观点。

魏尔啸提出的新的细胞病理学关注机体组织和细胞而不是体液和化学的改变，细胞病理学的诞生似乎意味着体液论作为一种科学上可接受的理论的终结，尽管普通人依然用类似于盖仑和希波克拉底的观点看待疾病和治疗过程。然而，激素和神经内分泌在体内的分离和鉴定，以及它们在维持自然平衡、稳态、控制躯体和行为的过程中的重要作用，似乎在一定程度上又可以被看作对体液论的证实。然而，这些现代“体液”不像其“祖先”四体液那样，被认为是所有病理变化的原因，而且它们之间的相互作用比希波克拉底体液论所讲的混合更为复杂。与此同时，现代流行病学家已开始将个体的感受性作为某些疾病的易感因素，区分躯体的和心理学的类型，分辨谁是最危险的因素。当然，这些医学思想的转变应当看作整体论的复兴，而不是特殊的体液论，因为现代医学的解释框架已不需要求助体液论中四体液的严格特征。

尽管体液论退出历史舞台已有相当长的时间了，但体液论的基本思想，即重视机体的平衡、注意自然环境对人体健康和疾病的影响、强调医生的作用是帮助病人恢复自然治愈力等，已日益为现代医学所肯定。现代整体医学的兴起，也再次证明了古老的医学传统依然能为现代医学的发展贡献智慧。

（本文原载《中华医史杂志》2001 年第 3 期）

八、20 世纪医学：回顾与思考

在过去的一个世纪里，医学的发展是如此迅速，取得的成就是如此辉煌，人们从来没有像今天这样健康、长寿，以至于人们乐观地相信一个逐步消灭传染病、控制慢性病，人们更加健康、长寿的时代即将到来。的确，20 世纪人们不仅目睹了医学技术的巨大进步，而且也见证了卫生服务系统和医疗保障制度的建立和发展。现代医学已成为一个具备探索生命奥秘、防治疾病、增进健康、缓解病痛以及提供社会保障等诸多功能的庞大的综合体系。然而，具有讽刺意味的是，现代医学在为增进人类健康提供越来越多的好处的同时，也带来了许多棘手的问题，从而导致人们对医学产生疑惑和提出批评。人们呼唤重新审视医学的目的和价值。本文试图通过对一百年来医学巨大变革进行回顾来审视现代医学的发展特征及其所面临的问题。

1. 疾病控制

（1）防治模式与重大成就

毋庸置疑，20 世纪医学发展的重要标志就是一系列严重危害人类生命和健康的传染病、寄生虫病和营养缺乏性疾病得到了有效的控制，从而使人类平均期望寿命普遍延长，疾病谱和死因的顺位发生根本性变化。如美国在 20 世纪 20 年代以后就出现了因各种传染病死亡的人数下降，因慢性病死亡的人数上升的趋势。我国的这种死亡率交叉变化的趋势出现在 20 世纪 50 年代中期，随后，我国居民的平均期望寿命从 1949 年的 35 岁上升到 1999 年的 70.8 岁。[1] 人类对急慢性传染病、寄生虫病和营养缺乏性疾病的有效控制，被称为第一次卫生保健革命。

19 世纪末 20 世纪初，病原微生物和寄生虫的发现，“病因—环境—宿主”疾病流行模式的建立，以及维生素等必需营养成分的阐明，为传染病、流行病和营养缺乏病的防治奠定了科学基础。从 20 世纪前五十年诺贝尔生理学或医学奖授奖内容看，涉及上述问题的项目占一半以上，清楚地显示出科学研究是确定适宜的防治策略和有效的防治措施的重要依据。疫苗制备技术的完善使普遍推行疫苗接种成为可能，人类才有可能彻底消灭天花，消灭脊髓灰质炎也指日可待。现在，疫苗被用来控制腮腺炎、流感、水痘、白喉、甲肝、乙肝、百日咳、结核病、破伤风等诸多常见的疾病，从而大大地降低了这些疾病的发病率。化学药物和抗生素的应用在传染病的控制中也发挥了重要作用。20 世纪初，一种能特异性杀灭梅毒螺旋体的药物“606”问世后，“制造对人体无害而又能杀死病原体”的“魔弹”理论，激发起医学界寻找特异性治疗药物的热情。20 世纪中期，在磺胺药物和青霉素成功地应用临床以后，合成各种化学药物、寻找高效的具有广谱杀菌作用的抗生素成为药物研究的重要内容，并取得了丰硕的成果。过去严重威胁人类生命的肺结核、肺炎、梅毒等许多感染性疾病突然之间变成了可治之症。另一方面，居民的卫生条件、营养状况、居住环境的改善也是控制传染病和流行病的重要影响因素。如在鼠疫、霍乱的控制中，大规模的灭鼠、清洁的饮用水、疫源地的严格控制或许比药物和疫苗更为有效。

20 世纪 50 年代以后，各种慢性病成为人类健康最大的威胁。虽然对于慢性病的防治目前尚未取得突破性的进展，但人类对这类疾病有了较深入的认识，明确了慢性病的发生和发展是多因素综合影响的结果，除了生物学因素外，还与人的生活习惯、行为方式、环境污染等有密切关系。有人提出现在已进入慢性病、生活方式病

[1] 国务院新闻办公室：《中国人权发展 50 年》，《光明日报》2000 年 2 月 18 日。

或现代文明病时代。[1] 为了适应这种变化，医学界在20世纪70年代末提出，医学模式需要从生物医学模式（biomedical model）向生物—心理—社会医学模式转变，需要进行卫生保健的第二次革命。有学者提出了影响健康的四类因素，即不良生活方式和行为、环境、生物学以及卫生保健服务，并强调增进人类健康需要多方面的综合处理。在心脑血管疾病、恶性肿瘤等慢性病的防治中，医学家提出了控制危险因素、三级预防（即病因预防、发病预防和临床预防）相结合的思想。如在对高血压、冠心病危险因素的研究中，通过对可控制因素进行管理来降低发病率的设想已显示出良好势头。在发达国家，戒烟、控酒、体育锻炼、平衡膳食、减少心理压力等行为干预，在降低心脑血管疾病方面获得了令人鼓舞的成效。[2] 对遗传病和先天性疾病的控制也取得了可喜的成绩。20世纪80年代中期已发现单基因遗传病达3368种，多基因遗传病数百种，染色体疾病约450种。[3] 随着遗传学的发展，不仅弄清了一些遗传病的发病机制，而且也找到了治疗和预防遗传疾病的方法，目前通过产前诊断和产前治疗、饮食控制治疗、酶的替代等，有效地降低了遗传病和先天性疾病的发病率。此外，政治经济因素在疾病控制中的也发挥着重要作用，如改善环境、发展健康教育、协调卫生服务等都需要政府行为和全社会的共同努力。

（2）问题与挑战

随着疾病谱的变化，慢性病的控制成为社会关注的焦点。实践发现，将控制传染病的模式应用到慢性病防治方面成效不大，机械论的线性因果关系在解释慢性疾病上显露出弊端。遗传学的迅速发展使许多医学家们相信通过基因研究可解释慢性病的病因，利用敲除或取代缺陷基因等方法将为慢性病的特异性治疗带来希望。但是，随着研究的深入，医学家们发现事情比预想的要复杂得多。如医学家已成功地

[1] 梁浩材主编：《社会医学》，湖南科学技术出版社，1999，第42页。

[2] 杨菊贤、杜勤：《从心血管疾病的美国模式看肿瘤的中国模式》，《医学与哲学》1999年第12期。

[3] 李璞等编：《医学遗传学纲要》，人民卫生出版社，1989，第2页。

分离并克隆了“囊胞纤维化基因”，但进一步研究发现，“囊胞纤维化基因”上有超过350个不同位点的突变都可导致病人出现“囊胞纤维化”，而这种疾病的发病是需要父母双方两个突变型的结合，这意味着可能出现的结合数量是个天文数字。或许最令人惊奇的是，突变的某些结合在部分人导致“囊胞纤维化”，而在另一部分人则无任何症状。[1]相似的情况也出现在亨廷顿氏病中。疾病产生是“基因决定论”还是“环境决定论”，基因突变是因还是果在医学界依然存在着争论。由此可见，确定与疾病相关的基因以及基因取代治疗还有相当长的路要走。

另一类严峻的挑战是新疾病的出现，如人类免疫缺陷病毒、慢病毒等新的病原体引起的疾病，以及老病的复燃，如性传播疾病、结核、疟疾等，此外还有抗药菌株的出现。这些第一次卫生保健革命留下的难题已清楚地表明，即使是传染病的控制也需要新的思路。此外，还有医学发展本身未料到的后果：医源性和药源性疾病——由于药物或诊断治疗过程而导致的疾病，以及伴随寿命延长而出现的困扰老年人的退行性病变和精神损伤。实际上，许多慢性疾病以及退行性病变是难以被根除的，有些将终身伴随，我们是否应当探寻一种新的防治模式，其目的不在消灭它们，而是使病人在这种状况下生活基本正常呢？与此同时，环境因素导致的疾病和损伤也应当引起充分的重视，如二噁英、大气污染、电磁辐射等对人类健康的危害都是亟待研究的问题，污染物浓度检测的精度已由ppm（parts per million）提高到ppt（parts per trillion）。

目前对于许多慢性病的防治尚未获得令人满意的结果，最重要的原因或许是疾病发生和发展的科学基础还没有完全阐明。此外，疾病是一种复杂的生命现象，需要从多维度、多变量的非线性因果关系上去研究和探讨综合性的防治策略。复杂问题简单化的策略在一定范围内可以奏效，但不能解决根本问题。随着人类基因组计划的展开，医学对人体的奥秘将有进一步的解读，相信在不久的将来医生可

[1] Golub E S, *The Limits of Medicine* (Chicago: The University of Chicago Press, 1997), p. 209.

根据每个个体独特的基因组确定疾病的防治策略，为疾病防治提供更加有效的手段。

2. 医学技术

（1）医学技术的巨大进步

在过去的一百年里，卫生保健的巨大变化是生物医学科学和医疗技术突飞猛进的结果。19 世纪末 20 世纪初，细胞病理学、细菌理论、遗传学、实验生理学等一系列生物医学基础学科的建立，成为现代医学发展的显著标志。而医学与各门自然科学和技术的结合越来越紧密是现代医学技术发展的另一个标志。20 世纪医学进步给人印象最深刻的就是在庞大的现代化医院内那令人目不暇接的各种诊断治疗仪器和设备。从 20 世纪初应用于临床的 X 射线、心电图，到中期的电镜、内窥镜、示踪仪、超声诊断仪，再到 CT 扫描、正电子摄影（PET）、核磁共振成像（MRI）等，诊断学发生了革命性的变化。准确化、精密化、动态化、微量化、自动化、无伤害化已成为现代临床诊断的特点。此外，铁肺、肾透析机、起搏器、人工脏器等，显示出新技术、新材料在临床治疗中发挥着重要作用。药物学的迅猛发展为临床治疗提供了强大动力。

外科学在 19 世纪末 20 世纪初突破了疼痛、感染、失血三大难关后迅速发展。20 世纪中叶以后，以心脏外科和移植外科为标志，外科学日益繁荣。1944 年，对出生时患先天性心脏病的“蓝婴”成功地进行外科手术，是心脏外科发展的里程碑。20 世纪 50 年代出现了心脏直视手术。20 世纪 60 年代的冠状动脉旁路和心脏移植手术，充分地显示了外科技术的突飞猛进。1954 年，第一例肾移植手术的成功开创了器官移植的时代。1967 年，当巴纳德医生成功地将一位妇女的心脏移植到一个 54 岁男性体内时，移植外科与当时的太空航行一样受到公众的关注。随着人类对免疫系统的进一步理解，解决排异问题，发展免疫抑制剂，为移植外科开拓了宽广的新领域。在过去一百年里，外科不仅发展迅速，而且性质也发生了转变：20 世纪初期，外科基本上是缝合和摘除，而现在已转变为精确的修复和无止境的替代。随着腔镜外科的出现，手术也向着精细化、微创化方向发展。

20世纪50年代以后，分子生物学的建立，人们从分子水平上研究阐明人体结构和功能的日益深入，为解决医学的重大问题，如肿瘤、免疫、遗传、组织再生、抗衰老、药物开发等提供了理论指导。基础科学研究已改变了人们对机体及其与疾病斗争的理解，进一步从本质上证实了基因是决定人类生、老、病、死和一切生命现象的物质基础。不少遗传病的致病基因及其他一些疾病的相关基因和病毒致病基因陆续被确定。基因工程也促进了新药物和新疗法的涌现。1986年，美国科学家提出了阐明人类基因组的全部序列，从整体上破译人类遗传信息，使人类在分子水平上全面地认识自我的人类基因组计划（HGP)。1990年，该计划正式启动。HGP实施以来已经取得了卓著业绩。目前，以“定位克隆”途径克隆到的经典遗传病基因已达70多个。人类基因组计划的成果将成为现代生物学、医学用之不竭的源泉。与此同时，免疫理论与技术也渗透和影响到整个医学领域，而且对免疫系统与神经系统、内分泌系统之间的相互影响的认识，促进了人们对人体整体性和有机联系的深入理解。神经科学的发展为治疗帕金森病和其他中枢神经系统的紊乱带来了新希望。20世纪70年代末发展起来的膜片钳位技术和分子生物学方法，使我们对神经递质的合成、维持、释放及其与受体的相互作用的研究都取得了令人瞩目的进展。20世纪90年代后，人们更加重视脑科学研究中整合性观点的重要性，认识到神经活动的多侧面、多层次性。由此可见，分子生物学、神经科学、免疫学、内分泌学等门类的发展，不仅深化了人们对人体基本结构和功能的认识，而且还从不同侧面揭示出机体的整体性和有机联系。现代医学已开始注意从生命物质运动各层次和层次间的相互关系与整合方面去探索生命的奥秘，并极大地促进了临床医学的进步。

（2）问题与挑战

20世纪以前，医学技术的进展是相当缓慢的，医生们凭借有限的药物和实践中摸索的经验，为病人解决力所能及的问题。在 20 世纪，这种局面发生了根本性的变化，医学不仅获得了控制疾病的武器，而且还掌握了操纵生命的密码。随医学技术飞速发展而形成的“技术至善论”将人们锁定在医学“能做，必须做”的雄心勃勃的幻想中：人类可以消除一切病痛，人的所有器官都像机器的零件一样损坏后可以更换。病人成为医生与疾病斗争的战场。然而，临床医学中强调的广泛而昂贵的治疗，虽然挽救了某些危重病人的生命，延缓了死亡的进程，但是它关注疾病而忽视病人的倾向以及为病人和社会带来的沉重经济负担越来越受到人们的批评。如何解决发展高新技术与适宜技术之间的矛盾，协调关心病人与治疗疾病之间的矛盾，成为现代社会的迫切问题。

目前，基因治疗再次成为关注的焦点。自从十年前开始基因治疗的临床试验以来，基因治疗的鼓吹者们已经对这一领域进行了持续的“炒作”。尽管他们反复声称基因治疗的好处，但在数百个基因治疗试验中，至今还没有任何一例具有确切的临床疗效。最近广为报道的几起患者在基因治疗试验中死亡的事故引人关注，这是对基因治疗中的急功近利，以及诱导公众对基因治疗产生过高期望的倾向提出的警告。虽然我们不能由此否定基因治疗这一临床医学领域的研究成果，但却应当以更严格的科学态度来审视它。

生殖技术方面也存在着相同的问题。1978 年 7 月 25 日，世界上首例体外受精婴儿路易斯·布朗在英国问世，标志着生殖技术临床应用的开始。1997 年，英国科学家威尔莫特成功地培育出克隆羊多利，轰动了全世界。克隆技术的突破是一项重大科技成果，然而，它也催生一系列伦理和法律问题。人们迫切要求国际社会制定相关伦理准则和法律条文，规范这种技术的研究和应用，使它最大限度地造福人类。英国罗斯林研究所的科学家正在研究一种克隆新技术，不仅有望做到在克隆过程中不使用卵细胞，而且还可省却胚胎发育步骤。有人认为，如果新技术被证明可用于培育治疗疾病所需的人体组织和器官，那么将有可能消除一些一直困扰人体治疗性克隆研究的伦理障碍。因为利用新技术进行治疗性克隆时，体细胞的细胞核不是注入去核卵细胞，而是与去核的胚胎干细胞进行融合，由此形成的新细胞可不经过胚胎阶段，而直接发育成所需的组织或器官。克隆技术、转基因技术可以用来解决目前疾病治疗中的一些问题，如移植器官的缺乏，但跨种间的器官移植是否会导致人类染上一些原本仅在动物身上才有的疾病是值得担忧的。

随着医疗费用的不断攀升以及对西医药副作用认识的深入，世界各国对于应用自然疗法和传统医学治疗疾病的兴趣日渐浓厚。与此同时，随着生命科学研究的深入，人们更加清楚地认识到生物机械论的局限性和人的整体有机联系。传统的以可测定的生物学变量来解释疾病的观念逐渐被综合性、系统性的观念所代替，出现了生物—心理—社会医学模式、整体医学模式。[1] 中国政府鉴于我国医疗卫生的实际情况，制定了大力发展中医和加强中医药学研究的决策。20 世纪 50 年代以后，我国在开发和应用传统医学促进健康、治疗疾病方面取得了举世公认的成就，以针灸疗法为代表的中医治疗受到了世界各国的普遍欢迎。在慢性疾病治疗和保健养生方面，中医药学也表现出强劲的发展势头，如应用活血化瘀理论和有关药物治疗心血管疾病、应用扶正固本理论增强人体免疫力的探索，引起了国际医学界的广泛重视。如何进一步推动中医药研究，使之为世界人民的健康和医学的发展做出更多贡献，是我国医学界应当关注和思考的问题。

3. 医疗卫生服务和医疗保障体系

医学发展到 20 世纪已不再只是一门复杂的科学技术体系，它也成为一个庞大的社会服务体系。医学不只限于预防、治疗和护理，它还与政治、经济和法律密切相关。随着社会经济的发展，医疗卫生服务在人类生活中的比重也日益增加。现代医学的繁荣，有赖于社会对医学作为一项公益事业的巨大支持。在世界范围内，大量的社会和私人资源投入医学。在发达国家，用于医疗卫生服务的费用已达到甚至

[1] 张大庆：《整体医学：从观念到实践》，《医学与哲学》1988 年第 12 期。

超过 10%，以医院为中心的医疗保健体系覆盖了人的生老病死各个方面。为了满足医疗保健的不同需要，医疗保健服务体系正由单一层次化向多元网络化发展，尤其加强了初级卫生保健。

20 世纪卫生事业发展的动力是卫生观念的变革，人们开始认识到卫生发展是社会经济发展的重要内容，注意到卫生发展与社会经济发展的双向性、同步性、协调性。随着社会经济的发展和人们生活水平的不断提高，医学对人类自身发展的重要性更加突出；延缓衰老、提高生命质量和整体健康水平成为社会关注的焦点。人们已将获得卫生保健视为一种政治权利和社会的责任。1977 年 5 月，第三十届世界卫生大会通过决议，提出“2000 年人人享有卫生保健”的卫生发展目标。实现这个目标不仅需要医疗卫生系统内部的努力，而且有赖于调动全社会的力量共同参与。这个目标的提出充分体现出医学的社会化趋势，它正通过各国政府和医疗卫生机构的努力逐步得到实现。

保障人人享有卫生保健的基本措施之一就是实行全民医疗保险。尽管世界各国在经济水平、社会制度以及医疗体制上存在着差别，但在卫生保健上面临的问题以及解决问题的方法上有许多共同之处。医疗保障制度作为社会再分配的杠杆，将一部分财富用于社会下层，起到保护基本劳动力的作用。因此，政府在改善人群健康状况方面应当承担责任，尽管在为穷人提供医疗服务上的作用是有限的，但它体现了对人人享有卫生保健的公平原则的追求和起码的社会良知。世界各国都建立了不同形式的健康保障制度，如英国的国家卫生服务制度、加拿大的国家健康保障制度、日本的健康保险制度、韩国的全民健康保险制度等，在不同程度上为公民享有基本的医疗保健提供了保障。

实行全民医疗保障是社会的理想目标，但是医疗费用的迅猛增加，以及卫生资源的不合理分配，对医疗保障体制造成了严重的冲击。在英国，国家卫生服务已成为“政治足球”，并且处境困难。在美国，虽然卫生保健费用已占到国民生产总值的 15%，但依然有相当数量的人缺乏起码的医疗保险。在富裕国家，贫困者依然得不到足够的医疗；在发展中国家，由于缺乏国际援助，疟疾和其他热带病仍在肆虐。卫生资源分配不平衡的矛盾成为各国共同关注的问题，尤其在 20

世纪60年代以后，临床医学高技术发展使这一矛盾更加突出。如何公平与公正地分配卫生资源，成为各国政府和卫生行政当局面临的难题。医学科学的发展将使得许多人负担不起医疗保健吗？医学将屈从于增加费用和精确程度而减少利用的反比定律吗？这些都是现代社会不得不严肃考虑的问题。

医学在已经征服了许多严重疾病，缓解了疼痛之后，它的目标似乎不再清晰，它的授权已变得混乱。具有讽刺意味的是，医学技术的发展在提高人类健康水平的同时，疾病的总数也随之增多了。一方面这是人们对机体认识不断深化的必然，但另一方面或许是因为人们也越来越多地将人类生命中正常的兴衰变化看作需要药物加以缓解的疾病，如绝经、机体功能随年龄增加而衰弱等。这样似乎进入了一个怪圈：医学越发达，疾病越多；社会越健康，它越渴求医学。难怪有人追问：医学的目的究竟是什么？它应该在哪里停止？它的主要责任是无论在什么情况下都尽可能地维持人们活着吗？它的变化已使人们更健康地生活吗？或者它仅仅是一种服务产业，去满足它的顾客提出的无论什么稀奇古怪的要求，如为了健美而进行基因改造吗？现在是我们正视这些问题的时候了。

4. 医学伦理与法律

20世纪医学技术的发展在为人类健康造福的同时，也带来了日益增多的道德难题。20世纪60年代以后，医学高技术带来的道德问题和卫生资源分配问题日渐突出。随着消费者权利要求的增加，病人权利运动开始影响到卫生保健方面。人们对那种家长式的、独断的医疗行为方式表现出不满。作为运动的结果，美国医院协会于1973年出版了《病人权利法》。1976年初，欧洲议会发表“关于病人和死亡权利的报告”。20世纪60年代，随着女权运动的发展，生育控制和流产成为人们关注的中心，妇女控制她们自己身体的权利、胎儿生命的权利等诸多问题，在生命伦理学领域激起了涉及医学、哲学和宗教多方面的争论。20世纪70年代以后，随着遗传学、生殖技术的进步，克隆、试管婴儿可能造成的社会后果等伦理学问题引起了更广泛的讨论。随着生命维持技术的发展，人们在医院里的非人格化技术下经历他们的死亡已成为常事，这重新唤起了对死亡、濒死和安乐死的讨论。器官移植技术的建立也迫切希望解决死亡的伦理学问题。这些社会、文化运动，以及生物和医学科学发展带来的问题，导致了 20 世纪 60 年代“生命伦理学运动”的兴起。[1] 生命伦理学已不再局限于医患关系的调整，而扩展到重新审视生死观、探讨生命的价值、促进卫生保健中的公正和卫生资源的合理分配等一系列问题。基因功能学的进展将促进预报医学、遗传筛查等发展，并提出一系列的伦理和法律问题。可以预言，21 世纪医学中的伦理和法律问题将对卫生保健的策略和医学技术的发展方向产生重要影响。

生命伦理学的另一个发展趋势是由单纯的个体伦理向个体—群体伦理协调的转向。从卫生资源分配、环境危害，到性病艾滋病控制、人类基因组计划，都是既涉及个体利益，又与群体和社会利益密不可分的。与此同时，生命伦理学已不仅仅涉及医生与病人，而且也涉及卫生政策决策者、管理者以及环境工作者等诸多群体。如何处理、协调不同利益之间的关系是当代生命伦理学的重大课题。如由于社会经济发展水平和医学技术发展速度的不同，卫生资源的分配极不公平：从全球范围看，大量的卫生资源集中在少数发达国家，而发展中国家的卫生资源十分匮乏；从医疗保健上看，卫生资源又主要应用在高新技术的诊断治疗方面，而用于预防和健康教育方面的则很少；从个体水平看，医疗保健的贫富差距也日益扩大。尽管世界各国通过改革医疗服务和医疗保障制度来缓和医疗资源分配中的矛盾并起到了一定的作用，但是存在的难题远未解决。此外，卫生保健的国际化趋势还要求建立世界各国共同遵守的相关法律和道德准则。控制艾滋病全球蔓延、人类基因组研究计划、环境保护与人类健康问题等，都需要国际合作，因此在这些方面制定国际公认和共同遵守的医学伦理准则和法规也是十分必要的。

---

[1] Jonsen A R, *The Birth of Bioethics* (Oxford : Oxford University Press, 1998), pp. 13-19.

我们应当在历史的框架内理解现代医学的胜利和问题。我们今天正生活在医学迅速发展的时期，但也是对医学充满怀疑的时期。在过去一百年里，医学已取得了巨大的成功。然而，在医学应向何处去等诸多问题上，也存在着巨大的争议。指出这些困境并不是为了发泄对医学的怨恨，而是为了在看到医学迅速发展的同时，强调医学的责任，认清其已被模糊了的目的。本文希望通过提供一种历史透视，帮助我们理解现代医学所面临的成就越多问题越多的悖论。

（本文原载《医学与哲学》2001 年第 6 期
作者：张大庆、程之范、彭瑞骢）

九、维生素K的诺贝尔奖争议

维生素K的发现历程颇为错综复杂，是谁首先发现了维生素K这一问题存在着争议，由此导致诺贝尔奖委员会将1943年度诺贝尔生理学或医学奖授予丹麦生物化学家亨里克·达姆（Henrik Dam）和美国生物化学家爱德华·A. 多伊西 （Edward A. Doisy），表彰他们在发现、纯化和合成维生素K方面的贡献时，美国加州大学表示了强烈不满，指出诺贝尔奖委员会忽视了在这项工作中做出了重要贡献的另一位科学家——赫尔曼·J. 阿姆奎斯特（Herman J. Almquist，图2.9.1）。在关于维生素K获奖人的争论中，令人钦佩的是主要当事人——美国加州大学伯克利分校青年科学家阿姆奎斯特。与诺贝尔奖失之交臂时，他本人对此事件一直未发表评论。直至1975年，他才在朋友们的劝说下，公开了他领导的加州小组的早年研究情况，后来他又应邀出席了在达拉斯举行的关于维生素研究的专题讨论会，会上他全面阐述了自己对维生素K发现之争的观点[1]。虽然未能获得诺贝尔奖，但阿姆奎斯特却赢得了同行们广泛的称赞与尊重。回顾维生素K发现的历史，分析引起这场争论的原因，不仅有助于公正地评价有关科学家的贡献，而且通过这一事件，可以加深理解科学思想、科研方法、社会经济活动以及科学家的道德情操对于科学活动的影响。

1. 一种新的出血性疾病的发现

1929年，哥本哈根大学的达姆等人在用小鸡做固醇代谢研究时，首次观察到用不含脂类的饲料喂养的鸡出现肌肉和皮下出血的症状。

[1] Almquist H J, “The Early history of Vitamin K,” *The Am. J. Clin. Nutr.* 28 (1975) : 656-659.

与此同时，其他的科学家也观察到了类似的情况。因此，科学家们开始寻找造成出血的原因。1933 年，加州大学伯克利分校农学系的 W. 霍尔斯特（W. Holst）博士和他的研究生 E. R. 哈布鲁克（E. R. Halbrook）在实验研究中发现，用加利福尼亚沙丁鱼粉作为蛋白质原料配制的饲料喂养的鸡，也出现出血性疾病。他们还证实这种出血性疾病可以通过在饲料中加入新鲜卷心菜来预防。他们将实验结果发表在《科学》杂志上，并推断这是一种“坏血病样”疾病，因为配制饲料中不含绿色植物，可能是饲料中缺乏维生素 C 使鸡染上了“坏血病”。[1] 由于霍尔斯特在论文发表不久后就离开了人世，哈布鲁克不久也离开了伯克利，这项出血性疾病的研究工作在伯克利就暂时中断了。

1934 年，R. 克利伯特（R. Cribbett）和 J. T. 科雷尔 （J. T. Correll）重复霍氏的实验，但没有出现出血性疾病。[2] 原因是他们使用了不同的饲料，在他们用于喂鸡的饲料中含有肉渣。遗憾的是他们没有认识到正是因为饲料的差别，才未能复制出霍氏的结果。

霍尔斯特的另一位学生 K. G. 斯考特（K. G. Scott），在霍氏去世后从加州大学伯克利分校的农学系转到生理学系，但他仍在考虑鸡出血性疾病的病因问题。他与生理学教授 S. C. 库克（S. C. Cook）合作对这一问题再次进行研究，并且进行了比较观察。他们分别给两组鸡喂不同的饲料：一组用加利福尼亚沙丁鱼粉作为蛋白质原料，另一组用肉渣替代沙丁鱼粉。不久他们就成功地复制出了霍氏的实验结果：用加利福尼亚沙丁鱼粉作为蛋白质原料喂养的鸡发生出血性疾病，而用肉渣喂养的鸡则未发生疾病。他们推断，出血性疾病可能是由于沙丁鱼粉中含有某种有毒物

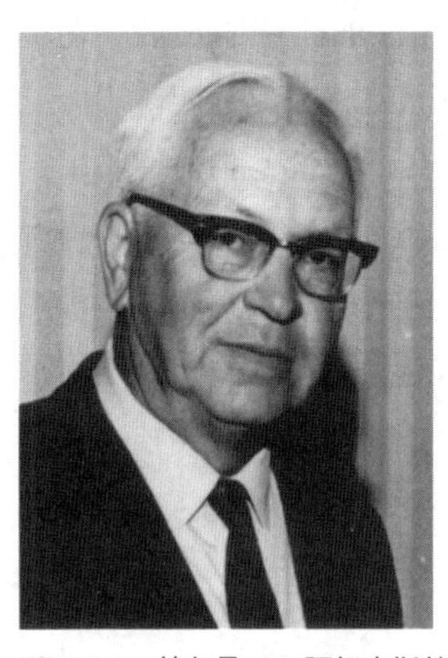

图 2.9.1　赫尔曼 · J. 阿姆奎斯特

[1] Holst W F, and Harlbrook E R, “A Scurvy-like Disease in Chicks,” *Science* 77 (1933): 354.

[2] Cribbett R, and Correll J T, “On a Scurvy-like Disease in Chicks,” *Science* 79 (1934): 40.

质所引起的。[1]斯考特的论文发表后，肉渣饲料生产商大为振奋，因为这样一来可促进肉渣饲料的生产，而沙丁鱼粉生产商则为之恼怒，无疑论文直接损害了他们的利益。加州沙丁鱼制造商 F. E. Booth 公司经理弗雷德·马尔林（Fred Mullins）因此向加州大学提出申诉，指出斯氏的论点是错误的并要求予以调查。马尔林强调，F. E. Booth 公司生产的沙丁鱼商品饲料并不引起鸡的出血性疾病，因此，不存在沙丁鱼粉有毒的问题。在这种背景下，加州大学农学系主任 C. 哈奇逊（C. Hutchison）要求他手下的一位年轻教师阿姆奎斯特查明究竟是什么原因引起鸡的出血性疾病。

2. 原因的发现

阿姆奎斯特 1903 年 3 月 3 日生于美国蒙大拿州。他曾在蒙大拿州立大学学习电气工程，一年后转学化学，1925 年获理学学士学位，1929 年进入加州大学伯克利分校化学学院深造，三年后获有机化学博士学位。阿姆奎斯特毕业时正值经济大萧条时期，在一位教授的热心帮助下，他才在加州大学伯克利分校的家禽部找到一份检测贮存鸡蛋质量的事务性工作。

阿姆奎斯特接受了哈奇逊交给他的任务之后，首先对有关文献进行了全面分析。在他面前，关于鸡出血性疾病的原因已有两种假说，即霍尔斯特的“坏血病样”疾病假说与斯考特和库克的“毒素作用”假说。因此，阿姆奎斯特首先需对上述假说重新检验。在认真地分析了霍尔斯特的论文之后，他发现霍尔斯特既没有用维生素 C 进行试验研究，也没有意识到鸡在胚胎发育时能制造维生素 C 的事实。显然，霍氏仅凭出血症状相似来做出缺乏维生素 C 的推断是难以令人信服的。丹麦生物化学家达姆等人也认识到这种出血趋向，并认为那是由于不同于维生素 C 的抗出血因子缺乏所致。[2]

[1] Almquist H J, “Vitamin K: Discovery, Identification, Synthesis, Function,” *Fed. Proc.* 38 (1979):2687-2689.

[2] Dam H, “Hæmorrhages in Chicks Reared on Artificial Diets: a New Deficiency Disease,” *Nature* 133 (1934):909.

当阿姆奎斯特认识到鸡的出血性疾病不是缺乏维生素 C 所致之后，他自然将注意力集中到沙丁鱼粉上来，寻找为什么会出现斯考特等人描述的用沙丁鱼粉喂鸡产生出血性疾病，而用肉渣则不出现的情况。经过细致的比较和分析，阿姆奎斯特注意到两者在加工程序上的差别：沙丁鱼是在夜间从海洋中捕捞的，为防止腐败，第二天上午就加工成罐头，而肉渣饲料是屠宰场屠宰动物后的一些剩余物和副产品做成的，并未采取任何防腐措施。于是，阿姆奎斯特认为腐败作用是问题的关键。通过考察肉渣饲料的加工过程，阿氏了解到，肉渣几乎都是用罐装肉的次品做成，并且还含有内脏和粪便等，有些是由内地运来的一些不宜食用的动物为原料，这些都可引起肉质的发酵，细菌因此就有了作用的机会，可能问题就出现在这里。[1] 此时，阿姆奎斯特已找到了解决问题的突破口。

在研究过程中，加拿大圭尔夫大学的 W. D. 麦克法兰（W. D. McFarlane）的工作引起了阿姆奎斯特的注意。麦克法兰在用鸡做测定鳕鱼肝油中维生素 A 含量的研究中，也发现了实验鸡的出血现象。麦氏所用的饲料是经石油醚提炼过了的肉渣，经过这样处理后的饲料中不含维生素 A，也没有维生素 A 的前体。当麦氏在第二周把金属牌嵌入鸡翅中时，鸡发生出血现象并造成死亡。由于麦氏的注意力集中在维生素 A 的研究上，他没有去寻找这种异常现象的原因，更没有想到在他用石油醚提炼肉渣后的溶液中，存在着一种新的物质。

阿姆奎斯特在麦克法兰实验的启发下，开始了他的研究。他先将经己烷提炼过的沙丁鱼粉弄湿，使之在室温下自然腐败，然后由他的助手 B. 斯托克斯塔（B. Stokstad）使鱼粉干燥，经上述处理后鱼粉发出恶臭味，用这种鱼粉喂鸡，不出现出血性疾病。阿姆奎斯特将这些鱼粉再次用己烷提炼，然后用提炼后的鱼粉喂鸡，鸡出现出血现象；当在饲料中加入提炼物，鸡又不出现出血了。实际上，此时阿姆奎斯特已发现了在提取物中存在着一种抗出血物质：维生素 K_2。接下来，阿

[1] Almquist H J and Stokstad E L R, "Dietary Hæmorrhagic Disease in Chicks," *Nature* 136 (1935): 31.

姆奎斯特又研究了新鲜卷心菜预防出血的机理。他注意到引起鸡出血性疾病的饲料都不含叶绿素成分，由此推测绿叶植物中必定含有某种抗出血物质。于是他着手从绿叶植物中分离出这种物质。他用同样的方法将苜蓿粉用己烷处理，发现苜蓿粉的己烷提取物也具有抗出血作用。阿姆奎斯特观察到这种物质与维生素C不同，其性质相当稳定，不被加热所破坏，这种物质就是维生素K_1[1]。他还注意到，在绿叶植物中没有腐败作用的参与，同样存在抗出血物质。这就提示鱼粉的腐败作用并不是一种致病因素，而是一种保护因素。[2]

阿姆奎斯特根据自己的实验，对斯考特和库克的“毒素假说”提出了否定看法，并解释了克利伯特等重复霍尔斯特实验失败的原因，认为存在着一种新的物质——抗出血维生素。然而，由于“毒素假说”在加州大学占主导地位，阿姆奎斯特的研究成果受到压制，校方不允许发表结果。经过阿姆奎斯特的多次争辩，在召开了专家听证会后，加州大学才终于同意阿姆奎斯特发表研究结果。阿姆奎斯特满怀希望地将论文寄送给《科学》杂志。然而，遗憾的是，或许《科学》杂志的编辑还记得斯考特的论文，或许他们也支持“毒素假说”，《科学》杂志退回了阿姆奎斯特的文章，致使阿氏的论文发表时间再一次被耽误。

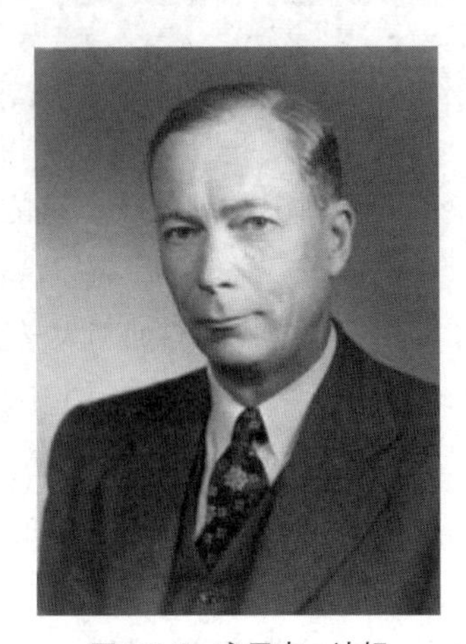

图 2.9.2　亨里克・达姆

就在这段时间内，哥本哈根大学的亨里克・达姆（图 2.9.2）也完成了鸡出血疾病的研究，并证实可用一种新的维生素——维生素K来预防。达姆将研究

[1]　维生素K是抗出血维生素的总称，包括四种类型：维生素K_1在绿叶植物和动物中含量丰富；维生素K_2是细菌的代谢产物，人肠道的细菌也能合成；维生素K_3和维生素K_4是人工合成的产物。所有类型的维生素K都是萘醌衍生物。维生素K_1和维生素K_2为脂溶性，口服需要胆汁协助吸收，维生素K_3和维生素K_4为水溶性，不需要胆汁协助吸收。

[2]　Almquist H J and Stokstad E L R, “Dietary Hæmorrhagic Disease in Chicks,” *Nature* 136 (1935):31.

成果直接寄给了《自然》(*Nature*) 杂志，阿姆奎斯特这时也将论文寄给《自然》杂志，这样，达姆的论文比阿姆奎斯特的论文先十周发表[1]。就是这个论文发表时间上的差异，对几年后关于维生素 K 的诺贝尔奖评选结果产生了重要的影响。

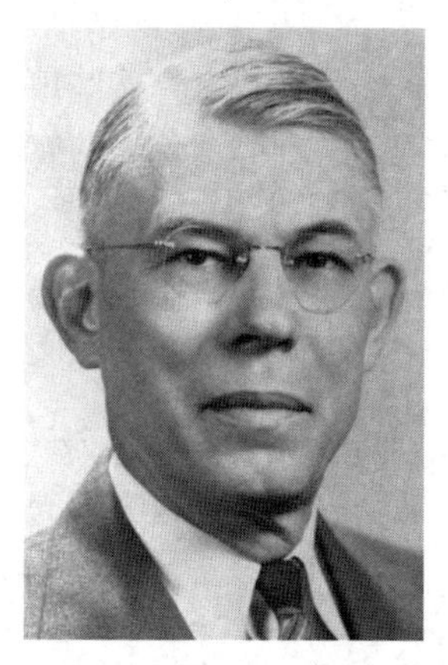

图 2.9.3 爱德华・A. 多依西

在达姆和阿姆奎斯特等宣布发现维生素 K之后，科学家们纷纷进入这一研究领域，在提纯、鉴定、合成这种抗出血物质的过程中展开一场科学竞赛。哥本哈根大学达姆和 P. 卡内尔（P. Karrer）领导的欧洲小组、美国华盛顿大学爱德华・A. 多伊西(图 2.9.3)领导的圣路易斯小组和阿姆奎斯特领导的加利福尼亚小组几乎同时获得了维生素 K 的纯化物，并对这种物质进行了鉴定，从分子量推算可能是一种醌类物质。[2] 要获得高纯度的维生素 K，需要大量的苜蓿原料，为此，阿姆奎斯特考虑选用新的原料来源。阿氏观察到用不含维生素 K 的饲料喂的鸡出现严重的维生素 K 缺乏症状时，鸡粪中却有维生素 K 的成分，联系到以前对腐败鱼粉的观察，他断定细菌能合成维生素 K。于是，阿氏与加州大学医学院的 C. F. 彭特勒（C. F. Pentler）合作，研究微生物在维生素 K 合成上的作用。研究结果显示，有些细菌产生的维生素 K 浓度比干苜蓿中的含量要高许多倍。

阿姆奎斯特在 A. A. 克洛斯（A. A. Klose）和 E. 梅基（E. Mecchi）的帮助下，用分子蒸馏法从结核分歧杆菌中分离出高效能的浓缩物，这是一种非固醇、不饱和的芳香族物质。他从文献中得知耶鲁大学的 R. J. 安德逊博士（R. J. Anderson）在研究结核杆菌时，从它的蜡状夹膜中获得了一些脂类物质，其中一种是 2- 甲基 -3- 羟基 -1,4- 萘醌，即结核萘醌（phthiocol）。这种物质与阿姆奎斯特获得的物质性质相似，

[1] Dam H, "The Antihæmorrhagic Vitamin of the Chick," *Nature* 135 (1935): 625.

[2] Cribbett R and Correll J T, "On a Scurvy-Like Disease in Chicks," *Science* 79 (1934): 40.

因此他写信给安德逊告诉他结核萘醌可能与抗出血作用有关。尽管安德逊成功地合成了结核萘醌，但他本人并不知道这种物质有抗出血作用。安德逊接到阿姆奎斯特的信后，将自己合成的结核萘醌样本送给阿姆奎斯特。阿氏立即进行了实验观察，结果显示结核萘醌对维持鸡血液中凝血酶原的水平有明显活性，并证实它就是维生素 K 的一种形式，对鸡出血性疾病有保护作用。阿姆奎斯特随即将这一结果以研究通信的形式用电报发给《美国化学会杂志》，时间是 1939 年 5 月 21 日，该信在 6 月发表。根据文献判断，结核萘醌是第一个被鉴定的维生素 K。阿姆奎斯特最先取得这一成果。

接着阿姆奎斯特又研究了甲基和羟基的性能，结果提示前者对维持活性是必要的，而后者则与活性无关。至此，阿姆奎斯特已解决了维生素 K 结构的主要问题。

维生素 K 的天然形式与结核萘醌相似，只是由不同的侧链取代 3 位的羟，去掉该基团后的化合物生物学活性更高。1939 年 7 月阿姆奎斯特等合成了这种高活性化合物：2- 甲基 -1,4- 萘醌（甲萘醌）。不久，阿姆奎斯特又将从叶绿素中衍生出的叶绿基侧链加到甲萘醌的 3 位上，合成了维生素 K_1。7 月 21 日，阿姆奎斯特将结果寄给《美国化学会杂志》。与此同时，多依西领导的圣路易斯小组和费舍尔领导的哈佛小组也都成功地合成了维生素 K。他们的论文同时发表在 1939 年 9 月的《美国化学会杂志》上。

3. 错失的诺贝尔奖

达姆和多伊西的工作引起了诺贝尔奖委员会的注意，他们分享了 1943 年度诺贝尔生理学或医学奖。而在维生素 K 的发现、鉴定及合成中做出了重要贡献的阿姆奎斯特却未能获得应有的奖励。诺贝尔奖委员会未考虑阿姆奎斯特的原因之一就是他的论文在发表时间上比达姆的论文晚了十周。显然在这一点上，诺贝尔委员会的评选是有缺陷的，没有充分考虑科学家的全部研究工作，这不能不说是个遗憾。正因如此，加州大学对这项评奖表示了强烈不满，认为这是不公正和不能接受的。或许加州大学的强烈态度也是对自身的反省，正是由于当时有关人士的反对，才延缓了阿姆奎斯特的论文的发表。

阿姆奎斯特本人却对诺贝尔奖委员会的评选结果淡然处之，并写信给达姆，祝贺他荣膺科学界的最高奖赏。达姆对阿氏的祝贺深表谢意，并为他未能获奖而感到惋惜。他在给阿姆奎斯特的一封诚挚的回信中阐述了对这一事件的看法：

1944 年 12 月 4 日

亲爱的阿姆奎斯特博士：

非常感激您对我获得诺贝尔奖的祝贺。由于某种不幸的原因，您事实上失去了首先报告发现维生素 K 的机会，因此，在决定授予诺贝尔奖时也未能考虑到您。在寻找纯维生素 K 的最后阶段，谁可能掌握了最有力的证据仍是一个有争议的问题。我与卡内尔合作进行这项研究工作，是因为在适当的时间里我没有充足的资金在自己的实验室里来解决这个问题。我想您可能也有同感。而且，我相信奖励科学家的研究成果总是存在机会问题，因此，这次是我交上了好运，我并不为此有任何优越感。

祝您和您夫人好。

诚挚地

亨利克·达姆

达姆的回信体现了科学家谦逊的态度和严谨的科学精神。

阿姆奎斯特虽然未能获得诺贝尔奖，但他却赢得了同行们广泛的称赞与尊重。他对诺贝尔奖一直保持沉默，1975 年才在朋友们的劝说下，公开了他领导的加州小组早年的研究情况。后来他在达拉斯举行的关于维生素研究的专题讨论会上，全面阐述了对维生素 K 发现的观点：维生素 K 的诺贝尔奖是由哥本哈根大学的达姆和圣路易斯大学的多伊西分享的。多伊西小组是在维生素 K 发现后，并且在对维生素 K 的功能、性质和测定上已有了大量信息的基础上才进入这一研究领域的。该小组以前主要在固醇激素方面做了大量的工作，他们在对绿色

植物组织中维生素 K_1 的分离和结构研究上做了出色的工作。然而，当他们在 1939 年宣布合成了维生素 K 时，阿姆奎斯特的小组已经解决了维生素 K 结构的主要问题，并鉴定了比 K_1 活性高几倍的活性基团，同时也完成了 K_1 的合成。他并不反对将整个奖授予达姆，因为他的论文发表时间稍前。他不知道达姆是在什么时候在他的实验室里得到维生素 K 存在的确实证据的，仅知道论文被校方耽误了，否则应比发表时间早八至十个月，如果是这样的话，那么就显然在达姆之前发表了。另外，达姆从首次观察到鸡出血疾病到宣布发现维生素 K 大约花了六年时间，如果注意到这一点的话，花这么长的时间才发现出血原因似乎是令人奇怪的。同行们的一致观点是，既然该项奖是分享的，那么阿姆奎斯特就应有一份。达姆给阿姆奎斯特的一封信中也表达了同样的观点。这封信他保存了多年，后来才由朱克斯（Jukes）公之于众。发现维生素 K 这段复杂曲折的历史在四十多年后才得以澄清。

4. 几点启示

维生素 K 发现历史的个案分析，有助于我们更深刻地认识科学发现、科研活动以及科学奖励复杂的社会文化影响。

（1）在科学发现中，类比方法有着重要的启示功能，它能为探索者提供发现的思路，科学家应用类比方法获得重大发现的事例在科学史上比比皆是。然而，类比推理所得到的结论是或然的，用类比方法是无法做出任何证明的。要得到科学的结论，还需进一步实验论证，否则，它就可能把研究引向歧途。霍尔斯特的“坏血病样”疾病假说就是这样的情况。霍氏观察到鸡出现类似维生素 C 缺乏时出现的出血症状，且这种症状可用绿色植物来预防，因而推论是维生素 C 缺乏导致出血，但他并没有用维生素 C 进一步验证，也没有考虑到鸡在发育过程中可制造维生素 C 这一事实，显然这个结论下得太仓促了。使霍氏误认为是坏血病样疾病的另一个因素是，霍尔斯特的父亲 A・霍尔斯特是坏血病的发现者，因此，坏血病在霍氏的脑海里有深刻的印象，这就可能使他在对观察的结果做出判断时受到先入为主观念的影响，只注重了一个方面，而忽视了其他方面。所以，在科学研究中必须保持客观的态度，放弃某种偏爱，全面细心地分析各种原因，不然就会不自觉地歪曲了结果。斯考特“毒素假说”的失误同样是片面性造成的。

（2）麦克法兰在研究维生素 A 的过程中，无意识地制造出鸡出血疾病的模型。他的研究方法实际上已基本解决了维生素 K 的提取问题。然而，麦氏始终将注意力集中在维生素 A 上，忽视了研究中出现的异常情况，从而失去了发现一种新维生素的机会。因此，科研人员在科学研究中既应注意正常现象，更应注意异常现象，意外现象往往可能导致新的发现。如果研究者总是把自己的思维局限在狭小的范围内，忽视研究中出现的异常情况，就可能与科学发现失之交臂。

（3）现代科学研究是一项竞争性的事业。在科学发展的进程中，科学家们常不约而同地研究着类似的问题，这是科学自身进步和社会生产实践需要所决定的。谁能获得竞争的胜利，谁第一个公布其科学发现的成果，谁就荣获发现者的桂冠。维生素 K 发现的历史充分证明了这一点。阿姆奎斯特在加州大学伯克利分校首先完成了维生素 K 的发现工作，然而，他的结论提出后却受到了校方的压制，不允许他将结果发表，因为阿氏的结论对当时公认的“毒素假说”提出了疑问。一种新观点的提出总是要受到旧观念的压抑和抵制的，在科学史上这种情况屡见不鲜。由于陈腐观念的干扰，阿姆奎斯特的论文发表时间推迟了，维生素 K 发现者的桂冠戴在了达姆的头上。这对阿氏来说是终生遗憾。科学研究本身就是对未知世界的探索，科学研究中必定会出现一些与原有理论和经验不相同的事实，因此，应允许不同观点的发表，要敢于支持不同意见。从另一方面来说，科学研究者要懂得争取时间的重要性，及时发表自己的成果。

（4）优秀的科学家不仅应具备良好的专业技能，还应具备高尚的道德情操。阿姆奎斯特和达姆对待诺贝尔奖的态度，充分地体现了两位科学家高尚的科学品德和严谨求实的科学精神。获奖者并未因自己的成功而沾沾自喜，未获奖者也不因之而恼怒。如果将科学家的学术成就和科研成果称为科学家的“第一财富”的话，科学家的道德品格可称为科学家的“第二财富”，这两种财富都是我们必须继承的。

十、医学化概念的构建及其演进

“医学化”（medicalization）的增长被认为是20世纪后半叶西方最强有力的社会转变之一。[1] 在过去的半个世纪里，精神上或身体上出现的状况被纳入医学范畴的数量迅猛增长。不仅酗酒、吸毒、虐待儿童等异常行为从原来的“有罪”（badness）变成了“有病”（sickness），一系列生命问题也被命名为某某综合征，例如，慢性疲劳综合征、经前综合征、更年期综合征、胎儿乙醇中毒综合征等。这是否意味着医学已经代替宗教、法律和伦理等全面接管了我们的日常生活？这种转变的社会基础是什么？范围有多大？是如何实现的？又对医生、患者、病人和我们的文化产生了怎样的影响？经过半个世纪的理论探讨和案例研究，这类问题不仅广泛出现于医学社会学领域，在历史学、伦理学、法律和生物医学科学领域也积累了大量文献，它们被笼统地称为“医学化论题”（medicalization thesis）。

1. 医学化理论的早期阐发（20世纪60—70年代）

由形容词medical加上-ize生成一个动词，再由-ize变成-ization，20世纪60年代一个新的名词medicalization便衍生出来。实际上，这一时期出现了诸多关于医学扩大其范围以囊括越来越多的社会生活领域的讨论与批评。例如，精神病学家托马斯·萨斯（Thomas Szasz）批评精神病领域的扩张，对“有问题的”行为越来越被视为一种医

[1] Conrad P, “Medicalisation and Social Control,” *Annual Review of Sociology* 18 (1992): 209–232.

学症状并被加以治疗的趋势表达了担忧。[1] 萨斯被认为是呼吁人们关注医学化问题的第一人，尽管萨斯在文中尚未使用 medicalize 或 medicalization。1968 年，在《国际社会科学百科全书》（*International Encyclopedia of Social Sciences*）的“社会控制”词条下出现了“The medicalization of deviance”，它的撰写者杰西·皮茨（Jesse Pitts）用它来指涉一种趋势，即医疗机构越来越多地处理异常行为，并把它们贴上疾病的标签，认为这种社会控制的医学形式比宗教、家庭的约束与管教更加人道且有效。[2] 一般认为，这大概是“医学化”这一术语首次进入社会科学词汇。[3]

20 世纪 70 年代，医学化的概念得到进一步阐发，大多与医疗行业的社会文化权力增加密切相关，批评的声音主要针对医生。艾略特·弗莱德森（Eliot Freidson）在讨论医疗行业的发展时，认为医学界通过特殊知识和技能获取权力，并使用这一权力创造自己的专业概念，规定什么应该被称作疾病并加以治疗。他还认为，至少在 20 世纪中期的美国，医生积极地强化了医疗的垄断地位以管理生活的更多方面。[4] I. K. 左拉（I. K. Zola）比较明确地阐释了有关医学化的看法，他使用“the medicalizing of society”指称为越来越多的人类行为贴上疾病或健康标签的过程，认为通过这一过程，医疗机构扩展了其作为社会控制代理人的控制范围，不仅直接处置身体症状，而且以预防疾病的名义，干预人们的日常习惯和生活方式。[5] 在这一时期，伊里奇对医学干预与管控日常生活提出了尖锐批评，他在《医学复仇者：对健康的征用》（*Medical Nemesis: The Expropriation of Health*）中提出了两个影响深远的观点——“生活的医学化”（the medicalization of life）和

---

[1] Szasz T, *Law, Liberty and Psychiatry* (New York: The Macmillan Company, 1963), p. 7.

[2] Pitts J, “Social Control: the Concept,” in *International Encyclopedia of Social Sciences*, ed. Sills D L (New York: The Macmillan Company, 1968), p.390.

[3] Broom D H, and Woodward R V, “Medicalisation Reconsidered: Toward a Collaborative Approach to Care,” *Sociology of Health & Illness* 18 (1996) : 357–378.

[4] Freidson E, *Profession of Medicine* (New York: Dodd, Mead, 1970), p. 44.

[5] Zola I K, “Medicine as an Institution of Social Control,” *Sociological Review* 20 (1972): 487-504.

“医源性疾病”（iatrogenesis），认为它们是“超工业化社会”的产物，医学界使外行人相信医生拥有有价值的知识和技术体系，应对社会对医学的日益依赖负有责任。[1] 伊里奇的激进主张肇始了之后对于疾病和健康的批判性考察，包括女性主义立场的研究，越来越多的质疑指向医学界所承诺的有效性和安全性。几乎同一时期，彼得·康拉德（Peter Conrad）也开始关注异常行为的医学化（medicalization of deviant behavior）问题，认为医学化指的是“把某些行为定义为医学问题或疾病，并授权或许可医疗行业为之提供某种治疗”[2]，日后他成为给予医学化问题最持续关注的学者。

20 世纪 70 年代关于医学化的案例研究主要集中于异常行为的医学化。例如，精神病的医学化[3]，儿童多动症的医学化[4]，虐待儿童的医学化[5]，酗酒的医学化[6]，对于同性恋、药物成瘾、学习障碍、吃得过多或吃得过少、赌博、易性癖等异常行为的医学化问题也都开始得到不同程度的阐发。女性主义在这一时期贡献了关于医学化的性别视角，女性比男性更容易被医学化，例如有情绪困扰的女性经常被纳入医学处置范围，并且女性的自然生命过程被不成比例地医学化了，这引起了 20 世纪 80 年代对更年期、经前综合征、怀孕、衰老，以及 20 世纪 90 年代对新生殖技术、荷尔蒙替代疗法等的讨论。[7] 女性身体的医学化成为女性主义持续讨论的重要话题，共同的诉求在于减轻对

---

[1] Ivan Illich, *Medical Nemesis* (London: Calder & Boyars, 1975), p.31.

[2] Conrad P, “The Discovery of Hyper-kinesis: Notes on the Medicalization of Deviant Behavior,” *Soc. Probl.* 23 (1975) :12-21.

[3] Scull A T, “From Madness to Mental Illness: Medical Men as Moral Entrepreneurs,” *Eur. J. Sociol.* 16 (1975): 218-261.

[4] Conrad P, “The Discovery of Hyper-kinesis: Notes on the Medicalization of Deviant Behavior,” *Soc. Probl.* 23 (1975): 12-21.

[5] Pfohl S J, “The ‘Discovery’ of Child Abuse.” *Soc. Probl.* 24 (1977): 310-323.

[6] Schneider J W, “Deviant Drinking as a Disease: Alcoholism Drinking as a Social Accomplishment,” *Soc. Probl.* 25 (1978): 361-372.

[7] Riessman C K, “Women and Medicalization: A New Perspective,” *Soc. Policy* 14 (1983): 3-18.

女性身体的意识形态建构和技术控制，同时提示性别是理解医学化的一个重要维度。

20 世纪 60—70 年代学者们对医学化的主流态度是批判性的。首先是基于对社会控制的批判，认为医学化是一种新的社会控制形式，“最强大的社会控制力量来自需要权威去定义某些行为、人和事物”[1]，它的继续将导致对人类行为的更大范围和更高强度的控制，并最终取代其他控制形式。在这个过程中，更多的是医生在权力和金钱方面获益，而不是患者在健康方面获益。[2] 例如，很多研究表明，在有效的干预措施出现之前，很多问题就已经被医学化了，表明其更多地是社会政治问题，而不是由患者的治疗需要驱动的。医学化把日常生活的很多方面都转变成病理问题，损害了人们自我管理疾病和健康事务的能力。[3] 这从属于一个更大的观念，即传统上个体的应对方式被有组织的机构和专业人士剥夺了，学校妨碍了学习，交通工具使得双脚变得多余，通讯扭曲了交往，同样的逻辑，卫生保健损害了健康。另外，医学化把社会问题从它的情境中抽离出来，将其置于医学的控制之下，在这个过程中，一些更深层次的社会观念、实践问题被掩盖，疾病的根源和管理责任更多地归于个人，而非充分考虑社会因素，提供更加集体的解决方案。[4]

同一时期，也有学者批评一些关于医学化的论述是言过其实了，认为存在着众多社会约束条件，它们会限制医学化的无序发展，例如医疗保健在技术上的可及性和成本等。[5] 具体的批评则质疑某些案例研究的有效性，矛头直指作为其理论基础的社会建构论，认为这类医学化研究的基本假设是医学问题的社会建构属性，进而使用文献资料

---

[1] Conrad P, “Types of Medical Social Control，” *Sociol. Health Illness* 1 (1979):1-11.

[2] Ehrenreich B, and Ehrenreich J, Health Care and Social Control, *Social Policy* 5 (1974): 26-39.

[3] Ivan Illich, *Medical Nemesis* (London: Calder & Boyars, 1975), p. 33.

[4] Conrad P and Schneider J, *Deviance and Medicalization: From Badness to Sickness* (St. Louis: Mosby, 1980), pp. 69-80.

[5] Strong P M, “Sociological Imperialism and the Profession of Medicine: A Critical Examination of the Thesis of Medical Imperialism,” *Social Science and Medicine* 13A (1979): 199-215.

证明一个医学问题的“发现”过程，关注参与建构的各方力量，但这种解释并不比医学问题的“发明”更具有说服力，况且假定所有知识都是人为建构的会导致夸大当代社会中的医学化程度。[1] 社会学家还被指忽视了医学化在临床和象征意义上带来的好处，把一组症状重新定义为疾病会使它得到研究、治疗和预防，进而使患者和患者家庭从污名中解脱出来。

2. 医学化理论的发展（20 世纪 80—90 年代）

20 世纪 80 年代，卫生保健在制度和实践方面发生了深刻变革，卫生政策转向对成本控制的关注，管理式医疗成为保健服务的中心，传统的医患关系被购买者、提供者和第三方支付者所代替，医生的行为越来越受制于法律、生命伦理学、循证医学和病人自主权的要求。[2] 患者、患者组织、保险公司在医学化的过程中地位日益凸显，要求提供一个更加精细化的、更加考虑具体情境的分析模型。随着讨论的深入，一些早期研究者修订了医学化概念的定义，如康拉德把它从医疗管辖权的扩张，转变成一个更加中立的描述，即“一个使用医学术语定义问题，使用医学语言描述问题，采用医学框架理解问题，或使用医疗干预对待问题的过程”[3]。

20 世纪 60—70 年代的医学化研究认为，医生是理解这一过程的关键。作为疾病制造者，医生主导了例如儿童多动症、虐待儿童等问题的医学化进程。到了 20 世纪 80—90 年代，大量案例研究也都证明了这一点，例如更年期综合征、经前综合征和行为儿科的出现。医生通过在专业期刊上撰文，在专业组织中活动，主张把这些问题纳入

---

[1] Whalen C K and Henker B, “The Pitfalls of Politicization,” *Soc. Probl.* 24 (1977): 583-595.

[2] Light D W, “Countervailing Power: The Changing Character of the Medical Profession in the United States,” in *The Changing Medical Profession: An International Perspective*, eds. Hafferty F W and McKinlay J B (New York: Oxford University Press, 1993), pp. 69-80.

[3] Conrad P, “Medicalisation and Social Control,” *Annual Review of Sociology* 18 (1992): 209-232.

医学范畴，进而发展出专门的诊所或服务。康拉德和施奈德（Joseph Schneider）认为医学化可能存在于三个层面：①概念层面，医生用医学语言定义问题；②制度层面，医生与其他权威部门合作取得对问题管理的合法地位；③医生和病人之间相互作用层面，在此期间问题被定义为医学的，并实施医学治疗。[1] 在这三个层面上，医生均是医学化的核心力量。

但也有案例表明，医生没有参与一些问题的医学化，例如酒精和药物成瘾，医生一直到很晚才开始承认它们是一种疾病，并且临床上也没有什么有效的治疗措施，是匿名戒酒互助社和第三方对治疗酗酒费用的报销、工作场所员工协助方案，包括酒精行业的"健康警告标志"支持了酗酒被定义为一种疾病。[2] 医生甚至抵制一些问题的医学化，例如注射死刑，认为参与进这一领域可能会威胁到他们的职业声望。[3] 医疗急救人员也曾抵制对殴打妇女的医学化。[4]

早期研究在讨论医生和医学界的主导地位的同时，也暗示着一个逆来顺受的患者。尤其是在对女性身体的医学化研究中，分娩和更年期常常被描绘为一场医学阴谋，女性被呈现为一个医疗干预的被动接受者。到了 20 世纪八九十年代，很大一部分研究关注普通民众在医学化过程中扮演的角色。一些作者指出，患者有时是积极地参与并促成了医学化。例如分娩，很多妇女在这一过程中要求得到最佳的照料，因为这样会增加她们自己和家庭的福祉：对于工人阶级的妇女而言，福祉在于产后无劳动能力期间的经济补偿；对于中产阶级的妇女而言，福祉在于免于疼痛。关于激素替代疗法的案例研究也表明，女性积极参与到了使用该疗法的决策中，她们积极地寻求和评价关于该疗

[1] Conrad P and Schneider J, *Deviance and Medicalization: From Badness to Sickness* (St. Louis: Mosby, 1980) , p.311.

[2] Denzin N K, *The Recovering Alcoholic* (Newbury Park: Sage, 1987), p. 246.

[3] Haines H, "Primum Non Nocere: Chemical Execution and the Limits of Medical Social Control," *Soc. Probl.* 36 (1989): 442-54.

[4] Kurz D, "Emergency Department Responses to Battered Women: Resistance to Medicalization," *Soc. Probl.* 34 (1987): 69-81.

法的信息，同时还质疑医生的建议，表现出对更年期医学化的抵制，而不是简单地、被动地接受。[1]

有组织的社会公众也在医学化中扮演着重要的角色。例如创伤后应激障碍的案例，一群越南战争的退伍军人组织起来，与精神病医生合作创造了这样一个诊断，并且使之在DSM-III中确定下来。[2]在慢性疲劳综合征和重复性劳损的案例中，病人自助小组为获得医学标签而四处游说，激烈地要求医学界承认他们的症状是一种疾病。[3]正如有学者指出的那样，用医学方法处理的经验种类在增加，但这并不简单地是医学界的扩张，有证据表明，公众对轻微症状的容忍在减少，激励着"对躯体痛苦的进一步的医学化，其间不舒服的身体状态和孤立的症状被作为疾病重新分类"。[4]当然，获得保险赔付也是其中一个重要的考量因素，因为只有将某些身体状况定义为疾病，相关的医疗费用才能得到补偿。因此，医学化不一定是患者被动地，甚至在欺骗下接受了医生的命令，而很可能是二者合作，甚至患者向医生施压而达成的。医学化可以通过谈判产生，外行人希望寻求帮助，医学界希望提供这种帮助。

随着众多案例研究的涌现，人们还发现医学化必须被理解为一个双向的过程，既存在着医学化的过程，也存在着"去医学化"的过程，虽然在总体趋势上仍然以社会生活的不断医学化为主。去医学化意味着某个问题不再需要用医学术语去定义，不再需要用医学治疗去干预。一个典型的例子是同性恋的去医学化。1973年，美国精神病学协会正式投票决定不再把同性恋定义为一种疾病，尽管艾滋病疫情的暴发和女同性恋问题增加了这一去医学化过程的曲折性，但时至今日人

---

[1] Griffiths F, "Women's Control and Choice Regarding HRT," *Social Science & Medicine* 49 (1999): 469-481.

[2] Scott W J, "PTSD in DSM-III: A Case of the Politics Diagnosis and Disease," *Soc. Probl.* 37 （1990）:294-310.

[3] Arksey H, "Expert and Lay Participation in the Construction of Medical Knowledge," *Sociology of Health and Illness* 16 (1994): 448-468.

[4] Barsky A J, and Borus J F, "Somatization and Medicalization in the Era of Managed Care," *Journal of the American Medical Association* 274 (1995): 1931-1934.

们大多认同同性恋是一种生活方式。[1] 残疾的去医学化也引起了人们的关注。残疾人的“独立生活运动”（Independent Living Movement）旨在重塑残疾的定义，创造环境以使残疾人可以独立生活并最低程度地接触医疗护理，他们宣称“大部分的医疗存在既不必要又适得其反……对稳定的残疾的管理首先是一个个人问题，其次才是医疗问题”。[2] 还有例如“自然分娩运动”，即鼓励妇女使用助产士在家分娩，尽管比例还非常小，也有朝向去医学化发展的趋势。[3]

之前大多数的医学化研究都是处于美国的社会情境之下，到了 20 世纪 80—90 年代，医学化领域出现了跨文化的或比较的研究。例如，对于日本更年期的医学化研究表明，日本的妇女并没有出现更年期的严重困扰，医生也不对更年期做出干预。类似的情况还有厌食症在印度尼西亚也几乎并不存在。但日本对衰老问题的医学化并不比北美的程度差 [4] 。凯博文（Arthur Kleinman）描述了在中国睡眠困难、精神不振、不快乐的患者往往被诊断为神经衰弱症——一种生理学诊断，而类似的患者在北美则可能被诊断为重度抑郁症——一种精神病学诊断。尽管诊断和治疗不同，但可以认为慢性消沉在两个社会都被医学化了 [5] 。这类研究引发了医学化观念的传播问题，这是否意味着源自西方社会的医学化概念被输出到了非西方社会？它们是如何被采纳的？它们在其他文化中的影响和意义是什么？

---

[1] Greenberg D F, *The Construction of Homosexuality* (Chicago: The University of Chicago Press, 1988), p.635.

[2] DeJong G, “Defining and Implementing and the Independent Living Concept,” in *Independent Living for Physically Disabled People*, ed. Crewe N M and Zola I K (San Francisco: Jossey-Bass, 1983), pp. 4-27.

[3] Weitz R and Sullivan D, “Licensed Lay Midwifery and the Medical Model of Child-birth,” *Sociol. Health Illness* 7 (1985): 36-55.

[4] Lock M, “Ambiguities of Aging: Japanese Experience and Perceptions of Menopause,” *Cult. Med. Psychiatry* 10 (1986): 23-46.

[5] Kleinman A, *Rethinking Psychiatry: From Cultural Category to Personal Experience* (New York: Free Press, 1988), p. 237.

3. 医学化理论的重新考量（进入 21 世纪以后）

2000 年以后，在医学化理论下展开的研究持续增加，康拉德在 2005 年 8 月提供了以 medicalization（或 medicalisation）作为主题词在几个重要数据库检索的情况，我们于 2014 年 12 月以同样的检索条件更新了检索结果，这样可以粗略地看出近十年来该领域文献的增长情况（表 2.10.1）。在 Google books Ngram Viewer（Google 利用 52 万册数字化了的书籍制作的一款词频统计器，可以显示出某一词汇在书籍中出现频率随年代变化的情况）中，从以 medicalization 或 medicalisation 为检索词所形成的趋势图也可以看出“医学化”一词出现在文献中的频次越来越多（图 2.10.1）。2002 年，《英国医学杂志》（*British Medical Journal*）推出了一个致力于医学化的特刊（第 324 卷），讨论的内容包括衰老、基因测序、死亡、儿童、性行为的医学化问题，以及与医学化相关的费用问题、专业人士与外行人的关系问题、厂商贩卖疾病的问题和媒体相关问题。2006 年，《公共科学图书馆 · 医学》（PLoS Medicine）也推出了一个致力于“疾病贩卖”的特刊。WHO 也对医学化问题给予了持续的关注，如儿童保健的医学化、女性自然生理过程的医学化、健康的社会决定因素问题，尤其呼吁医务人员不要参与对非洲妇女的割礼手术。

表 2.10.1　重要数据库中以 medicalization 或 medicalisation 为主题词的文献数量

	截至 2005 年 8 月	截至 2014 年 12 月
Google Scholar	4130 个结果	25800 个结果
Social Science Citation Index	530 篇文章	1280 篇文章
Medline	445 篇文章	1226 篇文章
Applied Social Sciences Index and Abstracts	179 篇文章	354 篇文章
CNKI	36 篇期刊文章	103 篇期刊文章

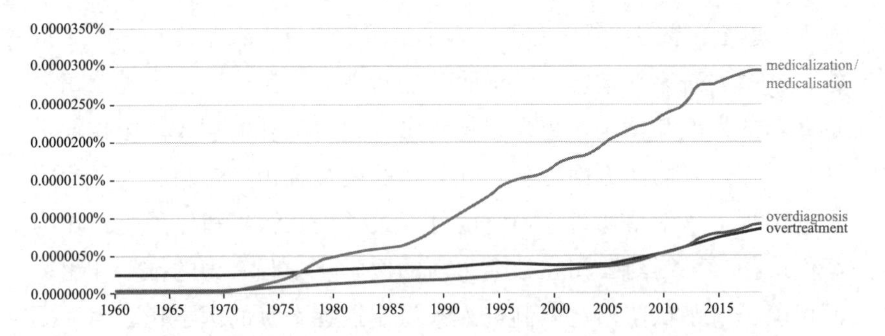

图 2.10.1 Google books Ngram Viewer 中词汇 medicalization/medicalisation（医学化）、overdiagnosis（过度诊断）、overtreatment（过度治疗）在文献总量中的变化趋势

对医学化的早期研究探讨了促成这一趋势的社会因素，例如宗教的式微、理性主义的崛起、个人对疾病和健康所负有的道德责任以及西方社会中普遍的人道主义倾向等，这些因素设置了医学化发生的情境。[1] 然而，进入 21 世纪，西方社会已经具有了越来越明显的后现代特征，患者对风险的关注日益增加，对医生的信任日益降低，成为"医疗保健的消费者"（consumer of healthcare）[2]。如果按照之前的研究所认为的，医学化与理性主义和科学的崛起相联系的话，我们预期将在 21 世纪看到医学化与去医学化在日常生活经验中的持续振荡。[3] 由此，需要充分理解"晚期现代性的医学化"，需要更为精细地考察生物医学假定渗透入社会领域的方式，在研究中注重"过程"的概念，"辩论不仅需要关注价值，而且应该关注病人的利益被定义、测量和保护的过程"[4]。

在以往的研究中，制药企业和保险公司虽常被提及，但相较于

[1] Conrad P, "Medicalisation and Social Control," *Annual Review of Sociology* 18 (1992): 209-232.

[2] Lupton D, "Consumerism, Reflexivity and the Medical Encounter," *Social Science and Medicine* 45 (1997): 373-381.

[3] Ballard Karen and Mary Ann Elston, "Medicalization: A Multi-Dimensional Concept," *Social Theory and Health* 3 (2005): 228-241.

[4] Tomes N, "Patient Empowerment and the Dilemmas of Late-modern Medicalisation," The *Lancet 369* (2007): 698-700.

医生、患者和患者组织，它们一直不是医学化分析的重点。到了21世纪，一系列研究都指向美国最赚钱的行业——制药业，制药公司通过新药的发明和营销，越来越把正常人视为潜在的病人。康拉德关注了医疗市场的两方面变化：处方药的电视直销广告和私人医疗市场的出现，以使用伟哥、帕罗西汀、人类生长激素和体外受精作为案例，探讨了制药公司在社会生活的医学化中强有力的推动作用，而保险公司则试图通过限制进入来抵制这些案例的医学化。但证据表明，趋势依然是朝向医学化的。[1]

除了对传统角色在医学化过程中的地位的重新考量，有学者指出当代生物医学已经发生了根本性的变革，这很大程度上是通过科学技术创新，经由计算机和信息技术的整合而实现的。这些创新正在重新设置医疗保健知识的生产、分配和管理制度。例如生物工程、基因组学、蛋白质组学、新的计算机可视化技术、计算机辅助下的药物发展、循证医学、远程医疗等带来新的诊断、新的治疗和新的制度。医疗管辖权进一步扩张，不光囊括了疾病、痛苦和损伤，也包含了健康本身。健康被商品化，即健康本身和慢性疾病的适当管理成为个人的道德责任，需要通过获取知识、自我监督、风险评估、对自助性生物医学商品的消费和对于风险的治疗来实现。人的具身标准也被新的躯体可能性所改变，并且通过新科学技术的应用而变得可及，由此将产生个人和集体的新属性和新的身份认同。在这样的背景下，A.E.克拉克（A.E. Clarke）等人认为旧有的医学化理论框架已经不足以解释这些问题，需要代之以更加具有统合性的“生物医学化”（biomedicalization）概念框架。[2] 尽管有学者认为克拉克的描绘过于粗略，失去了对理论问题的聚焦，但在过去的二十年中，医学化已经发生了重大的变化是毫无疑问的。

---

[1] Conrad P and Valerie L, “Medicalization, Markets, and Consumers,” *Journal of Health and Social Behavior* 45 (2004): 158-176.

[2] Clarke A E, Janet K. Shim and Laura Mamo et al., “Biomedicalization: Technoscientific Transformations of Health, Illness, and U.S. Biomedicine,” *American Sociological Review* 68 (2003): 161-194.

也有学者认为医学化已经成为批判性社会分析的陈词滥调。在这一旗帜下，过去批评的是医生们扩张其职业领地，如今批评的是制药公司寻求市场和牟利。但医学从古至今就对我们的生活形式有着深刻的影响，它生成了我们，使人类和人类社会成为今天所是的样子。医学完全参与了我们的生活，这本身并不构成它被批评的理由。医学化的概念可以用来当作一个口号，但作为一种描述或解释，会掩盖医学不同领域的细微差别，例如一些事情放在公共卫生之下、放在医生开处方的权威之下和放在分子精神药理学的领域内是完全不同的，而且医学化是一种批判性的、非生产性的概念，它不能解释人类生活为什么应当遵照一种模式而不是另一种。因此，有人主张超越这一概念，呼吁更多精确的概念性方法和评估标准，以确定我们生活的医学形式的成本和收益以及如果采取其他形式的成本和收益。[1]

我国学界对于医学化理论的了解开始于 20 世纪 80 年代，一位美国医学社会学学者 1984 年 7 月在与中国医学社会学研究组的学术讨论会上介绍了“差异行为的医学化及其存在的问题”[2]。之后，出现了一些零星的研究，直到 2000 年以后学者们才开始对该问题有所关注。近十几年来，约有 100 篇相关文献问世，其中半数以上的研究集中于学校心理健康教育，使用“医学化”概念批评该领域中存在的例如心理教育教师穿上白大褂、营造医院气氛，甚至给学生使用药物和器械治疗的情况，认为把教育问题医学化严重损害了学生的身心健康。其次，分娩、衰老、酒精依赖、药物依赖、网络成瘾、儿童多动症、人类基因组计划问题也都在医学化的主题下得到了不同程度的讨论。在理论研究方面，20 世纪 90 年代有学者提出医学社会化（medical socialization）与社会医学化（social medicalization）两个概念，认为医学社会化是指医学与社会的高度协调、渗透、实现自己的社会功能，而社会医学化是社会接受医学的观点、要求并按此发展的

[1] Rose N, “Beyond medicalisation,” *The Lancet* 369 (2007):700-702.

[2] 杨存：《中外医学社会学者进行学术交流》，《医学与哲学》1984 年第 11 期。

趋势和过程，并指出医学社会化和社会医学化是社会发展前后相继的两个发展阶段。[1]这里的“社会医学化”跟本文所使用的概念在内涵和外延上均不完全一致，拟另撰文加以论述。2011年，有学者详细引介了康拉德关于医学化问题的研究思想和著作，并提出应该关注中国社会转型与医学化之间的关系问题，从医学化维度入手研究中国社会转型与变迁是一个值得深入的全新思考空间。[2]其实，早在2004年，杜治政就指出美容医学在市场经济的影响下已经从治疗目的走向生活领域，认为应对生活的医学化，即运用医学手段去从事非医学的事情持有十分慎重的态度。[3] 2014年，他又在《医学与哲学》上撰文详细讨论了生命医学化的问题，认为医生和厂商合力将生命中的自然变化和正常行为有系统地扭曲成为疾病或病态，是当代医学过度干预的一个重要特点。文中还列举了将正常的生命和生活事件医学化的一些例证，认为生命医学化和生活医学化模糊健康与疾病的界线，医学就这样进步到没有健康人了。[4]韩启德教授也在该刊同期提出了风险因素控制和癌症筛查可能导致医学化和过度医疗的问题，扩大的医疗干预的实际结果是只有极少数人可以从中受益，相当多的人会因此承受很大的心理负担，或接受没有必要甚至有害的治疗，因而对健康造成很大损害。[5]

（本文原载《医学与哲学［A］》2015年第3期
作者：唐文佩、张大庆）

[1] 卢希谦、李恩昌：《论医学社会化与社会医学化——祝贺〈中国社会医学〉创刊十周年》，《中国社会医学》1995年第5期。

[2] 韩俊红：《21世纪与医学化社会的来临——解读彼得·康拉德〈社会的医学化〉》，《社会学研究》2011年第3期。

[3] 杜治政：《美容医学：小心市场诱惑的陷阱——关于美容医学健康发展的几个问题》，《医学与哲学》2004年第7期。

[4] 杜治政：《困惑与忧思：医学的边界在何处》，《医学与哲学（A）》2014年第8期。

[5] 韩启德：《对疾病危险因素控制和癌症筛检的考量》，《医学与哲学（A）》2014年第8期。

第三编

医学社会文化史

一、艾滋病：从疾病史到社会史

1. 艾滋病的发现

（1）流行病学的观点

1981 年 6 月 5 日，美国加州大学洛杉矶分校医学院助理教授米歇尔·戈特利布（Michael Gottlieb）医生等，在美国疾病控制与预防中心（CDC）的《发病率与病死率周报》（*MMWR*）上，发表了他们从 1980 年 10 月至 1981 年 5 月间收治的 5 例患有卡氏肺囊虫肺炎（PCP，肺孢子菌肺炎）同性恋男子的报告。同年 7 月，纽约和旧金山的医生报道在同性恋男子中发现 26 例卡波济肉瘤（KS），一种过去仅见于老年，且发病率极低的肿瘤。这种在短期内出现的群体发病倾向立即引起了医学家的关注，CDC 的专家在《发病率与病死率周报》的编者按中提出了“这些病人都是同性恋者的事实，提示同性恋生活方式与卡氏肺囊虫肺炎流行之间存在着某种联系”的“生活方式模式”的假设[1]。由于病人都是同性恋者，所以医学家给这种疾病的最初命名是“同性恋相关免疫缺陷症”（gay-related immunodeficiency，GRID）[2]。

根据这种假设，美国疾病控制与预防中心成立了一个特别工作组，负责监视这种新出现的疾病以及寻找其原因。经过几个月的调查和回顾性研究，流行病学专家发现两种行为模式——性乱和吸毒与

[1] Oppenheimer G M, “In the Eye of the Storm: The Epidemiological Construction of AIDS,” in *AIDS: The Burdens of History*, eds. Fee E and Fox D M (Berkeley: University of California Press, 1988), pp. 267-300.

[2] Gottlieb M S et al., “Gay-related Immunodeficiency (GRID) Syndrome: Clinical and Autopsy Observations,” *Clin. Resear* 30 (1982):349.

GRID高度相关。临床研究发现KS和PCP病人都有巨细胞病毒(CMV)感染。因此，CDC从流行病学角度提出CMV、亚硝酸戊酯和毒品是引起这种疾病的三种可能性原因。那么，CMV与“生活方式模式”怎样联系起来呢？杜克大学医学中心的D. T. 杜拉克（D. T. Durack）提出了一种疾病的多因素模型：病毒感染（如CMV）和性刺激剂（如亚硝酸戊酯）导致易感者的免疫抑制，然后引起临床症状，如KS或其他肿瘤抑或严重的机会感染等。[1]

1982年初，美国国立卫生研究院的詹姆斯·格德特（James Goedert）等对KS与亚硝酸戊酯的关系进行了研究，结果表明亚硝酸戊酯吸入可造成同性恋男子的免疫缺陷。[2] 与此同时，纽约的研究人员进行了病例—对照的多变量研究，发现只有亚硝酸戊酯和性乱与KS有统计学意义。[3] 1982年9月，CDC在*MMWR*上首次使用艾滋病(AIDS)一词，定义艾滋病是一种由于细胞免疫缺陷，机体抵抗力降低而引起的疾病，包括KS、PCP和其他的机会感染。

正当人们认为艾滋病是一种同性恋生活方式疾病时，CDC的专家发现异性性行为者和静脉注射毒品者也有罹患艾滋病的。至1982年6月，*MMWR*报告的KS或PCP患者中22%是异性性行为者，主要是静脉注射毒品者，三分之一是女性，而且有些妇女并不使用毒品。于是，人们对“生活方式模式”提出了疑问，C. 麦西克（C. Macek）指出，如果生活方式是关键，那么为什么艾滋病也发生在异性性行为的男子和妇女，一些海地人以及血友病人身上呢？[4] 在1983年3月4日出版的*MMWR*中，艾滋病的概念有了变化，报告指出艾滋病并不限于同性恋男子和性乱者，强调了接触传染源的重要性。CDC的专家认为，生

---

[1] Durack D T, “Opportunistic Infections and Kaposi’s Sarcoma in Homosexual Men,” *N. Eng. J. Med.* 305 (1981): 1466.

[2] Goedert J J et al., “Amyl Nitrite May Alter T Lymphocytes in Homosexual Men,” *The Lancet* 319 (1982):412-416.

[3] Marmor M et al., “Risk Factors for Kaposi’s Sarcoma in Homosexual Men,” *The Lancet* 319 (1982): 1083-1087.

[4] Macek C, “Acquired Immunodeficiency Syndrome Cause(s) Still Elusive,” *JAMA* 248 (1982):1426.

活方式是引起艾滋病的间接因素，而直接因素则很可能是病毒，类似于乙肝模式。

从艾滋病的发现到分离出新病毒之前，流行病学的个案定性、监测、病例—对照研究、确定高危人群以及提出参考解释模式，在疾病的研究中起着主要作用，并为进一步的研究奠定了基础。

（2）现代瘟疫？

随着病例报告的增多，艾滋病似乎被确定为一种不可逃避的瘟疫。人们立刻联想到过去那些令人胆战的流行病：霍乱、黄热病、麻风、黑死病等。由于艾滋病主要发生在同性恋界，于是，有人把艾滋病称为“同性恋瘟疫”（gay plague）[1]。然而，不久人们便认识到所谓“同性恋瘟疫”并非限于同性恋者，它也染及异性恋者、妇女甚至儿童。因此，艾滋病不再被认为是只威胁某些种族和男性的疾病，它威胁所有种族，威胁地球上每一个人。在已习惯了慢性病模式的西方社会，面对这种突如其来的“瘟疫”，人们表现出极大的惊慌、恐惧和混乱，在新闻媒介的关注下，社会危机感迅速增加。人们把艾滋病视为20世纪末的大灾难，是对自由世界的报复，呼吁恢复丢失了的“传统价值”和稳定的社会秩序。愤怒的家长把孩子从有艾滋病患者的学校拉出来，卫生部门关闭了同性恋浴池。报纸杂志，包括一些著名的医学杂志，撰文强调整个人群面临威胁，认为艾滋病或许能通过蚊叮、日常接触或接吻传播。人们甚至害怕被饭店服务人员、办公室同事、公共厕所马桶圈传染。在这种恐惧的气氛中，许多艾滋病人失去了工作、住所、健康保险甚至朋友。

危机感的增加，促进了人们对卫生政策、保健制度、社会伦理、法律等一系列问题的检讨。艾滋病对那种认为传染性疾病主要是不发达的第三世界国家的疾病，而且随着世界范围天花的消灭，大多数传染病

[1] Oppenheimer G M, “In the Eye of the Storm: The Epidemiological Construction of AIDS,” in *AIDS: The Burdens of History*, eds. Fee E and Fox D M (Berkeley: University of California Press, 1988), pp. 267-300.

终将灭绝的观点提出了挑战，人们也对那种关于20世纪后期，疾病在性质上可分为感染性疾病和慢性疾病，而这种划分与经济和地理分布相适应的假设产生了怀疑。与此同时，国家之间关于艾滋病的来源相互指责，正如历史上关于梅毒的来源一样，谁都不愿意承认这种不光彩的疾病是本国产生的。艾滋病引起的社会震惊，迫使西方各国政府寻求对策，一方面制定出一系列预防和控制的措施，另一方面将大量资金注入艾滋病的各项研究领域。艾滋病作为一种流行病的观念也激起了国家、实验室以及药品制造公司之间的科学竞争，因为弄清疾病的机制，生产出实验试剂、疫苗和药品，将获得崇高的荣誉和巨大的财富。

（3）HIV的发现

在艾滋病的研究中，戈特利布等证实病人均有严重的免疫缺陷，而且不同于原发性免疫缺陷，也不是原发性白细胞或T淋巴细胞减少症，而是病原体攻击和破坏淋巴细胞所造成的继发性免疫功能缺陷，进而首次提出“获得性免疫缺陷”的概念。[1]于是，科学家的主要研究方向是寻找攻击淋巴细胞的病原体，最大可能是病毒。由于从艾滋病人血液中可分离出巨细胞病毒（CMV）、EB病毒（EBV）和乙肝病毒（HBV），并能从血清中检测到相应的抗体，早期怀疑这些病原体与艾滋病有关。然而，这些病毒感染不明显损伤白细胞，于是，专家们想到了病毒可能在白细胞内，用电子显微镜来观察白细胞破坏时释放出来的病原体。1983年，法国巴斯德研究所肿瘤病毒室主任吕克·蒙塔格尼尔（Luc Montagnier）从一位同性恋男子的血液中分离出一株新的逆转录病毒，认为它是艾滋病的病原体，并将其命名为淋巴腺病综合征相关病毒（lymphadenopathy associated virus，LAV）。1984年，美国癌症研究中心的罗伯特·加洛（Robert Gallo）在《科学》上报告，他于1983年从艾滋病人体内分离出多株逆转录病毒，这是一种嗜淋巴细胞病毒。在此之前，加洛等人曾从淋巴细胞疾病中发现过一种攻击淋巴细胞的病毒，称之为人类T淋巴细胞白血病病毒I型（HTLV-I）。

[1] 李志文等编：《现代性传播疾病》，人民卫生出版社，1991，第237页。

1982年，美国科学家又从一例毛状细胞白血病病人体内分离出一种新病毒，命名为人类T淋巴细胞白血病II型病毒（HTLV-II）。加洛发现的艾滋病病原体也是从T淋巴细胞分离出来的，所以他将其命名为人类T淋巴细胞白血病病毒Ⅲ型（HTLV-Ⅲ）。通过进一步观察LAV和HTLV-Ⅲ之间的病毒与血清抗体的交叉反应，证实LAV和HTLV-Ⅲ这两株病毒是同一种病毒。

为了证实LAV和HTLV-Ⅲ是艾滋病的病原体，1984年美国科学家成功地创立了检测HTLV-Ⅲ抗体的酶标检测法（ELISA），测定病人血清中的抗HTLV-Ⅲ抗体，其阳性率可达100%，而正常人群仅1%。科学家们发现无临床症状而抗体阳性的妇女产下的婴儿可发生艾滋病；抗体阳性供血者可使受血者发生艾滋病。这些证据都表明LAV和HTLV-Ⅲ就是艾滋病的病原体。

艾滋病病毒的发现是艾滋病研究的一项重要成就，它为艾滋病的预防和控制奠定了基础，同时也引起了一场关于究竟是谁先发现艾滋病病毒的争论。

1983年9月，法国巴斯德研究所的病毒学家蒙塔格尼尔把他分离出的病毒的一株样品送给加洛。七个月以后，加洛宣布他鉴定了一种引起艾滋病的HTLV-Ⅲ病毒，并在此基础上研究出了一种血液试验。1985年法国指责加洛是利用法国的病毒样品做出上述血液试验的。1987年，法美两国政府调停了这一争论，同意加洛和蒙塔格尼尔分享同等的荣誉。两位科学家在《自然》杂志上公布了关于艾滋病研究的正式记载，并在《科学美国人》杂志上合写了《艾滋病概论》[1]，以示和解。可是到了1989年11月，记者J.克瑞德森（J. Crewdson）在《芝加哥论坛报》上撰文再次宣称加洛是通过不正当手段获得声誉的。于是，美国国会议员J.丁格尔（J. Dingell）要求美国国立卫生研究院对加洛的实验室关于艾滋病的研究进行调查，调查小组确认加洛及其同事在分离和培养HTLV-Ⅲ的关键阶段，从几个不同来源的艾滋病病毒中

---

[1] Gallo R C and Montagnier L, "The Chronology of AIDS Research," *Nature* 326 (1987): 434-436.

发现和分离了大量的菌株，因而可以否定加洛等有偷用法国病毒株的主要动机。[1] 但是，调查小组也发现了加洛小组成员 M. 波波维奇（M. Popovic）等所写的一份主要研究报告中，“所描述的研究工作和已经做了的研究工作之间”有着很明显的差异。加洛则认为这只是波波维奇不善于记笔记的原因，并不存在不道德的行为。

关于病原体的命名也有分歧，欧洲国家都使用法国学者蒙塔格尼尔的命名 LAV，美国和美洲其他国家以及日本学者却采用 HTLV-Ⅲ 的命名。因此，在有关艾滋病的国际会议上，有人建议命名为 LAV/HTLV-Ⅲ。然而，这些命名都不确切：它不是人类 T 淋巴细胞白血病病毒，HTLV-Ⅲ不能作为正确的命名；LAV 的命名只注意到了淋巴腺病变，并未阐明淋巴细胞损伤而引起的免疫缺陷这一实质问题，以此命名也不适合。于是，1986 年国际艾滋病病毒命名委员会建议将其命名为人类免疫缺陷病毒 （human immunodeficiency virus），简称为 HIV。从而统一了艾滋病病原体的命名。

HIV 分离培养成功后，科学家们对该病毒的生物学、免疫学、分子生物学、发病机理、诊断技术、监测计划、预防策略、治疗措施、基因工程、疫苗制备等展开了全面的研究，并取得了多项成果，这在病毒学和传染病学研究史上是空前的。

2. 疾病模式的转变

（1）慢性病观念的影响

艾滋病是一种突如其来的灾难性流行病的观点，在 20 世纪 80 年代末开始改变。事实上，艾滋病患者并未像所预料的那样迅速死亡，染上 HIV 后仍可生活十至十二年。很显然艾滋病有一个长期潜伏期，它并不像最初认为的那样是突然杀手。流行病学资料表明其发病率相当低。有人把艾滋病与 1918 年的流感对比，当时 10% 的人患病，其

[1] Beardsley T, “Profile: AIDS Dispute: Robert Gallo Toughs Out Controversy,” *Scientific American* 264 (1991): 16-17.

中2%—3%的人死亡；现在十年的时间内仅有0.1%的人群患艾滋病。[1]随着时间的流逝，艾滋病初起引起的震惊已经过去。虽然疾病仍在扩散，但它主要限于几组高危人群中。因此，HIV的传播不同于以往的瘟疫模式。瘟疫的扩散非常容易，而HIV的传播则相当困难，它需要人们之间的直接接触，如性交、共用注射器或血液制品等。人们认识到艾滋病是可以得到有效控制的。虽然艾滋病疫苗以及特效的治疗在短期内尚难投入使用，但是临床上一些有效的姑息疗法和各类治疗药物，如齐多夫定（AZT）的应用为艾滋病的缓解和延长患者生命带来了希望。医院、诊所和其他卫生保健机构正在制定新的为艾滋病病人服务的措施，艾滋病不再是反常事件，而成为一种常规。

在另一方面，艾滋病患者和HIV阳性者组成了自己的团体，强调"带艾滋病生存"的乐观态度，认为艾滋病并不等于死亡，HIV阳性不等于患病，有症状者也有愉快生活、工作和参与社会的能力。他们不愿意被锁在恐惧的政策中，拒绝被标上疾病的牺牲者的标签。在同性恋团体内，强调安全性行为的教育已成为对付艾滋病的一个长期策略。健康教育宣传疾病监测和早期干预，关于艾滋病的自助书提示，应该采取的自我保健策略包括控制紧张、平衡饮食、适当睡眠和适度锻炼。[2]

每一种疾病模式都有自己的前提，它涉及病原学、预防、治疗等最基本的问题。尽管受到生物医学框架的束缚，这些前提依然有着很强的社会内涵，不能脱离社会对个人责任和社会责任的态度以及在此基础上制定出的卫生政策。在慢性病观念的影响下，人们的注意力转到卫生保健系统处理这种新慢性病的能力上来：资金投入转向发展新治疗、研制新药物、扩大保健覆盖面等方面；社会不得不从长远利益出发认真考虑控制艾滋病的问题。慢性病的观念也直接影响到研究，研究者将注意力集中到疾病机制而不是疾病起源上，更多地强调监测

---

[1] Fee E and Krieger N, "Thinking and Rethinking AIDS: Implications for Health Policy," *Int. J. Health Serv.* 23 (1993):328.

[2] Fee E and Fox D M, *AIDS: The Making of a Chronic Disease* (Berkeley: Univ. of Calif. Press, 1992), p125.

和治疗而不是预防，而且预防也是一种个人责任。这也反映出政府的无能为力，正如鼓励不吸烟要比限制烟草生产更为容易些。这种对待慢性病预防的态度明显地影响到人们对艾滋病预防的思考。随着 HIV 的发现，科学的目光集中到 HIV 的生物学特性及其在体内的活动上，给予影响疾病流行和再生的复杂社会因素相当少的注意。社会和科学的奖励给予那些成功地研究体内疾病机制的人。显然，生物医学研究相比起研究城市治理和公共卫生更为直接有效，这是西方国家把疾病分为感染性疾病和慢性病两大类的潜在结果。对于前者，以除去病原和恢复失去的平衡为主要目的，而后者则更多地考虑宿主与病原的共生。因此，有学者指出，若艾滋病采用这种慢性病模式将是一个致命错误。[1] 如目前在艾滋病研究中出现的一种倾向是研究为什么一些人易感，这导致人们热衷于寻找遗传标志和应激调节的解释。总之，在慢性病的框架中，重点考虑的是包含而不是消除，如“允许接触限度”等。艾滋病的出现，迫使当代社会重新审视它的卫生保健和预防政策，去寻求一种新的策略。

（2）新观念的提出

艾滋病对传统的分类方法提出了挑战，如果说它是瘟疫，它是一种特殊的、缓慢进行性的瘟疫；如果说它是慢性病，它是一种有显著传染性的慢性病。因此，人们注意到了艾滋病的多维性，提出艾滋病是一种慢性传染性疾病，并强调“慢性”和“传染性”两个词都不能被忽视或省略，而且认为它们的次序对于卫生政策和预防策略是重要的。[2] 这种新观念强调病原学、传播和预防而不是临床控制，强调社会关系中人们的相互影响而不是孤立的个体，强调预防策略的长时段性和全球影响。

以这种多维的视角来定位对待艾滋病的态度，要求我们必须为对

[1] Fee E and Krieger N, “Thinking and Rethinking AIDS: Implications for Health Policy,” *Int. J. Health Serv.* 23 (1993):328.

[2] Mann J M, “Global AIDS: Critical Issues for Prevention in the 1990s,” *Int. J. Health Serv.* 21 (1991):553.

付这种疾病制定长期的策略，包括更有效的预防措施以及为 HIV 感染者和艾滋病患者提供医疗保健和社会支持。我们既应看到它“瘟疫”的一面，又要认识到我们还不得不与那些 HIV 阳性者一起相处和生活多年，还必须为他们提供社会服务、咨询和卫生保健。在此基础上，反思过去传染病和慢性病预防的历史，就会发现期待寻找到单一因素或一种技术解释，在卫生保健体系中来阐明疾病的全部是一种幼稚的思想。例如，结核病的控制和复燃说明对抗病原体的有效药物只能提供临时的缓解，或许能持续几十年，然而，有效药物赢来的时间却证明了在疾病发生过程中社会因素影响的重要性。[1]

艾滋病打破了传统的成人、儿童、妇女保健的界限，它跨越了所有的边界，并涉及家庭、性、妇女的生殖权利以及毒品等诸多问题。因此，我们不仅应研究艾滋病的预防、治疗，也必须研究社会境遇中性和毒品应用的模式，性的文化意义：人们喜欢什么、需要什么、做什么，以及人们从事冒险行为的各种原因，等等。

当我们把艾滋病定义为慢性感染性疾病和持续性流行病时，强调的是建立一种全方位的长时段的多维干预框架，以便重新审视我们的预防和控制疾病政策以及整个医疗保健体系。这不仅意味着我们能更好地处理艾滋病及其引起的相关问题，而且也将为我们处理好其他疾病提供一个基本的框架。

3. 艾滋病对中国的影响

艾滋病不仅受到全世界医学界的广泛重视，而且已成为各国政府以及国际政界的重要议题。从来没有一种疾病能够这样迅速地引起全世界的震动和关注。然而，由于迄今尚无根治的药物和有效的疫苗，疾病仍在蔓延。

[1] Barrett-Connor E, “Infectious and Chronic Disease Epidemiology: Separate and Unequal?” *Am. J. Epidemiol.* 109 (1979) : 245.

1983年，中国医学家就注意到艾滋病的出现及其影响。[1] 随着血液制品的进口和应用，1984年艾滋病病毒已传入中国。[2] 1985年6月，一名来华旅游的美籍阿根廷人死于北京协和医院，家属提供资料表明死者生前曾经在美确诊有艾滋病。中国预防医学中心对其进行血清检测证实艾滋病病毒抗体阳性。这是中国发现的第一例艾滋病病人。中国预防医学中心立即对与死者密切接触者进行了流行病学追踪调查，但未发现抗体阳性者。8月，中国预防医学中心成立"艾滋病监测小组"，对8省、市的301份健康人和白血病病人血清进行检测，艾滋病病毒抗体皆为阴性；在对应用过进口第Ⅷ因子血清的血友病病人检测中发现4例抗体阳性，但未发现病人。

卫生部十分重视艾滋病的预防和控制，1985年8月发出《关于禁止Ⅷ因子制剂等血液制品进口的通知》，10月又发了补充通知。卫生部还决定将艾滋病列入国境卫生检疫疾病。1986年1月，卫生部发出《关于加强艾滋病疫情管理的通知》，把艾滋病列入乙类传染病管理。有关机构在26个省、自治区和直辖市开展了艾滋病监测和广泛的预防知识宣传。1986年9月，卫生部成立了"预防艾滋病工作小组"，领导全国的艾滋病预防工作。

1987年2月，福建省医院、省防疫站和中国预防医学科学院病毒所诊断出首例艾滋病病人—— 一位在美国工作的中国香港人。8月，中国预防医学科学院病毒所用MT-4细胞从病人血液中分离出艾滋病病毒。1987年8月，卫生部制定了"全国预防艾滋病规划（1988—1991）"，确定了防止艾滋病传入、发生和蔓延，减少由艾滋病病毒引起的发病与死亡的目标，从组织领导、专业机构和人员等方面做了全面的部署。1987年12月，经国务院批准，卫生部等颁发了《艾滋病监测管理的若干规定》。由此可见中国政府和卫生行政部门预防和控制艾滋病的决心。

[1] 李宁华、庄辉：《获得性免疫缺陷综合症的研究进展》，《国外医学·流行病学传染病学分册》1983年第10期。

[2] 曾毅：《新世纪瘟疫——艾滋病》，《健康报》1994年5月24日。

尽管中国政府和卫生行政部门采取了一系列的措施，艾滋病毒感染率和艾滋病的发病人数依然逐年增加。1989 年 10 月，云南省发现 146 例 HIV 感染者，均为共用注射器的药瘾者。据报道，至 1992 年 6 月，中国已发现 969 例 HIV 阳性感染者，13 人为艾滋病病人；1994 年 5 月，HIV 阳性感染者已达 1361 例，艾滋病病人 40 人。虽然，目前艾滋病在中国还不像在欧美或非洲国家那样流行，但是，仍然存在着大规模传染 HIV 的潜在因素：近年来性病患者和滥用毒品人数的增加为艾滋病的流行提供了温床。

1988 年 12 月 1 日是第一个“世界艾滋病日”，中国各地广泛开展了预防艾滋病宣传活动。1989 年 2 月，人大常委会通过《中华人民共和国传染病防治法》，艾滋病被列入乙类传染病进行管理。8 月，卫生部召开国家艾滋病防治政策研讨会，卫生行政当局负责人与有关专家研究了预防、控制艾滋病的对策、方针等问题，讨论制定了预防和控制艾滋病的中期规划原则。1990 年 2 月，卫生部成立国家艾滋病委员会，同年 9 月，又成立国家预防和控制艾滋病专家委员会。1990 年 12 月 1 日，国家预防控制艾滋病专家委员会发表《世界艾滋病日致医务人员的一封公开信》，号召医务人员在预防和控制艾滋病中发挥积极作用，开展宣传教育活动，用爱心和知识去帮助受艾滋病威胁的同胞。[1]

在传染病防治方面，中国具有丰富的经验和良好的传统。当前艾滋病病毒在我国人群中的感染率还很低的情况下，采取强有力的措施，广泛开展宣传教育和预防工作，可以有效地防止艾滋病在我国的蔓延。

从疾病史的角度看，艾滋病从发现至今不过才短短十几年，然而，它对社会所产生的冲击则是巨大的。它所带来的一系列医学、社会、道德和法律上的难题，已引起了人们对于目前的卫生政策、疾病防治、行为模式、道德规范等问题的反思。人们希望通过艾滋病问题来促进对疾病与社会关系多维性的认识，以便确定防治疾病的最佳策略。

（本文原载《自然辩证法通讯》1995 年第 1 期）

[1] 汪力亚、汪美光编著：《艾滋病图解》，人民军医出版社，1991，第 1 页。

二、超越双螺旋：DNA 对科学与社会文化的影响

50 年前，四位年轻的科学家及其领导的研究小组，在世界著名的科学杂志《自然》上发表的三篇论文，以两股相互缠绕的优美的螺旋线勾勒出彰显生命奥秘的蓝图，标志着生命科学一个崭新时代的到来。

50 年来，在科学家的努力下，蕴藏在复杂的生命现象中的许多法则不断被揭示出来。对这些法则的诠释不仅包含了人类对生命有机体秩序和演化历程的深刻理解，而且也展示出人类期冀从变幻无常的生命现象中把握住其永恒真谛的努力。

回想半个世纪生命科学的跃迁，无论怎样高度评价 DNA 分子的双螺旋结构模型的建立都不过分。

1. 从平行线到双螺旋

（1）遗传因子与核酸：互不相干的独立发现

19 世纪中叶，两项当时看来互不相干的发现，揭开了现代遗传学的序幕。1854 年，奥地利的一名修道士 G. J. 孟德尔（G. J. Mendel）在修道院的花园里开始了植物杂交育种的遗传研究。在经过连续八年的豌豆杂交实验后，他于 1865 年，写出了一篇题为《植物杂交实验》的论文。他以精确的实验数据和严密的数理分析，揭示了生物遗传性状在后代的传递规律，即“遗传因子”的“分离和自由组合定律”。孟德尔在奥地利布隆自然科学年会上分两次宣读了他的论文。遗憾的是，他这项划时代的惊人发现没有引起任何反响而遭受冷遇，甚至与其同时代的达尔文也不承认孟德尔的研究成果对他的进化论有意义。

就在孟德尔发表他的研究成果后不久，1868 年，瑞士一位年轻的化学家 J. F. 米歇尔（J. F. Miescher）从脓液的白细胞的细胞核中获得了一种含磷量很高的未知物质。他将这种物质命名为“核素”（nuclein）。米歇尔的指导老师——德国科学家 F. 霍佩 – 塞勒（F. Hoppe-Seyler）推测这种新物质“可能在细胞发育中发挥着极为重要的作用”。然而，当时一些科学家认为，“核素”无非是一种不纯净的蛋白质物质。随后，塞勒也从酵母菌中分离到了这种物质。

在相当长的一段时期内，遗传因子与核酸的研究一直保持着互不相干的平行发展。

1900 年，在孟德尔的论文被束之高阁三十多年后，三位欧洲学者各自独立地重新发现了孟德尔的理论。1906 年，孟德尔主义最热心的支持者巴特森在他担任第三届国际杂交育种大会主席所致的开幕词中指出，孟德尔的原理“在今后所有进化问题的讨论上都会起到显著的作用”，并向大会提议用遗传学（genetics）一词代表孟德尔定律被重新发现后蓬勃兴起的新兴学科。1909 年，约翰森提议用“基因”（gene）一词代表孟德尔因子，创用“表现型”和“基因型”来描述个体外貌和实际的遗传类型。从此，基因的概念及其行为规律构成了现代遗传学的基础。

在孟德尔之后，遗传学沿着两条路径发展，一是遗传类型的统计分析，二是从亚细胞结构来研究遗传的物质基础。当这两条研究路径发生交叉、融合时，遗传学顿时凸显出其在生命科学领域中的重要地位。1885 年，德国医生魏斯曼首先意识到遗传是由具有一定化学成分，具有一定分子性质的物质，从这一代到另一代的传递来实现的，并指出染色质是细胞核内最重要的成分。 1903 年，萨顿提出来自父本和母本染色体的结合与在以后减数分裂时的分离，是孟德尔遗传定律的物质基础。1911 年，摩尔根根据对果蝇的实验研究，提出了“染色体遗传理论”，对遗传学和细胞学的发展产生了巨大影响。

然而，“核素”的研究却不如遗传因子的研究那么顺利。20 世纪初，科塞尔（诺贝尔生理学或医学奖，1910）等人证明了“核素”是由糖、磷酸与嘌呤碱、嘧啶碱等成分组成。后来人们发现，“核素”具有酸性，因此更名为“核酸”。1909 年，美国生物化学家欧文发现，核酸中的碳水化合物是由 5 个碳原子组成的核糖分子。到了 1930 年，他又发现米歇尔所发现的“胸腺核酸”中的糖分子比塞勒从酵母菌中发现的“酵母核酸”中的糖分子少一个氧原子，因此将这种糖分子称作“脱氧核糖”；含两种不同糖分子的核酸分别称为“脱氧核糖核酸”（DNA）与“核糖核酸”（RNA）。1934 年，欧文将核酸分解成许多亚单位——“核苷酸”。这就是说，核酸是由核苷酸组成的。核苷酸还可以进一步分解为嘌呤或嘧啶碱基、戊糖和磷酸。

DNA 和 RNA 的发现与早期研究似乎并没有掀起多少波澜，因为它们的发现者们并没有能够很好地说明 DNA、RNA 与生物遗传基因究竟有什么关系。从 20 世纪 10 年代到 20 世纪 30 年代，人们并没有将染色质当作遗传物质的基础，甚至在关于染色质化学的许多论文中，基本不讨论它可能具有的生物学作用。人们一直认为蛋白质才是生命体内主要的遗传物质。

（2）DNA 是遗传物质的基础

19 世纪中叶的两项重大发现及其产生的科学成果一直保持着各自独立的平行发展，直至七十五年之后，它们才被科学家“联姻”在一起。

1944 年，O. 艾弗里（O. Avery）及其同事 C. 麦克里奥德（C. Macleod）、M. 麦卡梯（M. McCarty）通过细菌转化实验，直接证明了 DNA 就是那个被遗传学家们千回百转寻找的基因物质，揭示了基因的本质。1951—1952 年，美国科学家赫尔希和德尔布吕克通过噬菌体感染的研究，进一步证实了艾弗里的论点。由于当时对 DNA 分子结构认识的限制，艾弗里等人的伟大发现尚未被普遍接受，因而与诺贝尔奖无缘。等到诺贝尔奖评奖委员会意识到艾弗里工作的意义时，他早已谢世（1955）。艾弗里的发现揭示了遗传学与生物化学的特殊关系，从而奠定了生物化学遗传学（biochemical genetics，即分子遗传学）的基础。1946 年—1950 年间，查伽夫对 DNA 化学性质的研究，改变了当时认为核酸是简单的线性排列的四核苷酸多聚体的观点，指出核酸和蛋白质一样是结构复杂、作用独特的生物大分子。

在以上几位科学家所取得的巨大成就的鼓舞下，生物化学家们开始重新考察核酸的结构。

（3）伟大的 DNA 双螺旋

20 世纪 50 年代前后，有一批物理学家和化学家正在采用 X 射线衍射技术研究分子结构。美国加州理工学院的鲍林就是其中之一。此外，还有英国伦敦皇家学院的 M. 威尔金斯（M. Wilkins）和 R. 富兰克林（R. Franklin），他们一直在用此技术研究 DNA 结构。当时还有两个青年人——J. 沃森（J. Watson）和 F. 克里克（F. Crick）也被吸引到这一研究领域。沃森在大学时期就对鸟类学感兴趣，大学毕业后在美国印第安纳大学从事 X 射线对噬菌体的致死效应研究，1950 年获得博士学位，1951 年赴丹麦留学，后来转到英国剑桥大学研究基因。在那里沃森遇到了年轻的物理学家克里克，当时克里克正在进行蛋白质的 X 射线衍射分析。共同的研究兴趣和科学思想将两人连接到一起，他们开始研究 DNA 的结构。受鲍林的蛋白质 α 螺旋结构的启示，在威尔金斯和富兰克林工作的基础上，沃森和克里克在 1953 年提出了 DNA 双螺旋结构模型。1953 年 4 月 25 日，世界著名的科学杂志《自然》刊登的三篇论文，确立了 DNA 分子的双螺旋结构模型。第一篇是由沃森和克里克提出 DNA 的双螺旋结构模型，另外两篇是威尔金斯与富兰克林等人支持这一模型的 X 射线衍射分析实验数据。

DNA 的双螺旋结构模型有四个重要特点：① DNA 分子由两条成对的链，以双螺旋方式按一定空间距离相互平行盘绕；DNA 分子中两条相对的平行链从头至尾都严格遵守碱基配对原则。②两条长链的方向是相反的。③腺嘌呤（A）与胸腺嘧啶（T）以两个氢键联结配对，胞嘧啶（C）与鸟嘌呤（G）以三个氢键联结配对。比如，一条链上的碱基排列顺序是 TCGACTGA，那么，另一条链上的碱基排列顺序一定是 AGCTGACT。这就意味着，DNA 中一条链的碱基顺序一旦确定，那么另一条链的碱基顺序也就确定了。④ DNA 双螺旋结构对碱基顺序不存在任何限制。

DNA 双螺旋结构模型的建立具有划时代的意义。从此，生物化学发展进入了一个新阶段，生命科学开始了以生物大分子结构与功能研究为主体的分子生物学时期。沃森、克里克和威尔金斯（当时富兰克林已经去世）也因为他们具有划时代意义的重大发现获得了 1962 年的诺贝尔生理学或医学奖。

2. 分子生物学革命的巨大影响

DNA 双螺旋结构的建立对生命科学、自然科学乃至社会科学所产生的震慑和深远影响是不言而喻的，这些影响可归纳为以下几个方面。

（1）揭示了生命的奥秘

DNA 双螺旋结构的发现是揭示遗传信息传递规律的“敲门砖”和联系生物化学与遗传学的“桥梁”，拉开了分子遗传学和分子生物学诞生和发展的帷幕。

20 世纪下半叶，生命科学或生物学的进步以认知或解释生命的新知识、新概念和新技术层出不穷为特点。这一特点在认知论的两大杰出成就中得以体现。一是对生物大分子三维结构与功能关系的认识。其中，DNA 双螺旋结构中的碱基配对法则促进了对 DNA 复制过程的认识。二是对生命同一性的认识，即生命的基本功能表现为基本相同的生化过程。例如，除某些病毒外，DNA 是生命体普遍的物质基础，各种类型的细胞以同样的化学机制在进行 DNA 复制；无论何种高等生命形式，蛋白质合成均需 20 种氨基酸，且生物化学过程相同。生命现象的“同一性”使科学家可以利用细菌和病毒研究演绎高等生命过程，大大加速了生命科学研究的进程。1955 年，A. 肯伯格（A. Kornberg，1959 年获诺贝尔奖）从大肠杆菌（*E. coli*）中发现了 DNA 聚合酶，揭开了 DNA 复制的秘密；1959 年又有人发现 RNA 聚合酶。如果没有 DNA 双螺旋结构为基础，很难想象科学家能够在短短的几年和十几年内揭开 DNA 复制和 RNA 转录的秘密。

双螺旋结构模型建立之后，克里克又历经十多年研究，在 20 世纪 60 年代揭示了遗传密码。在上述成果及基因调控理论基础上，克里克提出了遗传信息传递的中心法则（central dogma），阐明了遗传信息从核酸向蛋白质的流动过程，也就是生命编码表达成具体生命活动的过程。遗传密码的破译使人们认识到纷纭万象的生命世界有着惊人的内在连续性，除了极少数特例外，绝大多数的生物，从原始的细菌到高等动植物都使用着同一套遗传密码。这一根本性的发现使得生物学和医学的面貌为之改观，过去彼此隔阂的一些学科今天都统一在分子生物学的基本概念和基础技术的旗帜之下。此后，分子遗传学、分子生物学和其他生命科学领域如雨后春笋般迅速成长和发展。

在中心法则提出后，人们开始探讨一个新的科学问题：遗传信息的传递或表达是如何被调控的。1961 年，F. 亚考伯（F. Jacob）和 J. 芒诺德（J. Monod）（1965 年获诺贝尔奖）提出了“操纵子”学说，揭示了原核生物基因表达的开启和关闭是如何控制的。此后，操纵子学说结合酶的“变构调节”理论又引出了“生物调节”的概念。“生物调节”理论标志着人类认识生命、认识自我实现了又一新的飞跃。

更重要的是，新的理论框架重新诠释了生物学的一个基本问题：生命与非生命的区别何在。现代分子生物学对这个问题给出的回答是：生命过程就是信息在巨型分子中的储存和传递。在 DNA 分子结构模型建立半个世纪之后的今天，科学家们已经不约而同地强调说，当代的分子生物学是一门关于信息的科学。

（2）DNA 双螺旋结构的建立推动了以工具为导向的生物技术革命

DNA 双螺旋结构的建立不仅使得人类对生命本质有了全新的认识，同时也引发了一连串的技术发明。

20 世纪 70 年代以后，限制性内切酶、DNA 连接酶、RNA 聚合酶的发现，DNA 测序技术的发明，DNA 自动序列仪的出现并不断升级换代，以及体外快速扩增 DNA 的聚合酶链式反应（polymerase chain reaction，PCR）技术的发明与发展，构成了以操作重组 DNA 为核心的重组 DNA 技术学（Recombinant DNA Technology），它使科学家们分离、分析及操作基因的能力在实验生物学领域几乎达到无所不能的地步。现在，科学家们可以从细菌的数千个基因、哺乳类动物数万个基因中分离某一个目的基因；他们还能使外源（目的）基因在一定的表达体系中表达出有用的蛋白质，极大地促进了生物过程技术的发展。也正是有了重组DNA技术，人类基因组计划（HGP）才得以实施。HGP的实施和完成催生了今日的基因组学，并对整个生命科学领域以及工农业产生了巨大的影响。

随着人类基因组DNA全序列分析工作的深入，动物、植物和微生物的基因组DNA全序列分析普遍开展，这将进一步深化人类对生物的多样性和一致性的认识。生命活动的最根本物质——DNA作为生命的“共同语言”将得到最充分的体现。

（3）深化了对遗传与变异本质的认识

20世纪初，科学家们通过对果蝇遗传机理和人类某些单基因遗传病的研究，已经在染色体的行为和基因的作用方面积累了丰富的知识。但是，直至DNA双螺旋结构模型的建立，以往抽象的基因概念才与具体的分子结构联系在一起。人们认识到，基因不是一个无限小的单质点，而是DNA分子上具有一定长度和特征的片段。从此以后，人们不再单纯依靠生物体的外在性状来把握基因，而是开始自内而外地分析它的结构和功能。双螺旋分子模型一举解释了遗传信息的存储和传递，基因的分离、突变和重组，DNA的损伤和修复等诸多问题，它蕴藏着巨大潜力，至今分子生物学家们仍然在继续开掘之中。

尽管基因组储藏着生物体的全部遗传信息，它所包含的成千上万个基因却并不是同时全部都在进行活动，基因的表达格局总是随着特定的时间、空间和环境条件而变化，这是一个复杂而又高度有序的过程。对基因受控表达各个环节的研究将彻底揭开细胞分裂、生长、分化、凋亡全过程的奥妙所在，了解生物体在细胞、组织、器官、个体水平上的发育调控，使发育生物学家多年苦苦探讨的问题从根本上得到阐明。作为基因表达的产物和生命活动的实际执行者，蛋白质是分子生物学的另一组重要研究对象。

（4）对生命本质与进化的认识

达尔文发表的进化论使生物学有了一个统摄全局的理论。基因组研究的成果再次印证了所有生物都有共同的进化史。人们为了追溯已经被时间掩埋的进化历史，曾经构建了各种显示物种之间亲缘关系的进化树。但是，过去的系统分析大部分建立在形态比较的基础上。一个世纪之后的今天，这些章节已经在分子的水平上重写。使用生物大分子序列的分析结果来建立进化树，一方面具有定量的精确性，另一方面可以比较外部形态相去甚远的不同物种。将这种分析方法应用于人类的不同群体，同时结合考古学、人类学、语言学的研究成果，我们已经了解到关于人类起源、进化、迁移等等过程的许多细节。基于不同生物基因组的共同性，我们有充分的根据通过在其他生物体上进行实验来获得对人类基因起源、演变和功能的认识。对这些模式生物进行的研究大大增进了有关人类疾病发病机理的知识。

（5）深化了对疾病的认识

1949 年，鲍林通过“镰状红细胞贫血症”的研究，证明了人类的遗传疾病可以追踪到由突变基因的作用而引起的“分子病”，这标志着人类对疾病的认识从器官、组织、细胞水平深入到分子水平。20 世纪 60 年代以来，随着医学技术的发展，已经可以对许多迟发疾病的患者和无症状的缺陷基因携带者进行早期诊断。时至今日，已发现的人类单基因遗传疾病已达 6000 多种，多种疾病所表现的易感性也被证明与基因特异性相关。尽管目前的医学分子生物学知识仍然更多地应用于疾病的筛查、诊断和预防，而不是疾病的治疗，但研究者们有充分的理由相信不久的将来会在恶性肿瘤、心血管疾病、感染性疾病和神经系统疾病的防治方面取得重要的突破。通过分析病原体的基因组构成，有希望设计出针对特定靶物质的药物，大大增加特效药的种类。人类已经认识到，许多疾病的发生是遗传因素与环境因素共同作用的结果。疾病有时起因于基因本身的缺陷和异常，这使该基因的携带者对某些环境因子格外敏感而容易罹患疾病；有时是外界环境因子与基因相互作用，导致某些基因或基因群的异常改变。

3. 启示与思考

（1）科学发展需要人类智慧的接力和综合

科学的发展需要人类前赴后继的努力。重大科学成就的获得或科学史上革命性的转变，都不是一个孤立的事件，而是一个过程。以DNA双螺旋结构的建立为标志的分子生物学革命就是一个典型。从孟德尔的豌豆实验到基因概念的提出，从染色体性质的研究到摩尔根"染色体遗传理论"的提出，从查伽夫的核酸研究到沃森和克里克在威尔金斯和富兰克林实验的基础上确定DNA的分子结构模型，现代分子生物学革命的完成经过了数代科学家持续不懈的努力。DNA双螺旋结构的建立绝非偶然，而是科学界长期探索、辛勤工作的结果。

现代科学研究既需要科学家强烈的好奇心、敏锐的洞察力，需要个人才智的充分发挥，同时也需要科学家的合作精神。回顾DNA双螺旋的发现史，我们发现，在探索DNA分子结构之初，沃森和克里克远远地落后于他们的竞争者——伦敦皇家学院的富兰克林和威尔金斯，落后于美国化学家鲍林。伦敦皇家学院研究小组由于成员之间个人性格上的不相容不能有效地工作，鲍林则由于在研究方法上误入歧途而与成功失之交臂。沃森和克里克两人虽然性格截然相反，但克里克把沃森看作"我所遇到过的，以同我一样的方式思考生物学问题的第一个人"。而沃森则认为克里克是"我所共同工作过的最聪明的人"。他们两人取长补短，形成"黄金搭档"，幸运地成为DNA分子结构的发现人。克里克曾经写道："沃森和我并没有发明DNA结构。我认为，我们俩人中谁也不会单独发现结构，但罗莎琳德·富兰克琳（林）却相当接近于取得成功。实际上她只差两步。她只需认识到两条链是反向平行的和发现碱基配对就行了。富兰克琳离开后，威尔金斯有机会取得成功。至于波林会不会再次作出努力（当时我们对此是惴惴不安的），我还不能肯定。奥尔贝说明了那时我们所不了解的情况，即在我们还未提出DNA结构模型时，波林无意听取对他的结构模型提出的比较清楚的批评意见。或者如同奥尔贝所推测的，生物化学家也许终将发现 DNA 的结构吧？如果真是如此，他们提出的结构模型同我们的将会有哪些差别呢？”[1]

（2）DNA 双螺旋结构模型的建立体现了多学科交叉渗透的成果

DNA 双螺旋的发现是建立在科技进步、技术储备基础上的。设想一下，如果没有核酸分离、纯化、结晶和 X 射线衍射技术，要演绎出 DNA 双螺旋是根本不可能的。此外，DNA 双螺旋的提出是多学科理论知识融合的结晶。仅仅就 X 射线衍射图的资料分析和综合而言，至少融合了化学、物理学和数学原理。所以，分子生物学的理论和应用之所以有今天的成就，关键在于它与多门学科的交叉与综合。物理、化学、应用数学和计算机科学的成果共同把分子生物学的研究推向前进。随着分子生物学的深入发展，不断分化的分子生物学各学科又出现了新的交叉与融合。基因组测序产生了浩瀚的数据，管理、计算、存储、检索、交换、更新这样的海量数据要求高性能的计算机、安全高速的网络连接、完善的生物信息软件和多个大型数据库的支持。在这些要求的推动下，一门新的学科——生物信息学应运而生。

（3）需要密切关注分子生物学的社会影响

分子生物学革命不仅使生命科学及其相关领域发生了巨大变化，而且也深刻地影响到人类的社会生活与思想观念，甚至影响到社会文明的前景。

迄今，生物技术和遗传工程在农业和医药方面的应用倍受重视。重组 DNA 技术、转基因技术以及其他遗传工程对基因组的操作将在全球范围产生巨大的影响。在未来世界，绝大多数的食品、燃料、化学原料都将可以是我们通过遗传工程操纵基因组而获得的产品。通过改造家禽家畜和农作物的基因组，可以增强作物抗病、抗虫的能力，

[1] 弗朗西斯·克里克：《通往双螺旋之路·序》，载罗伯特·奥尔贝：《通往双螺旋之路——DNA 的发现》，赵寿元、诸民家译，复旦大学出版社，2012，第 2—3 页。

提高产量，以及培育新的动植物品种，还可以生产出常规手段无法合成或合成价格昂贵的一些物质。尽管目前还存在很多疑问和困难，例如转基因植物释放到环境中去的安全性问题，但毫无疑问，这一技术在改善全球人口的营养状况、提高健康水平方面，有着无可比拟的潜力。我国是一个农业大国，人多地少，人均占有的土地资源、水资源、能源都十分有限，生物技术给我们提供了前所未有的新希望，使我们能在有限的资源条件下大幅度提高农产品的数量和质量，满足人民需要，协助实现可持续发展的目标。

在医学领域，从胎儿出生前的诊断到阿尔茨海默病的临床治疗，从转基因疫苗到转基因药物，人们感到似乎可以通过生物医学技术来消除一切病痛。基因治疗一直是近十几年来人们所关注的焦点之一。自从开始基因治疗的临床试验以来，基因治疗的支持者们一直对其前景持乐观态度。然而，到目前为止，数百个基因治疗试验尚没有获得确切的临床疗效。广为报道的几起患者在基因治疗试验中死亡的事故，是对于基因治疗中的急功近利倾向提出的警告。当然，我们不能由此否定基因治疗在临床医学领域的广阔前景，但却应当以更严格的科学态度来审视它。在另一方面，我们也应当认真地对待实行治疗过程中可能引起的伦理学问题，例如知情同意问题以及对生殖系细胞施行遗传操作所涉及的对未来世代的责任问题。这些问题已引发了社会的广泛争议，也是我们在进行科学研究过程中时刻不能轻忽的方面。

遗传筛查已经成为预测一个人对疾病的易感性的重要工具。这些疾病，尤其是遗传病和先天疾病，常常需要终生的治疗和护理。社会保障制度的建立使得治疗疾病的费用并不一定直接落到家庭或个人的身上，而是由各种形式的医疗保险予以承担。因此，在讨论医学遗传学对社会生活影响的时候，人们更关注的是求职、入学、投保、婚姻、生育等过程中可能遇到的遗传歧视问题。

1997 年，英国科学家威尔莫特成功地培育出克隆羊多利。克隆技术的突破是一项重大科技成果，但它也引起了一系列的伦理和法律问题。利用克隆技术、转基因技术可以用来解决目前疾病治疗中的一些问题，如移植器官的缺乏，但是，跨种间的器官移植和转基因治疗，是否会导致某些致死性病毒打破物种界限侵入人类基因组，造成人类染上一些原本仅在动物身上才有的疾病，甚至是新的疾病，是值得我们警惕的。

干细胞的研究是人类对抗疾病的又一件新型武器，它可以用来作为基因治疗的载体，替代坏死或变性的细胞，修复组织损伤，甚至更换缺损的器官。由于研究使用的干细胞有一个来源是胚胎组织，各国出于自己的文化背景和宗教信仰，对这一研究工作做出了不同的规定。我国在符合国际公认的生物伦理守则的基础上，从自己的国情出发，发挥我国科学家的聪明才智，将有可能在这一研究上做出造福人类的贡献。

生物技术和遗传工程的飞速发展不仅正在改变生物学的面貌，它的影响也波及社会科学的各个领域。事实上，这些问题正是当前科学与社会互动最为频繁的层面，尤其是人类基因组计划开始实施以后，社会各界广泛参与的争论和反思几乎与研究进程相伴随。实际上，人类基因组计划的社会、伦理和法律问题本身已成为人类基因组计划的一部分。科学知识与人类的哲学思考和社会的价值判断空前复杂地交织在一起。人们已经认识到，解决现代生命科学的问题需要哲学家、社会学家、伦理学家、语言学家、历史学家的参与。与此同时，生命科学的最新进展也给这些学科提供了全新的思考素材。纵览 DNA 分子模型建立以来的分子生物学史，我们看到人类思想的闪光从实验室里迸发出去，引起的反响一波接着一波，扩大到了象牙塔外的广袤世界。

（4）主动迎接生物技术世纪和知识经济时代的挑战

放眼世界，知识经济的时代已经来临，在这场知识经济的革命中，生命科学是主力之一。目前科学技术产业化的速度不断加快，产学研一体化已经成为科技发展的大趋势。无论在发达国家、新兴工业化国家还是发展中国家，生物技术、新医药产业都以其蕴藏的巨大经济效益和社会效益，引起政府部门和私人投资者的高度重视。在西方国家，基因组研究成果的开发应用现在正越来越多地从政府部门和非营利机构转移到私人企业的手中，这就意味着这一领域的技术转化今后将明显地受到市场需求和利润的驱动。为了求得高效的回报，这些私人企业通常把研发力量集中在工业化国家发病率最高的几种疾病上，而不太可能投入人力物力去开发适用于中国或其他发展中国家的诊断试剂、疫苗和药物。有鉴于此，我们必须依靠自己的力量，培养科研队伍，在基因组学的研究中大力开展源头创新工作。

尽管我国在这一领域起步较晚，经费投入也比发达国家要少得多，但我们在遗传资源上占有很大的优势。我国的人口基数大，疾病谱广，此外很多地区保留有大量相对隔离的人群，农村地区同一家系的成员仍趋向于集中居住，为研究疾病的家族史提供了十分便利的条件。这些有利条件使我们有可能扬长避短，从基因的功能研究出发，从分析病原体的基因组入手，在遗传病研究和基因治疗方面取得原创性的突破。另外，由于基因作为可申请专利的产品，受到知识产权法的保护，西方国家的研究机构为了取得对基因产品的开发权和使用权，已经开展了争先注册基因专利的拼抢热潮。这种局面可能产生的社会后果在西方世界迄今已经引起许多有识之士的忧虑。一些法律专家指出，基因不同于一般的专利产品，每个人的基因组对于他自己都是独一无二、不可替代的。如果一位遗传病患者在接受治疗时需要使用有关自己遗传物质的资料，但又受到专利权规定的限制，不能随意使用这些数据，患者的生命就可能受到威胁。此外，当下的基因注册热潮实际上不是激励，而是阻碍了技术革新的步伐，这有违专利法制定的初衷。专家们提议，可以通过一些途径对基因注册专利实行限制，包括限定基因知识产权的保护范围，使它只作用于基因研究中获得的信息，而不作用于基因的物质实体。在国外的专利法还没有实际修订之前，我们更应加倍注意，保护好我国宝贵的遗传资源，使它作为中华民族的遗产继续属于我们的子孙后代。

生物技术时代的到来，为中国科学家提供了施展才华的大好时机。作为生物医学领域的工作者，我们应该围绕我国医学科技发展的需要和卫生工作防病治病的重点难点，将生物技术应用于广大人群的疾病干预措施，力争做到早期预防、早期诊断、早期治疗，优先开发价格低廉适应面广的药物和疫苗。

迄今为止，中国在生物医学的各个领域已组织起精干的科研队伍，获得了一批重要的研究成果。1993年国家自然科学基金委批准重大项目“中华民族基因组中若干位点基因结构的研究”，1996年“863”高科技计划批准重点资助“重大疾病相关基因的定位、克隆、结构与功能研究”，这些项目都进展顺利。1998年以来，在北京和上海成立了两个国家级的基因组研究中心，我国在全球人类基因组计划中承担的1%测序任务已于2001年4月胜利完成工作草图。2002年，中国科学家绘制出水稻基因组精细图和水稻第四号染色体精确测序图。同年，我国的科学家初步阐明人类细胞衰老的主导基因P16是衰老过程中遗传控制程序的主要环节。这一切展现了我国科学界在发展科学、造福人类方面付出的不懈努力。

世界卫生组织在2002年发布的一份报告《基因组学与世界卫生》（“Genomics and World Health”）中，将中国与巴西、印度和亚太地区作为发展中国家和地区的四个优秀典范，称这些国家和地区在基因组学的若干领域培养出了具备世界水平的研究力量。报告还特别指出了中国在人类基因组计划中做出的贡献，并且提到，中国通过发展基因组学研究和相关领域的研究，成立了一批重点研究机构，扩建了基础研究设施，吸引了一批学有所成的海外留学人士阶段性回国工作，使国内有关方面的人员通过与高水平的科学家进行密切的学术交流和企业间合作，时刻保持在这个领域的前沿。报告认为，中国的这一做法已显示出巨大的成功。

从DNA分子模型建立之日算起，分子生物学已经走过了半个世纪的道路。这半个世纪里，科学技术和整个人类世界都经历了沧海桑田的变化。今天我们又站在一个历史的转折点上，展望未来，充满机遇和挑战。在科学技术进步的大潮中，我们相信，中国一定会实现自己的目标，中国科学家不仅会在分子生物学的研究前沿做出自己的贡献，而且也会创造出更多的生命科学成果造福于人民。

（本文原载《医学与哲学》2003年第7期

作者：张大庆、韩启德）

三、新文化运动与卫生启蒙

人身遵新陈代谢之道则健康，陈腐朽败之细胞充塞人身则人身死，社会遵新陈代谢之道则隆盛，陈腐朽败之分子充塞社会则社会亡。[1]

精神懦弱者不可以谋国，魄力委靡者不可以图强。遍察环球列邦民族不振，其国未有能强。今使医学不先讲求卫生，更谁促进。徒以内政外交军事实业各问题为鼓吹期望民族之强盛，是不啻徒沃枝叶而不培根本矣。[2]

国人而欲脱蒙昧时代，羞为浅化之民也，则急起直追，当以科学与人权并重。……医不知科学，既不解人身之构造，复不事药性之分析，菌毒传染，更无闻焉，惟知附会五行生克寒热阴阳之说，袭古方以投药饵，其术殆与矢人同科；其想象之最神奇者，莫如“气”之一说；其说且通于力士羽流之术，试遍索宇宙间，诚不知此“气”之果为何物也！[3]

夫我国医业不振，退落列强之下，历年民生死于非命，时罹痛苦者，恒沙难数，深堪惋惜。溯自世界三十载以来，新医蒸蒸日上，新学时有发明。独惜我文物之邦，犹未沾此利益，实具特

[1] 陈独秀：《敬告青年》，载《独秀文存》，上海亚东图书馆，1922，第1页。

[2] 伍连德：《医学杂志之关系》，《中华医学杂志》1915年第1期。

[3] 陈独秀：《敬告青年》，载《独秀文存》，上海亚东图书馆，1922，第1—10页。

别原因。人之眼光，注射于前。如大学所谓日日新，又日新。而我之眼光，留恋于后，徒读父书，墨守成见，背道相驰，优劣自判霄壤。[1]

上述论述摘自1915年9月出版的《青年杂志》和1915年10月出版的《中华医学杂志》。若不标引作者，几乎可视为一篇文章。一百多年前，陈独秀先生在《青年杂志》创刊号的发刊词中采用现代医学的比喻来论述社会发展之规律。同一年，与陈独秀同岁的伍连德（被梁启超誉为当时唯一一位“国中能以学者资格与世界相见者”）与颜福庆等创建中华医学会，并在《中华医学杂志》的创刊号上发文论述医学的发展与国家的兴衰之关系。这种现象并非巧合，而是现代医学在国家现代化进程中动员社会、启蒙大众作用的彰显。本文从思想史的视角追溯新文化运动中的卫生启蒙，探讨了医学如何成为文化批评的公共话题以及卫生如何作为国家治理与社会改良的策略。本文认为，新文化运动深刻地改变了国人的人生观、科学观、健康观和疾病观，与此同时，在新文化运动与科学启蒙的话语中充满现代医学的隐喻，其意义在于通过身体感受的共情来激发普通民众对新观念的认同。

1. 新卫生观的启蒙

（1）健康与政治的互喻

新文化运动的核心是启蒙。在有关新文化运动的研究中，人们更多关注的是民主、自由、人权、法治的政治启蒙，而对科学启蒙及其社会文化价值则大多点到为止，主要原因可能是认为科学属于精英文化，最多也只是对传统人文型的知识分子有启蒙意义，对社会政治和普通民众的传统生存模式影响有限。但是实际上，新文化运动倡导的科学文化，同样深刻地改变着人们对社会、文化、政治的思考方式和行为模式。与此同时，新文化运动与科学启蒙话语中的现代医学隐

[1] 伍连德：《中国新医发达之希望》，《中华医学杂志》1916年第2期。

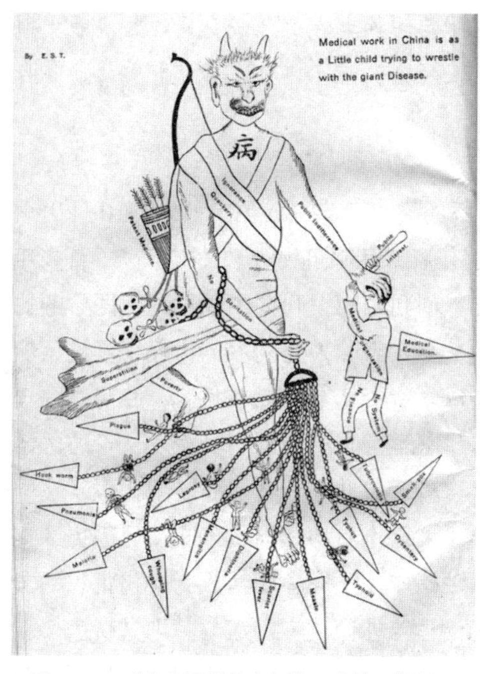

图 3.3.1 《中华医学杂志》第 1 卷第 1 期插图

喻，通过身体感受的共情来激发普通民众对新观念的认同，从而有助于他们认识与理解新文化运动的意义与价值。

在中国近代思想史的叙述中，面对“三千年未有之变局”，以欧美及日本列强为参照，“国弱体虚”“落后挨打”成为社会进化观念的逻辑表达式。伍连德认为改变这种情境亟须谋医学之改革：“优胜劣败，天演昭然。现时吾全国心目中所最激刺者非日本乎，当五十年前，维新伊始，非以改革医学为入手，何有今日。吾国不欲图强则已，苟欲图强，万不能不谋改革医学，使再永永淆乱，无有穷期。”[1]清末民初，“健康”“疾病”“卫生”的概念并非仅仅是医学的概念，它们与国家、社会、个人的精神与文化紧密联系在一起（图 3.3.1）。倡导卫生、增进健康不只是个人身体与精神的提升，更是民族国家强盛的标志，所谓“强国强种”已成为一种有识之士的政治诉求。

身体与国家，医学与政治，有着深层的相关性。19 世纪中期，医学社会化的思想随着欧洲民族国家（nation state）的发展受到了普遍的重视。法国医生 J. 盖林（J. Guerin）呼吁为了公众的利益应建立新的社会医学体系，即一个由医学监督、公共卫生、法医学等组成的有机整体。他把社会医学分为四个部分：①社会生理学，研究人群的身体和精神状态以及其与法律、社会组织制度、风俗、习惯等的关系；②

[1] 伍连德：《医学现在之取缔及将来之挽救商榷书》，《中华医学杂志》1915 年第 1 期。

社会病理学，研究健康和疾病的社会问题；③社会卫生学，研究增进健康、预防疾病的措施；④社会治疗学，制定治疗措施和其他手段来对付社会可能遇到的不良因素和其他情况。德国医学家 S. 诺伊曼（S. Neumann）以及精神病学家 R. 洛伊布舍尔（R. Leubuscher）则强调社会经济因素对健康和疾病的重要作用。1847 年，诺伊曼提出“医学科学的核心是社会科学”[1]。他认为一个民族的健康是社会直接关切并负有义务的事情，而社会环境和经济状况对健康和疾病起着十分重要的，而且往往是决定性的影响。1848 年，医学家魏尔啸也提出“医学就是政治，政治不过是更大的医学”的观点。这类关于医学与社会、健康与国家的观念促使 19 世纪欧洲国家将公共卫生作为国家治理的重要内容。例如，法国各地都设立了卫生议会（Conseil de Salubrité），英国组建了国家卫生局（National Board of Health），而德国建立的是医务警察体系（Medicinischen Polizey）。福柯把这种“由健康、卫生、出生率、寿命、人种等这些在人口中构成的活人总体之特有现象治理实践所提出的各种问题合理化”称为“生命政治”[2]，他认为生命政治自 19 世纪起便成为政治和经济的关键之处。“民族卫生”的观念不仅影响到欧洲各国，而且对正处于国家生死存亡关键时期的中国产生了更大的冲击。

清末民初，已有关于欧洲医疗保健制度与公共卫生运动的介绍。1897 年，刘桢麟在为《知新报》撰写的《富强始于卫生论》一文中指出：“欲治天下，必自治国始，欲治国，必自强民始，欲强民，必自强体始。强体之法，西人医学大昌，近日骎骎乎进于道矣。然治已病，不如治未病。为他人医，不如人人自医。傅兰雅所谓以免病代治病，斯为上工，若是者，舍卫生末由也。”[3] 1903 年《万国公报》载文《论近百年来医学之进步》，除介绍了细胞病理学、细菌学、麻醉剂等医学技术的进步之外，也介绍了公共卫生制度的发展，如生命与死亡统

---

[1] Günter Regneri, “Neumann, Salomon,” in *Reader's Guide to the History of Science,* ed. Arne Hessenbruch (London: Fitzroy Dearborn Publishers, 2000), p. 510.

[2] 福柯：《生命政治的诞生》，莫伟民、赵伟译，上海人民出版社，2011，第 280 页。

[3] 刘桢麟：《富强始于卫生论》，《知新报》1897 年第 39 期。

计、城市卫生等。1914 年，《大同报》登载《英国公众卫生制度详记》，介绍了“现行之公众卫生法律，卫生官之职务，卫生调查员之事务，政府对于人民之责任，卫生团体设立”等。这些介绍凸显了现代医学或公共卫生的社会与政治价值。

新文化运动中，医学与政治的互喻已成为人们通常采用的话语模式。如陈独秀在论述爱国主义时，强调“不在为国捐躯，而在笃行自好之士，为国家惜名誉，为国家弥乱源，为国家增实力”。他指出，为国捐躯之烈士虽为人服膺、崇拜，但只是治标而非治本，因此提出“持续的治本的爱国主义”：勤、廉、洁、诚、信。陈氏把“洁”提升到有关国族形象的政治层面：“华人足迹所至，无不备受侮辱者，非尽关国势之衰微，其不洁之习惯，与夫污秽可憎之辫发与衣冠，吾人诉之良心而言，亦实足招尤取侮。”他还更进一步指出国人“沉迷于利禄而不自觉”“婢膝奴颜，以为至乐”的“内心之不洁，尤令人言之恐怖”，由此提出“爱国志士，宜使身心俱洁”。[1] 无论是在论述爱国主义时还是探讨强国方略时，强种健民则始终是最为优先的考量。正如史介生所言：“强国的要则，先须强国民的身体，欲强国民的身体，先须知卫生的方法。……由此观之，则医药学和卫生法，于国民有密切的关系，于国势有强弱的影响。”[2]

（2）疾病作为政治修辞

在人类历史上，疾病作为政治的一种修辞颇为常见，人们往往将疾病尤其是瘟疫视为异族或异邦带来的邪恶之物，也常将其视为个人品行或族群特征的标识。如历史上常将梅毒、麻风、脊髓灰质炎等传染病与对邪恶、异族入侵者的想象联系在一起，或者认为它们是对社会堕落、个人不良行为的惩罚。尽管疾病的政治修辞或者隐喻有把复杂问题简单化的倾向，容易使人忽略对于政治事件或文化问题的深层探究，但改革者或革命者往往通过这种感同身受的隐喻来唤起人们

---

[1] 陈独秀：《我之爱国主义》，载《独秀文存》，上海亚东图书馆，1922，第 90—92 页。

[2] 史介生：《强国必须先强民》，《绍兴医药学报星期增刊》1920 年第 10 期。

变革的激情。在中国近代的“救亡图存”语境里，疾病和体弱作为一种文化隐喻，很自然地成为政治家、知识精英、地方士绅甚至普通民众的国家或民族形象想象，由此形成了一套“强国强种”的话语体系。这套话语体系可让所有人清楚地感受到国家像病体一样被侮辱、践踏和歧视，进而又把被治愈的病体想象成民族再生的符号。

身体健康、习惯卫生被视为区分文明与野蛮、先进与落后的标识。“民族体质之优劣，与繁殖之消长，系国家之盛衰，或竟至于亡国，实属天演公例，无待赘言。吾人应如何使吾民族优良向上，免东亚病夫之号，实为研究之主要前提。”[1]“东亚病夫”是清末民初最为人熟知的以疾病隐喻社会政治的概念，它并非单纯指国民体质的虚弱多病，更强调国体的积贫积弱、国民的麻木不仁。有人把“东亚病夫国之病”概括为四大病象：其一为瘫痪，地方各自为政，中央号令不灵，恍如四肢瘫痪之人体，手足麻痹，难以动弹；其二为贫血，国家财政空虚，军阀诛求无厌，当局补血无术；其三为疟疾，社会动荡时常发生，类似三阴疟疾，愈发愈凶；其四为秋瘟，干戈扰攘，不啻瘟神下降。瘟势大强，历次百姓罹此而死者，难以尽数。根治这种疾病，则有待医国高手，苟能对症发药，俾得立起沉疴。[2]

疾病的修辞不仅体现为躯体病痛的隐喻，精神与心理上的隐喻更为丰富。陈独秀在论及新旧青年之区别时指出：“自年龄言之，新旧青年固无以异；然生理上、心理上，新青年与旧青年，固有绝对之鸿沟。”他认为，中国青年体弱又不识卫生，疾病死亡率日以增加。他引用了1912年德、美、英、日青年死亡病因的统计数据，指出这些国家因重视教育、体育、卫生，十余年来青年健康状况改善显著，日益健壮活泼，反观我国“盈千累万中求得一面红体壮，若欧美青年之威武陵人者，竟若凤毛麟角”，并提出“二十世纪之青年，首应于生理上完成真青年之资格”。[3] 因此，躯体与精神的健康既是医学问题，也是社会、

[1] 金子直：《民族卫生》，商务印书馆，1930，第1页。

[2] 履冰：《论东亚病夫国之病》，《绍兴医药月报》1925年第10期。

[3] 陈独秀：《新青年》，载《独秀文存》，上海亚东图书馆，1922，第57—62页。

文化和政治问题。“身体之强弱系焉，一生之事业”，从某种意义上讲，社会的健康观念也是一种社会的政治哲学观念。

（3）卫生知识的传播：普及还是规训？

新文化运动前后，涌现出一大批医药卫生类的期刊，这类期刊大多以引介现代医疗卫生知识为主要内容，旨在促进现代健康观、卫生观、医疗观的普及与传播。据宋大仁、沈警凡统计，自 1882 年（光绪八年）至 1935 年五十三年间出版的医药类期刊共 315 种，其中清末出版的 20 种，新文化运动前后（1912—1924）出版的 74 种，1925—1935 年期间出版的 221 种，80% 以上为医药卫生科普类期刊。虽然许多期刊都是昙花一现，出版一两期便停刊[1]，但是种类繁多的医药卫生期刊在普及医学知识、传播卫生观念上是颇有成效的。医学期刊的创办者主要有医学专业学术团体、卫生行政与研究机构以及大众团体。1915 年创刊的《中华医学杂志》是新成立的中华医学会主办的学术期刊，但在创刊初期，杂志也将医学知识的科普作为一项重要的工作。《中华医学杂志》首任总编辑伍连德在论述该杂志的特色时，特别强调“本杂志则惟就通常浅文字，务使稍具普通学识者即可一目了然”[2]。在该杂志的创刊号上，伍连德撰写了《卫生餐法》一文。伍氏介绍了自己创制的卫生餐台：“法以一具，方圆均可，状如大盘，或木制铜制，以能容四五盘碗为度，下装一座，愈低愈合，可以旋转。每人各备一套食具，各件盘菜另置一匙，随意拉转，将各匙引入座前个人食具而吃。见者颇称利便，绝无传染之虞，并免沾染衣袖，留意卫生者曷试用之。”[3]（伍氏的卫生餐台现已成为餐厅餐桌的基本模式。）雷祥麟认为，卫生餐台是现代卫生概念与传统社会生活之间达成的“创造性”妥协的具体展现，是有中国特色且符合卫生需要的在地

[1] 宋大仁、沈警凡：《全国医药期刊调查记（上）》，《中西医药》1935 年第 1 期；《全国医药期刊调查记（下）》，《中西医药》1935 年第 3 期。

[2] 伍连德：《医学杂志之关系》，《中华医学杂志》1915 年第 1 期。

[3] 伍连德：《卫生餐法》，《中华医学杂志》1915 年第 1 期。

创新。[1]

1919年成立的中央防疫处是研究性的学术机构，主要职责是从事传染病研究和生产各类疫苗。但由于“疫之为害几无间断，人民畏之如虎，政府疲于奔命，其为惨酷盖不忍言，长此以往无术消弭，则本处同人之责也”，中央防疫处创办了《通俗卫生月刊》，“冀以通俗卫生之常识灌输一般之人民，使了然于群众摄生之道，而促其力行，以减少发疫”。[2] 此外，上海市卫生局主办的《卫生月刊》、杭州广济医院主编的《广济医报》以及上海医药学杂志社出版的《医药学》等专业期刊，也有公共卫生宣传的内容。一些地方的卫生机关还将每月刊印的期刊赠给各学校图书馆、书报室以及其他的公共机关，并以低价出售，以便民众购阅。这类刊物取材注重一般的卫生常识，内容编排颇为丰富，如北京市卫生局编印的《卫生月刊》有专载、论著、检查统计、卫生行政、卫生要闻、卫生教育、插图、文艺等项。[3] 北京市第一卫生区事务所主办的《大众卫生》强调：“所谓大众卫生是没有阶级的，就是要人人都知道卫生的真义。社会上各色人等，无论为士为农为工为商，是男是女是老是幼，不分贵贱，只要他们活着，他们就应该具备这种卫生常识，躬行实践，以谋自己和人类的幸福……”[4]《通俗医事月刊》是由北京医学专门学校毕业生组成的艾西学会创办的普及性医学杂志，旨在为促进国民卫生知识的发达担负责任。该刊的创办者尤为强调医学专业人士的工作不能只限于自己的专业领域研究，更需要做一些有益于大众的事情，指导大众，以谋人类健康之完满。[5] 现代医疗卫生知识的引介也是大众报刊上的重要栏目，《申报》《时报》《晨报》《大公报》《民国日报》等主要报纸或办有“医学周刊”等副刊或设置介绍卫生常识的专栏。

---

[1] 雷祥麟：《卫生、身体史、与身份认同：以民国时期的肺结核与卫生餐台为例》，载祝平一编《健康与社会：华人卫生新史》，联经出版社，2013，第137页。

[2] 汪希：《通俗卫生月刊发刊词》，《通俗卫生月刊》1922年第1期。

[3] 王康久主编：《北京卫生大事记（第一卷）》，北京科学技术出版社，1996，第96页。

[4] 容启荣：《大众卫生》，《大众卫生》1935年第1期。

[5] 《通俗医事月刊出版的宣言》，《通俗医事月刊》1919年第1期。

无论是医学团体或卫生专业机构出版的医药卫生普及性期刊，还是大众报刊上所刊发的普及性文章，大多由医学专家撰写，一方面是向公众讲解疾病防治的新观念、预防治疗的新方法、维护健康的基本知识，提高国民卫生知识水平；另一方面则试图以卫生和健康的话语，来规训国民的日常生活行为。从何谓“打针”，如何“防疫”，怎样“吃药”，到“饮食要选择”“哺乳的次数”“理发馆的卫生”“饮料水应该怎样的注意”，一一明确哪些行为是正确的，应该提倡，哪些属于陋习，应该制止。无论是医学专业人士还是知识精英都认为民众卫生知识贫乏，许多陈规陋习危害着大众的健康，因此，迫切需要急切改变这种“愚昧落后”的状况。“我国向来受愚民政策的毒，国民的知识，异常浅薄。一些卫生常识，在文明各国，差不多妇孺都有，说到我国，却就不然”，因此有必要灌输卫生知识于国民。这种灌输除办卫生报之外，开展通俗卫生演讲亦为重要的途径。“欲改造习惯，促进文明，演讲便是一种利器……我国教育没有普及，民智这等闭塞，什么是卫生，国民多半不能了解。既不能了解，便不去注意。欲设法使他们了解，和唤起他们的注意，徒然添几个医学校或多办几种医学报，还是不中用的，因为学校和书报，只能为识字和有钱的人增进利益，大多数的人，还是向隅，得不到一点好处。要想好处普及，不是从演讲上着手不可。”一方面应大大增加通俗卫生的演讲，另一方面应在平民学校里开展卫生知识的演讲，方能使大众受益。[1]

开展健康教育、倡导卫生习惯，不仅是为了有效防控传染病，国家与社会精英也由此通过知识—权力机制，试图将每个个体都纳入到社会控制的范围里。胡适在为陈方之的《卫生学与卫生行政》一书所写的序言中清楚地阐明了这个观点：“公共卫生的原理有两点：第一，人类的健康和疾病都和环境里的种种因子有因果的关系，而这种种因子大都是可以用人的智力来管理制裁的。第二，这种种和健康疾病有关的因子，如水、如空气、如病菌，大都是属于很广漠的范围，关系

[1] 毛子震：《医界的将来》，《通俗医事月刊》1920 年第 5 期。

一区域一城市，不是个人的能力所能及，只有公家机关才能管理制裁。所以公共卫生的意义只是充分运用行政机关的权力，管理制裁一切关系人生健康疾病生死的种种重要因子，扫除疾病的来源，造成清洁健康的环境。”[1]

医学社团在卫生知识的宣传与教育方面发挥了积极作用。1913年，在北京举行的博医会全国代表会议上，公共卫生问题成为与会医生所关注的问题，奥斯古德医师发表了《中国卫生宣传计划》的演讲，强调卫生知识的宣传在中国是十分必要的工作，需要通过现代医学知识的普及来逐步转变中国人的传统观念。R. A. 博尔特（R. A. Bolt）医师的《学校的医疗监督》和休梅克医师的《体格锻炼的必要性》讨论了推进卫生知识普及的具体措施。[2] 中华公共卫生教育联合会（Joint Council on Public Health Education）于1916年由博医会、中华医学会和中华基督教青年会全国协会共同创办。1922年该会改名为中华卫生教育会。1925年出版中英文季刊《卫生》，1926年出版《中国的卫生宣传》（*Broadcasting Health in China*）。[3] 该会通过举办卫生展览、报纸宣传、卫生演讲等活动来传播公共卫生知识、倡导培养卫生习惯、开展清洁卫生运动。如1917年，中华公共卫生教育联合会举办了“全国卫生论文竞赛”，以促进学生对公共卫生的兴趣，竞赛的题目为“中国目前卫生情况如何更进一步发展”。组织委员会共收到51篇论文，最后上海圣约翰大学的杨得宝和林步基分获第一、二名，北京协和医学院的吴葆光获第三名。获奖文章刊登在当年出版的《中华医学杂志》上。1919年，中华公共卫生教育联合会又举办了第二届“全国卫生论文竞赛”。这次竞赛分为大、中、小学三组，共有11个省的61篇论文进入决赛，文献中列出的为江苏25篇，直隶13篇，江西5篇，湖南、浙江各3篇，山西、湖北各2篇，福建、山东、甘肃、广东各1篇。21

---

[1] 胡适：《胡序》，载陈方之《卫生学与卫生行政》，商务印书馆，1934，第1—4页。

[2] Bolt R A, “A Plea for More Systematic Medical Inspection and Physical Examination of Chinese Students,” *China Medical Journal* 26 (1913): 208-226.

[3] 邓铁涛、程之范主编：《中国医学通史（近代卷）》，人民卫生出版社，2000，第528页。

篇为英文论文，40 篇为中文论文。论题有什么使人生病、个人卫生、家庭卫生、卫生作为导致国家兴亡的一种因素、国家卫生和国家福利之关系等。大学组的第一名由上海中国比较法学院（the Comparative Law School of China，Shanghai）吴约翰获得，其文章题目为《国家卫生与国家福利之关系》。中学组的第一名由湖南长沙的欧阳青（音）获得，其文章的题目为《论个人卫生》。小学组的第一名由江西南昌葆灵（Baldwin）女中的沈晨珊（音）获得，文章的题目为《什么使人生病》。[1] 这些活动在推动全国卫生宣传教育方面取得了一定的成效。

除中华公共卫生教育联合会外，一些省市也成立了的各种宣传卫生知识、促进健康的组织。1913 年秋，长沙组织了一个“妇女社会服务联盟”，获得了市卫生科和雅礼医院的支持。该联盟定期举行卫生教育讲座、发放卫生知识宣传品，同时还开展大规模的儿童种痘，受到了当地人的称赞。[2] 1916 年成立的江苏公共卫生协会颇具规模，协会由著名实业家张謇担当首任会长，副会长则由地方绅士、警察局长、师范学校校长、卫生科长等担任。协会下设医学教育、研究、环境卫生检查、流行病预防和家庭卫生五个科。1918 年，上海的十二个宗教和慈善团体成立“道德福利委员会”，其中一项重要的工作是呼吁废除各种国籍的妓院，开展妓女的性病治疗，向妓女进行卫生宣传和防病讲座。汉口、杭州、南京、广州等城市先后也都成立了旨在推行卫生教育的协会和学会，虽然这些地方组织维持的时间都不长，但他们的努力使国人认识到不讲卫生的习惯是导致疾病的重要原因，促进了以讲卫生为荣、不讲卫生为耻的社会风尚的形成。

2. 医学成为文化批评的公共话题

（1）中西与新旧

在新文化运动有关科学问题的讨论中，关于中西医学的论争最为

[1] Editorial, “Results of Health Essay Contest,” *The National Medical Journal* 5 (1919): 136-137.

[2] Hume L C, “Social Service Work in China,” *China Medical Journal* 28 (1914): 331-334.

激烈，几乎所有新文化运动的领军人物都加入了这一论争中。其基本观点是：西医能说清楚道理，治不好病也是科学；中医不能说清楚道理，治好了病也不是科学。这种观点至今仍然为一些人所认同。中西医问题的争论不仅涉及两种医学体系理论与实践的价值，而且广泛地牵涉到东西方文化传统问题，涉及不同的自然观、生命观与方法论。因此，中西医学的论争自一开始便从医学界扩散到整个文化界、思想界、知识界甚至政治界。

早在洋务运动时期，“洋务派”就对西医以科学原理为基础的诊断治疗技术表现出极大的兴趣，并将创办西医教育作为洋务运动一个组成部分。李鸿章在1889年给香港西医书院（College of Medicine for Chinese，Hong Kong）执事的回信中，提到“愚意，此医学当与其姊妹科学之化学，同予注重，非第须了解其如何组合，且须明了其如何分析；盖不如此，不足使其于诊断病症及准备医疗上，臻于更大之精确性也。……盖此种由于永注于科学原理以行诊断之美满收获，即足以保证其补救在解剖学及化学纯理论研究之不足，而其结果，将使智识由黑暗为炳耀，天津医学馆即一光辉之例，因其能使西方科学之利益，沾惠于中国医学之实用也”[1]。在晚清官吏和士大夫阶层中，提倡西医批评中医的事态已初见端倪。吴汝纶（字挚甫）认为：“今西医盛行，理精凿而法简捷，自非劳瘵痼疾，决无延久不瘥之事。而朋好间至今仍多坚信中国含混医术，安其所习，毁所不见，宁为中医所误，不肯一试西医，殊可悼叹。”[2] 他还指出：“平日灼知中医之不足恃，自灵枢、素问而已然，至铜人图，则尤不足据，本草论药，又皆不知而强言。不如西医考核脏腑血脉的的有据，推论病形，绝无影响之谈。其药品，又多化学家所定，百用百效。”[3] 郑观应在《盛世危言·医道》中说：“西国医理、医法虽与中国不同，得失亦或互见。然实事求是，推念病源，慎重人命之心，胜于中国之漫无稽考。……

[1] 李鸿章：《致香港西医书院掌院书》，转引自《李敖大全集（第五卷）》，中国友谊出版公司，1999，22页。

[2] 吴汝纶撰，施培毅、徐寿凯校点：《吴汝纶全集（三）》，黄山书社，2002，第55页。

[3] 同上书，第141页。

西医论人身脏腑、筋络、骨节腠理，如钟表轮机，非开拆细验，无以知其功用及致坏之由。……今中国习医绝无此事，虽数世老医，不知脏腑何形。遇奇险不治之症，终亦不明病源何在。……（西医）内症更持机器于腕中，以辨声音之虚实；置寒暑表于口内，以察脏腑之寒温。一切药性病源无不本化学研究而出，故考求有素，识见自真。”[1]由此可见，晚清部分官吏和士大夫在西医疾病观与治疗观的影响下，已开始对中医表示出不信任的态度。

新文化运动中，这种中医与西医的对比转化为新医学与旧医学的对比。新旧之区别则被赋予了明显的价值判断。不过，最初“新医学”的提法只是指来自西方的新医学知识与技术，并没有“旧医学”的提法。例如，1910 年，丁福保举办的新医学函授讲习社，招收研究“新医学”的社员九十多人，大多为开业的中医，函授课程包括解剖、生理、卫生学、传染病检验、西药实验及家庭侍疾法等，旨在推动中西医的汇通。[2] 1912 年之后，受到教育部颁布的“大学规程令”将中医排除出大学教育之影响，“新医学”获得了政府的认可，而中医则被认为是“旧医学”，应逐渐淘汰。1916 年伍连德读了“高等文官考试”命令之后，发现考试的“所有问题，均为欧美各邦，医学课程，不可缺少之要点，举凡中国旧日种种腐败医道，悉在摒弃之列。足征政府已了然旧医之不适用于今日，有意维新也。夫我国医业不振，退落列强之下，历年民生死于非命，时罹痛苦者，恒沙难数，深堪惋惜。溯自世界三十载以来，新医蒸蒸日上，新学时有发明。独惜我文物之邦，犹未沾此利益”[3]。由此，伍连德期望北洋政府大力推动“新医学”的发展，以改变“各国常谓我为发生瘟疫之祖国”的状况。蔡元培在为“医学丛书”写的序言中指出：“自欧化输入，吾国始有所谓新医学。新医学者，以最新之科学为根据者也。其言生理也，根据于解剖、组织等学，非吾铜人图之粗疏而讹谬也。其言病理也，

[1] 夏东元编：《郑观应集》，上海人民出版社，1982，第 520—523 页。

[2] 丁福保：《与函授新医学讲习社社员书》，《中西医学报》1910 年第 5 期。

[3] 伍连德：《中国新医发达之希望》，《中华医学杂志》1916 年第 2 期。

根据于种姓之遗传，微生物之研究，各种仪器之测候，非若望问闻切之粗略，阴阳五行之说之惝恍也。其用药物也，率皆撷其菁英以应用，其对证之一点，非若旧方之杂投、生药、互相克制，以病者之肠胃为战场也。故新医学兴，而旧医学不得不衰歇。”不过，蔡元培同时也认为若将“一切旧日之经验皆得以吐弃之，则不可”，提出“集数千年经验之成绩，以供新学家之参考而研究，其有裨益于医学前途，必非浅鲜，盖可知矣”。[1]

西医与中医的称谓是依医学知识来源不同而划定的，并不蕴含价值的判断，而“新医”与“旧医”的称谓本身便负载价值判断，“新医”与“新学”相呼应，是科学的与进步的，而“旧医”自然便成为不科学的、落后的。这种价值判断不久便直接转变为政治行动。从 1917 年余云岫等反对中医进入教育体系，到 1929 年提出《废止旧医以扫除医事卫生之障碍案》，不仅导致“新医”的倡导者与中医的维护者之间产生激烈的论争，还由此引发了全国性的中医抗争浪潮。中西医新问题由学术问题和文化问题转化为社会问题和政治问题。

（2）科学与非科学

民国以后，西医获得了医学的主导地位，民国政府采用西方的医疗卫生体制建构起新的国家卫生体系。“五四”前后的文化氛围导致主流知识界极力提倡新医学的发展，他们认为医学没有中西之分，只有新旧之别，只有玄学的医学和科学的医学之别。从孙中山、汪精卫等政界人物的言论到胡适、梁启超、严复等学界领袖的言论，都体现出这一点，从而影响到民众对中西医学的重新认识。

辛亥革命后到新文化运动，随着大批留学知识分子归国，倡导西学，鼓吹科学与民主，科学文化构成了近代文化的主旋律。胡适在 1923 年的人生观大论战中说：“这三十年来，有一个名词在国内几乎做到了无上尊严的地位；无论懂与不懂的人，无论守旧和维新的人，

[1] 高平叔编：《蔡元培全集（第三卷）》，中华书局，1984，第 64—66 页。

都不敢公然对他表示轻视或戏侮的态度。那个名词就是‘科学’。”[1]建立在近代自然科学基础上的西医，成为当时学界批判传统文化的有力武器。严复在所译的《穆勒名学》的评注中说：“中国九流之学，如堪舆、如医药、如星卜，若从其绪而观之，莫不顺序。第若穷其最初之所据，若五行干支之所支配，若九星吉凶之各有主，则虽极思有不能言其所以然者矣。无他，其例之立根于臆造而非实测之所会通故也。”[2]

对比西医的科学实证方法，近代学者认为中医以阴阳五行为框架的疾病认识与解释体系是不科学的。梁启超曾明确指出：“阴阳五行说，为二千年来迷信之大本营……此种诡异之组织，遂二千年蟠据全国人之心理，且支配全国人之行事。嘻！吾辈死生关系之医药，皆此种观念之产物。”[3] 他还比较了中西医生的教育，认为：“西人医学，设为特科，选中学生之高材者学焉。中国医生乃强半以学帖括不成者为之，其技之孰良，无待问矣！汉志方伎犹自列为一略，后世废弃，良足叹也！”[4] 因此呼吁医学必须改良，西法必须引进。

胡适在为《人与医学》的中译本所写的序言中指出：“医学关系我们的生命，关系我们爱敬的人的生命。古人说，为人子者不可不知医。其实是，凡是人都不可不知道医学的常识。尤其是我们中国人更应该读这样的一部书。为什么呢？因为我们实在太缺乏新医学的常识了。我们至今还保留着的许多传统的信仰和习惯，平时往往使我们不爱护身体，不讲求卫生，有病时往往使我们胡乱投医吃药，甚至于使我们信任那些不曾脱离巫术的方法，甚至于使我们反对科学的医学。到了危急的时候，我们也许勉强去进一个新式医院；然而我们的愚昧往往使我们不了

[1] 胡适：《〈科学与人生观〉序》，载张君劢等《科学与人生观》，上海亚东图书馆，1923，第2—3页。

[2] 约翰·穆勒：《穆勒名学》，严复译，商务印书馆，1981，第19页。

[3] 梁启超：《饮冰室合集之三十六·阴阳五行说之来历》，中华书局，1989，第1921页。

[4] 转引自陈邦贤：《中国医学史》，商务印书馆，1937，第262页。

解医生，不了解看护，不了解医院的规矩。”[1] 由此可见，主流知识界寄希望于通过西医改善国人的医疗保健，用西医改造中医。

在新文化运动的影响下，“科学”在中国逐渐被赋予了“合理”“正确”的含义，甚至上升为一种意识形态。其实，科学也只是在一定时期内相对正确的知识，任何最先进的科学都存在着一定潜在的“错误”。多年来人们一直在争论中医药的科学性问题，然而，争论双方却是在没有取得什么是科学，具备什么条件的知识体系才能成为科学等问题的共识的情况下，进行口水大战，难以得出有益的结论。从中医的观点来看，即使认识到了疾病的发生发展规律，也具有实践性、可验证性，但由于不能完全按现代科学的术语表述，一些认识和解释因科技手段的局限暂时无法被现代科技所证实，很容易就会被认为不符合科学标准，并被指责为“伪科学的”“不科学的”，甚至是“反科学的”东西。

中医药的科学性问题及相关争论，实际上已不是单纯的中医药问题，而是一个社会观念问题，更是一个哲学问题，仅仅局限在中医药范围来讨论是难以解决的。因此，我们必须从一个新的角度来审视中医药，要从对科学概念的认识上来一场革命，搞清楚中医药到底是一门什么样的知识体系，只有这样才能更好地理解中医药科学问题的百年之争。

3. 卫生运动：从社会改良到国家治理

卡罗尔在论及科学、文化与现代国家的形成时指出：“从实践的角度来看，现代国家形成时期（1650—1900），是一个政府与科学之间的关系持续快速发展的过程，形成了我所说的科学与国家网络：科学与统治实践之间非均匀连接的密集网络。”[2] 他还进一步论证了公共卫生、人口普查、出生与死亡登记等是国家与科学网络三角关系的重要组成部分。国家凭借对公共卫生的监督与管理，来达到控制与消

---

[1] 胡适：《人与医学的中译本序》，载 Henry S. Sigerist《人与医学》，顾谦吉译，商务印书馆，1938，第 6 页。

[2] 帕特里克·卡罗尔：《科学、文化与现代国家的形成》，刘萱、王以芳译，上海交通大学出版社，2017，第 31 页。

除病因、保障民众健康的目的，同时这也有助于国家对整个社会群体进行有效监控。不过，政府也清楚地看到仅仅监督是不够的，还需依靠社会动员，让每个社会成员都参与到卫生促进的活动中来。正如伍连德所指出："人民之习惯依然，最关紧要之吸水亦不知择洁，随地乱吐痰涎，居处闭塞，尘秽不除，碍人身体康强，传染病因之绵延不绝。"[1]因此社会应积极举办卫生公益活动，开展卫生宣传与普及运动。

（1）卫生运动的兴起

卫生运动（sanitary movement）是国家现代化进程的一个标志性事件。文艺复兴之后，城市化、商业化导致了城市人口的迅速增加和公共卫生问题的日益凸显，如大量垃圾、污物需要处置；饮水不洁、居舍逼仄导致传染病蔓延。在细菌病原理论出现之前，风土（endemic）与瘴气（miasma）致病的观念致使城市管理者针对患病个体和周遭环境采取控制措施，诸如隔离病人、清扫垃圾以及提供洁净的饮水等。19世纪末，公共卫生和传染病预防的思想在中国开始得到广泛宣传。清末新政中已有关于城市卫生的制度安排。以病原微生物理论为基础的传染病预防观念和公共卫生观念，逐渐改变了传统的风土与瘴气致病的观念，隔离、检疫、消毒、灭菌、讲究环境卫生等概念开始为人们所熟悉。卫生运动作为社会微观治理的有效措施，将规训、监管个人的身体与公共利益联接起来，成为一种现代性的象征。

卫生运动既有地方政府卫生行政部门所主办的，也有由社会团体发起的，主要集中在北京、上海、广州、武汉等大中城市。1915年成立的中华医学会，其宗旨之一就是"纠合大众而共为之，以期全国之人皆知卫生之重要"[2]。1916年2月，中华医学会第一次会议在上海召开，公共卫生和疾病预防知识的传播问题是这次会议的五项议题之一。颜福庆会长在开幕式的致辞中，强调了中国医生在推进医学科学和公共

[1] 伍连德：《论中国当筹防病之方实行卫生之法》，《中华医学杂志》1915年第1期。

[2] 中华医学会：《中华医学会宣言书》，《中华医学杂志》1915年第1期。

卫生方面所面临的艰巨任务。[1]伍连德医师发表了《如何拥有健康的生活》的大会演讲，出席会议的医生还就预防医学、中国现代卫生学的基础

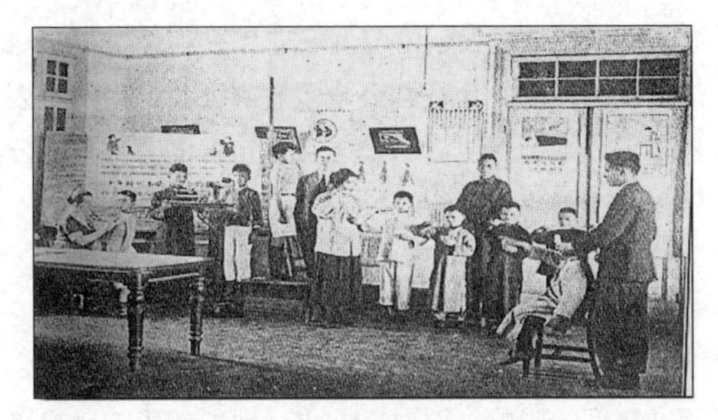

图 3.3.2　中华医学会卫生教育组组织开展的儿童刷牙培训

建立、自 1911 年革命以来在汉口对卫生改革的若干尝试以及家庭卫生等问题发表了演讲。会议期间，还组织了一系列的卫生保健和疾病预防知识的公开展览，每天有数百人参观。根据颜福庆的建议，中华医学会设立了卫生教育组，与博医会和青年会合作在全国共同推进卫生宣传和教育（图 3.3.2）。努力提高国民的卫生意识，普及疾病预防知识成为近代医学家的一项重要工作。

卫生运动可分为两类：一类是常规的卫生运动。例如，20 世纪 20 年代，上海和北京的卫生行政部门都举办了"卫生运动周"，主要活动包括讲座、展览、卫生考试等，有时还举办卫生游行。1923—1931 年，沪西公社、中华基督教青年会等社会团体先后举办了五次卫生运动，每次一至四天不等，用图片展览、电影等方式宣传预防疾病、育婴、扑灭蚊蝇等卫生知识。1935 年，中国防痨协会主办劝止随地吐痰运动大会，组织演讲，放映《痨病自述》等卫生影片，并分学生日、工友日、商民日、团体日进行防痨宣传和劝阻随地吐痰。另一类是在某种传染病可能暴发前举行的预防活动。例如，1925 年，安徽芜湖在天花开始流行时，开展了大规模的牛痘接种运动，在一周内接种了 5000 人次。北平市卫生运动始于 1929 年由卫生局主办的首届"清洁运动大会"，事先由卫生局会同公安局、筹备自治办事处组织筹办。内容有化装表演、卫生展览、卫生戏剧、电影等。1933 年，厦门为了防

[1]　Yen F C, "Presidential Address," *The National Medical Journal* 1 (1916): 4-9.

止当地鼠疫的爆发，由卫生促进会主办了声势浩大的“捕鼠运动”。卫生运动的开展，让社会公众了解到公共卫生的重要性，在潜移默化中提高了公众的卫生意识，也在一定程度上为其他公共卫生工作的开展铺平了道路。

（2）现代医学对日常生活的影响

有关新文化运动的研究汗牛充栋，但大多关注新文化运动对思想、制度的影响，而对新文化运动如何影响普通民众的日常观念、行为与生活的研究不多。有学者认为，无论是新文化运动还是“五四”运动的文化启蒙，从根本上说除了实现人文知识分子的自我启蒙以外，并没有真正触动普通民众自在自发的传统生存模式。对于广大民众，特别是依旧封闭在传统日常生活世界中的广大民众来说，它们并没有引发生存方式和文化模式的真正改变。[1]

的确，民众日常生活及其生存模式的变化并非如同新文化运动和“五四”运动中的论争那样具有标识性。但说新文化运动只是人文知识分子的自我启蒙，没有真正触动普通民众的日常生活却有失偏颇。尽管很难找到衡量新文化运动倡导的科学与人权在多大程度上改变了普通民众日常生活的计量指标，但我们依然可以发现，新文化运动中除了人文知识分子，科学界、医学界也通过传播新思想、新文化，努力改变着普通民众的日常生活并产生了积极的效果。健康和疾病与普通民众的日常生活联系最为紧密。新文化运动倡导的新卫生观念通过报纸、杂志、卫生宣传画、幻灯以及各种卫生运动，持续地、潜移默化地塑形了民众的健康观、疾病观、卫生观、清洁观，并改变着日常行为习惯，如饭前便后洗手、不随地吐痰（图 3.3.3）。1932 年，《家庭周刊》刊载了一个卫生规则检测表，共列出 32 条卫生规则，每条都标有分值。读者可测试自己的生活是否合乎卫生，分值达到 75 分算及格，85 分为体格健康，90 分为优秀。[2] 在医学界和各界人士的努力

[1] 衣俊卿：《日常生活批判与深层文化启蒙》，《求是学刊》1996 年第 5 期。

[2] 铁坚：《请注意卫生规则的测验》，《家庭周刊》1932 年第 8 期。

下，卫生知识的普及取得了一定成效，在一些大中城市，人们的卫生观念逐渐开始转变，以至于民国中期以后，“卫生”一词成为街市上招揽生意的一块颇为吸引人的招牌。“于售卖清凉饮料者，每署曰卫生冰激凌、卫生酸梅汤；于售卖滋养食料者，每署曰卫生豆精、卫生牛乳。此外浴室理发馆以及其他商店之以卫生二字命名者，亦所在多有。”[1] 卫生成为近代社会转变的标志之一。

商務印書館出版
衛生方法之研究
衛生治療新書 布面金字 一元
廢止朝食論 蔣維喬譯 六角
因是子靜坐法 洋裝精印 三角

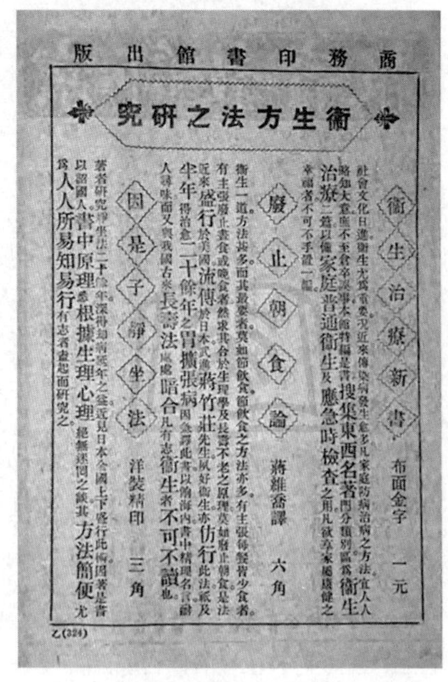

图 3.3.3　商务印书馆出版的卫生书籍之广告

现代医学与公共卫生的观念与实践，不仅是科学文化的重要内容，也是向大众普及科学文化的入手点，联接国家、社会与个体的最佳结合点，展示了科学文化的实用价值与世俗特征。

（本文原载《澳门理工学报》2017 年第 3 期）

[1]　侯毓汶：《发刊词》，《卫生月报》1939 年第 1 期。

四、返老还童

——性腺移植术在中国的传播

20 世纪 20 年代，新文化运动与科学启蒙的影响日益深入，在思想文化界，科学与人生观的论战基本上确立了科学在意识形态上的“正确”地位。现代西方医学知识与技术的传播日益广泛和迅速。不过当时流行的时髦诊疗技术和药物，夹杂着商业逐利的动机也踏浪东来，性腺移植技术在中国的传播便是在这种背景之下展开的。

1. 古老的观念与实践

返老还童、青春永驻是人类永恒的梦想。性与生命力的关联在不同文化中都有着悠久的传统，寻找长生不老的灵丹妙药也是各国医生、术士的不懈追求。19 世纪后期随着内分泌腺的发现和外科学的进展，西方医生试图应用医学来实现这一梦想，不过，由于科学探索与商业利益的纠缠，“长生不老”技术在实践中陷入尴尬。回顾这段历史，有助于我们更好地认识与理解医学技术及其应用的社会文化价值。

这个话题与康有为（图 3.4.1）之死有些关联。关于康有为的死因，有多种说法，有中毒之说，有饮食不洁之说，还有人说康有为因做性腺移植术后发生排斥反应而死。康有为是否做过性腺移植手术，史书里与康氏年谱里都没有记载。不过野史或民间传说中关于康氏做过睾丸移植的说法也有些依据。首先，康有为妻妾成群，60 多岁时还娶了一房姨太太，因此，性腺移植可以帮助他提升性功能，以满足他的生活需要。而此时睾丸移植术恰好是刚兴起的一种新技术，由法国医生开创，在美国也风靡一时，并且这项技术在 1923 年底曾由一位美国

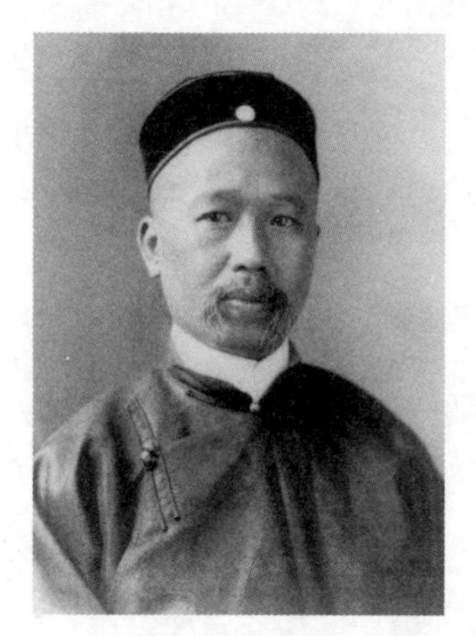
图 3.4.1　康有为

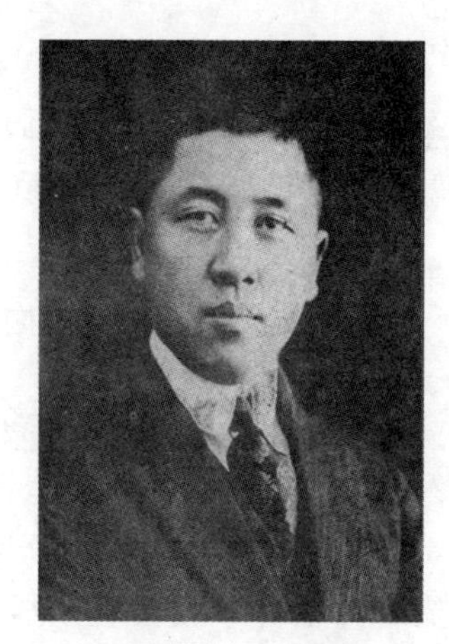
图 3.4.2　江逢治

“医生”传入中国，在时间上比较吻合。

其次，传说中提到与康有为接受这个手术有关的一位核心人物叫江逢治（图 3.4.2）。历史上江逢治确有其人，他是上海的名医，且是康有为非常好的朋友。江氏毕业于上海同济德文医学堂，后留学德国，回国后创办了上海私立同德医学院。江氏很能干，颇有经商的头脑，除办医学院、医院之外，还办有药厂，民国报刊上常登他的“治痧药水”广告。同德医学院属于私立学校，江氏凭借着他的社会关系，为该校筹集经费。我们从同德医学院校刊上，可以看到当时筹措经费的记录，主席是江逢治，第一位校董便是康有为。可见康、江二人的关系很好。所以，康有为找江氏聘请德国医生为他手术，是有一定可能性的。不过，至于康有为究竟是否做过这个手术，还需要到医院病案里去寻找答案。

在此，我们暂且放下康有为是否做过睾丸移植术的问题，而从更宽泛的视角来讨论为什么这项技术会在此时出现？它是怎么传播到中国来的？人们会相信它吗？

第一个问题，就是人们为什么要做睾丸移植术。这是一个关于人类的性与衰老和长寿之间奥秘的永恒话题。返老还童、青春永驻是许多人的梦想。精液和生命力关联的看法，几乎在所有的文化中都存在。古印度的《摩尼那伽》中记载：精液能维持生命，生育生命。中国的道教有“还精于脑”之说。孙思邈认为：“精上补脑，使人长生。”在欧洲，从罗马时代起，人们就用山羊和狼的睾丸制药，用精液治疗侏儒。由此可以说，睾丸移植术的兴起有着深刻的历史与文化原因。

2. 19 世纪医学研究：内分泌、性腺

性腺疗法成为医学的一个热点问题，与当时社会经济发展及生物医学技术的进步有着密切关联。1889 年，法国埃菲尔铁塔建立，象征着法国之雄起。也就在同一年里，72 岁的法国医学家、法兰西学院实验生理学教授查尔斯–爱德华·布朗–塞夸（Charles-Edouard Brown-Sequard）宣布发明了一种恢复青春的良药。布朗–塞夸认为保持人体青春的源泉是睾丸分泌的激素。他用自己的身体来做实验，将狗的睾丸提取液注射给自己，感觉自己的性能力和肌肉强度都恢复了。1889 年 6 月 1 日，布朗–塞夸在法兰西学院的科学会议上报告了他的实验结果。他通过注射小狗睾丸的浸出物使自己返老还童。然而，这种返老还童术只不过是轰动一时的神话。在这里，我们可以看到，其实科学家并不像我们想象的那样理性，有些科学家也是非常可爱的。他们对于所信奉的学说会有自己的偏爱或喜好，因此会不自觉地在科学实验中掺杂先入为主的观念，会选择性地报告实验结果，很可能并不一定掌握了正确的、完整的知识。布朗–塞夸的报告在当时引起了轰动，他研制的这种药物“塞夸灵”（sequarine）在欧洲非常受欢迎，甚至有商家开始仿冒此药，以至于布朗–塞夸发表声明，呼吁人们购买时认清药品商标与法兰西学院生理研究所的标识，以防假冒。可见它在当时是很时髦的一种药物（图 3.4.3）。至于该药的效果如何，从药物在市场上的昙花一现便可做出推断，基本上没有什么疗效。该药之所以还能风靡一时，我想可能是心理暗示所发挥的作用。

在这一时期，内分泌激素的发现及其与生命活动的关联逐渐得到证实。1830 年，德国生理学家 J. P. 穆勒（J. P. Müller）提出动物的某些器官会向血液里分泌物质。1849 年，德国医学家 A. A. 贝特霍尔德（A.

SEQUARINE
THE MEDICINE OF THE FUTURE.
THE one great remedy of the future will undoubtedly be the Serum. The mere fact that Scientists are now able to transfer energy from one animal body to another is sufficient to arouse enthusiasm among Doctors.
The perfection of the Sequarine Serum (which embodies the very essence of animal energy) in a form for everyday use, places animal therapy far in advance of other branches of medical science. This Serum is being used with astonishing success in treating :—
Nervousness,
Neurasthenia,
Anæmia,
Rheumatism,
Gout,
Sciatica,
Kidney Disease,
Diabetes,
Dropsy,
Dyspepsia,
Liver Complaints,
Indigestion,
Paralysis,
Locomotor Ataxy,
General Weakness,
Influenza,
Pulmonary Troubles.
BROWN-SEQUARD,
A Remarkable Book.
Sequarine is prepared under the supervision of L. H. Goizet, M.D., the collaborator of Prof. Brown-Sequard. A remarkable book has been prepared, giving the details of its discovery, nature, and action, and copies are being presented free to the public. No sufferer, Physician, Medical Student, or Nurse should be without the Sequarine Book. To obtain it simply send name and address to C. RICHTER & Co., 59, New Oxford Street, London, W.C.
FIG. 8.3. Advertisement published in The Strand Magazine in 1912, indicating the extravagant

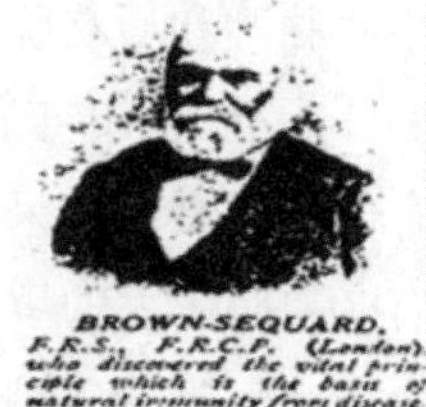

图 3.4.3　1912 年《海滨杂志》（*Strand*）刊载的“塞夸灵”广告

A. Berthold）通过实验证实了某些器官具有内分泌的功能。1855 年，法国生理学家、法兰西学院实验生理学教授贝尔纳提出了内分泌的概念。同年，英国医生阿狄森发现肾上腺皮质功能减退所导致的疾病与内分泌相关。其后，人体内分泌系统，包括胰腺等被逐渐发现。因此，从理论上讲，睾丸提取物中的确存在着具有某种功效的内分泌物质。只不过因为技术条件的限制，“塞夸灵”的疗效没有那么“灵”而已。直至 1935 年，美国医学家恩斯特·拉克尔（Ernst Laqueur）从公牛睾丸中提取出睾丸激素，他将之命名为睾酮（testosterone）。目前，睾酮已有多种制剂，可注射、口服及皮肤渗透等，治疗性腺功能低下症，即自体分泌不足或没有自然分泌睾酮的病症。与此类似，应用睾丸浸出物也十分盛行。20 世纪 40 年代后期，睾酮也曾作为抗衰老药物兴盛一时，这是后话。

3. 从药物到手术

在药物疗法不太灵验的情况下，外科手术疗法——睾丸移植术“跃跃欲试”。19 世纪末至 20 世纪初，麻醉技术、感染控制、止血与输血技术方面的进步，为外科手术的广泛应用奠定了基础。这一时期有两项外科技术为睾丸移植手术的开展提供了支持。一个是瑞士医生科歇尔成功实施甲状腺手术，显示出对内分泌腺体进行外科治疗是有价值的。1871 年，伯尔尼大学医学院教授科歇尔提出了甲状腺疾病，包括甲状腺肿和甲状腺肿瘤的外科治疗总原则，并阐述了甲状腺的生理机制。19 世纪 70 年代以来的研究表明，甲状腺对生命是必不可少的，它的失常会导致呆小病、缺碘性甲状腺肿和其他各种疾病，因此认为有必要对肿大的甲状腺进行外科治疗，但有时切除过多的甲状腺组织会带来灾难性后果，而这种后果可以通过注射甲状腺组织浸出物进行平衡调节。由于呆小病的特征是发育迟缓智力低下，数以千计这类小孩也被用甲状腺浸出液进行治疗，甚至成人的便秘、肥胖、疲倦和沮丧等各种症状的处理也推荐此法。科歇尔对甲状腺切除后遗症的患者进行了观察，这种观察有助于阐明甲状腺的正常功能。到 19 世纪 80 年代，具有活性的甲状腺激素的分离使替代疗法成为可能。科歇尔也是颅脑和脊柱外科的开创者。

另一个是法裔美国医生亚历克西斯·卡雷尔（Alexis Carrel）建立的血管缝合术。这位来自里昂的法国人涉猎血管和心脏外科的许多领域，特别是动脉瘤的治疗方面。他移民到美国后，曾揭示部分动脉可以用另外一段动脉或静脉替代，并发明了几种将血管缝合在一起的方法，由此创建了血管外科。卡雷尔的研究成果，为后来用外科方法治疗动脉瘤、静脉曲张和血管阻塞铺平了道路。

卡雷尔 1901—1910 年间在实验动物身上成功地进行了血管缝合术，因此获得了 1912 年的诺贝尔奖，并创立了血管外科。卡雷尔的这个技术在当时产生了很大影响，主要原因之一是这个技术被他的一个朋友用在了睾丸移植术上。真正的睾丸移植实验是在 1912 年开始的，当时由德国医生欧根·斯泰纳赫（Eugen Steinach）开展，主要是在动物身上进行实验。他受到睾丸提取液治疗法的影响，而想到采用直接移植的方法。从科学技术上讲，最早的器官移植术，其实是睾丸移植，而非肾移植，只不过这种移植术是失败的，那个时候还不知道有免疫排斥反应。

显然，人们不会满足于将睾丸移植术限于动物实验，只视其为一般性的科学探索研究，这一研究更大的动力还是来自人类自身的需求，且其中蕴含有巨大的商业利益。俄裔法国医生S. A.沃罗诺夫（S. A. Voronoff）在法兰西医学院做了山羊的睾丸移植术研究，以促进羊毛的生长，用于增加羊毛产量（图3.4.4）。这个研究成功以后，他开始尝试人体睾丸的移植。1921年，人类睾丸移植实验开始实施。国际科学界对他的实验将信将疑，英、法、德等国二十多位科学家曾对他的实验进行调查，调查结果是有一半科学家认为他的实验是有效的，另一半科学家则认为效果并不好，所以没有定论。这种似是而非的结果为一些欲图谋利的人创造了条件。这种手术其实在20世纪30年代基本停止，是一个失败的手术。因为存在着免疫学上的排斥反应，即便是睾丸成功移植，也会因为排斥反应而萎缩。

在1921—1930年间，这一技术有个较长时间的商业运作期，为一个叫作约翰·R.布林克雷（John R. Brinkley）的美国人提供了在世界上招摇撞骗的机会。布林克雷自称医生，但当时已经有很多美国人对他的医生资质表示质疑。在19世纪末20世纪初，美国医学教育还很混乱，医学院良莠不齐，有些医学院只要三个月就可以拿到毕业证，有些则需要三年。直至1910年的《弗莱克斯勒报告》（*Flexner Report*）

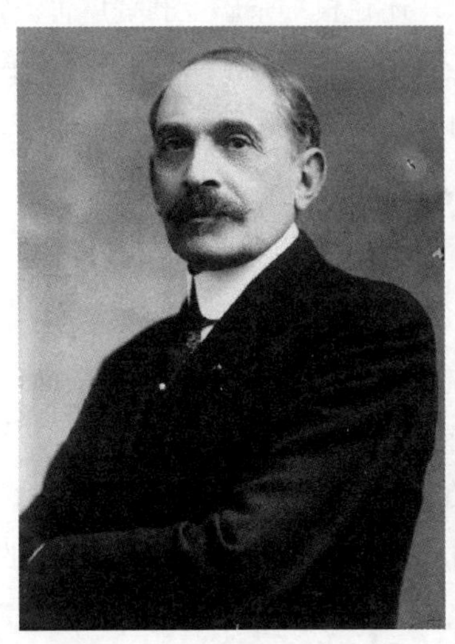
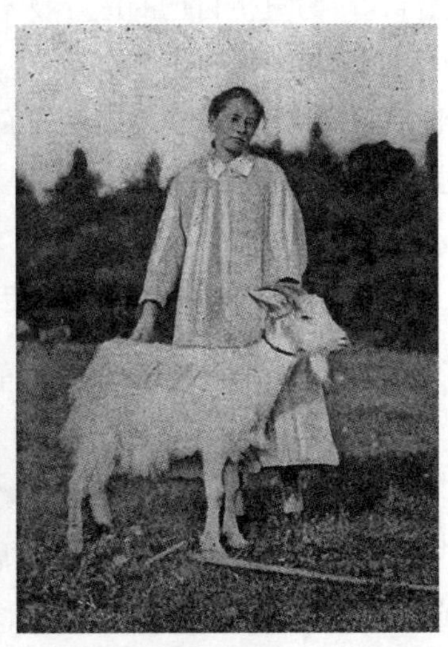

图3.4.4　法国医师S. A.沃罗诺夫（左）及他开展的山羊腺体移植（右）

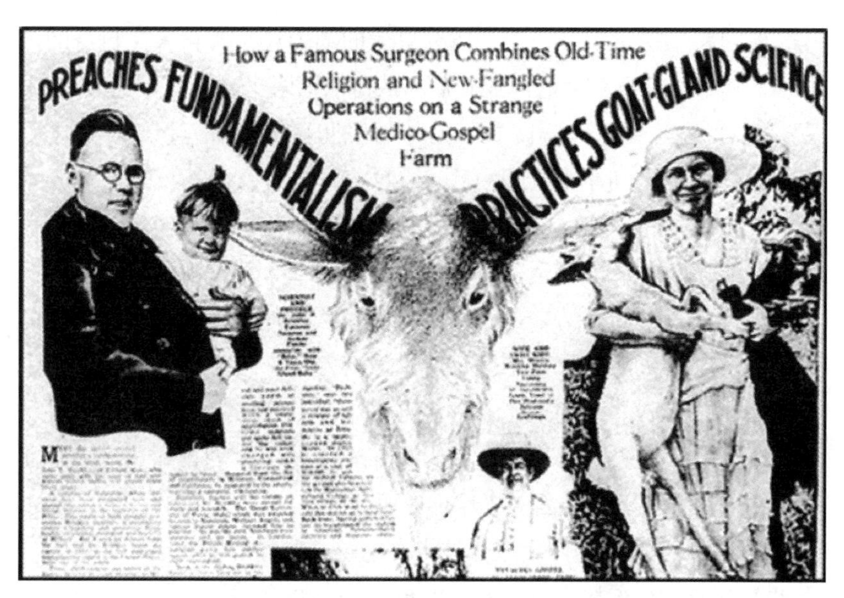

图 3.4.5 《纽约晚刊》(*New York Evening Journal*)载文介绍布林克雷的山羊腺体移植

之后，美国医学教育进行改革，医学院才开始正规发展。因此对布林克雷的医生资质很难考查。这位自称医生的布林克雷声称自己能做睾丸移植手术，但他的做派完全是一种商人模式。他通过自己开办的广播电台，广为宣传自己的医疗技术，还在报纸杂志上刊登广告，宣传山羊睾丸移植手术（图 3.4.5）。他不仅在美国实施手术，还在 1923 年来到中国做手术。对于他是受邀而来还是自己为了商业推广而来，谁是他的经纪人，目前还不是很清楚。

4. 性腺移植技术在中国的传播

1923 年的中国，在经历了南北军阀混战，“城头变幻大王旗”之后，南北各地的掌权者开始谈起和平、统一。由于各派系的政见不一，“南北和会”还是以失败而告终。虽政局动荡，但新文化运动与科学启蒙的影响持续、深入。如前所述，在思想文化界，科学与人生观的论战基本上确立了科学在意识形态上的“正确”地位。现代西方医学知识与技术的传播日益广泛和迅速，流行一时的时髦诊疗技术和药物，夹杂着商业逐利的动机也踏浪东来。性腺移植技术正是在这种背景下登陆中国的。

此时科学观念与西方文化在中国广泛传播、颇受欢迎。西方医学知识，包括性、生殖方面的知识正在改变着国人的健康观、疾病观和医疗观。北大的张竞生教授向国人介绍西方的性学知识。1921 年，美国桑格夫人应邀访华，宣传生育控制的知识。1923 年，内分泌治疗方法也在中国开始实施，如北京协和医院使用胰岛素来治疗糖尿病。从另一方面来看，爱情、人生、性等问题的公开讨论使之成为时髦的话题，这显示出当时人们的思想十分开放。这也为睾丸移植术在中国的传播提供了一个社会背景。

可以说，西方的性医学、手术技术在中国的传播，还是很快的。现代医药学家黄胜白曾在《同济医学》上发表了一篇文章《论“赐保命（Spermin）”神经素良药》，以介绍法国医生布朗–塞夸的新药。可见布朗–塞夸的药物在中国也有销售。关于返老还童术以及西方科学技术的新发展，中国很多报刊都有相关的积极介绍。我们看到，从 1920 年到 1925 年，《东方杂志》《医事月刊》《民国日报》等报刊上都介绍了返老还童术。例如，1923 年 12 月《上海泰晤士报》（*Shanghai Times*）载文道：“美国名医发明山羊腺体移入人身可以返老还幼之白金克来（即布林克雷）今将来上海，定于本月九日可到。按，最初之发明者系发洛纳夫氏，白医士继为之照其方法可使人寿增加五岁。已在美国试验男女六百人，中有二上院议员。此项山羊系选健强无腥味者，大都为瑞士种，每只值墨洋一百五十元。”报道还介绍了布氏声称腺体移植可医治血管变硬、发狂或疯癫、男女心病及女子不生育等病症，以及他成功治疗的病例。

1923 年出版的《医事月刊》杂志转述了上海《大陆报》12 月 15 日关于布林克雷在上海红十字会实施返老还童手术的报道：“昨传之美国外科医士勃林克里君，能以羊腺种入人体，使人返老还童。该医士于前数日抵沪。昨早九点已在中国红十字会医院内，实行施种。被种者共有四人。一为上海医学会会长儒莲孙，一为红十字会医院院长牛君，一为红十字医院书记牛君，一为华妇唐某。施种后，除勃医士外，并有医士夫人及医士助手，及数位中国男女看护士在旁相助。闻被种之四人，昨晚身体及精神之形情均佳。据上海红十字会述施种之情形云，儒莲孙医士现年六十岁，当施种时，神色如常，毫无痛苦，共历三十分钟而竣事。牛医士年四十岁，历二十分钟而竣事。为书记之牛君年三十五岁，历十八分钟而竣事。华妇唐某六十岁，历二十三分而竣事。无一人出现痛苦之状。勃医士于施种时，随口演说，据云，返老还童之效于三十日后便可现出。盖必三十日，羊腺始能移换人腺并恢复原状。三十日后个人之形容体色，必全改变，视之较原年龄当少自十岁至十五岁。闻医士将亲自视察此四人之现状及其将来之结果云。"这个报道可能不是很准确。报道中所说的"牛君"，应该是时任上海红十字会总医院（今华山医院）院长的牛惠霖与其胞弟牛惠生，他们其实没有接受这个手术，只是在旁观看。

据载，布林克雷在上海做完了手术后，于12月底经天津抵达北京，住在北京饭店。在北京有位名为陈翰波的人，前往北京饭店请其诊治。布林克雷起初开价上万元，后经协商，先付四千元，至六个月生效后再付五千元。报道说："手术采用局部麻醉，布氏夫人在旁讲述有趣故事，乘陈倾听入神时，将陈之肾囊割开，取出睾丸一枚，即以羊睾丸填入，为之缝好。"报道还说目下陈氏饮食起居均无异状，其阳不举已五六年，现颇跃跃欲动。

这一非常时髦且具有社会轰动效应的技术传到中国后，中国的主流医学界基本上是保持开放的态度，翻译、介绍了性腺治疗的相关知识，并在此基础上展开了对于返老还童的历史与理论的讨论。与此同时，当时的很多学者还是保持了清醒的头脑。对于是否能通过药物或者手术的方法，使人真正返老还童，学者们是持质疑态度的。比如，有位叫高山的学者，在《东方杂志》刊登了他翻译的赫胥黎于《世纪》（*Century*）杂志上对返老还童术的批评，认为从生物学进化论的角度来看，返老还童是不可能的。总的来看，主流医学界对返老还童是半信半疑的，对相关技术的态度也是警惕的，没有明显夸大的赞誉或推崇。

有大众杂志对布林克雷的手术进行了讽刺和挖苦。报道突出了布林克雷十分能说会道，他在中国做这个手术，当下立即收费，而至于效果如何，据他所说，要在三个月甚至六个月以后才能见到实效。而实际上，手术三天之后，他就一走了之了。也就是说，他收了钱就走，至于效果如何，只有病人自己知道，或许只有天知道。1923 年 12 月 26 日《民国日报》刊登了一篇《返老还童医生归去——何日重来》的文章："美国医生白朗克林氏自谓能以术使人返老还童，施治四人，但须六月后始见效，现白氏已于昨日破浪归去矣。"这是一个典型的具有讽刺和怀疑意味的报道。

前已述及，布林克雷在上海、北京实施睾丸移植手术的患者信息并不准确，查阅当时的病案或许能找到答案。不过，在上海确实有人做过这种手术。当时上海著名导演郑正秋曾在《申报》上发表过一篇《返老还童术之实验谈》，提到他自己在 1925 年做睾丸移植手术的经过。而他的好友、著名演员郑鹧鸪则在接受此术之后不久即去世。

实际上，一段时期后，流行一时的返老还童手术不得不停下来。德国那位推崇返老还童术的施密特医生，由于手术不成功，受到社会的指责而自杀。布林克雷在美国也遭到美国医学会的调查，人们对睾丸移植手术的热情随之冷淡下来。在那时，科学还很难解决移植排斥问题，移植手术为什么有些能成功，而有些又不成功，其原因讲不清楚。直到 1962 年，人们才明了移植免疫的知识。而此前四十年间，人们并不知道排斥反应。但正是由于当时新技术的疗效还存在一个似

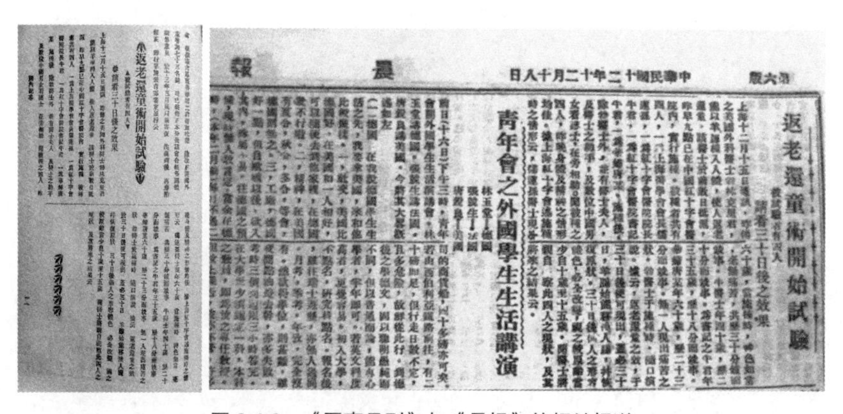

返老還童術開始試驗

晨報　中華民國十二年十二月十八日　第六版

返老還童術開始試驗

請看三十日後之效果

青年會之外國學生生活講演

图 3.4.6　《医事月刊》与《晨报》的相关报道

是而非的空间，所以给像布林克雷这样的骗子创造了机会。而这种骗术能成功地在各个国家获得一些人的信任，也与人们对返老还童的期盼有关。在当代社会，依然还有很多新技术的开发，比如某些基因技术、干细胞技术等，与人们美好的幻想相关联。

虽然我们相信科学技术能给我们的梦想带来希望，但真的能实现“长生不老”的话，应该是要付出很大代价的。其实，人类的发展必须遵循新陈代谢的规律，因此，死亡是必然的，其本身就是生命过程的一部分。

五、医学人文学的三次浪潮

医学人文（medical humanities）是20世纪兴起的以反思医学目的、维护医学尊严、坚守医学良知等为内容的学术思潮、教改实践和文化运动。若从1919年奥斯勒提出医学人文的概念算起，至今已近百年。回顾近百年医学人文的演变历程，有助于我们更好地认识与理解医学人文学科与医学人文运动的互动关系，把握医学人文研究的热点与趋势，进一步推进我国医学人文学科的建设与发展。

1. 文献与方法

依据科学计量学的理论与方法，采用大数据研究的软件Google book Ngram Viewer检索medical humanities，可以发现“医学人文学”词汇呈现出三次浪潮。（图3.5.1）

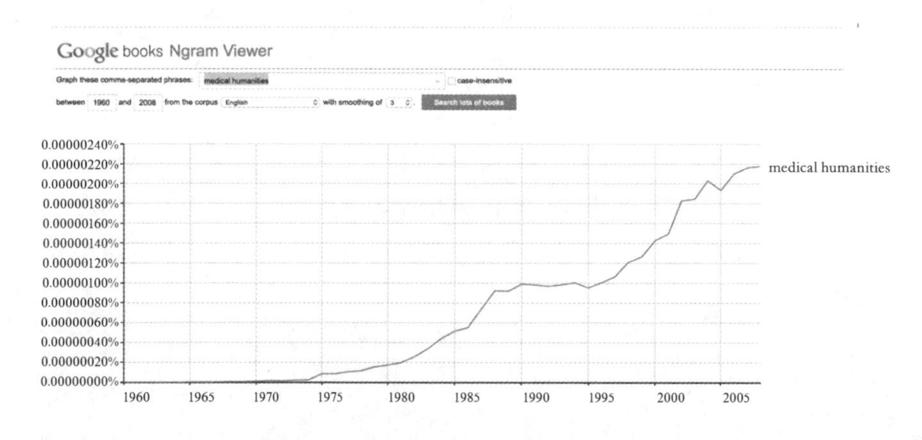

图3.5.1 “医学人文学（medical humanities）”概念使用的趋势

Google book Ngram Viewer 将 1500 年至今的 500 多万册书籍进行了文本的数字化，并在此基础上建立了 5000 亿个词汇构成的语料库。这些书籍约占人类所有出版书籍的 4%，包含英、法、西、德、中、俄及希伯来等七种文字的出版物。米歇尔等提出，通过对语料库中词汇演变的分析并对它们进行定量研究，能够观察到特定时期社会文化的特点以及变化趋势。由此，米歇尔等提出了“文化组学”（culturomics）的概念，认为如同基因组学可通过研究生命的基本信息与特征来解释与解决生物、医学和疾病诊疗中的重大问题一样，文化组学应用高通量数据收集和分析来研究人类文化现象，可为人文学科提供一种新的证据，可拓展人类对思想、社会及文化现象及其演变规律的认识。[1]

由于 Google book Ngram Viewer 目前只是展示了书籍文本语料库中的数据，而现代研究更多的是以论文形式发表，本文也通过谷歌学术搜索（Google Scholar），检索了 1900—2015 年以医学人文为主题词的文献。（表 3.5.1）

表 3.5.1　Google Scholar 检索的不同时期“医学人文”概念

时间	medical humanities	“medical humanities”
1900—1960	3360	27
1961—1990	23200	981
1991—2015	542000	15200

PubMed 是最具权威性的医学及相关领域专业文献的数据库，也是目前国际医学界使用最广泛的数据库，分析该数据库中收录的医学人文学科的论文与关键词，可进一步验证与校准我们的推测与结果分析。（图 3.5.2）

[1]　Jean-Baptiste Michel et al., “Quantitative Analysis of Culture Using Millions of Digitized Books,” *Science* 331(2011):176-182.

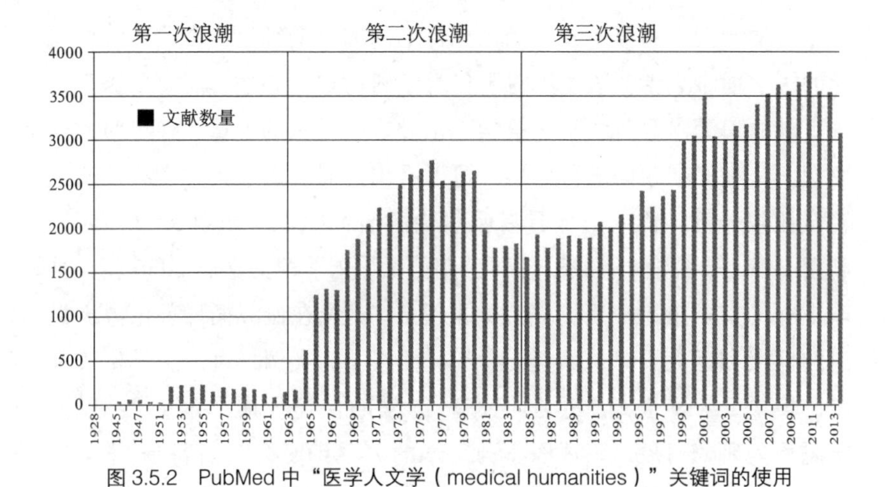

图 3.5.2 PubMed 中“医学人文学（medical humanities）”关键词的使用

同时，我们还可以根据论文的主题词对相关文献所讨论的内容进行分析研究，发现不同时期医学人文研究的热点之所在，了解这些热点哪些是永恒的、常谈常新的话题，哪些是随时代的进程而变化的。

2. 结果分析

根据上述文献计量的结果，可以将 20 世纪医学人文学的发展描述为三波连续的、一次高过一次的浪潮。我们可以通过 gCLUTO 1.0 软件聚类的可视化结果来显示各阶段研究热点。由高斯曲线拟合聚类的山峰图，每个山峰代表一个类集合，山峰的位置、体积、高度和颜色都描述了相关类群的信息。山峰的体积与类群包含的对象数量成比例，高度与类内相似性成比例。山峰分为红、黄、绿、浅蓝和深蓝五种颜色显示，红色代表类内相似度标准差低，蓝色代表类内相似度标准差高。当颜色越趋近于单一色时，表明集合间内部对象之间的相异度越小，相似度越大。

第一波（1900—1962）：

自 20 世纪初至 20 世纪 60 年代，在长达半个多世纪的时期里，有关医学人文的讨论非常有限，直到 1950 年，相关研究才漾起一波微澜。

医学人文学的第一波浪潮，源自不同的涓涓细流：古典传统所倡导的医学博雅之士、医学界对于自身学科历史的兴趣、对重要医学人物贡献的追溯以及对医学与哲学、宗教之间关系的考量。通过对此时期相关文献的主题词进行分析，可以看出此时期医学人文学科的研究领域比较分散，尚未形成具有吸引力的研究热点。如图 3.5.3 所示，利用 PubMed 检索出 1928—1962 年医学人文学相关文献 2436 篇，抽取主题词聚类出七个研究热点。聚类 0：哈维在血液循环理论方面做出的探索和巨大贡献；聚类 1：以军事医学为案例，讨论医学伦理问题；聚类 2：19 世纪、20 世纪产科医学的快速发展；聚类 3：以医学思想为研究对象，论述医学与哲学的关系；聚类 4：精神病学与宗教；聚类 5：19 世纪、20 世纪骨科的发展，以及为此做出杰出贡献的医生们；聚类 6：病理学家的人物传记。

第二波（1963—1980）：

从 1960 年开始医学人文学科的研究文献迅速增长，由以前每年不足百篇增加至每年超过千篇。1963—1979 年共有文献 35634 篇，抽取主题词聚类出六个研究热点。聚类 0：一战二战期间各国的普通医疗和军事医疗的历史演变；聚类 1：19 世纪和 20 世纪不同地域流行病的历史；聚类 2：医学校的医学教育改革；聚类 3：世界各国的医学专科史研究，尤其是泌尿外科学；聚类 4：医学案例背后的哲学与伦理学问题；聚类 5：20 世纪不同医学团体的社会贡献和影响力。（图 3.5.4）

第三波（1980—2015）：

20 世纪 80 年代后期以来，医学人文学研究的文献迅猛增长，仅 PubMed 收录的已近 10 万篇。从研究热点看，聚类 0：生殖与产科医学遭遇的伦理困境和应对策略；聚类 1：外科教学的历史境况和模式转变；聚类 2：和精神病学有关的生命伦理学话题探讨；聚类 3：美国医学类期刊编辑出版工作的历史； 聚类 4：传记、不同医学专业协会的历史；聚类 5：皮肤病人的生活质量评估及提升建议；聚类 6：对于医学本质的追问，医学模式转变带来医患关系的变化等。（图 3.5.5）

值得注意的是，比较 PubMed 与 Google book Ngram Viewer 生成的曲线可以发现，医学人文概念生成的两个曲线波峰值存在着约十年的时间差异。一种可能的解释是，前者主要收录研究论文中包含的相关主题词，而后者则是学术著作中出现的名词概念。学术著作的出版一般都会滞后于论文发表一段时间。

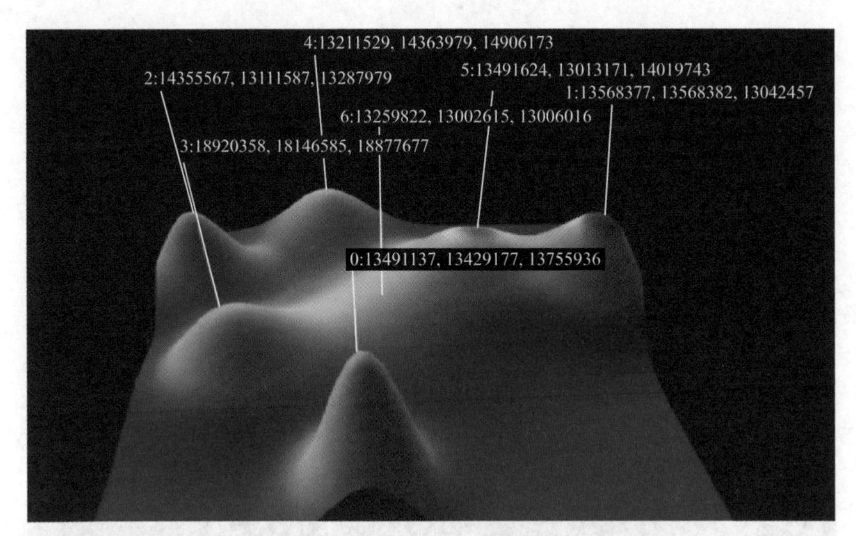

图 3.5.3　1928—1962 年医学人文相关文献主题词聚类

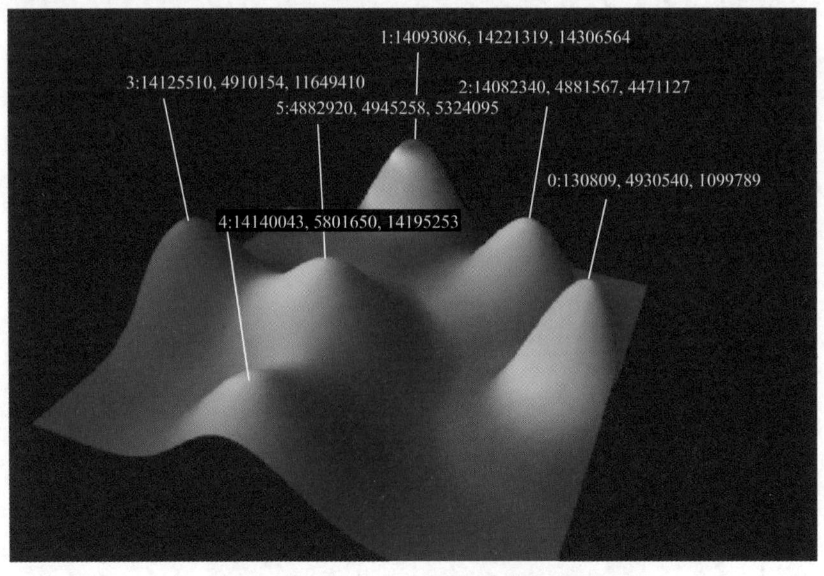

图 3.5.4　1963—1979 年医学人文相关文献主题词聚类

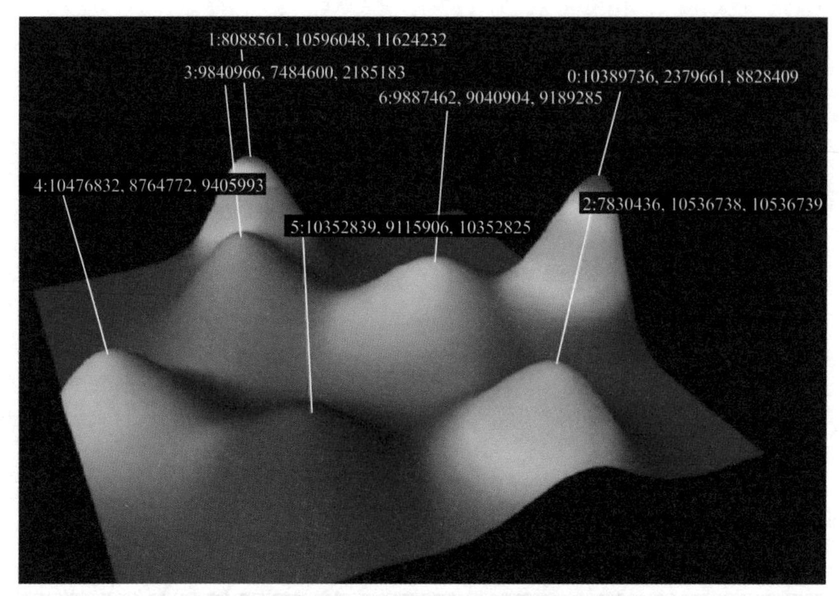

图 3.5.5　1980—2015 年医学人文相关文献主题词聚类

3. 讨论

（1）第一波浪潮之特点：从静水流深到涟漪漾起

虽然医学人文的思想历史悠久，但医学人文学的概念是 20 世纪初期才出现的。1913 年，法国人文医师学会（Society of Humanist Doctors）成立。该学会旨在推动医学界的古典研究，尤其是加强医学预科教育中逐渐被忽视的人文学科的教育。1919 年 5 月，时任英国古典学会会长和牛津大学钦定医学教授的美国著名医学家、人文学者威廉·奥斯勒在英国古典学会发表主题演讲，题目为《旧人文学与新科学》，他认为科学教育与人文学科应相互了解，人文学科就像激素，它对社会所发挥的作用就如同甲状腺对机体所发挥的作用。[1] 奥斯勒在演讲中提出了医学人文学者（medical humanists）的概念，并将医学人文学的传统追溯到文艺复兴时期。他说文艺复兴时期的三位医生托马

[1]　Osler W, "The Old Humanities and the New Science," *Br. Med. J.* 3053 (1919): 1-7.

斯·李纳克尔（Thomas Linacer）、约翰·基斯（John Caius）和拉伯雷（Rabelais）是当时伟大的医学人文学者。[1] 奥斯勒强调，医疗实践是一门艺术而不是一种交易，是使命而不是生意；这项使命需要用心用情来修炼。他也敏锐地意识到，现代医学的超常规发展可能对医学起到负面的影响。他认为，虽然医学的分科与专业化是必需的，但它也可能导致临床医学支离破碎，失去了自己的特色。临床医生很容易被某一问题吸收，专业范围非常有限，且可能因细枝末节而迷失在迷宫中。

20 世纪前半叶，现代医学体系的架构基本完成。分子生物医学领域的革命为医学家探索生命与疾病的奥秘开辟了新路径；随着抗生素、激素、化学药物、心脏外科、器官移植、人工器官的发明与应用，临床医生拥有了治疗多种疾病的强大能力。人们普遍认为，医学技术的进步将逐步解决所有的疾病问题。不过，此时也有人清醒地认识到现代医学面临的新挑战。1948 年，著名科学史家乔治·萨顿（George Sarton）在国际科学史季刊 *ISIS* 上发表文章，提倡融科学与人文为一体的新人文主义，并指出医学人文学对医学发展具有重要的影响。1951 年，加拿大多伦多大学荣休教授 H. B. 凡·威克（H. B. van Wyck）在加拿大皇家医学会年会上发表演讲，通过回顾三十多年前奥斯勒发表的《古老的人文主义与新科学》的演讲，重申了人文学科在医学教育中的重要作用。他指出，随着医学知识的迅速增长和技术的发展，医生必然会更加关注疾病与诊疗技术问题而忽视病人，因此他建议医学院应重视人文学科的教育。

然而，20 世纪 50 年代之前，现代医学基本遵循德国医学模式：

---

[1] 托马斯·李纳克尔医生，人文学者，牛津大学以他的名字冠名李纳克尔学院。约翰·基斯（原名 John Kays），英国医生，剑桥大学冈威尔与基斯学院的创办人之一，1541 年在 Padua 大学学医，师从维萨里，1547 年在伦敦行医，并加入皇家医师学会，后来担任过多年的会长。拉伯雷，文艺复兴时期法国最杰出的人文主义作家之一，早年在修道院接受教育，1530 年入蒙彼利埃医学院学习，同年便获得医学学位，并以行医为业。他还通晓天文、地理、数学、哲学、神学、音乐、植物、法律等多学科和希腊文、拉丁文、希伯来文等多种文字，堪称“人文主义巨人”，主要著作是五卷本长篇小说《巨人传》，取材于法国民间传说故事。

重视实验研究、强调知识生产、关注诊疗技术。医学科学技术的发展也深刻地改变了医学课程体系，自然科学、临床医学、诊疗技术的内容几乎占满了所有的医学课程，原本有限的人文社科课程日益受到挤压，致使融科学与人文为一体的医疗实践越来越偏离了本来的价值。二战期间纳粹医生所实施的一系列非人道医学活动，可以说与德国的医学模式不无关联。二战结束后，反思纳粹医生的非人道行径是医学人文学科兴起的原因之一。这一时期，医学人文学科的建制化处于萌芽状态。只有少数医学院开设了医学人文课程，例如 1952—1957 年，美国凯斯西储大学医学院曾开设过一段时间的医学人文课程，被认为是北美最早的医学人文课程。[1]

（2）第二波：生命伦理学的浪潮

20 世纪 60 年代，西方社会开始对科学技术发展所带来的负面影响有所反思。蕾切尔·卡森（Rachel Carson）在《寂静的春天》一书里展示了杀虫剂对生态与人类造成的潜在危害；雷内·杜博斯（René Dubos）的《健康的幻影：乌托邦、进步和生物学变化》批评了人们将健康寄托于生物医学进步的奢望。1961 年，德国儿科医生维杜金德·伦兹（Widukind Lenz）证实，用于缓解妊娠呕吐的药物“反应停”是导致德国等地婴儿出现大量手脚畸形的罪魁祸首。由此，一批具有远见的科学家与人文学者敏锐地意识到人们需要更加理性地看待现代医学技术的发展，审慎地将这些技术应用于人类病患的治疗。1969 年，美国健康与人类价值学会（Society for Health and Human Values）成立，其目标是促进将人类价值作为医疗卫生专业人员教育的基本的和明确的内容。 与此同时，还在健康与人类价值学会之下创建了医学人类价值研究所（Institute on Human Values in Medicine），致力于研究人文学在医学教育中的地位。在其后的十年间，研究所成为学会的主要实践机构，并直接影响着美国医学人文学的发展。1973 年，得克萨斯大学加尔文斯顿分校建立的医学人文研究所（Institute of Medical

[1] Alan Bleakley, *Medical Humanities and Medical Education* (London: Routledge, 2015), p.14.

Humanities）成为美国医学院校第一所专门的医学人文教育与研究机构，并设置了医学人文学的博士学位培养计划。

20 世纪 70 年代，美国只有 4% 的医学院开设生命伦理学的课程，但是到了 1994 年，生命伦理学已成为几乎所有医学院校的必修课程。1979 年，《医学人文学杂志》（*Journal of Medical Humanities*）创刊。1984 年，美国著名医学人文学者和生命伦理学家埃德蒙·佩莱格利诺（Edmund Pellegrino）认为，医学人文已从学院内的学术研究发展成为一场社会文化运动。1988 年，纽约哥伦比亚大学内外科学院医师阿诺德·P. 戈尔德（Arnold P. Gold）和心理学家兼教育家桑德拉·戈尔德（Sandra Gold）成立阿诺德·P. 戈尔德基金会（The Arnold P. Gold Foundation），支持医学人文学科的教育与研究。人文的医疗保健不是简单的同情，而是最佳的医学。研究表明，当技术精良的医生与病人建立了信任与合作关系时，会得到更适宜的临床决策、患者对治疗方案更好的依从并可减少医疗费用。1992 年，美国密苏里大学堪萨斯分校医学院的奠基人塞瑞吉夫妇（Marjorie and William Sirridge）设立医学人文基金，旨在推动医学生在具备高质量临床技能的基础上，更加深入地研究临床境遇中的社会伦理问题，培养具有人文修养的新一代医生。1994 年纽约大学医学院创建了第一个医学人文学网页，汇集了世界各国的医学人文学科相关信息资源。

在第二波的医学人文浪潮中，生命伦理学成为医学人文学科中的显学，这一时期创办了一批医学人文学科领域的学术期刊，其中以生命伦理学方面的学术期刊最多，极大地推动了生命伦理学的深入与多元化互动。医学人文学科的制度化建设，从设立医学人文学、生命伦理学的专门教席，发展到组建全国性、区域性及国际性的学会。生命伦理学也从书斋研究走向社会服务，例如成立各类涉及医学研究伦理的专门委员会、提倡病人权利与病人安全、开展主张死亡尊严和安乐死等形形色色的生命伦理运动。许多国家还设立了涉及医学研究、生命伦理或研究伦理的国家或总统顾问委员会，发布研究或咨询报告。[1]

[1] 张大庆：《生命伦理学的演化》，《科学文化评论》2008 年第 4 期。

生命伦理学在体制上促进了科学与人文的融合。1991 年美国国立卫生研究院在批准人类基因组计划的预算中，划出 5%作为研究人类基因组计划有关社会伦理法律问题的经费。这是美国科学基金第一次在资助自然科学研究项目的同时，也资助与此项目相关的人文社会研究。此后，诸如艾滋病防治、干细胞研究等项目，都设立了有关人文社会科学研究的配套资助。

（3）第三波：医学人文浪潮的全球化

进入 21 世纪后，医学人文学的研究又出现新一波浪潮。这一波浪潮呈现出医学人文学科的多元化、全球化的趋势，更加关注不同文化之间的交流与对话，医学人文学成为医学教育改革的重要内容，医学人文学科的批判性加强，从伦理学的辩护走向生命政治学与美学批评，并提出健康人文概念。

医学人文研究的多元化　由表 3.5.2 可以看出 2000 年之后创办的医学人文学期刊超过十种，并且显现出多元化发展的趋势，虽然依然主要由英文出版（西方话语长期强势所形成的通用学术语言），但不再是西方国家一统天下的局面。此外，女性主义生命伦理、叙事医学、宗教生命伦理等专业期刊也相继创刊。2009 年，美国芝加哥的赫氏医学研究所（Hektoen Institute of Medicine）创办了一个国际医学人文学电子期刊。该电子杂志刊载世界各国医学人文医学教育的简要报道及相关论文。

表 3.5.2　国际医学人文类学术期刊

出版物	创刊时间
The Journal of Law,　Medicine & Ethics	1973
Journal of Medical Ethics	1975
Journal of Medicine and Philosophy	1976
Journal of Medical Humanities	1980
Theoretical Medicine and Bioethics	1980
Monash Bioethics Review	1981
Ethics & Medicine	1985

（续表）

出版物	创刊时间
Bioethics	1987
Journal International de Bioéthique	1990
Cambridge Quarterly of Healthcare Ethics	1992
Indian Journal of Medical Ethics	1993
Turkiye Klinikleri Journal of Medical Ethics-Law and History	1993
Christian Bioethics	1995
Medicine， Health Care and Philosophy	1998
Medical Humanities	2000
BMC Medical Ethics	2000
Developing World Bioethics	2001
The National Catholic Bioethics Quarterly	2001
The American Journal of Bioethics	2001
Journal of Bioethical Inquiry	2004
Asian Bioethics Review	2008
International Journal of Feminist Approaches to Bioethics	2008
South African Journal of Bioethics and Law	2008
American Journal of Bioethics Primary Research	2010
Narrative Inquiry in Bioethics	2011

即便是英、德、法、澳大利亚等西方国家，医学人文学发展也不同于美国，而有其自身的特点。1993 年，英国医学总会（GMC）发布第一版《明天的医生》，制定英国医学院校的课程框架。GMC 鼓励在规定的本科核心课程以外提供选修课程，并建议涉及医药人文学科的课程应不少于 25%。英国的医学人文教学与研究往往依赖于大学多学科部门的协作，鼓励医学院教师开展跨学科的合作。在英国医学人文学科发展中，纳菲尔德信托基金会与维尔康信托基金发挥了重要的作用。前者在杜伦大学建立了一个“健康和医学的艺术和人文学中心”(CAHHM)，而后者则将原来专门资助医学史研究的基金拓宽到资助医学人文学科的建设。

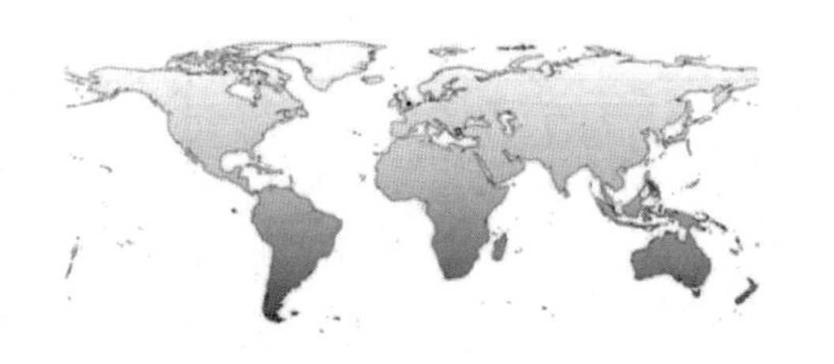
图 3.5.6　1962 年之前研究作者分布

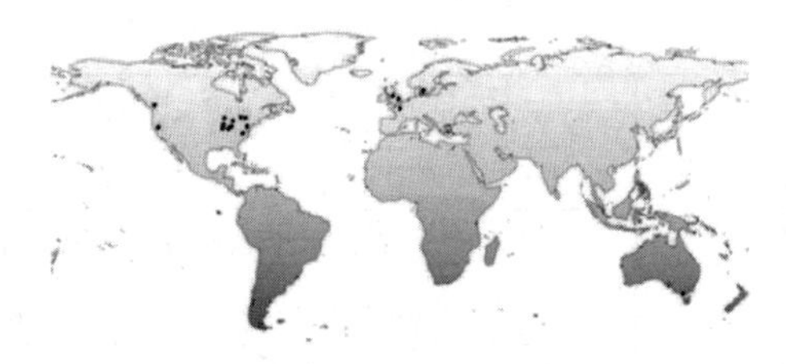
图 3.5.7　1963—1979 年研究作者分布

澳大利亚医学人文学者克莱尔·胡克等人在讨论当代医学人文发展时，提出应鼓励医学人文学科研究的多元化，尤其在涉及生命、死亡、生殖、身体等观念问题时，文化的多元性应得到充分的尊重，在医学人文研究中应警惕以西方医学文化的价值观念来理解或阐释不同国家或地区所面临的问题。图 3.5.6—图 3.5.7 反映出不同时期医学人文学研究文献作者的分布。

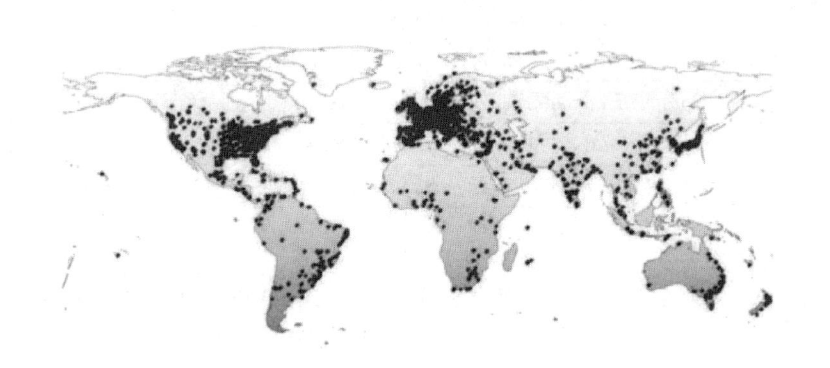
图 3.5.8　1980—2014 年研究作者分布

20 世纪 80 年代以后，中国医学人文社会科学研究便汇入国际医学人文研究的浪潮。《医学与哲学》杂志刊载了多篇译介医学模式转变、生命伦理学兴起、医学高新技术引发伦理难题的论文，国内学界也结合本国的医疗卫生体制改革等问题开展了深入、持续的研究，并邀请了多位国际著名学者来华交流。20 世纪末 21 世纪初，中国医学人文的学科建设得到迅速发展，多所医学院校成立了医学人文研究的教学研究机构，积极组织国际医学人文会议，例如2006年在北京举办了第八届国际生命伦理学大会，2010年“北京论坛”举办“全民健康：医学的良知与承诺”分论坛等，为国际医学人文学的发展做出了积极贡献。

医学人文教育成为医学教育改革的重要内容 2003年，美国的《学院医学》杂志（*Academic Medicine*）第78卷第10期特刊专题讨论医学人文学在医学教育中的作用、地位及意义，标志着医学人文学科在医学教育体制中赢得了自己应有的位置。该期特刊共登载美、英、德、挪威、瑞典、瑞士、加拿大、阿根廷、澳大利亚、新西兰、以色列等国家，以及中国台湾地区医学院校学者所介绍的医学人文学教育及课程设置的情况，其中美国的医学院校有26所。

医学人文的教学内容，也从医学伦理学、生命伦理学、医学史等课程拓展到叙事医学、医学与文学、医学与艺术等，并突破传统的授课方式，开展了以问题为中心的学习（PBL）、以案例为中心的学习（CBL）、以小组为中心的学习（TBL）以及以情感交流为中心的学习（EBL）等多种形式的医学人文教学改革。医学人文教育改革的核心是，让医学生必须在成为医生的过程中，学会如何协商、进行床边诊断，并具备团队精神。人文学科涉及道德或伦理态度，传统的医学人文即让学生了解医学中的哲学问题。最近，其范围扩大到医学相关文学、临床共情、日常临床经验、社区健康教育等。此外，有学者提出医疗实践中也存在着一种类似于音乐家那样的即兴创作，面临复杂而紧急的临床决策时，这对于临床医生是非常重要的。

健康人文概念的提出 2010年，英国诺丁汉大学的保罗·克劳福德（Paul Crawford）提出健康人文学（health humanities）的概念，并试图论证健康人文学是医学人文学未来发展的方向。他提出应将医学人文的概念拓展到健康人文，并且有必要以新的维度来发展健康人文学科，提供更广泛的健康人文教育与培训。[1]

---

[1] Crawford P et al., “Health humanities: the future of medical humanities?” *Mental Health Review Journal* 15 (2010): 4-10.

北美的医学人文也正在朝着一个更具包容性的健康人文方向发生重大转变，健康人文学科的建立与实践可以在不同的机构实行，不仅是医学院系，也可以是艺术和人文学院系、私人和慈善信托基金，乃至国家和国际会议，并可以在公共领域通过公众参与展览等活动促进医学教育。健康人文学概念的提出，丰富了医学人文的内容，拓展了医学人文的实践范围。

2014 年，T. 琼斯（T. Jones）、D. 威尔（D. Wear）和 L. 弗里德曼（L. Friedman）共同编撰了《健康人文学读本》（*Health Humanities Reader*），按“残疾”“身体”“性与性别”和“精神与宗教”等主题编排，超越了以学科划分研究领域，各自为政的教学与研究模式，转向以问题为导向、协同发展的医学 / 健康人文，使之在医学、健康文化建设中发挥真正的作用。

进入新世纪以来，文化研究、残障研究、女性主义、建构主义、生态主义、现象学等已深刻地影响了医学人文学研究。人们在依赖医学科学技术增进健康、诊疗疾病的同时，也在探寻以艺术和人文科学的方法来帮助人们更好地理解疾病、残障、痛苦和照料，理解生命与死亡的意义。因此，基于这一立场，我们可以说，医学人文或健康人文是让人的价值永不熄灭的希望之火。

（本文原载《医学与哲学［A］》2015 年第 7 期）

六、健康人文的兴起及其当代挑战

2010 年，英国诺丁汉大学的克劳福德提出了一个新的学科概念——健康人文。在回顾与分析医学人文的发展及其对医学教育和卫生保健事业所做出的贡献之后，他指出，尽管医学人文已取得了相当大的进展，但仍需要一个更具包容性、更加开放和更面向应用的学科，以涵盖那些被医学人文边缘了的贡献，如除医生以外的医疗从业者、护士、护工和患者等为人类健康所做的努力。他将健康人文作为医学人文未来的发展方向，呼吁各国学者参与推动和促进这一新兴学科的发展。[1] 健康人文概念自提出以来，逐渐得到学界认同。英美多所大学设立了健康人文的研究机构，发表系列文章与学术专著，论述从医学人文转向健康人文的意义所在。近年来，我国学者也加入探讨健康人文学科的建设与发展问题。健康人文的学科建构尚未完成，健康人文的理念和实践也面临着诸多挑战。健康人文的概念应当如何定义？它将会替代医学人文吗？健康人文将会成为一个无所不包的大口袋吗？我国应当如何推进健康人文的发展？本文梳理了健康人文的兴起及其演进历程，以期为更好地认识与理解上述问题提供参照。

1. 概念的转变：背景与意义

20 世纪，医学人文学科经历了三波发展浪潮，从世纪初倡导博雅之学，到 60 年代后关注生命伦理，再到 90 年代反思医学目的，坚守

[1] Crawford P et al., "Health humanities: the future of medical humanities?" *Mental Health Review Journal* 15 (2010): 4-10.

医学良知，呈现出多元化的发展趋势。[1] 世纪之交，有学者指出医学人文依然是从医生的视角思考疾病与治疗，因此太过狭窄，应进一步突破临床医学的藩篱，从种族、性别、阶级、民族和国家等更宽广的视角出发，思考其对健康理念的塑造。[2] 2006 年，美国生命伦理学家 N. 丹尼尔斯（N. Daniels）指出："传统上，生命伦理学关注临床关系（clinical relationships）和医疗技术引发的问题，使得这一领域逐渐远离了人群健康、健康不平等和健康正义等问题，其结果是目光短浅，忽略了临床关系所处的制度环境。"[3] 这些批评导致学界出现超越医学人文框架，代之以健康人文的呼声。考察与分析从医学人文到健康人文的转向，可以发现这种转向并非不同学者术语选择上的旨趣差异，而是意味着视角的转变、空间的转变以及内涵的丰富。

（1）视角的转变

医学人文学科源于医学界精英的自身反思与自我批判。从 20 世纪初期著名医学家奥斯勒提出"行医是一种以科学为基础的艺术。它是一门艺术，而非一种交易；它是一种使命，而非一种生意；是一种需要用热心与理智来完成的神圣使命"，到 20 世纪中期医学思想家伊里奇批评生活的医学化，再到 20 世纪末生命伦理学家卡拉汉倡导重新确立医学目的及其德性伦理，医学界有识之士已意识到现代医学的超常发展可能引发负面效应，意识到过度专业化可能导致临床医学的支离破碎而失去对人的关注，意识到临床诊疗技术的发展很容易导致医师因细枝末节而迷失在技术迷宫之中。然而，这种自上而下的视角只能代表医学界的自觉与警醒，仍会忽视其他健康从业人员，如护士、康复师以及患者、残障人群、同性恋等群体对健康与疾病问题的考量与需求。因此，克劳福德提出健康人文的概念更具有包容性，视域更为

[1] 张大庆：《医学人文学的三次浪潮》，《医学与哲学（A）》2015 年第 7 期。

[2] Canguilhem G, *The Normal and the Pathological* (New York: Zone Books, 1991), p.105.

[3] Daniels N, "Equity and Population health: Toward a broader bioethics agenda," *Hastings Cent Rep* 36 (2006): 22–35.

宽阔，不仅从医生的视角，也将从普通公众的视角，自下而上地审视人们的健康与病痛问题。这种视角可以修正与丰富人们的生死观、疾苦观、健康观、医疗观，也有助于医生更好地理解不同文化、不同宗教信仰下的人们在认识和处理健康与疾病时的差异。

（2）视域的拓展

健康人文的视域从医疗场域拓展到整个社会。医疗的"凝视"聚焦于医院、诊所，关注疾病与病人。健康人文的视域拓展到社会的方方面面，从普通人群到残障人士，从养生保健到同性恋、吸毒行为，从社区艺术、康复中心到女权运动、环保运动。克劳福德等人认为，医学人文局限在"医学"领域，尽管目前的医学人文所讨论的"医学"问题已远远超出了传统的临床医学，但是许多问题依然难以顾及，甚至忽视了其他"边缘"的专职医务人员，例如护士、康复师以及残障者、老年人等各类有诸多健康需求但并非病人的人群。他们认为，临床语境确实是医学人文最应关注的场域，但健康问题远非临床诊疗所能涵盖，即便是那些明显的医疗问题，也需要考量其在不同的制度环境和社会环境中是如何产生与如何演变的。因此，健康人文的视域将包容与投向更宽泛的非临床语境，健康人文并非只是医学人文理路的延伸，也不是简单地深化了医学人文探究的理论或哲学问题，而是拓展到了那些传统上"非医疗"的健康相关领域。

（3）内涵的丰富

言及医学人文，一般是指研究医学活动中相关人文社会科学问题的学科群，通常包括医学史、医学哲学、医学伦理学、医学人类学等学科。这些学科都有自身的学术传统、理论体系及研究进路，因医学教育的发展和医疗实践的需要，才逐渐汇集到医学人文的旗帜之下。而健康人文学科的发展并非建立在原有的学科基础之上，它是一种以问题为导向的多学科、跨学科整合研究，关注的是问题而不是学科。有学者认为这是一种"后学科"（postdisciplinary）现象，其特点是不拘泥于学科范式，根据实际问题采用多学科的研究理论与方法，是一种学科的大联合。[1] 健康人文不仅探讨临床医疗中疾病与病痛的人文价值与社会意义，探讨不同时代、不同文化下的医患关系，还探讨护理人文，残障叙事，濒死体验与死亡意义，身体与文化认同，性与性别认同，种族、阶级与健康公平，生命与衰老，精神病患的健康问题，宗教信仰与灵性教育，等等，这些均超越了医学人文研究的范畴。由此可见，健康人文与医学人文的区别背后是“健康”与“医学”的区别，随着“健康中国2030”国家战略的提出，“健康问题”而非“医学问题”必将成为未来关注的中心。

健康人文在理论上基于建构主义和其他非实证主义的原则，主张通过对话、协商的方式，承认对健康认知的“多重真相”，而不是基于权威的单一“真相”。健康人文学科凭借的证据通常是价值论的（基于意义、价值观和美学的），而非认识论的(基于事实与知识的)。因此，健康人文学并不是健康科学（health sciences）的替代品，而是在健康及健康促进方面提供一个替代范式和多元选择，与健康科学是相辅相成的。

2. 健康人文学科的建构

（1）健康人文研究项目的设立

虽然健康人文概念提出的时间并不长，但一些欧美国家在推进健康人文的学科建设与发展方面成绩显著。2010年，英国诺丁汉大学创办“诺丁汉健康人文研究优先领域”（Nottingham Health Humanities Research Priority Area)，并设立第一个健康人文教席，克劳福德被任命为该项目的主任和健康人文教授（Professor of Health Humanities)。2013年，梅隆基金会资助霍巴特和威廉姆史密斯学院的健康人文项目。2014年2月，美国国家人文基金会（National Endowment for the Humanities）资助加州大学河滨分校10万美元发展一个为期两年的健

[1] Lewis B, “Reading Cultural Studies of Medicine,” *Journal of Medical Humanities* 19 (1998):9-24.

康人文项目，以跨学科研究的方式，促进人文学者和医学院教师合作，探索如何将叙事更好地融入医学教育，关注故事在医学和治愈中的角色。2014 年 4 月，美国爱荷华大学的奥伯曼高级研究中心举行题为“健康人文：构建未来的研究与教学”的研讨会，借助音乐疗法和叙事文学，探索加强人文学科与健康之间联系的新途径。

2012 年，B. 塔卡奇（B. Takach）等人共同编撰《洞见：将健康人文可视化》（*Insight: Visualizing Health Humanities*）。在其序言中，人文学者 A. 布莱克利（A. Bleakley）引用精神分析学家 D. 威尼康特（D. Winnicott）关于“社交游戏（social play）对于发展共情至关重要”的观点，并将之联系到人文学在保健中的作用上：人文学能够锻炼想象力，帮助发展共情，容忍不确定性，并最终导致医学的民主化。2014 年，琼斯、威尔和弗里德曼共同编撰《健康人文学读本》，该读本的编排不是按学科，而是按主题。这标志着一个显著的转变，即超越了以学科划分为基础的、各自为政的教学与研究模式，转向以问题为导向的、协同发展的新模式。它旨在使人文学在医学、健康文化建设中发挥真正的作用，不仅仅面向临床，也关注整体的健康文化问题，例如政治、法律和政府治理策略等。2015 年，克劳福德及其同事共同编撰了《健康人文学》（*Health Humanities*），他在该书的导言中重申从医学人文到健康人文的转变不只是术语的转变，其背后是医学与健康的本质性区别，并不是每个人都对保健持有医学愿景，对于健康和福祉而言，存在着大量医学以外的，并且经常是与医学互补的贡献。[1]

（2）医学教育中健康人文的转向

20 世纪 70 年代，当人文学开始出现在医学教育中时，人文学与医学的学科边界仍然是清晰可见的，课程通常命名为“文学与医学”“哲学与医学”“艺术与医学”等，这在目前大多数医学院的课程设置中

[1] Crawford P, Brown B and Baker C et al. *Health Humanities* (London: Palgrave Macmillan, 2015),p.1.

已成为常规。20世纪晚期，多学科和跨学科研究的统称——多领域（multiple area study）研究开始崭露头角，如妇女研究、残疾研究、后殖民研究和酷儿研究等，更加集中地围绕种族、性别、身份认同、具身性和文化起源等问题开展讨论。这些新的研究动向也影响到医学教育，要求进一步打破“医学人文”标签下的学科边界，代之以更加包容的、以问题为导向的、多学科整合的课程设置。以科罗拉多大学安舒茨医学院开展“保健中的艺术与人文项目”（Arts and Humanities in Healthcare Program）为例，之前的“文学与医学”课程被代之以“文学中的女性身体和健康”，旨在探究文学、电影、流行文化和医学中女性身体的表现形式；“法律与医学”课程被代之以“女性，生殖和权力”，旨在考察法律和医学中的生殖权。其他课程如“HIV/AIDS与美国文化”“处于正常的风险之中”以及“文学、电影、电视中的护士形象”等都不是建立在某个单一学科的规范知识之上，也并没有把医生和医学职业作为唯一关注的焦点，而是更为关注疾病或残疾的个体经验和文化经验，关注影响健康与康复的社会性的、结构性的及政治上的阻碍。健康人文的内容不能从它的形式中分离出来。由于转向用更宽广的镜头探索健康与疾病问题，健康人文课程从怎样取材到如何呈现也都被重新设置和安排，除了以往使用的历史、哲学、生物伦理案例，以及小说、诗歌等文学作品以外，健康人文课程还将电影、绘本、漫画、患者论坛，以及患者和患者家属制作的视频、博客等包括进来，以此呈现疾病和创伤的个体经验。

同样，在全球健康领域中，随着课程和教学法的发展，英国和美国的一些大学，如杜克大学、麻省理工学院、斯坦福大学和阿伯丁大学，几乎同时出现了整合全球健康与人文学的努力，认为借鉴人文学科的方法，全球健康将更加公正地运用资源以减少和防止苦难。2012年，伦敦帝国理工学院推出的第一个全球健康人文学课程是“全球健康中的人文学”（Humanities in Global Health），作为全球健康学士学位中的一个组成部分。2012年到2015年，杜克大学的一个跨学科教师小组开始将“全球健康人文”（Global Health Humanities）定义为一个区别于医学人文的全新领域，最初通过全球健康和人文学教师合作教学的方式开展课堂实验，2016 年成立健康人文实验室（Health Humanities Lab），以全球健康人文工作组的名义开发训练新一代全球健康学生的模式和方法。他们认为全球健康人文教育的价值在于通过学习和参与不同的艺术形式，帮助学生定义自身的全球健康价值观，并理解实践中所要面对的不同价值观，进而对处于全球健康干预中的活生生的个体经验保持敏感。[1]

（3）研究领域中健康人文的拓展

健康人文挑战医学人文只是将关注点聚焦于医学职业，认为医学和医疗实践并不能涵盖人类健康的所有问题。当代研究表明，医学或医疗技术只是影响人群健康的一种决定因素，其他的决定因素还包括阶级、教育、职业、环境、种族等社会文化因素。[2] 医学人文的研究视野无法涵盖诸多关涉人类健康的重要领域，如残障研究、女性研究、身体研究等。残障研究通过区分残障的医学模式和社会模式，挑战人们关于身体和心灵的一般看法。医学模式力图将残障医学化并局限于个人，但正如残障研究者 M. 霍姆斯（M. Holmes）所言，“虽然个体遭受损伤，但残障并不是内在于这些人之中，而是存在于他们与所在的社会环境和物质环境的互动之中”[3]。以需要使用轮椅的残障人为例，他们因为损伤而限制了自由活动的能力，但并没有失能，除非他们所处的环境是一个没有坡道、电梯和自动门的环境。[4] 社会模式并不否认医学的重要性，但更关注影响残障的其他方面，如歧视和排斥，是它们阻碍了残障人获得社会和政治空间。因此，呼吁不应仅仅

---

[1] Stewart K and Swain K, “Global Health Humanities: Defining an Emerging Field,” *The Lancet* 388 (2016):2586-2587.

[2] Goldberg D, “Law’s Hand in Race, Class, and Health Inequities: On the Humanities and the Social Determinants of Health,” in *Health Humanities Reader,* eds. Jones T, Wear D and Friedman LD (New Brunswick: Rutgers University Press, 2014), pp. 268-276.

[3] Holmes M, “Disability in Two Doctor Stories,” in *Health Humanities Reader,* eds. Jones T, Wear D and Friedman L D (New Brunswick: Rutgers University Press, 2014), p. 65.

[4] Davis L, “The End of Identity Politics,” in *The Disability Studies Reader,* ed. Davis L (New York: Routledge, 2013), p.265.

关注修补个体遭受损伤的身体，更应该着力修补将某些种类的身体和心灵排除在外的社会态度与环境。残障研究者 G. 考泽（G. Couser）称："提到残障人时，我们经常认为他们为损伤所苦，的确如此，但其实持续的疼痛和痛苦比很多人想象得要少……更重要的是，许多残障人称，相比于损伤本身带来的苦难，他们更加为社会对残障的污名化和边缘化所苦。"[1]

借鉴残障研究的见解，健康人文研究力图给学生和从业者提供切入疾病与损伤经验的独特路径，借助患者不寻常的身体的生命叙事（life writing），更为细致、准确地理解患者的生活质量和生命想象，期望能够以此改变未来的保健提供者，尤其是医生看待患者的方式，使其不仅关注患者身体上的损伤，更意识到提高他们的整体健康与福祉的重要性。

而在护理研究中，人文学科长期以来就占有一席之地，它被认为是护理教学与研究的恰当内容，能促进人们对于人类经验丰富性和复杂性的理解。[2]在健康人文的视野下，护理课程更加倾向于使用艺术、诗歌和小说，特别是反映某类疾病的症状和治疗经验的作品，引导学生使用以问题为导向的学习方式，反思他们的职业境遇[3]，并以此为出发点，探索护理超越循证医学，囊括更多的信息、伦理和社会科学内容的可能性[4]。还有诸如精神健康研究、患者叙事研究、妇女研究、身体研究等领域，都超越了传统的医学人文研究的范畴，更适合在健康人文的框架下，展开多学科和跨学科的研究。

---

[1] Couser G, "What Disability Studies Has to Offer Medical Education," *J. Med. Hum.* 32 (2011):28.

[2] Dellasega C, Milone-Nuzzo P and Curci K et al., "The Humanities Interface of Nursing and Medicine," *Journal of Professional Nursing* 23 (2007) :174-179.

[3] Davis C, "Nursing Humanities: The Time Has Come," *American Journal of Nursing* 103 (2003): 13.

[4] Jutel A, "Beyond Evidence-based Nursing: Tools for Practice," *Journal of Nursing Management* 16 (2008): 417-421.

3. 健康人文面临的挑战

（1）健康人文与医学人文的关系

应该说，医学人文目前已经发展为一个“成熟的学科”[1]。1969年，美国健康与人类价值学会成立，1998年，其与两个生命伦理学组织合并成为美国生命伦理与人文学会（American Society for Bioethics and Humanities）。1972年，医学人类价值研究所报道了11个“人类价值教学计划”，如今美国超过60%的医学院校开设了必修和选修的人文课程，其中历史、哲学和文学居于重要位置。英国和欧洲的医学院校也提供了类似的学习机会，不仅作为选修课提供给医学生，也欢迎不同背景的学生在任何阶段参与学习。1972年，J. 特拉特曼（J. Trautmann）成为第一位在美国的医学院中拥有固定全职教席的文学教授。1973年，得克萨斯大学医学部的医学人文研究所率先授予医学人文学的硕士学位。如今，美国近50所学院和大学开设医学人文学的本科专业或辅修专业，医学人文学和叙事医学的硕士学位也在不断增加之中。这一领域的拓展和进步还包括同行评审期刊的创办，如1976年，《医学与哲学杂志》（*Journal of Medicine and Philosophy*）创刊；1980年，《医学人文杂志》创刊；1982年，《文学与医学》（*Literature and Medicine*）创刊；2000年，《医学人文》（*Medical Humanities*）创刊。此外，还有大量的国际、国内会议召开，积累了数量丰富的网络和数字资源。在这些刊物及会议上，医学人文教育的重要性得到广泛探讨，从提升“道德态度”，到扩大哲学视野，再到增进临床共情，处理临床中的不良经历以及促进社区健康等。

尽管医学人文在发展过程中不断受到“太过狭窄”的批评，但是否需要代之以一个新的标签，学者们仍存争议。以S. 斯奎尔（S. Squier）为代表的一批学者认为，仅仅切换框架并不是解决问题的方案，新的框架带来新的视野，也带来新的标准和新的问题。选择什

---

[1] Ahlzen R, “Medical Humanities–arts and Humanistic Science,” *Medicine, Health Care and Philosophy* 10 (2007): 385-393.

么标签并不重要，无论是“医学人文”“健康人文”还是“残疾研究”，重要的是不要把学术研究限制于单一的视角之内，要想超越无知，必须在研究中采取持续重构的战略。[1]

（2）健康人文既要突破学科壁垒，又要划定学科边界

健康人文尚缺乏有效的整合模式，各处的发展不尽相同，在理论与实践上也遭遇诸多难题。在健康人文的课程中，哪些内容是必不可少的？什么理论和方法能够更加有效地分析健康领域所面临的诸多挑战？什么类型的主动学习能够激励切实的跨学科对话？怎样才能激励学生开展自我反思，并且发展原创的对于循证医学证据、商业利益和权力结构的批判？人文学科与健康专业之间的合作是否能够提升两者在高等院校中的地位？

作为新兴学科，健康人文必将遭遇诸多的学科壁垒。尽管人们早已认识到，推动交叉学科发展，促进多学科融合或整合是学术发展的趋势，但是由于历史与体制等因素的影响，不同领域的学者都有自身的学术背景、理论框架与研究进路，突破传统学科的模式，不仅需要打破学科壁垒的勇气，更需要具备多学科的知识，能够应用跨学科的方法，进行跨学科的沟通与学术批评。因此，从事健康人文学科研究的人员需要拓展研究能力、丰富学术视野，以开放的心态主动与相关学科融合，另一方面也需要以宽容的态度欢迎质疑与批评，在相互交会中探寻新的学术生长点，推进学术共同体的发展。

健康人文的一个重要标志就是边界的扩展。然而，边界的扩展伴随的是不确定性的增加与风险的加大。按照世界卫生组织的健康定义，健康是一种在身体上、精神上和社会适应上的完好状态，而不仅仅是没有疾病和虚弱。健康的边界已十分宽泛，再加上文、史、哲、宗教等人文学科，健康人文似乎成为无所不包的学科，如何划定自己的边界，尤其是在学科发展之初，仍是一个值得广泛且深入探讨的问题。

[1] Squier S, “Beyond Nescience: The Intersectional Insights of Health Humanities,” *Perspectives in Biology and Medicine* 50 (2007):334-347.

4. 结语

健康人文作为一个更具包容性、更加开放和更面向应用的学科概念，能唤起更多的医疗保健和健康从业人员来关注健康事业中的社会人文问题。在21世纪，健康人文的发展是值得期待的。

然而，不可否认的是“健康人文”与“医学人文”两个概念存在重叠和混淆。各国学者对医学人文与健康人文的认同与理解不尽相同。中国的医学人文自20世纪90年代以来呈现出蓬勃发展的态势，不过，对于究竟采用“医学人文”概念还是“人文医学”概念尚存在着争论，若是再引入“健康人文”概念势必引发新的争论。毋庸讳言，术语与概念之争是学科形成和发展之中的必然现象，不过这种现象表明，我国的医学人文学科发展还处于初级阶段。尽管存在着诸多困难，面临严峻挑战，我们相信健康人文的观念与实践将有利于促进人们对当代健康问题的多维度思考，有利于为我国的医药卫生改革提供更丰富的思想资源。

（本文原载《医学与哲学［A］》2017年第6期
作者：唐文佩、张大庆）

第四编

中外医学交流史

一、《英吉利国新出种痘奇书》考

尽管在明末清初西方医学已开始引进中国，但直至19世纪初牛痘接种术传入，西方医疗技术才开始真正地在中国的医疗卫生中显示出重要作用。王吉民和伍连德认为，牛痘接种术的传入有三条途径：最早是1803年6月在中国的东印度公司收到一封来自印度的孟买总督的信，他希望看到在印度已推广的牛痘接种术也应用到中国，中国的东印度公司在同年10月收到了他于8月送出的疫苗。然而，由于疫苗经过长时间的运输后已失去了疗效，接种试验没有成功。第二条途径是1805年，驻华的俄国大使馆医生雷曼（Rehmann）曾为一些蒙古儿童接种过牛痘，但是他的接种工作影响不大。第三条途径是1805年春季，在澳门的英国东印度公司医生皮尔逊推行的牛痘接种。[1] 虽然在时间上皮尔逊的工作要晚于前两人，但其影响却最大，实际上，牛痘接种术在中国的推广应当归功于皮尔逊的努力，而在传播牛痘接种术过程中最重要的事件就是《英吉利国新出种痘奇书》一书的刊行。

毫无疑问，这本由英国东印度公司外科医生亚历山大·皮尔逊（Alexander Pearson）撰写，由在广州的英国东印度公司翻译乔治·托马斯·斯当东爵士（Sir George Thomas Staunton）汉译的小册子对我们研究中国近代医学史具有重要的文献价值，然而遗憾的是以前我并没有见过此书。直到一次访问耶鲁大学，我很高兴地看到了这本在近代西医传入早期具有重要影响的著作。

《英吉利国新出种痘奇书》原书为11.5cm×20cm，黄色封皮，另

---

[1] Wang and Wu, *History of Chinese Medicine* (Shanghai:National Quarantine Service, 1936), p. 276.

在红纸上题写书名，共 14 页（参见图 4.1.1—图 4.1.4）。该书为嘉庆十年（1805）六月刊印，第一版共刊印 200 册。

《英吉利国新出种痘奇书》包括两部分，一为四幅图解，分别介绍了牛痘的接种部位、接种工具和接种成功后出痘的形状。另一为正文部分，约 1400 字，标题为“新订种痘奇法详悉”。作者首先简述了天花在西方的流行状况和人痘接种术在西方的应用以及问题，然后介绍了英国医生贞纳发明的牛痘接种法及其在世界各地的传播。作者论述了牛痘接种法与人痘接种术的区别，指出它比后者更安全。接下来作者详细地介绍了牛痘接种的方法、工具，如何观察接种的效果以及判断接种成功的标准。最后是接种时和接种后的注意事项。全书简明扼要，是一本普及牛痘接种的实用手册。

我不知道国内图书馆是否存有《英吉利国新出种痘奇书》，从第一版的刊行数量上判断，即使有也应当是相当稀罕的了。范行准在《中国预防医学思想史》中根据 1877 年出版的《英伦博物院图书目录》对该书的流传做过考证，并认为该书的第一版在国内已经失传。[1] 值得重视的是，耶鲁大学医学图书馆收藏的这本《英吉利国新出种痘奇书》不只是原书，而且还包括了一封海·唐纳逊（Hay Donaldson）捐赠此书给苏格兰爱丁堡的西格尼特（Signet）图书馆的信，以及当时的英国著名医生及化学家、牛痘接种法的积极推广者乔治·皮尔逊（George Pearson）在赠书上的签名（参见图 4.1.5—图 4.1.8）。西格尼特图书馆将捐赠的书信和乔治·皮尔逊的签名与原书重新装订，用暗红色与蓝色相嵌的花纹图案的硬牛皮纸做成封面，上加盖女王陛下的西格尼特作家学会（The Society of Writers to the Her Majesty's Signet）[2] 的金色印章。因此，此书不仅是早期西医传入的重要文献，它也为我们了解当时西方学者对中西医学交流的看法提供了直接的证据，从而显得更

[1] 范行准：《中国预防医学思想史》，人民卫生出版社，1955，第 147—151 页。

[2] 女王陛下的西格尼特作家学会正式成立于 1594 年，由当时苏格兰国王的秘书负责管理，会员主要是司法界的作家，但也包括其他作家。西格尼特图书馆为学会专用图书馆，藏书 6.5 万余册，半数以上为法学类书籍，另有 2 万余册涉及苏格兰的历史文化等内容。

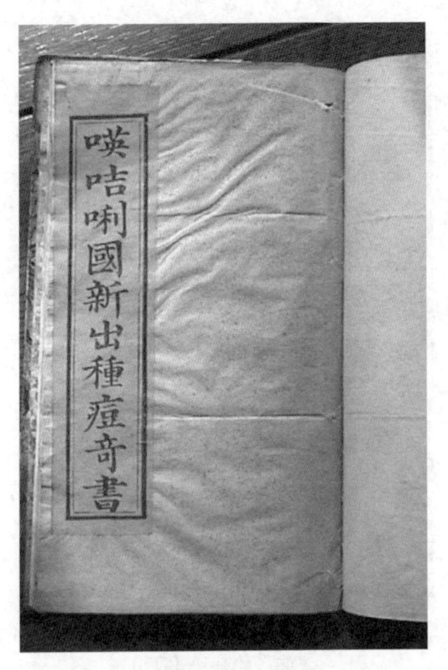
暎咭唎國新出種痘奇書

图 4.1.1　封面

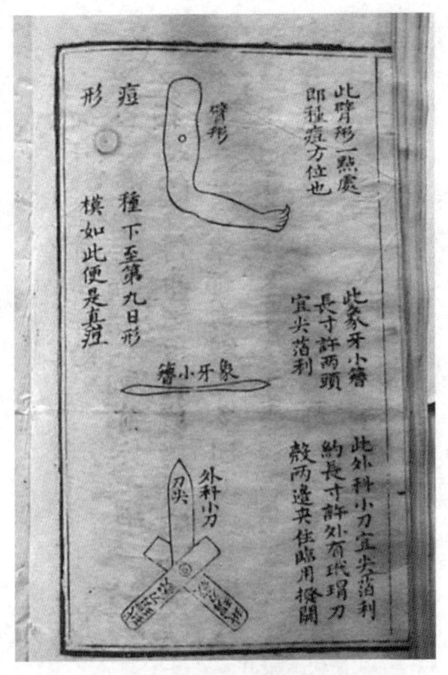

图 4.1.2　图解

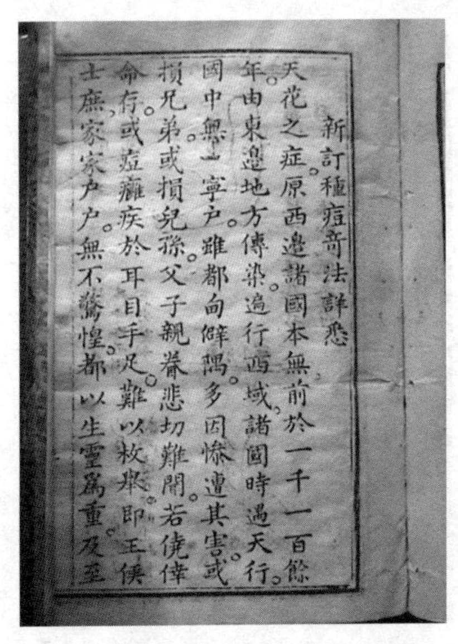
新訂種痘奇法詳悉
天花之症。原西邊諸國本無。前於一千一百餘
年。由東邊地方傳染過行西域。諸國時過天行。
國中無一寧户。雖都向僻隅。多因慘遭其害。或
損兄弟。或損兒孫。父子親眷悲切難開。若僥倖
命存。或痘癱疾於耳目手足。難以救挽。即王侯
士庶。家家户户。無不驚惶。都以生靈爲重。及至

图 4.1.3　正文

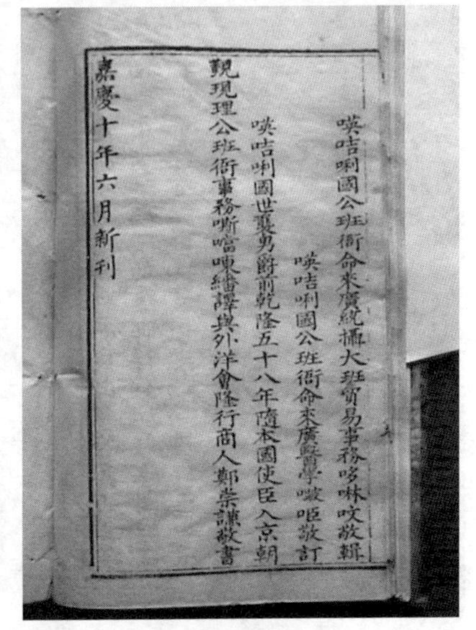
暎咭唎國公班衙命來廣統攝大班貿易事務哆啉呅敬辨
暎咭唎國公班衙命來廣醫學嘫咟敬訂
暎咭唎國世襲男爵前乾隆五十八年隨本國使臣入京朝
覲現理公班衙事務嘶噹嗹繙譯與外洋會隆行商人鄭崇謙敬書
嘉慶十年六月新刊

图 4.1.4　书尾

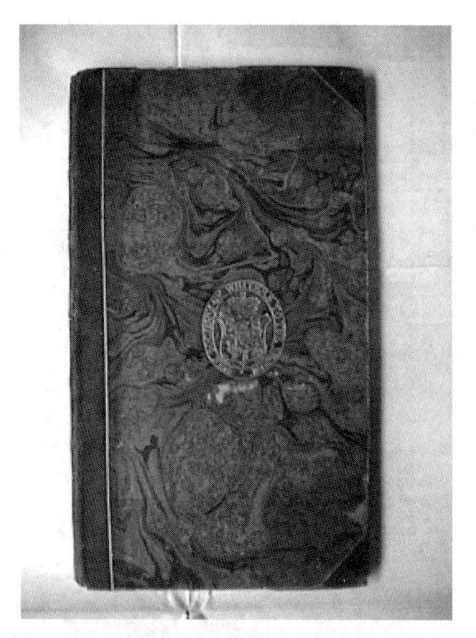

图 4.1.5　西格尼特图书馆装订后的《英吉利国新出种痘奇书》

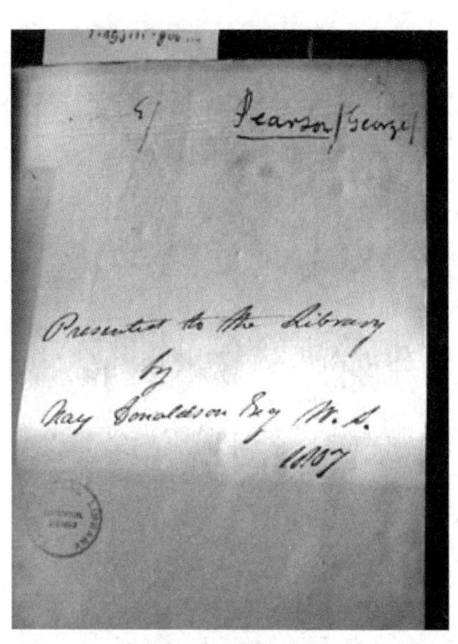

Pearson/George

Presented to the Library
by
Hay Donaldson Esq W.S.
1807

图 4.1.6　乔治・皮尔逊的签名（上）和唐纳逊的献辞（下）

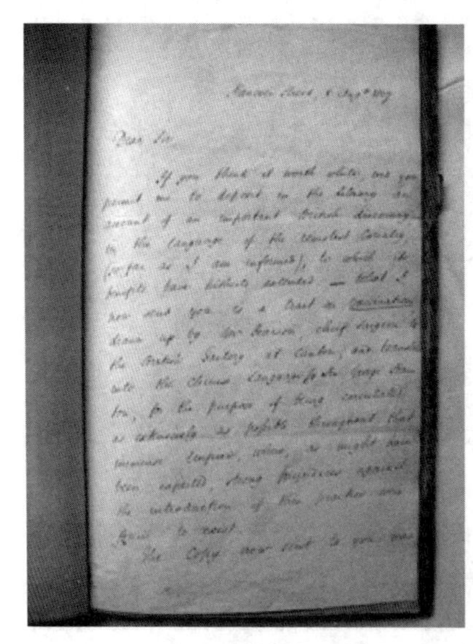

图 4.1.7　唐纳逊捐赠此书的信（一）

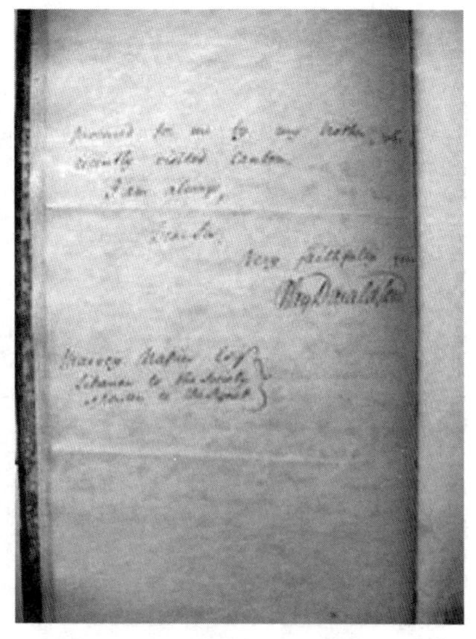

图 4.1.8　唐纳逊捐赠此书的信（二）

加珍贵。现藏耶鲁大学医学图书馆的《英吉利国新出种痘奇书》为几年前医史图书馆从加州的 B & L ROOTENBERG 珍稀书屋购得。B & L ROOTENBERG 珍稀书屋创办于 1970 年，专门收藏和销售古代科学技术史、医学史和自然史方面的珍稀书籍。

唐纳逊捐赠该书给西格尼特图书馆的时间是 1807 年 8 月 8 日。唐纳逊致图书馆的信全文内容如下：

亲爱的先生：

如果你认为它是有价值的话，请允许我将它送存贵馆。一本关于英国重要发现的著作，用遥远国家（是我所能想象的那么遥远）的语言撰写，它的恩惠因此已泽及那个国家。我现在送给你的是一本论述接种的书，由在广州的英国商行外科医生皮尔逊撰写，由乔治·斯当东爵士翻译成中文，目的是尽可能广泛地在整个帝国流传；在那里，正如所料到的，对于引进这种实践存在着强烈的偏见。[1]

现在送给你的这本书是由我兄弟带给我的，他最近刚从广州回来。

你诚挚的

唐纳逊

英国人十分重视牛痘接种术在中国的传播和发展。皮尔逊撰、斯当东汉译的《英吉利国新出种痘奇书》刊行后，斯当东的朋友、外科医生约翰·巴罗（John Borrow）于 1806 年 6 月 9 日将斯当东的译本以及一封介绍接种结果的信寄送给牛痘接种术的发明者贞纳。巴罗在信中写道："我非常高兴地寄送给您一本由我朋友乔治·斯当东爵士翻译、在广州市用中文出版的您的单行本。……由于天花在中国也是一

[1] Wang and Wu, *History of Chinese Medicine* (Shanghai: National Quarantine Service, 1936), p. 278.

种经常致命的疾病，所以毫无疑问，出于相同的理由，牛痘接种术已在广州实施了。这种更温和、更有效的替代品，将在这个人口众多的国家的每一个省被接受。”[1] 贞纳因此很快就知道了中国接受牛痘接种术的消息，并感到十分高兴。

巴罗寄信和斯当东译的《英吉利国新出种痘奇书》给贞纳在当时成为一件颇有影响的事件。1806 年 7 月 19 日，在威廉·维尔伯福斯（William Wilberforce）举行的家庭晚餐聚会上，维尔伯福斯与来宾谈到了这个消息。他们对牛痘接种术已传播到中国这样遥远的国家感到兴奋不已，因为在他们看来中国是一个反对新生事物的国家。[2] 不知道现在是否能还找到此书[3]，若能发现此书，无疑将是科学史界又一件令人兴奋的事情。

实际上，英国人当时更希望牛痘接种术能在中国迅速推广开来。1806 年 8 月，斯当东将《英吉利国新出种痘奇书》和说明信分别呈送两广总督和海关的户部，希望牛痘接种术能获得官方的赞许。然而，由于当时这些官员与外国人关系比较紧张，他们没有接受斯当东呈送的书。直到 1811 年，新上任的总督才愉快地接受了斯当东再次呈送的《英吉利国新出种痘奇书》。当皮尔逊 1832 年离开中国时，牛痘接种术已在中国许多地方推广开来。

《英吉利国新出种痘奇书》的译者斯当东是 1793 年抵达中国的。1792 年，英国外交官 E. G. 麦卡特尼（E. G. Macartney）以特使身份来中国洽谈中英缔约通商事宜，使团成员包括外科医生巴罗、参赞斯当东和斯当东 12 岁的儿子乔治·斯当东，即《英吉利国新出种痘奇书》一书的译者。乔治·斯当东是在来中国的航行途中，向船上的两位中国教士学习中文的。小斯当东聪明好学，很快就能说流利的汉语并能

---

[1] Paul Saunders, *Edward Jenner: The Cheltenham Years, 1795-1823* (London: University Press of New England, 1982), p. 183.

[2] Ibid., p.184.

[3] 威廉·勒范努（William LeFanu）收集了英国、欧洲大陆、北美和澳大利亚等地图书馆中有关贞纳的各类文献，于 1985 年编辑出版了 *A Bibliography of Edward Jenner* 一书，文献目录中未见斯当东译的《英吉利国新出种痘奇书》。

写中文。后来，在觐见乾隆皇帝时，他是使团成员中唯一能用中文交谈的人。1797年，他在剑桥大学三一学院旁听学习两个学期。1798年，乔治·斯当东进东印度公司广州分行任书记，后又任过货物管理人、翻译等职，1816年升任行长。除了翻译《英吉利国新出种痘奇书》之外，他还撰写有多部著作，如《关于中国和我们与这个国家商业交往的杂记》(1822)、《英国大使出使北京见闻录》(1824) 和《纪念巴罗爵士》(1852) 等。他翻译的《大清律例》是第一本翻译成英文的中国法律著作[1]。

在西格尼特图书馆收藏的《英吉利国新出种痘奇书》扉页上签名的乔治·皮尔逊与该书的作者亚历山大·皮尔逊虽然都是医生，也都姓皮尔逊，但并没有亲属关系。从现有资料看，也难以确定他们之间是否相识。乔治·皮尔逊1751年出生于罗瑟勒姆（Rotherham），父亲约翰·皮尔逊是一位药剂师。1773年乔治·皮尔逊毕业于爱丁堡大学医学院，获医学博士学位，是著名化学家约瑟夫·布莱克（Joseph Black）的得意门生。在贞纳发明牛痘接种术时，乔治·皮尔逊已是伦敦圣乔治医院的著名医生，并讲授化学、药物学和诊断学多门课程。

乔治·皮尔逊是最早认识到贞纳发明的价值的医学家。得知贞纳牛痘接种试验成功的消息后，他首次进行了大范围的牛痘接种试验，并将成功的结果告知英格兰和海外的医生。1799年12月，在他的努力下，创办了专门为陆军和海军服务的疫苗制造所。乔治·皮尔逊在牛痘接种上的名声一时超过了贞纳。虽然乔治·皮尔逊在与外地医生的通信中提到了贞纳的发现，但他本人并没有将自己的工作告诉贞纳。于是，后来贞纳到伦敦接受国会嘉奖时，指出乔治·皮尔逊漠视了他的工作。乔治·皮尔逊因此信誉大减，而且他创办的疫苗制造所也因失去了约克公爵和其他贵族的支持而夭折。[2]

关于亚历山大·皮尔逊的资料十分有限，主要来源于王吉民和伍

---

[1] Sidney Lee (ed.), *Dictionary of National Biography*, vol. xviii (New York: The Macmillan Company,1909) , p. 1001.

[2] Sidney Lee (ed.), *Dictionary of National Biography*, vol. xv(New York: The Macmillan Company,1909) , pp. 610-611.

连德合著的《中国医史》(英文版)。亚历山大·皮尔逊是在中国的英国东印度公司的外科医生。1816年2月,他在《呈国家疫苗局的报告》中介绍了他将牛痘接种术引入中国的过程。他培养了一位名叫邱熹(字浩川,英文名是A. Hequa)的中国助手,后来邱熹的儿子继承父业,创办了一家专门接种牛痘的诊所。1832年,亚历山大·皮尔逊离开中国回国,此时牛痘接种术已在中国广泛传播开来。

遗憾的是,我在查阅了耶鲁大学图书馆多种文献以及上网搜索后,都没有发现任何有关《英吉利国新出种痘奇书》捐赠人唐纳逊的资料。从有关文献和女王陛下的西格尼特作家学会的历史、会员资格等推测,唐纳逊可能是苏格兰人。希望今后能有机会对此做进一步探讨。

(本文原载《中国科技史料》2002年第3期)

二、传教士与近代西方外科学的传入
——以合信的《西医略论》为例

在早期西方医学传入的过程中，西医外科知识与技术是赢得国人信赖的基础，也是西医区别于中医的最显著特征。合信的《西医略论》是最早系统介绍西医外科的书籍。该书为“合信氏医书五种”（简称“医书五种”）之一，另四种为《全体新论》《妇婴新说》《内科新说》和《博物新编》。迄今有关“医书五种”的研究大多为概括性的介绍，且对《全体新论》的介绍较多，对《西医略论》只是简单地提到。王吉民和伍连德在他们合著的《中国医史》中对该书的评价是：“该书是这一系列教科书中最好的，因为它最为实用。该书出版后，人们纷纷购之，它介绍的各种疾病的治疗规则将为许多人所遵循。它作为最常用的参考书，将深刻地影响到在中国从事医疗工作的每一个人。”[1]

学者一般都承认传教士医生作为传播西医的先导的作用，但对传教士医生传播的医学知识是否能反映出当时西方医学的发展水平，传教士医生如何将西医知识本土化、如何处理与本土医学知识之间的关系却存在着不同的看法。本文试图通过对《西医略论》的分析回答这些问题，以探讨近代西方医学在中国早期传播的价值及影响。

1. 合信的医学知识与近代西医外科的演变

合信生活的年代是西医临床医学模式的转变时期。19 世纪初，

[1] Wang and Wu, *History of Chinese Medicine* (Shanghai:National Quarantine Service, 1936), p. 365.

医院开始成为医学知识生产和疾病诊治技术发展的中心，其特征为：局部病因学与实体病理学研究、物理诊断技术应用以及临床治疗方法，尤其是外科治疗进展迅速。以医院为中心的医疗实践，促使外科医生不再满足于只是作为技术熟练的匠人，也要求他们经过较严格的解剖学和病理学训练，成为有科学知识的专业人员。

1816 年 1 月 2 日，合信出生于英国北安普敦郡韦尔福德的一个公理会牧师家庭。根据当时的法律，外科仍然是一种通过当学徒才可学得的手艺，因此，合信首先作为学徒在伯明翰综合医院学习外科。然而，胸怀大志的合信不甘心只做一名手艺医生，而是希望成为有学识的医学精英，他于 1835 年转入伦敦大学学院学习。在伦敦，合信受到严格的科学训练，从他在《内科新说》中介绍的西医教育，可知他当时的医学训练概况：“西国有医院，听人学习，剖验死人，医师指授，助以图书，先讲明部位功用，次论病证，次究药性，分别内科外科妇科儿科，考试其能否，品第其高下。”[1] 所以，他“于人身脏腑部位，历经剖骸看验，故一切体用倍悉其详”[2]。除学习医学理论与技术之外，合信还广泛涉猎各自然科学门类知识，这为他后来在华的翻译奠定了坚实的基础。1838 年合信获得医学学士学位，并成为皇家外科医生学会（Royal College of Surgery）会员。直到 19 世纪初，college 一词依然保留文艺复兴时期的意思，即城市精英医生的团体，而不是指一个培养未来医生的学校。

19 世纪初，外科发展的中心从巴黎转到伦敦，这主要归功于约翰·亨特（John Hunter）在外科教学方面的成功。亨特是 18 世纪后期最著名的外科医生，当时在他任职的圣乔治医院和他自己创办的外科学校，有数百位学生跟随他学习。亨特鼓励学生们不要将自己当作手艺人，而应研究解剖和病理，成为具有科学知识的专门人员。亨特的许多学生后来都成了英国外科的领军人物，如 J. 贝尔（J. Bell）、A. P. 库珀（A. P. Cooper）、R. 李斯顿（R. Liston）等。贝尔是血管外科的奠基人，

---

[1] 合信：《内科新说（卷上）》，江苏上海仁济医馆藏版，咸丰八年（1858）新镌，第 6 页。

[2] 合信：《全体新论》，江苏上海墨海书馆藏版，咸丰元年（1851）新镌，“序”第 2 页。

首次成功实施股动脉结扎，1795 年出版的《论创伤的性质和治疗》是血管外科的经典著作。库珀是亨特的学生，成功地采用颈总动脉结扎和髂外动脉结扎治疗动脉瘤，对疝气的治疗也有贡献，描述了“库珀氏疝”。[1] 伦敦大学学院的外科教授李斯顿是当时英国最有影响的外科医生，尤其是在整形外科方面，1836 年，他成功地进行了上颌骨切除，描述了喉镜检查方法，出版有《外科学基础》（1831）和《实用外科学》（1837），多次再版，影响颇大。合信在伦敦大学学院学习之时，正值英国外科迅速发展时期，上述这些著名医生的言传身教，使合信熟悉了当时外科的新思想和新技术，并在他后来翻译的医书中得以体现。

在当时，英法各大学在临床医学方面，依然遵循着希波克拉底的体液病理学思想。当时最为流行的炎症理论是荷兰莱顿大学教授布尔哈维改良了的体液病理学说。布尔哈维认为，炎症是因血液凝滞所致，而血液凝滞是由小血管的构造和血液成分的变化所决定的。法国医学家 V. 布鲁塞（V. Broussais）在论述炎症的原因时指出，任何过度刺激都可引起充血而导致炎症。他在 1808 年出版的《关于炎症的历史报告》中提倡用衰弱疗法——放血来治疗炎症，尤其倡用水蛭放血。因此，各类炎症的治疗是外科医生的主要工作之一。

合信所知的即布尔哈维的体液病理学说和布鲁塞的治疗方法。显微镜改进后，医生可用之观察炎症部位的状况。《西医略论》在论及炎症时指出，炎症是局部“血液运流更急，微丝管发大，血内之轮叠聚而至，愈聚愈多，遂壅塞于管径之内，此管被停血所逼，血内明汁肉丝等物渗出管外，积聚肉中，其肉渐红渐肿，渐觉热痛”。治法为“以放血为先。放血器机加玻璃罩抽吸；直接割回血管（静脉）；用蜞数条吮吸”。内服药为“洋轻粉（甘汞）8 厘，鸦片膏 2—3 厘，合为丸一粒，晚服；次早服泻药”；外用为“粥渣贴患处；或用罂粟壳、野菊花，沸汤冲布绞按患处，或绞取脓汁，用布巾浸润患处”

---

[1] Garrison F H, *An Introduction to the History of Medicine* (Philadelphia:W. B. Saunders Company, 1929), p. 477.

（《炎证论》）。[1]

19世纪，西医外科尚未专科分化，实际上妇产科、矫形科、眼科、耳鼻咽喉科等工作也由普通外科医生担任。早期来华的传教士医生基本属于普通外科医生，如伯驾、郭雷枢、雒魏林（William Lockhart）等。他们既从事普通外科的工作，也治疗眼病、妇产科病和耳鼻咽喉的疾病。

2. 合信在华的医务工作

在应用医学知识为基督教服务的理念推动下，合信被指派为伦敦传教会的医学传教士。从1839年到中国至1859年回国，他在华行医长达二十年（1845—1847年曾返回英国）。1839年抵达中国后，他先在澳门雒魏林主持的医学传教会新开的医院供职。在此期间，合信观察了饥荒、天花、霍乱、麻风以及鸦片成瘾问题。他关注鸦片贸易的有害影响，公开反对英国政府的态度。1842年，《南京条约》签订之后，教会医学会认为新占领的香港比葡萄牙占领的澳门要好些，故决议关闭在澳门的医院。雒魏林被邀请来到香港监管教会医学会医院的修建。1843年，雒魏林转赴舟山，故请合信到香港主管新办教会医院事宜。实际上，医院是在合信的主持下于当年6月1日正式开张的，与在澳门一样，这家医院以治疗眼科疾病著称，颇受欢迎。在次年的医院报告里，合信提到一年来病人总数达3924人，其中住院病人566人。

1845年，在香港的传教士医生成立了一个中国内外科学会（China Medical and Chirurgical Society），学会的宗旨是："收集内外科医学情报，与在中国的传教士医生进行更加密切的交往；成立一个图书馆和博物馆；讨论特别有关中国流行的疾病和土产药物。"[2]合信作为学会的秘书，发挥了积极作用。

随着病人的增多，合信感到培养助手的必要性。实际上，在此期间，他已培养了两名中国助手，且对一位名叫陈亚宾的助手给予了特

---

[1] 文中所引合信的《西医略论》，均出自江苏上海仁济医馆藏版，咸丰七年（1857）新镌。以下只注篇目。

[2] Anon, "The China Medico-Chirurgical Society," *Chinese Repository* 14 (1845): 244.

别的赞扬，说此人中文和英文都很好，通过了外国医师的严格考试，证明他精通解剖学、眼科疾病的眼科手术。合信还表示："他足够独自负责一所眼科医院，我希望能见到他自己开业，并在一个邻近的繁荣城市里开办一所和这所医院一样的医院。"但合信还是认为有必要进行正规的医学教育。他向医学传教会提议举办"医学班"。他在给医学传教会的报告中说："这使我有兴趣表示建立一个由六至十名学生组成的医学班。我并趁此机会，就所提出的措施，请求委员会各委员的同意和支持。"[1] 他建议，首先讲授物理、化学、生物等前期科目，然后开展医院实习和解剖示教。委员会批准了该计划，并让"马礼逊教育学会"的布朗和合信直接安排此事。然而，合信的计划并未成功。虽然"中国内外科学会"的会员对这个计划给予最大的援助，但不幸的是，这个学会两年后就瓦解了，而且合信英国朋友捐来的 350 英镑也远不够把他原来的计划付诸实施。此外，他也招收不到受过适当前期训练的学生。由于这些缘故，他被迫放弃了成立医学校的计划。

1848 年，合信来到广州，在离外国租界较远的一个人口稠密区金利埠开设了一所医院，中文名为惠爱医馆（又称金利埠医院）。1848 年 4 月 1 日医院开业后，病人很快就增加到每日一百或一百以上。中国的疾病状况一直是传教士医生十分关注的问题之一，在《海关医报》《教务杂志》和《中国丛报》以及许多教会医院的年报里，都可看到对在中国发现的特殊疾病进行的分析和评述。作为一名外科医生，合信自然对外科疾病特别留意。在 1848—1849 年度的报告里，他提到"在中国人中，常常见到肿瘤，这是一个十分明显的事实，这种赘瘤，在欧洲会很快被割掉，而中国医师可能很少接触这种病。其结果是肿瘤的数量和体积一年比一年增加，这样才引起人们注意，并给人一种印象，即肿瘤的发病率比在人群中所见到的还要多似的。"[2] 合信为好几个肿瘤病人都动了手术，总的来说，手术都做得极其令人满意。

---

[1] Hobson B, "Proceeding of the medical missionary Society in China," *Chinese Repository* 13 (1844): 369.

[2] Hobson B, "General Report of the Hospital at Kam-Le Fau," *Chinese Repository* 19 (1850): 300.

外科使合信赢得了声誉和病人。1854—1855年清政府军与小刀会在广州附近交战时，“有兵勇交仗被伤，在馆居住，以求调治者，统计有五百余人”。此外，由于医院病房有限，只能接收需要手术的伤病员，“亦有每日到来敷药而去者，不知凡几也。盖寓馆内者，每日数常近百”。[1]于是清政府派中国医师在医院外边照顾有病和受伤的病人，而将一些严重的外科病人送到医院来。合信因“勤劳过瘁而致病”，他的助手何景文代司其职也“不胜其困”。合信在当年的医院报告中说，1855年医院差不多看三万病人，其中有一万人是新病号。

合信对他的外科手术做了详细记录：“今举其所医之症，略陈其梗概，盖就医者众，其论甚长，故此未暇尽述，但自去岁八月廿三日起，至九月初七日止，计半月之间，有交仗受伤，到馆就医者，共七十五人，今将等众，所伤若何，曾否得愈，开列于后。”（表4.2.1）

表4.2.1　1855年合信的外科手术

	例数	分类	例数	主要表现
治愈	53	手外伤	5	炮码穿右手腕骨，由正臂骨而出；穿左手转臂骨而出；打折转臂骨；打折无名指；打入右手，子未出。
		胸部外伤	5	穿胸骨，子未入肺；入胸骨，后在腰骨取出子；伤胸骨，子未至肺；伤胸前之皮；伤锁子骨。
		下肢外伤	31	打穿左大腿经阴囊破外肾由右大腿穿出；穿过大腿；子入右大腿；子入大腿，取出者；打入大腿肉内，未出者；打折左辅腿骨，子已取出；打入小腿；穿小腿肉；穿股肉其子入股肉，取出；伤股肉，穿脚背；子入脚内等。
		其他	12	子入颈取出者；伤颈皮者；子入颈未出者；其码子打入左腰骨，至右肋骨取出；伤肚皮，子未入肚内；伤牙床骨；伤头；伤面；伤肩；伤膝后；刀伤；被火药所焚其足。

[1]　松浦章等编著：《遐迩贯珍》，上海辞书出版社，2005，第556页。

（续表）

	例数	分类	例数	主要表现
回家	13	处置	8	炮码破骨杵头，至胸前取出，此症不能愈；打折右大腿骨，及破大血管，虽已取出子，然不能愈其血管，此亦死症；打折右大腿骨，及破血管；打破颧骨，入肩胛骨，取出子大如橘，自回家。
		未处置	5	伤脚眼骨已破烂，此脚该割去，伊不允；伤破骨见脑，其人年过六十，不能愈；穿过胯骨入肚，因诊其脉沉细；打折双脚，该割去，但症甚重，未割；炮码穿过肩，入饭匙骨，未取出，自回家。
死亡	9	处置	5	打折大腿管，及伤大血管，用止血机止之，讵料伊服役人，将机一纵，血流如箭，医士往视之，已气绝矣；打破膝头，及破血管，即用止血机止之，约明日割去其小腿，是晚已死；子入腰骨，已取出，后因黄症而死；入大腿取出子，伤口甚毒而死；打折小腿骨，并有烂肉，及有黑血流出，数日而死。
		未处置	4	打破左顶骨，及伤脑；打破右顶骨，及伤脑；打折大腿骨，及伤血管；打破血管。

“以上所载炮伤之人，症势多属重剧，关系匪轻，所取出码子，或铅为之，或铁为之，有长，圆，扁，粗，凸，不一其形，至小者如绿豆，至大者如橙，其炮伤比刀伤，毒更有甚者，盖码子一入体内，该处之肉，多成腐烂，而功效难以骤期者也，间有着其回家者，因他症将近垂危，或老弱不胜其痛甚，知非人力所能挽回者，为是故耳，或有手足被伤，骨已折碎，肉已废坏，断非敷药之力，用夹之功，所能为者，则设法用刀截断，然后以药愈其割口，庶几有望焉，不论就医等，贫富智愚，皆视为一体，务尽心力以调治焉。”[1]

[1] 松浦章等编著：《遐迩贯珍》，上海辞书出版社，2005，第 545、544 页。

1856 年惠爱医馆的病房从 50 张病床增加至 100 张。常做的手术除外伤和骨折的处置、肿瘤切除之外，还有膀胱结石手术、内障摘除术等。合信还提到他在医院培训了三个中国学生。其中一个叫何景文的，“因为他的内障移位术的成功，而获得了一些名声”，且受到了清政府的奖赏，被授予相当于政府六品官的水晶顶子。虽然这个荣誉的官衔不附带俸禄，但它给予了社会地位，并能使受奖人免于巡警逮捕。[1] 1856 年，由于面临第二次鸦片战争，惠爱医馆关门。合信先到香港，1857 年又转到上海，直到 1859 年回国。

在广州度过的八年时间或许是合信对传播西方医学做出最重要贡献的时期。尽管合信的医疗工作取得了相当的成功，但他对近代医学最重要的贡献则是他所做的另外一项工作——出版了中文的介绍西方医学的著作，即从各种有名的英文医学著作中编辑出中文的学医教科书。对自己的医书翻译工作，合信在 1858 年的“上海医院”报告里特别谈道：“为了教育中国人学医的目的，我极想贡献一臂之力，并已就医学和有关科目完成多卷著作来教育当地医师和普及这些科目的知识，以期在不久的将来，中国政府将有所作为，促进医术的学习。”

在介绍自己的医书翻译工作时，合信指出，当他读到中国医书中一些不确切甚至错误的描述后，他感到需要介绍一下西方医学科学已经很确定了的原则和事实，为改变目前中国的医学体系铺平道路。他怀着这个信念，从咸丰元年（1851）开始将西方的解剖学和生理学两种科目编译为《全体新论》，该书刊印后，被广泛阅读和接受。不久他又陆续编译出版了《博物新编》（1855）、《西医略论》（1857）、《妇婴新说》和《内科新说》（1858），并出版了英汉对照的医学字汇《医学新语》（1858）。

雒魏林对合信的工作给予了热情的评价。他说：“著作本身优美，文字和插图都是这样的成功，作者不仅孜孜不倦地将各种英文

[1] Wang and Wu, *History of Chinese Medicine* (Shanghai:National Quarantine Service, 1936), p. 363.

著作归纳成这样一套绝好的汇编，而且还把全部材料写成令人佩服的易懂的中文。”[1] 合信的“医书五种”，在此后的多年时间里，一直作为标准的中文医学教科书被使用。它们不仅对学习西医的中国人产生了重要影响，而且也受到了中医界和其他学者的普遍关注。如《全体新论》曾数度再版，还依照广州总督的建议把插图剪下单印，按中国习惯制成手卷。清代著名医学家王世雄、陆以湉、罗定昌、唐宗海以及近代中西会通医家张锡纯等都对合信的医书进行过探讨。其他学者，如俞樾、徐寿、华衡芳等也对合信编译的书籍非常重视。[2] 日本也在1857年和1859年，分别将《全体新论》《西医略论》和《妇婴新说》翻刻出版，并用日文在行间把原文的意义加以附注。

3.《西医略论》中的外科学和医学新知

《西医略论》是合信继《全体新论》之后，专论审证治疗之法的续作。1856年，合信在广州的惠受医馆因第二次鸦片战争而关门后，他先到香港，1857年又转到上海。在上海仁济医馆行医之暇，他与江宁管茂材谈论医学，因相与商榷共成此书，于咸丰七年（1857）刊印。合信认为：“人身脏腑，骨肉血脉，中西所同。乃有西国熟知之理、习用之法，中土无闻焉，岂非憾事。是书采辑西国医书不一种，皆余在中土亲试屡效，理取真实，词务浅显，说所不能尽者，助之以图。”（《西医略论》序）

《西医略论》所介绍的内容以外科为主，其英文名为 *First Lines of the Practice of Surgery in West*。但实际上，该书还包括了眼耳鼻口舌疾病以及急救处置等内容。该书分上、中、下三卷，“上卷总论病证，中卷分论各部位病证，下卷专论方药”。全书有插图四百余幅。在介绍本书特点时，特别强调了“因外证较易形容，华人细玩图说，即可仿照施治。余著书之意，务欲见诸实用”。因此，他还特别指出：“此书倘

---

[1] Wang and Wu, *History of Chinese Medicine* (Shanghai:National Quarantine Service, 1936), p. 365.

[2] 赵璞珊：《合信〈西医五种〉及在华影响》，《近代史研究》1991年第2期。

有好事者翻刻，一切图式，务选良工雕镂，以免贻误为幸。”但对于“附锯割手足等图，系西国习用之法，不得不载，恐中医一时未能仿行，姑不详论”。(《西医略论》例言)由此可见合信非常期望该书成为一部能受到中国医学界重视的实用医学教科书。

19 世纪是西医的传统外科向现代外科转型的时期。从合信所从事的医疗工作，到他编译的医学著述，都十分明显地体现了传统外科与现代外科共存这一特点。传统外科医生的主要业务，如小的修补术、放血术、包扎伤口、清理表皮溃疡、缝补瘘管、膀胱取石、疝气手术等，他都擅长。但更值得注意的是，他十分了解当时西医的最新进展。1846 年莫顿发表了论麻醉剂的论文，介绍他用乙醚成功地进行了外科和产科手术。1847 年，英国医生 J. Y. 辛普森（J. Y. Simpson）推广了氯仿麻醉法。合信介绍了 1848 年英国医生辛普森改进的氯仿麻醉法。“哥罗仿水”条目下介绍道：“此水最易化气，收贮玻璃瓶内，应密盖，勿令丝毫泄气，且光射亦能消耗。瓶外须裹护，置黑暗处最宜。凡割肉、锯骨、脱牙、绑脉管，并宜用之。”(《药水门》)

西方外科治疗膀胱结石具有悠久的传统，一种常用的传统术式是“经会阴正中切开取石术”，即切开尿道并使用器械进入取出结石。18 世纪中叶，英国外科医生切塞尔顿采用了新的侧切术式，包括切开会阴并打开膀胱和膀胱颈。据说切塞尔顿能在两分钟内完成同时代其他医生需二十分钟完成的手术。《西医略论》中也介绍了这种手术方法。这一时期外科的重要进展还有疝气治疗、骨折处置、区分动（脉管）静（回血管）脉出血、大血管结扎与截肢手术、止血器的应用等。合信都分别做了较详细的介绍。

眼科疾病的治疗是早期来华西医的看家本领。早期的传教士医生开办的医院均以治疗眼病为主。19 世纪，随着对视觉器官解剖结构和生理功能的熟悉，西医眼科尤其在白内障治疗、沙眼后遗症治疗方面进步显著。眼科学早期的主要工作集中在寻找摘除白内障的最佳方法，当时流行的方法包括晶状体压碎法，不久，英国医生提出通过角膜大切口做晶状体摘除效果更佳。

《西医略论》中的《眼证论》首先以两幅图介绍了眼睛的解剖结构，

以十八幅图介绍了各种眼科的治疗用具。合信将眼症先分有毒与无毒两大类；所谓有毒者即初起有脓者，易于传染（当时细菌理论还未建立）。他推测传染大概为毛巾之类物品所引起。他按眼球各部位病症，自前至后进行分类，包括各种眼部的炎症、内眼病症、睫毛倒插或外翻、小儿初生目不开、左右入泪管病等。另附多图解释各种眼科手术的治疗，是我国最早详细记载眼科疾病与治疗的著述。

此外，当时的许多医学新进展在合信编译的医书里都有介绍。如 1819 年，雷奈克发明听诊器，为诊断胸部疾病提供了便利，合信介绍了听诊器，并指出"听胸声而知心肺有恙，痨瘵则声哑，痰壅则声浊，出言壮厉则邪盛，声如鼾睡者病危"（《审证论》）。虽然李斯特的外科消毒法尚未确立，但是塞麦尔威斯的伤口清洁处理方法和他所倡导的用清水和石炭酸溶液洗手、浸泡手术器械的方法已得到广泛传播。《西医略论》在介绍伤口处理方法时，也强调了保持创口清洁的重要性。在论述脓疮论时，合信还道："用显微镜验之，内有泡多粒。"当时细菌感染理论尚未建立，但感染性疾病的原因是当时医学界最为关注的问题，在解释某些疾病的传染现象时，合信认为：

> 病有一方相同，或一室相同者，必有致病之由，医者宜细心体察也。各国都邑省会，人烟稠密之地，比乡居者，其病三分多二，或粪草堆积，秽毒蒸腾，或房屋卑狭，风气不通，或沟渠淤塞，寝处潮湿，诸病多由此起。故居处干洁，洗濯得宜，亦养生之一道也。（《致病有由论》）

这种观点在巴斯德的病原细菌理论建立之前，是西方医学的主流观点。

欧洲工业革命后，职业病问题凸显出来，当时英国一些医学家和社会改革家致力于职业病研究，并取得了一定的成就，如霍尔对钢铁工人职业病的研究、戴维在工业卫生学方面的贡献等。他介绍了霍尔关于钢铁工人职业病的病因学理论：

> 西国有钢器之埠，工匠皆促寿者，医士剖验，每见肺经腐烂，莫明其故。有博物者，疑是钢尘飞扬，工匠呼吸入肺所致。后各制一摄铁面具，始免其患。大概匠作尘埃之处，多生疾病，此理不可不知。（《致病有由论》）

合信在该书中的这段有关尘肺病的论述，可被认为是我国对职业病概念的最早介绍。

4. 对中医的评价

近代医学模式是以机械论与还原论为基础的生物医学模式，作为受过近代科学医学系统训练的医生，合信对于建立在自然哲学与经验基础上的中医，从理论上讲是持批评态度的，认为“医术汗牛充栋，半属耳闻臆断，未可依据”（《医学总论》）；但他在编译的医书中却采纳了一些中医治疗的内容。于是，有论者提出这应为中国同撰者的作用，同撰人管茂材也懂一些中医理论，受中医药理论观念的影响，故在译书时，也自觉不自觉地把中医理论观念运用到所译的书中去了。[1] 但从《西医略论》来看，书中的确采用了一些中药治疗，但要说受到中医理论的影响略显牵强。首先，书中只是有一些具体中药的应用，而在当时，西药刚刚开始步入植物药提纯、萃取的阶段，西药本身也有大量植物药成分，因此，合信等采用本土中药材，应当是从药物的实际功效出发，而与采纳中医理论关系不大。如他用“黄连大黄水”治便结、胃弱、不思饮食及食物不消化。虽功效上类似“黄连上清丸”，但合信直取其通便、和胃功效，而无中药方剂的配方理论原则。其他如儿茶水、洋参水、石没子水等，大多如此。其次，若再分析合信常用的这些中药，虽在我国本草书籍中均有记载，如儿茶、苏木、没石子、葡萄、大蒜、桂皮、生姜、甘草、芦荟、麝香、胡麻、没药、乳香、巴豆、黄连、大黄、茯苓等，但我们不难发现有的药本

[1] 赵璞珊：《合信〈西医五种〉及在华影响》，《近代史研究》1991 年第 2 期。

身就是从阿拉伯传来，有的则是早在汉唐时期随着中西交流而为西方所知。最后，从一定意义上说，合信开创的这种中药西用的方法，可认为是传教士医生在面临本土医学竞争时的一种策略。书中他对中医药的评述也是很好的证明：

> 余闻中国神农本草药品三百六十，历朝增益，至明李时珍著《本草纲目》，所载几二千种，诚药物之大备。然余阅之，其中有大用者，如人参大黄之类是也，有无用者，如龙虎骨之类是也。诸家注解，大概以色味配五行，分属脏腑。岂知药物必先入胃，有色化为无色，有味化为无味。无因色味不同，分入各脏腑之理也。有谓食猪腰则补内肾，食脑则补头昏，食脚则补足力，尤属臆断。

在介绍了西方药物概况后，合信说："兹取用药与中法同意者，略列于后，间有与中法意异者，亦附见焉。（同意者不注，人所共知之理，不烦费词也。意异者注之，名同而实不异者，亦注之。）"（《药物论》）

从药物分类学上，合信也是按当时西方药物学的分类方法，将药物分为五大类。第一类补药：补脑神脑气、补血、补胃、补津液，并提及全补法；第二类灭血之药：发汗、催吐、利小便、轻泻、重泻、放血、行水、消痰、散瘀血、祛风；第三类敛药：敛汗、敛大小便、敛血；第四类杂药：止痛、止痒、调经、杀虫、柔润；第五类外治之药：引血、钓脓、灸、刀针、去腐、润皮、解毒。在论述药物的剂型、配方、主要适应证及使用注意事项下卷中，他将剂型分成六门，即膏药门（软膏药与硬膏药）、丸药门、药散门、药水门、药酒门、药油门，这也是当时西药的主要剂型。由此可以推定合信编译的医书，并未受到中医理论的多少影响。相反，合信的这种用药模式对近代中国的西医却有一定的影响，如近代著名西医余云岫虽持否定中医的态度，但他在临床实践中也采用了诸多中药治疗。

作为近代医科大学的毕业生，合信对中国医生的培养也颇有微词。他说：

> 格致之学，如天文算法舆地诸书，今皆精过古昔，医学何不独然。二百年前脉管回血之理，西医尚未尽了，近始悟明精确。此外如脑气筋甜肉经之类，亦前人所未言。乃余询问华友，中土医学，今不如古，其故有二。西国医士，必须屡经考试，取列有名，方准行世。其贵如中国举人进士之名，其法略如中国考取文士之例。所以习之者精益求精。中国医士，人自为之，不经官考，不加显荣，此不精之故一也。人身脏腑百体，如钟表轮机，若不开拆看验，无以知其功用及致坏之由。是以西国准割验死者，凡老人院、癫狂院、聋哑等院，遇有死者无所归，许医局剖割以教生徒。验毕复令仵作殓葬如法，故西医皆明脏腑血脉之奥，华人习医，无此一事，虽数十年老医，不知脏腑何形，遇奇险不治之证，终不明病源何在，此不精之故二也。（《中西医学论》）

因此，他建议中国“创设医局，悉心考试，罪犯刑死之人，令医士割验，则中土医学，必精过前人矣”（《中西医学论》）。

本文通过对合信编译的《西医略论》的分析，指出合信传播的医学知识反映了当时西方医学的发展水平；作为受过正规医学教育的传教士医生，合信希望通过编译医书将西医知识介绍到中国，而对中国的本土医学知识基本上持批评看法。合信的《西医略论》等书籍在相当长的一段时间里，作为标准的医学教科书，对西医在中国的传播具有重要的价值及影响。

三、合信的《西医略论》研究

合信是伦敦传教会的医学传教士，1839年来华，1859年回国，在华行医长达二十年。合信除行医传教会之外，最有影响的工作是编撰了《全体新论》《西医略论》《妇婴新说》《内科新说》和《博物新编》等西医著述，后被称为“合信氏医书五种”，其中《西医略论》影响最为广泛。有关合信编译医书已有一些研究[1]，但对《西医略论》尚未见深入的研究。王吉民和伍连德在《中国医史》中指出：“该书是这一系列教科书中最好的，因为它最为实用。”[2]《传教士与近代西方外科学的传入》一文对《西医略论》已进行初步分析，本文将做进一步分析，考察该书可能参考的英文底本，探讨该书对晚清时期中国西医传播的价值及影响。

1. 合信及其《西医略论》

合信1816年1月2日生于英国北安普敦郡韦尔福德，19世纪30年代作为学徒在伯明翰综合医院学习外科。19世纪早期，英国医学教育和医生的培训正处于转型过程中。根据当时的法律，外科仍然是一种通过学徒可以学得的手艺。所谓学徒，当时称为住院生（house

---

[1] 赵璞珊：《合信〈西医五种〉及在华影响》，《近代史研究》1991年第2期。陈万成：《〈全体新论〉的撰译与早期版本》，《中国典籍与文化论丛（第十三辑）中国典籍与文化增刊》，凤凰出版社，2011，第200—221页。陈万成：《〈全体新论〉插图来源的再考察——兼说晚清医疗教育的一段中印因缘》，《自然科学史研究》2010年第3期。

[2] Wang and Wu, *History of Chinese Medicine* (Shanghai:National Quarantine Service, 1936), p. 365.

pupil）或住院外科医生（house surgeon），即学生跟随老师学习、实践。

不过，合信不甘心只做一名手艺医生，他于1835年转入伦敦大学学院医院学习。伦敦大学学院医院创办于1828年，起初为大学诊疗所（University Dispensary），1833年发展成为有100张病床的医院。在伦敦大学学院，合信接受了比较系统的医学教育，课程包括人体解剖学、解剖生理学、病理解剖学、化学、内科学、外科学、助产学、药物与治疗学、医学法学等。此后他又在伦敦大学学院医院临床实践。1838年，合信毕业于伦敦大学学院医科，获得医学学士学位，并取得医生开业资格，同年成为皇家外科医生学会会员。

在完成了医学训练之后，合信受伦敦传教会委派前往中国传教行医。临行前，合信与23岁的简·阿贝举行了婚礼，随后他带上新婚的妻子，于1839年7月28日搭乘伊丽莎·斯图尔特（Eliza Stewart）号船前往中国。合信夫妇经过近五个月的海上航行，于12月18日抵达澳门。抵达后旋即进入雒魏林在澳门开办的医学传教会医院任医生。雒魏林曾就读于都柏林的米特医院和伦敦的盖伊医院，1838年他受伦敦会派遣来华传教行医。合信在最初两年间，将重点放在学习语言上，诊治病人较少。此后，接待病人日渐增多。1841年7月至1842年10月，他的门诊病人达5265人次，住院病人达433人次。在此期间，合信还训练了两名中国助手。

鸦片战争后，香港被割让由英国管辖，雒魏林提出应在香港开办一所教会医院。1843年6月，伦敦会在香港摩理臣山（Morrison Hill）建立了一家医院，由合信主持医院事务。1845年秋，合信因夫人患病返回英国，其夫人在将抵英国时病逝。回到英国后，合信为计划在香港开办的医学校筹集了一些资金。1847年，合信续娶马礼逊（R. Morrison，第一个来华的新教传教士）之女为妻，旋即携夫人返回香港。回到香港后，合信开始筹办医学院，尽管官方同意无偿提供一块地供办学所用，但此事因美国传教士医生伯驾的反对而无果。是年底，为了避免与伯驾的矛盾加剧，合信辞去布道会医院医师的职务，由香港来到广州行医和传教。1848年4月，合信在广州西关外金利埠开设了惠爱医馆。起初来医馆就医的病人不多，“开馆第一天仅有四位病人，第二天来了二十多人，后来病人逐渐增多，每天都不少于一百人”[1]。合信“为人谦逊和蔼，谨默盹笃，有古君子风”。而且他医术高明，“舍药施医，至者甚众，无不应手奏效”，因此，逐渐赢得了当地民众的认可，“而去求医者几于其门如市，户限为穿，于是合信氏之名遂遍粤东人士之口”。[2]

1856 年 10 月，第二次鸦片战争爆发，合信的惠爱医馆被民众焚毁，合信避走上海。恰好此时雒魏林将离开上海，旋即由合信主持伦敦会在上海仁济医馆的事务。合信在上海与艾约瑟合作翻译英文科学技术书，先后著《西医略论》《妇婴新说》《内科新说》等医学书籍，由上海墨海书馆出版。合信用中文所著医学书，在中国广泛流传，并被翻译为日文、韩文。

前已述及，合信对培养本土医生颇有兴趣，在开办医学院受挫后，转向西医书籍的编译。1851 年他在广州出版了《全体新论》。他在该书的序言中说：“予来粤有年，施医之暇，时习华文。每见中土医书所载骨肉脏腑经络，多不知其体用，辄为掩卷叹惜。夫医学一道，工夫甚巨，关系非轻。不知部位者即不知病源，不知病源者即不明治法，不明治法而用平常之药，犹属不致大害，若捕风捉影以药试病，将有不忍言者矣。”[3] 合信认为对解剖学了解不多是中医的最大缺陷之一，因此他首先编译了《全体新论》。全书简明扼要、图文并茂，刊行后，“远近翕然称之，购者不惮重价”，颇有影响。

《西医略论》是合信编译的第二部医书。他在该书序言中说：“余著《全体新论》未及审证治疗之法，欲续著一书，以完素志。”1858 年，合信又编译刊印了以西医妇产科和儿科的理论与治疗方法为主的《妇婴新说》和《内科新说》二卷，上卷论病症，以脏腑为纲，备论头痛、癫狂、心肺病、胃病、肝胆病症、肾病、小肠病腹痛、泻泄、大便秘结等病症；下卷载方剂药品。此外，1855 年合信还编译了一

[1] Hobson B, *General Report of Hospital at Kum-Le-Fau* (Canton: Press of S. Wells Williams, 1850), p. 10.

[2] 王韬：《弢园文录外编》（卷十一），上海书店出版社，2002，第 279 页。

[3] 合信：《全体新论》，惠爱医馆藏版，咸丰元年（1851），“序”第 1 页。

本《博物新编》，后来人们将合信的这些编译医书称为“合信氏医书五种”。合信编译西医书，是采用由他口译，由中国人管茂材笔述的方法进行。合信的译述十分认真，于身体、病症、方剂、药名等名目，大都用中医名称。合信说：“余著书之意，欲使泰西医学流传中土，故于字句同异、药剂轻重斟酌详审，不肯苟且误人。”他在临床上还使用部分中药，虽然数量很有限，却反映出他对中医有一定的理解和采纳，并不是完全摒弃的。上述医书是近代介绍西医最早而且系统的著作，对西医在中国的传播起到了巨大的作用，其影响延续至 20 世纪初。合信还把他译书时使用的医学术语汇成《医学英华字释》（1858）出版，这是最早的英汉医学术语词典。

2. 合信的知识谱系以及《西医略论》的底本来源

《西医略论》是关于外科理论与实践的著述，合信希望此书成为一部对医学生有重要价值的实用手册，并建议各地的医学校尽量采用。合信在该书的序言中说：“是书采辑西国医书不一种，皆余在中土亲试屡效，理取真实，词务浅显，说所不能尽者，助之以图。”但合信在书中并未说明具体参考了哪些书目。不过在他在 1857 年广州医院报告中提到了《西医略论》中四百多幅插图“选自李斯顿，弗格森（Fergusson）、埃里克森（Ericksen）、米勒（Miller）、德鲁特（Druitt）和琼斯（Wharton Jones）的著作”。[1] 《西医略论》中的部分插图由狄克森绘制，雒魏林为刻本制作支付了费用。

通过查阅英国伦敦维康图书馆保存的马礼逊—合信家族档案和相关史料，发现合信编译的医学著作的作者，大多是他在伦敦大学学院和大学医院的老师。他们也是当时英国知名的医学家，他们编撰的著作大都是当时主要的教材，或者是该领域颇有影响的专著。

[1] Hobson B, “A Short Report of the Hospital at Canton,” in A Collection of Cuttings and Papers Concerning the Work, Publications and Addresses of Benjamin Hobson, accessed 2018-11-8, https://wellcomelibrary.org/item/b19151822.

19 世纪初，外科的中心从巴黎转到伦敦，这主要归功于著名外科医生亨特在外科教学方面的成功。作为 18 世纪后期著名的外科医生，亨特推动外科从手艺走向科学。

1828 年，北伦敦医院更名为伦敦大学诊疗所，1834 年，诊疗所扩充为拥有 130 张病床的医院，开设了内科、外科和产科病房，聘请了一批知名医生担任教授。合信 1835 年进入伦敦大学学院医院学习时，这批学院创办人也是他的授课老师。（表 4.3.1）

表 4.3.1 合信的部分业师[1]

课程	教师	职位
内科	Dr. John Elliotson	Professor of Medicine, University of London
	Dr. Thomson	Professor of Materia Medica, University of London
	Dr. Carswell	Professor of Pathological Anatomy, University of London
外科	Samuel Cooper	Professor of Surgery, University of London
	Robert Liston	Professors of Clinical Surgery, University of London
	R. Quain	Demonstrator of Anatomy, University of London
产科	Dr. Davis	Professor of Midwifery, University of London
药物与治疗学	Dr. Thomson	Professor of Materia Medica, University of London
法医学	Dr. Thomson	Professor of Materia Medica, University of London
病理解剖学	Robert Carswell	Professor of Pathology, University College Hospital

[1] Nixon N, *A History of the Hospital: From its Foundation to the Year 1881* (London:Henry King Lewis, 1882) , p. 6.

19世纪上半叶，英国医生对外科学的发展产生了重要的影响，例如贝尔在血管外科领域取得成就；亨特的学生A. P. 库珀开创了多种外科手术疗法；库珀的学生，也是合信的老师李斯顿首先在外科手术中应用麻醉方法。当时的伦敦大学学院医院是伦敦地区唯一一家供大学老师开展临床教学的医院。合信的老师都是伦敦大学教授兼医院医师，乃当时英国医学界之翘楚，大多都编写、出版了自己的教科书或学术专著，因此，合信在伦敦大学学院和医院所接受的教育、所用的教科书，为他后来的医书编译奠定了坚实的基础。

J. 艾略特森（J. Elliotson），曾先后在爱丁堡大学、剑桥大学耶稣学院学习，后进入伦敦圣托马斯和盖伊医院学习了三年的医学课程，1821年毕业，获医学博士，旋即担任盖伊医院的助理医生。1831年，被任命为伦敦大学内科教授。他是英国最早提倡使用听诊器的医生。他的演讲非常受欢迎，并由此获得了声誉。艾略特森是颅相学协会的创始人，他花费了大量时间和精力研究颅相学，后来又热衷于麦斯麦催眠术。他的研究被伦敦大学学院医学委员会的同事认为是搞伪科学，他1838年12月被迫辞去了教授职位。1839年他出版的《医学原理与实践》颇受欢迎。

A. T. 汤姆森（A. T. Thomson），1799年毕业于爱丁堡大学获医学博士，同年11月成为英国皇家医学会会员。1800年，他离开爱丁堡前往伦敦开业行医，同年成为伦敦外科学会会员。1828年，他被聘为新成立的伦敦大学学院的第一位药物和治疗学教授。1842年，他被选为皇家医师学会会员。汤姆森在皇家医学会和皇家植物学会讲授植物学，收藏了许多本草标本和精美的插图，对学生学习药物学大有裨益。1811年，他出版了《伦敦药房：药物、药学和治疗学实用概要》，该书内容丰富、实用，很受欢迎，至1852年已出版第十一版。

S. 库珀（S. Cooper），外科学家，1800年进入圣巴塞洛缪医院，在那里他表现出极大的希望。1803年，他成为国会议员。1806年，他因发表的关于“关节疾病”的论文获得外科医生学会的杰克逊奖。1807年，他出版了《外科前沿》（*First Lines of Surgery*），该书出了七版。1809年，他著名的《实用外科词典》（*A Dictionary of Practical*

Surgery）第一版问世，名噪一时。库珀对该书进行过七次修订。1813年库珀作为外科医生参军，并参加了滑铁卢战役。1827年，他当选为皇家外科学会理事会的成员，从1831年到1848年任伦敦大学学院医院外科教授。1845年，他被选为皇家外科学会会长，1846年成为皇家学会会员。

李斯顿是伦敦大学学院的外科教授，也是当时英国最有影响的外科医生，欧洲第一位采用乙醚麻醉实施外科手术者。李斯顿1808年进入爱丁堡大学接受医学教育，1810年跟随著名解剖学家约翰·巴克莱（John Barclay）学习解剖学。1814—1816年进入伦敦皇家病院做住院外科医生，师从著名外科医生A. P. 库珀。1818年被接受为伦敦皇家外科学会会员。1834年，他被聘为新成立的伦敦大学医院的外科医生。李斯顿外科学在科学理论方面贡献不大，但他却是一个无与伦比的灵巧手术者。他的截肢方法让其他外科医生羡慕与嫉妒。他的著作有《外科学基础》（1831）和《实用外科学》（1837），多次再版，影响颇大。李斯顿发明了“李斯顿长夹板”（Liston's long splint）和“李斯顿骨钳”（Liston's bone forceps），后者至今仍在广泛使用。

J. E. 埃里克森爵士（Sir J. E. Erichsen），出生于哥本哈根。他在伦敦大学学院和巴黎大学学习医学。他职业生涯的早期致力于生理学，并在大学学院医院讲授一般解剖学和生理学，后来转向外科。他的《外科科学与艺术》（1853）是当时最受欢迎的军事手术手册，经过十多次再版，被翻译成十五种不同的语言。该书中包含关于外科手术、枪伤、截肢和其他治疗的信息。1880年，他升任外科学院院长。从1879年到1881年，他是皇家医学和外科学会的会长。

T. W. 琼斯（T. W. Jones）是英国19世纪著名眼科医生，毕业于爱丁堡大学医学院，后来在伦敦医学院教授眼科学。他的眼科学教科书《眼科学问答》（*Catechism on Ophthalmology*）在当时颇有影响，该教材的特点是采用简短问答的原则，使人很容易记住疾病的诊疗要点。例如，问题：“颗粒状结膜炎最好的局部治疗方法是什么？”回答：“每隔一天划痕一次，并立即敷上眼药膏。”1848年，他的一个朋友向他展示了一个能看到眼睛里面的新奇装置。琼斯把它描述成一个手持镜子，将那银闪闪的镜面刮掉一点形成一个洞，透过它可以看到眼睛内部的结构。不过，琼斯似乎没有意识到它的潜力，否则，他与巴贝奇就可能代替赫姆霍尔兹因发明检眼镜而载入史册。

D. D. 戴维斯（D. D. Davis）是英国医生，出生于威尔士，于1801年从格拉斯哥大学获得医学博士学位。他于1803年至1812年在谢菲尔德开业行医。1828年，他被聘为新成立的伦敦大学学院第一位产科和妇女儿童病教授。他出版有《手术产科基础》（*Elements of Operative Midwifery*）、《产科医学基础》（*Elements of Obstetric Medicine*）等。

根据合信在编译《西医略论》时所提及的上述医生的著述，笔者查阅了相关数据库资料和图书馆的文献，发现合信的编译颇费心机，既参考了《外科医生手册》（*Surgeon's Vade-Mecum: A Manual of Mordern Surgery*）、《系统外科学》（*System of Surgery*）、《外科学基础》的编排体例，又结合了自己的在华实践有所侧重，“是书所列病症皆中土所习见”。《外科医生手册》《系统外科学》都是1000页以上的大型专著，配有丰富的医疗器械与手术图解，而《西医略论》则主要选择了编译者在华诊疗的常见病症，如体表肿瘤、眼病、骨折等，笔者通过参校《西医略论》与上述书籍的目录和插图，大致推测出合信参考的主要医书（见表4.3.2）。

表4.3.2 《西医略论》的参考底本

作者	书名	出版地 / 出版社	时间
Anthony Todd Thomson	*A Practical Compendium of Materia Medica and Pharmacy*	Samuel S. and William Wood	1819
Robert Liston	*Practical Surgery*	London	1838
T.Wharton Jones	*The Principles and Practice Ophthalmic Medicine And Surgery*	Lea and Blanchard	1847

（续表）

作者	书名	出版地 / 出版社	时间
Robert Druitt	*Principles and Practice Of Modern Surgery*	Lea and Blanchard	1850
John Erichsen	*The Science and Art of Surgery*	Lea and Blanchard	1854
Robert Druitt	*Surgeon's of Vade-Mecum: A Manual of Modern Surgery*	London	1856

将《西医略论》的目次与《外科医生手册》《实用外科学》《系统外科学》《外科的科学与技艺》（*Science and Art of Surgery*）等书的目录进行比较，没有完全一致的。上卷从《炎证论》到《热证论》，中卷从《骨证论》到《溺器证》，在章节编排上与德鲁特的《外科医生手册》基本一致，只是删略了一些可能是作者认为不重要或在临床实践中比较少见或暂且不适用的内容，但在部分外科手术治疗的内容方面有很大精简，正如他在例言中所说："后附锯割手足等图，系西国习用之法，不得不载，恐中医一时未能仿行，姑不详论。"（表 4.3.3）

表 4.3.3 《西医略论》与《外科医生手册》目录对比

《西医略论》	《外科医生手册》
卷上：总论	第一部分　总论
医学总论	
中西医学论	
审证论	
药物论	
食物论	
致病有由论	第 1 章　疾病的病因 (the etiology of disease)
	第 2 章　循环的局部紊乱 (local disturbances of the circulation)
炎证论	第 3 章　炎症 (inflammation)

(续表)

《西医略论》	《外科医生手册》
脓疮论	第 4 章 溃疡 (ulceration)
溃疡论	第 5 章 化脓和脓肿 (suppuration and abscess)
死肉证论	第 6 章 坏疽 (mortification)
	第 7 章 淋巴结核和结核 (scrofula and tuberculosis)
	第 8 章 麻风病 (leprosy)
	第 9 章 性病
	第二部分 创伤
汤火伤论 外伤论	第 12 章 创伤的一般影响 第 13 章 皮下创伤：挫伤
	第 14 章 伤口 第 15 章 枪伤 第 16 章 烧伤和烫伤的影响 第 17 章 冻伤 第 18 章 毒物对健康动物的影响 第 19 章 动物寄生虫、内寄生虫、植物寄生虫 第 20 章 解剖或死后伤口 第 21 章 患病动物产生毒素的作用
脉管跳血囊论	第 29 章 动脉损伤：动脉出血和血肿 第 30 章 静脉的损伤和疾病
瘤论	第 10 章 肿瘤 (tumors)
	第三部分 各种组织、器官和区域的损伤和外科疾病
痈疽论	第 22 章 皮肤外科疾病
	第 23 章 肌肉、肌腱、肌腱鞘、滑囊的损伤和疾病 第 24 章 淋巴管和淋巴腺的损伤和疾病
热证论	
疟论	
卷中：分论	

(续表)

《西医略论》	《外科医生手册》
骨证论	第 26 章 骨骼疾病
交节证	第 27 章 关节损伤和疾病 第 28 章 髋关节疾病
	第 31 章 神经损伤和疾病 第 34 章 手足病、棒足病和其他四肢畸形
折断骨总论	第 25 章 骨骼损伤和疾病
诸骨折断论	
脱骨论	
头脑伤论	第 32 章 头部损伤
脑部炎证论	
脊髓病论	第 33 章 脊椎和脊髓的损伤和疾病
眼证论	第 35 章 眼眶及其眼睛的损伤
耳鼻口舌等证	第 36 章 耳朵的疾病和损伤 章 37 章 面部软组织的损伤和疾病
胸部外伤	第 38 章 胸部的损伤和疾病
肚腹外伤	第 39 章 腹部的外科手术
	第 41 章 肠梗阻 第 42 章 腹部脏器外科疾病
乳证	第 47 章 乳房疾病
小肠疝证	第 40 章 疝
肛门证	第 43 章 直肠和肛门的疾病和损伤
溺器证	第 44 章 泌尿系统疾病
肾囊证	第 45 章 男性生殖器疾病 第 46 章 女性生殖器的损伤和外科疾病
急救证治	
戒鸦片烟瘾论	

（续表）

《西医略论》	《外科医生手册》
卷下：药物	
膏药门 (Ointments)	
丸药门 (Pills)	
药散门 (Powers)	
药水门 (Solutions)	
药酒门 (Tinctures)	
药油门 (Oils)	
	第四部分　手术操作
	第 48 章　一般操作 第 49 章　使人对疼痛失去知觉的方法 第 50 章　人工呼吸
锯割手足等图，系西国习用之法，不得不载，恐中医一时未能仿行，姑不详论。	第 51 章　吊带和绷带 第 52 章　小外科手术 第 53 章　动脉结扎手术 第 54 章　截肢和脱臼 第 55 章　切除骨头和关节

不过，从《西医略论》的插图来看，作者更多借助的是李斯顿《实用外科学》，同时也选了德鲁特《外科医生手册》和埃里克森《外科的科学与艺术》等书中的部分插图。（图 4.3.1—图 4.3.21）

《西医略论》与参考书籍之插图对比

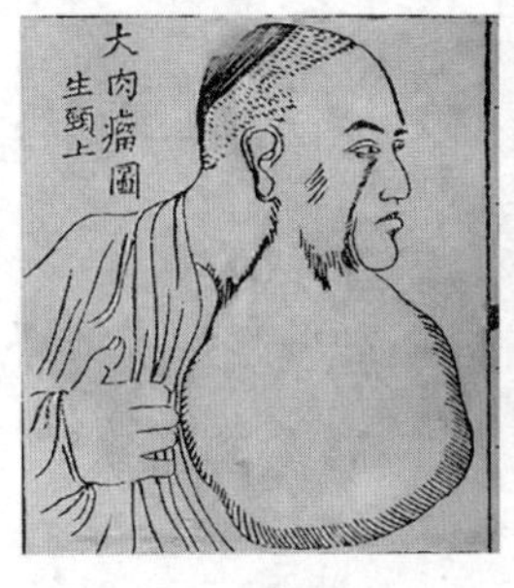

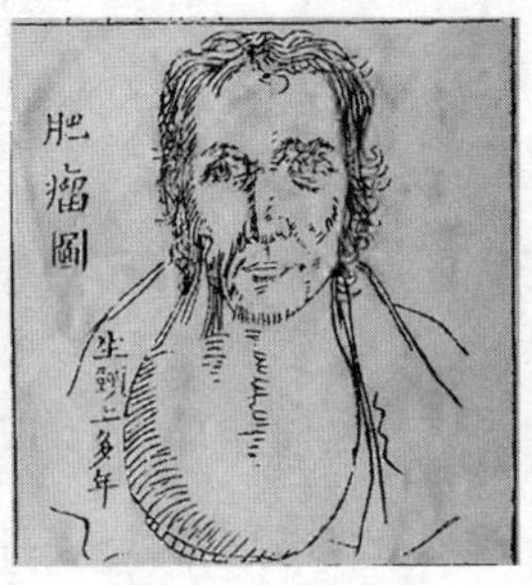

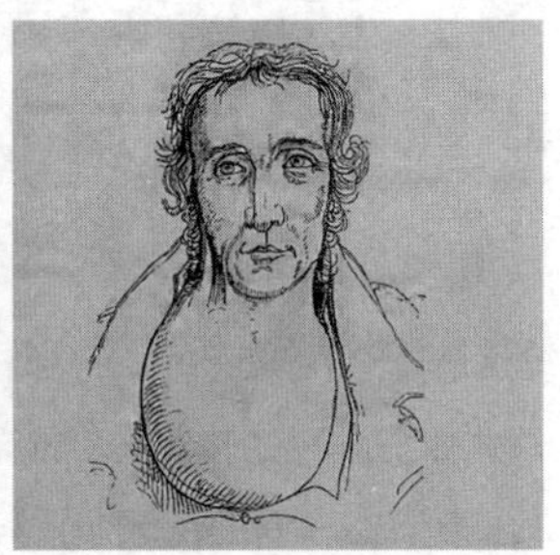

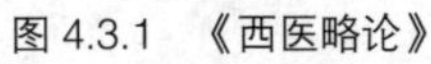

图 4.3.1 《西医略论》　图 4.3.2 《西医略论》　图 4.3.3 李斯顿《实用外科学》

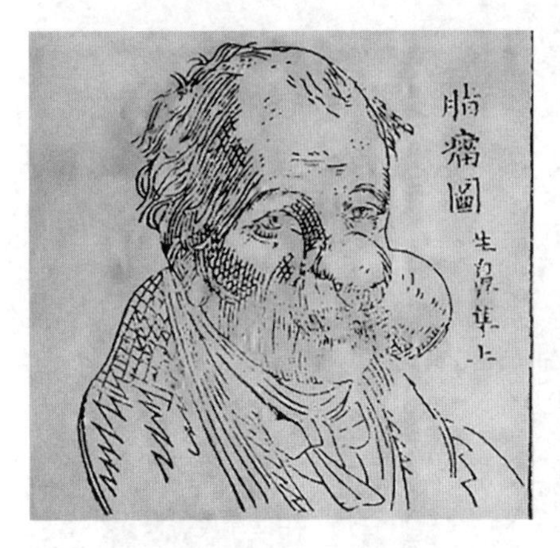

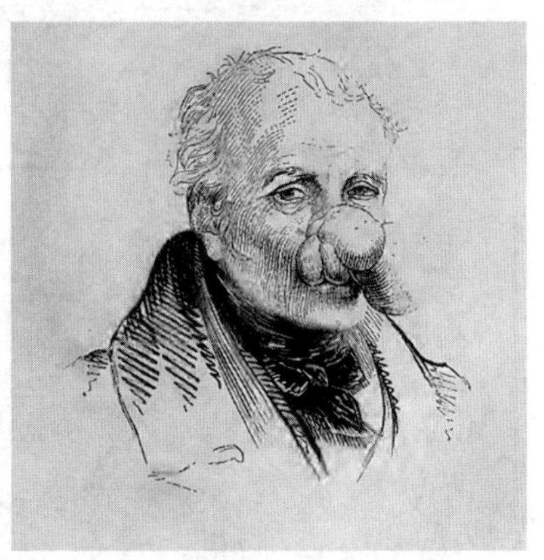

图 4.3.4 《西医略论》　图 4.3.5 李斯顿《实用外科学》

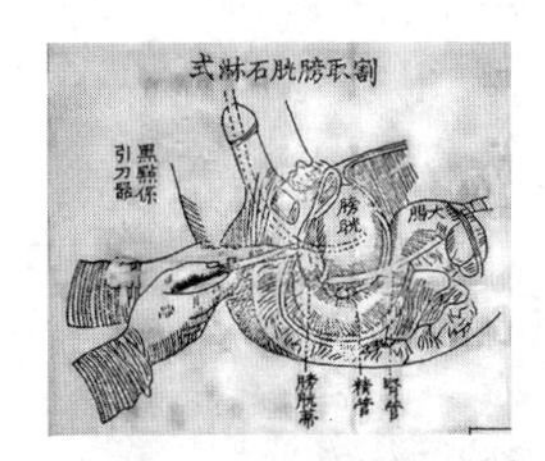

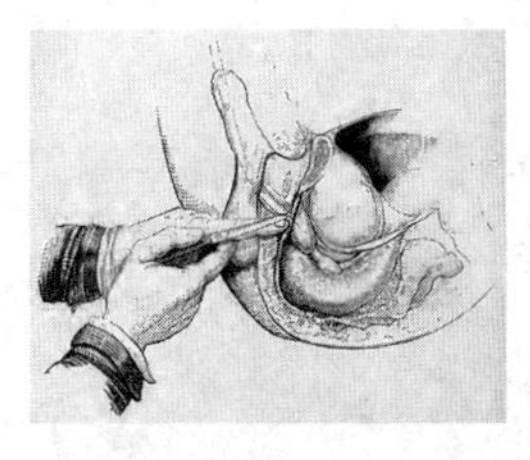

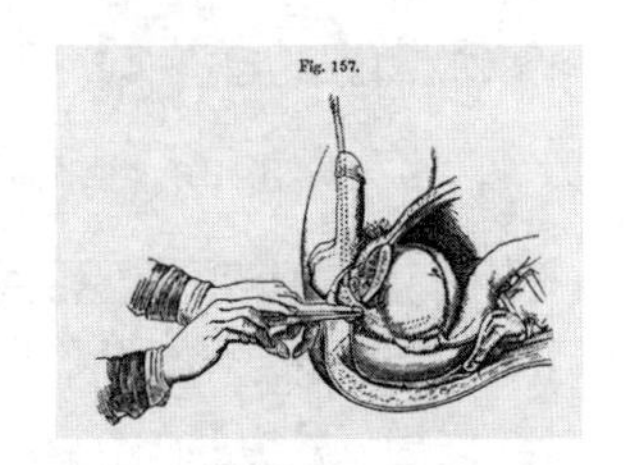

图 4.3.6 《西医略论》　图 4.3.7 李斯顿《实用外科学》　图 4.3.8 德鲁特《现代外科的原理与实践》

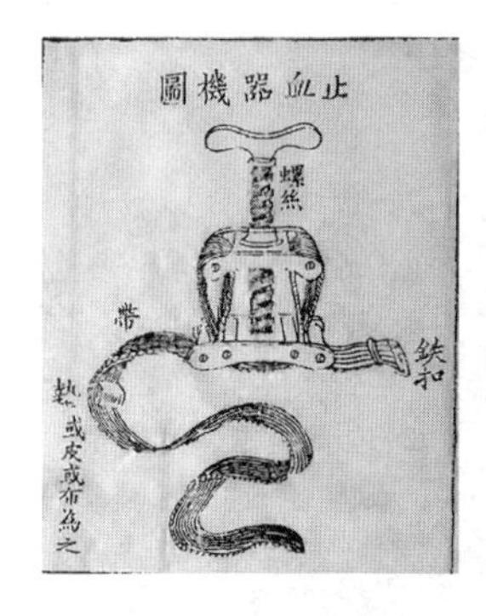

图 4.3.9 《西医略论》

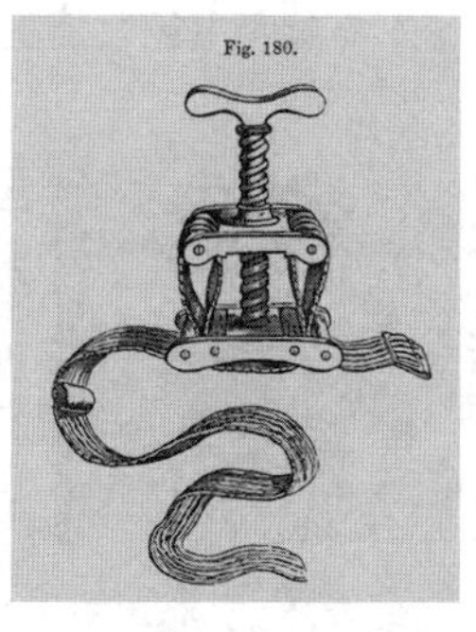

图 4.3.10 德鲁特《现代外科的原理与实践》

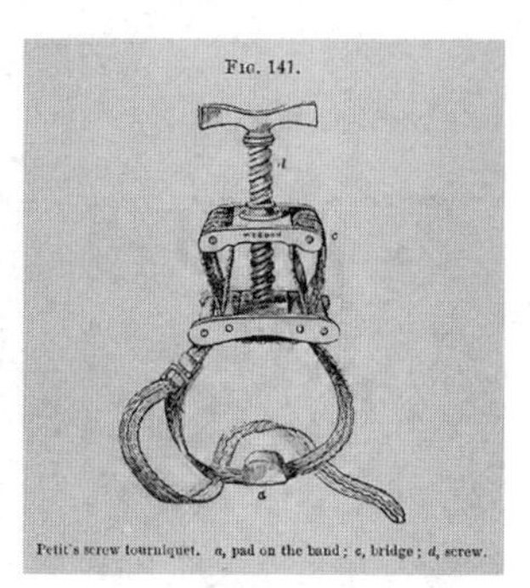

Petit's screw tourniquet. a, pad on the band; c, bridge; d, screw.

图 4.3.11 德鲁特《外科医生手册》

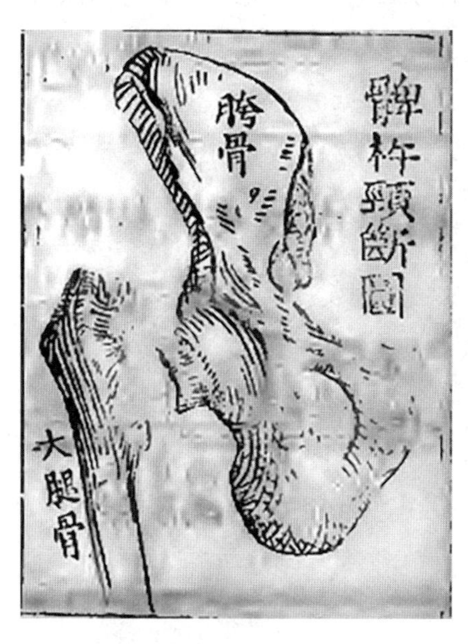

图 4.3.12 《西医略论》

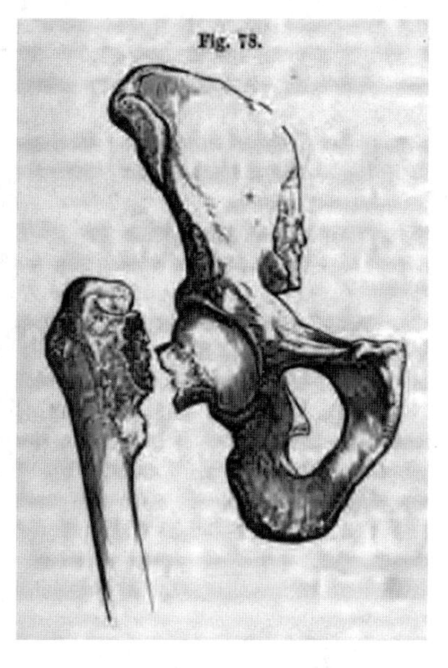

图 4.3.13 埃里克森《外科的科学与技艺》

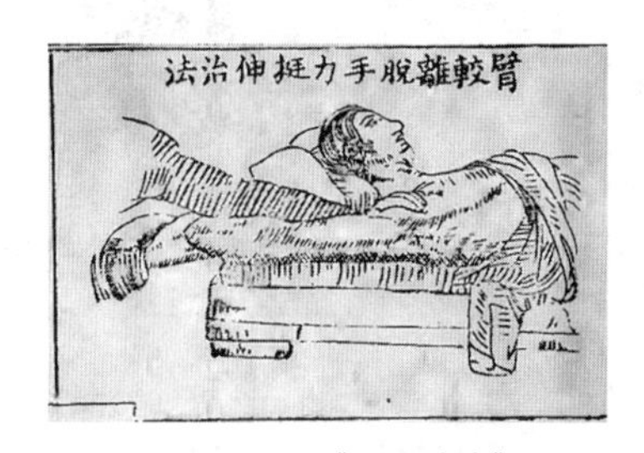

图 4.3.14 《西医略论》

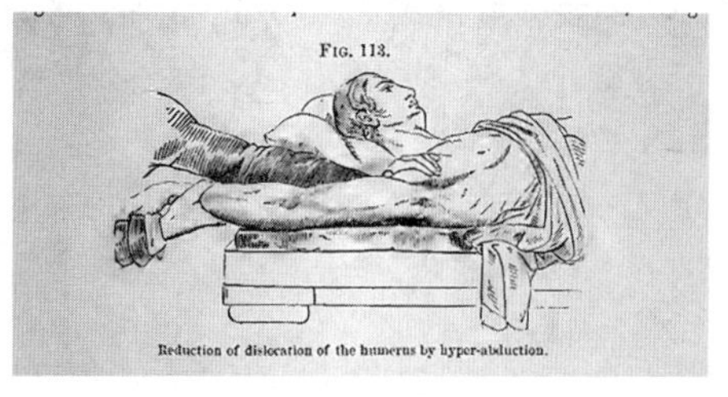

Reduction of dislocation of the humerus by hyper-abduction.

图 4.3.15 德鲁特《外科医生手册》

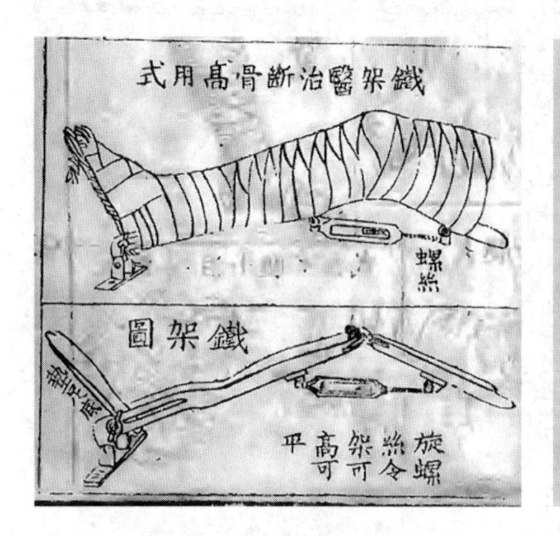

图 4.3.16 《西医略论》

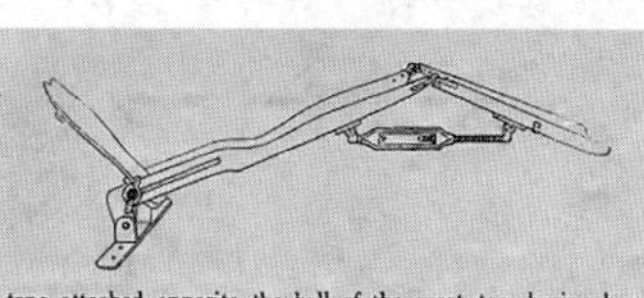

tape attached opposite the ball of the great toe, having been previously put upon the foot. This tape is turned over the foot-board, and is fixed to the knob on its distal surface; the leg is put into proper shape, and the broken ends of the bones are ascertained to lie correctly, straight, and in perfect contact. They are so secured by a roller, which embraces the whole, and which is made to adapt itself neatly and accurately by reverses, where the swelling and inequalities of the limb would cause the bandages to lie unevenly. By passing the bandage, as here shown,

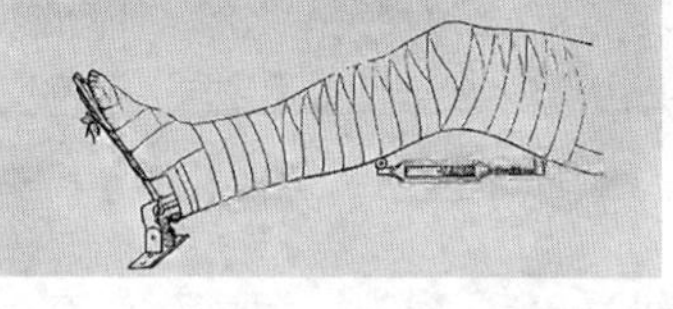

图 4.3.17 李斯顿《实用外科学》

邪助足力式
凡斷骨未堅固用布
帶丁字杖以助之

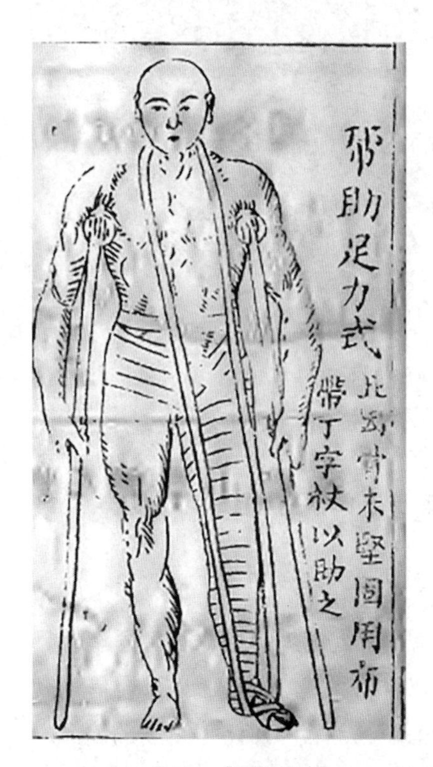

图 4.3.18 《西医略论》

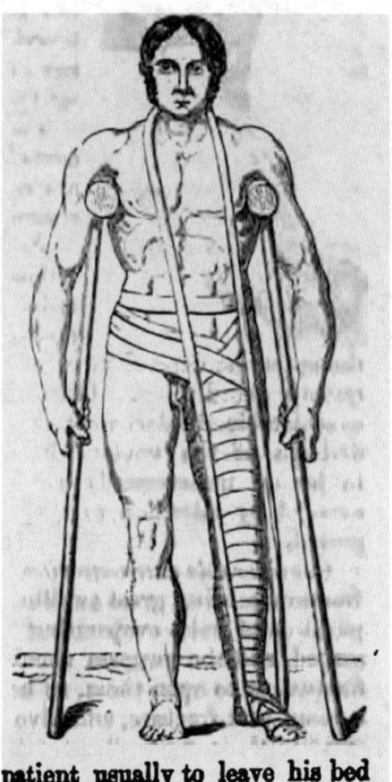

图 4.3.19 埃里克森《外科的科学与技艺》

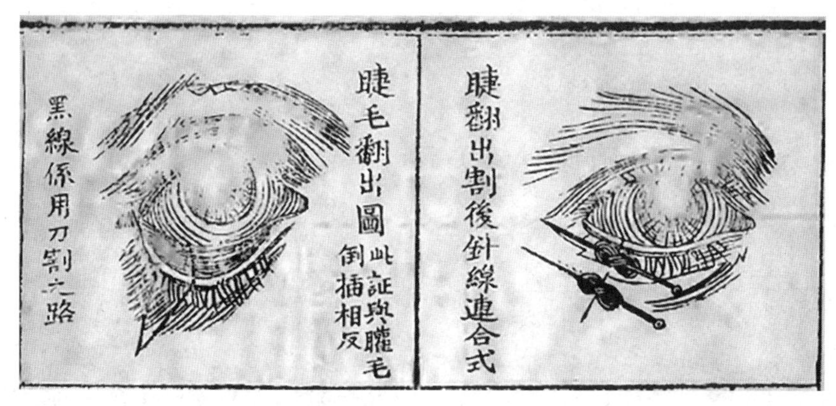

图 4.3.20 《西医略论》

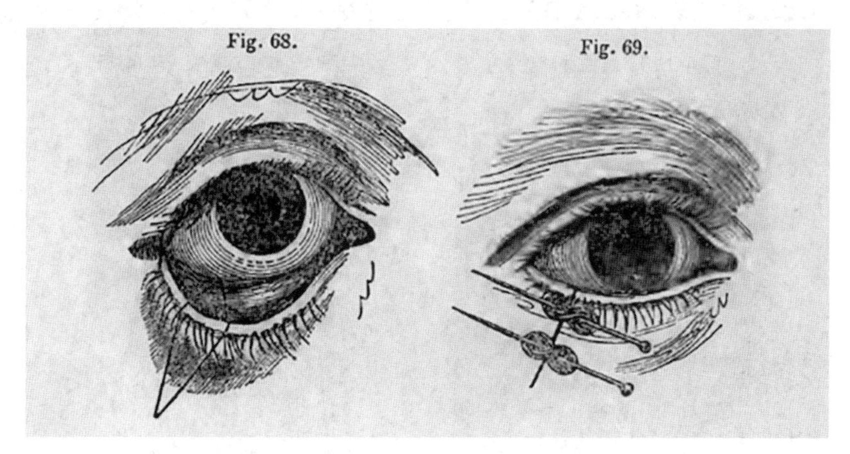

图 4.3.21 《眼科医学与外科的原理与实践》

3. 合信的学术网络与《西医略论》的医疗知识

（1）《西医略论》翻译时期合信的学术交流网络

在《西医略论》的序言中，合信提及此书编译由他与中国学者管茂材在上海合作。但实际上，通过《金利埠医院报告》以及合信当时的一些通信，可以发现他还在广州时就开始着手《西医略论》的编译。此时，他收到了伦敦大学学院医院的埃里克森教授赠送的其编著的《外科的科学与技艺》一书，香港 B. 肯尼（B. Kenny）医生送的德鲁特的新版《外科医生手册》和 W. A. 海兰（W. A. Harland）医生赠送的德国外科学家切利乌斯（Chelius）的《系统外科学》。在翻译过程中，合信还与多位朋友商议讨论，如著名汉学家、墨海书馆创办者之一 R. J. 艾约瑟（R. J. Edkins），著名汉学家、香港英华书院的创办人 J. 理雅各（J. Legge），海关医务官 W. 狄克森（W. Dickson）以及澳门传教会医院的 T. 华生（T. Watson）等，在上海的雒魏林也给予了很多帮助。

肯尼是著名外科医生、圣巴塞洛缪医院医学院的创办者 J. 阿贝尼斯（J. Abernethy）的学生，1846 年来华，在广州行医传教，对热带病颇有研究。1856 年第二次鸦片战争期间，他从广州躲避到香港，并在香港开业行医。

海兰，1822 年出生于英国北约克郡的斯卡伯勒（Scarborough），1844 年毕业于爱丁堡大学，获医学博士学位。1846 年来香港任维多利亚海员医院（Victoria Seamen's Hospital）的外科医生，1848 年 3 月 8 日在香港实施了首例哥罗芳（氯仿）麻醉手术。1858 年被任命为香港外科医官（Colonial Surgeon），行医之余对中国文化产生极大的兴趣，于是努力学习中文，并开始研究中医药。他在英国皇家亚洲学会通报上发表了《论中国的解剖学与生理学》(1847)、《中国磁针和朱砂的制造》(1850) 以及《中国法医学笔记》(1853) 等多篇论文。同时，他也是最早在香港开展植物研究的人，收集了大量中药植物标本。[1]

狄克森，1841 年毕业于爱丁堡大学，旋即进入英国哈斯勒 (Hasler) 皇家海军医院任外科医生，是英国皇家外科学会会员。1857 年随英军来华，1859—1860 年任海关医务检查官，著有《论海军的梅毒预防》（"On the Prevention of Syphilis in the Navy"）、《国内外近期流行病概况》（"Notes on some recent epidemics at home and abroad"）。狄克森颇有绘画天赋，于是合信请他为《西医略论》绘制了插图。

这些人大多是隶属于伦敦传教会的医生，从合信编撰的伦敦传教会医院报告里，可以看到他们在医学知识、诊疗技术、药品供应以及

[1] Bretschneider E, *History of European Botanical Discoveries in China* (London:Sampson Low, Marston and Company, 1898), p. 371.

医院捐赠等方面有着密切的合作。

（2）《西医略论》中的医疗新知

合信在伦敦大学学院学习之时，正值英国外科迅速发展时期。通过合信的学术谱系，可以清楚地看到合信师承名医，接受了严格的临床训练，因此，合信熟悉当时外科的新思想和新技术，这在他编译的医书中得以体现。例如，合信的老师李斯顿是欧洲首位将氯仿应用于外科手术的人，因此，合信在书中专门介绍了氯仿的应用及其功效（见图 4.3.22）。

在麻醉应用于外科手术之前，外科医生需要以尽可能短的时间来完成外科手术，以减少病人的疼痛。李斯顿被誉为19世纪英国的“快刀手”（Fastest Knife in the West End），他能在2分30秒的时间内完成大腿截肢手术。[1] 他发明了截肢手术的新术式，即采用U形皮瓣的解决方案，在骨头切割后将皮肤端翻过来缝合创面。他为实施这一切割技术，发明了一种又长又直的两面都锋利的截肢刀，后来被称为“李

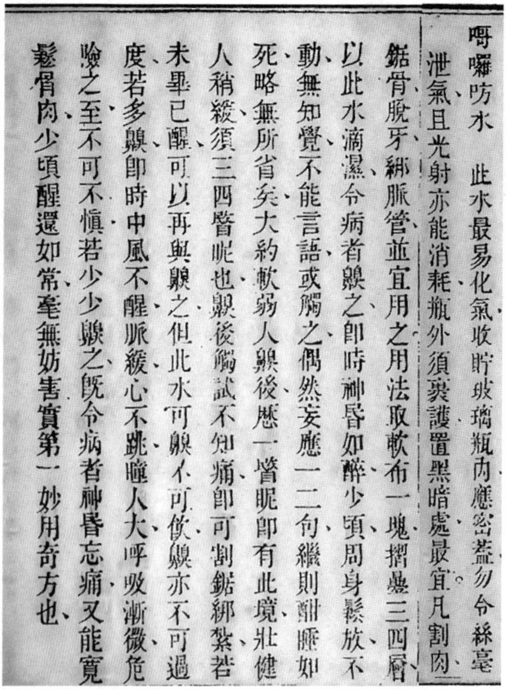

哥囉昉水　此水最易化氣收貯玻璃瓶內應密蓋勿令絲毫泄氣且光射亦能消耗瓶外須爽護置黑暗處最宜凡割肉鋸骨脫牙綁脈管並宜用之用法取軟布一塊摺疊三四層以此水滴濕令病者齅之即時神昏如醉少頃周身鬆放不動無知覺不能言語或觸之偶然妄應一二句繼則鼾睡如死略無所省矣大約軟弱人齅後歷一瞥眼即有此境壯健人稍緩須三四瞥眼也齅後偏試不知痛即可割鋸綁紮若未畢已醒可以再與齅之但此水可齅不可飲齅亦不可過度若多齅即時中風不醒脈緩心不跳噎人大呼吸漸微危險之至不可不慎若少少齅之既令病者神昏忘痛又能寬鬆骨肉少頃醒還如常毫無妨害實第一妙用奇方也

图 4.3.22　《西医略论》书影

[1] Thomas B, “Saints and Sinner: Robert Liston,” *Ann. R. Coll. Surg. Engl.* 94 (Suppl, 2012): 64–65.

斯顿刀”。他还发明了一种带有内嵌卡扣的镊子，可以把针尖压在一起控制动脉出血。合信在《西医略论》中收录了插图，（图 4.3.23）他认为“锯割手足等图，系西国习用之法，不得不载，恐中医一时未能仿行，姑不详论”。书中收录的多幅截肢手术图谱，主要取自李斯顿的《实用外科基础》（*Elements of Surgery and Practical Surgery*）。

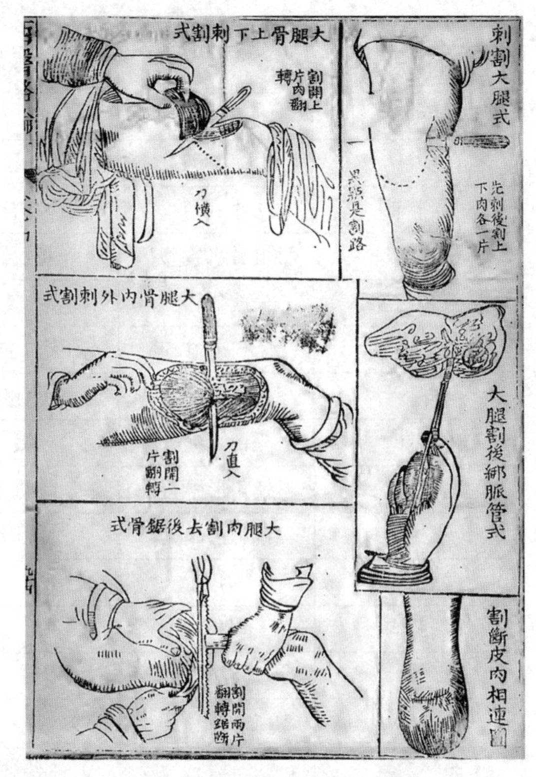

图 4.3.23　《西医略论》书影

19 世纪，西医外科尚未专科分化，妇产科、矫形科、眼科、耳鼻咽喉科等工作也由普通外科医生担任。因此，合信在编译时除参考外科书籍之外，也参考了琼斯的《眼科医学与外科的原理与实践》。

4.《西医略论》中的外科器械与治疗方法

《西医略论》绘制了医疗器具图 90 余幅，其中止血器、听诊器有几种类型，反映出当时西医外科治疗用具的基本概况。通过这些医疗器具，可以看出当时西医外科治疗的疾病主要在外伤、骨折、眼病、膀胱结石、疝气、体表肿瘤等方面。（表 4.3.4、图 4.3.25—图 4.3.27）

表 4.3.4 《西医略论》所记载的医疗器械

针、钩	刀	钳、镊	骨科器械
半管针（导引针）	弯刀（锐、钝）	弹丸钳	半圆骨锯
探针	小割刀	便用钳子	小方骨锯
探脓针	小利刀	肉瘤钳	小长骨锯
缝皮直针	圆口锐尖弯刀	鼻蛇钳	长骨锯
缝皮弯针	放血刀	牙钳（直式）	大锯
取弹丸螺丝针	割牙肉曲口刀	牙钳（曲式）	圆锯
套管针	圆口锐尖刀	便用镊子	撬骨器
弯针	平口锐尖刀	镊	烙骨器
套管针	锐角形眼刀	跳机镊	挖骨器
小锐钩	锐扁形眼刀	阔镊	腐骨漏
钩	剪刀		骨折固定铁架
圆端凹沟挖	曲剪		剪骨曲钳
	直剪		剪骨钳
	各式眼刀		拑骨钳
眼科器具	**耳科**	**泌尿科**	**其他**
眼交剪（直形）	引日照耳门器	引溺银管	玻璃水节
眼交剪（曲形）	开鼻孔耳门器	石淋钳	装药柄
拨睛珠弯针		锐尖刀	止血器
拨睛珠直针		引刀器	闻症筒（听诊器）
各式眼针		探石淋器	烙炙器
搽药银针		膀胱引刀器	治小肠疝左右双夹
锐眼钩		割膀胱刀式	治小肠疝偏右钢夹
弯眼钩		夹碎膀胱石淋器	铜水节
拔睫毛镊		拑取石淋长钳	射水入胃铜节
拑眼胞皮润镊			蒸汽玻璃器
牵开眼胞器			贮药水器
射水入眼铜节			晒药器
通泪管器			捣药器

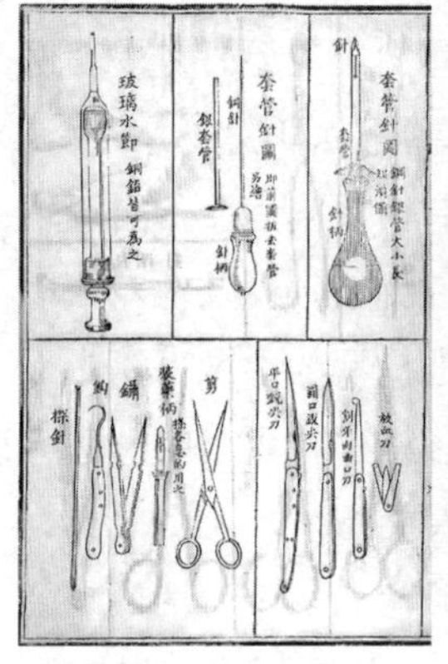

图 4.3.24　一般器械

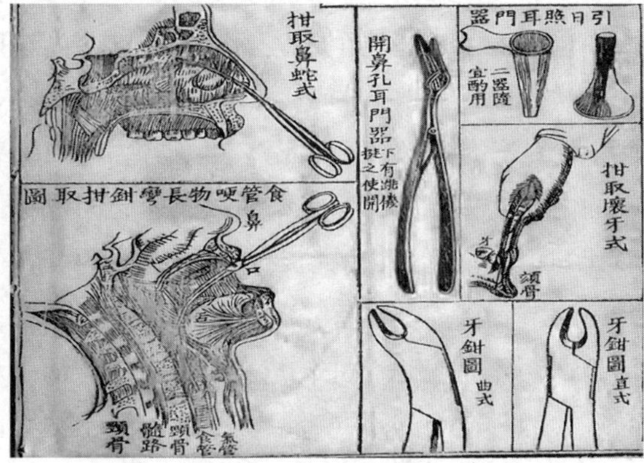

图 4.3.25　耳鼻咽喉器械

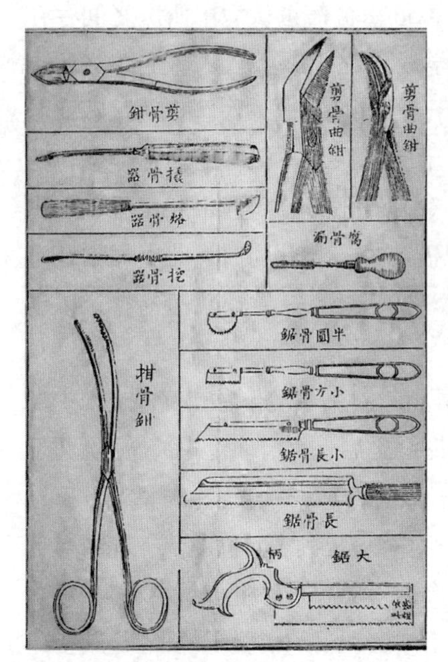

图 4.3.26　骨科器械

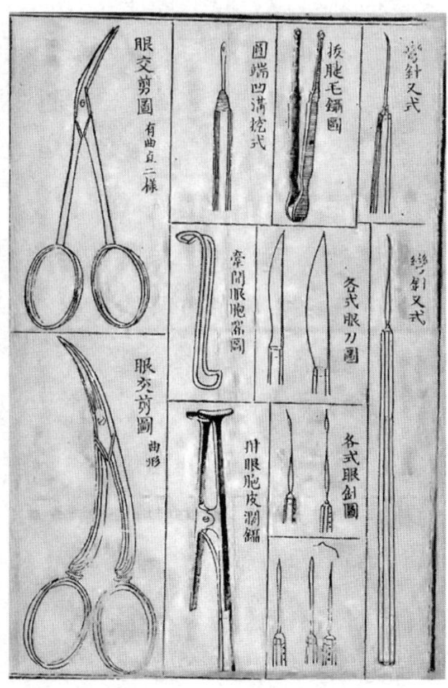

图 4.3.27　眼科器械

5.《西医略论》独特的内容

尽管《西医略论》主要是参照多部外科教科书编译，但合信在该书中也加入了一些他个人认为重要的内容，这些内容主要是有关西医和疾病诊疗的一般性问题。《西医略论》的前六篇《医学总论》《中西医学论》《审证论》《药物论》《食物论》《致病有由论》为合信自己增补的内容，主要是合信对中西医学差异的概括性比较，以及他对西医诊疗知识、常用药物的简要介绍，这些内容在他提及的参考书籍中无对应章节。例如，他首先对中西医学进行简要评述，批评当时一些人认为西医不适合医治中国人的观点，指出："人类身体，无少歧异，受病大约相同，其不同者，气候性质风土饮食微有差别……谓西国药料酷烈，与华人脏腑不合，殊非确论。夫造化主生物无私，既有是病，即有是药，本在智者审择，如西国采买他邦药物甚多，岂以味浅功缓而弃之哉。"（《医学总论》）不过，合信也认为中西医之间存在着差异，而这种不同一方面在于医学教育，"中国医士，人自为之，不经官考，不加显荣"；另一方面在于不重视解剖，"西医皆明脏腑血脉之奥，华人习医，无此一事。虽数十年老医，不知脏腑何形，遇奇险不治之症，终亦不明病源何在"（《中西医学论》）。由此，可以看出合信为推广与传播西医所做出的积极辩护。与此同时，此书非常注意比照中医，并参考中医的相关知识与话语体系来阐述西医治疗，以便读者接受。

虽然《西医略论》总体上属于外科教科书，但作者在编译过程中加入了一些内容，例如上卷的《热症论》之后，又有《疟论》，疟疾属于内科疾病，在李斯顿、埃里克林和德鲁特的著作中均无相关章节，不过德鲁特的《外科医生手册》中的发热病症中提到了"间歇热"如何与疟疾的间日热相区别，还特别指出由于体内脓肿导致的间歇性发热，用奎宁治疗效果不佳。合信则专门论述了"疟证"和"童子疟证"，并指出金鸡纳为治疟第一良方。卷中最后的《急救证治》和《戒鸦片烟瘾论》也不属于外科治疗的范围，可能是合信的行医诊疗经验使他意识到急救与戒毒是常见问题，也是医生需要具备的基本技能，故特别加以推介。

除戒鸦片外，他还介绍了信石（砒霜）中毒、火伤（烧伤）、小儿误吞钱钮等物、食物哽喉、霍乱、自杀、中碳气（煤气中毒）、癫痫、冻死、溺死等情况的急救方法。（图 4.3.28）希波克拉底的体液病理观念在当时欧洲国家的临床医学方面依然还有一定的影响力，例如炎症理论是荷兰莱顿大学教授布尔哈维改良了的体液病理学说，法国医学家布鲁塞指出任何过度刺激都可引起充血而导致炎症，他的《关于炎症的历史报告》提倡用放血来治疗炎症，尤其倡用水蛭放血。这种观念与方法在《西医略论》的《炎证论》篇中也有详细的介绍："治法以放血为先，离患处少许，用放血器机，或刀铦，刺数处（不必深），用玻璃罩覆盖，以气机筒抽出罩内之气，则血必涌出。……若壮健病势重者，用极利小钢刀割臂内膈（大小臂相交转折处），先用布带紧束上臂，使血不能回，则回血管皆露易见，认确割破，出血后解去布带，另用软布折叠数层，按捺割处，仍用布带松裹，以止其血，出血多少，以病势轻重酌之。另一法，用蜞数条，使吮其血，以代刀针。"

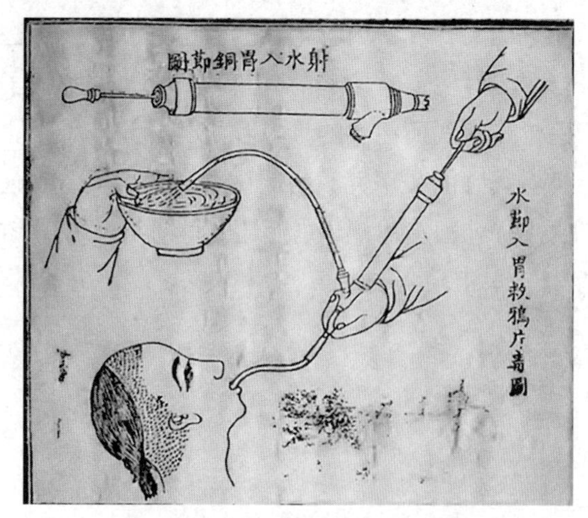

图 4.3.28 《西医略论》急救洗胃图

《西医略论》的卷下专门论述西药，内容简明扼要，主要是介绍各类常用西药的剂型和用法。这一部分内容是合信参考的上述外科教科书中所不包括的，显然是摘选自其他教材，如他的内科与药物治疗学老师汤姆逊所著的《药物学与治疗学基础》（*Elements Materia Medica and Therapeutics*）。合信主要是将西药划分为六个门类，按药物的剂型来介绍。

总而言之，《西医略论》作为一部以外科为主的教科书，论述简明，图文并茂，内容丰富。合信在编译《西医略论》一书时，精心选择了当时多部有影响的外科教科书，并加入了当时西医在中国开业行医常见疾病所需要的诊疗和用药知识与方法，类似于临床治疗手册，具有很强的实用性。因此该书刊印后很受欢迎，多次再版，并传播到日本、韩国等地，是东亚地区早期西医教育影响最大的教科书。

四、黄宽研究补正

黄宽（图 4.4.1），字绰卿（Cheuk Hing），被尊为“中国人始留学欧洲习医术者”[1]。迄今国内已有多篇相关研究[2]，对其生平，包括赴美学习及英国留学回国后行医教学等都有记述，但对黄宽留学爱丁堡大学的具体情况则叙述不详且有失实之处，如他为何去爱丁堡学医？在爱丁堡大学学习医学后最终获得的是什么学位？他是以什么身份返回中国的？本文利用爱丁堡大学的档案资料以及部分早期研究资料，试图对这些问题做出回答，以补黄宽研究中存在的缺憾，并勘正以往研究中的一些舛误。

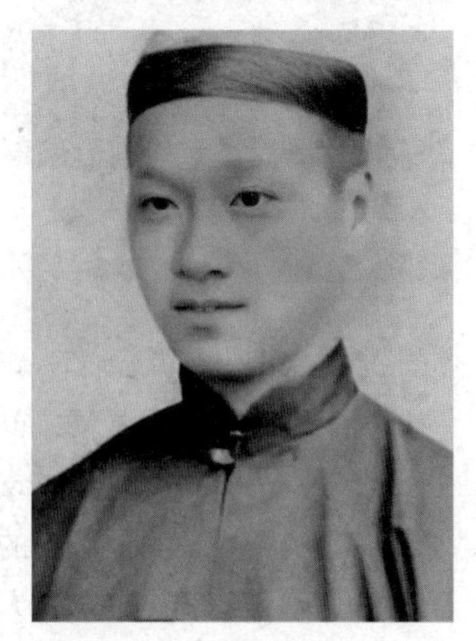

图 4.4.1　黄宽

1. 赴美求学

1847年，黄宽就读的马礼逊学校校长、美国传教士S. R. 布朗（S. R. Brown，图 4.4.2），因夫人患病需要回国医治，决定陪夫人回国。与此同时，他也希望带几位学生去美国学习。布朗询问哪些学生愿意随他

[1]　Wong and Wu, *History of Chinese Medicine* (Shanghai: National Quarantine Service, 1936), pp. 372-373.

[2]　相关研究有王吉民：《我国早期留学西洋习医者黄宽传略》，《中华医史杂志》1954年第2期；张慰丰：《黄宽略传》，《中华医史杂志》1992年第4期；刘泽生：《首位留学美英的医生黄宽》，《中华医史杂志》2006年第3期。

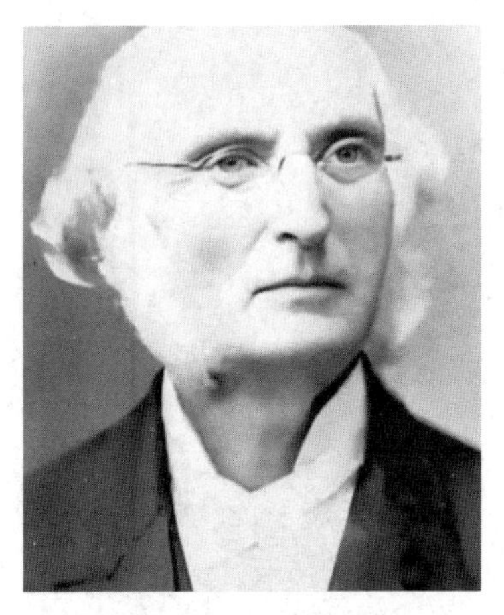

图 4.4.2　S. R. 布朗

去美国，同意者不仅能得到资助，其父母还可获得一定数量的赡养费补偿。结果有容闳、黄宽、黄胜三人同意随布朗赴美留学。1 月 4 日，容闳、黄宽、黄胜三人在《德臣报》（*China Mail*）[1] 主编 A. 萧德锐（A. Shortrede）等人的资助下 [2]，随布朗夫妇乘“女狩猎者”（Huntress）号离开广州，经过三个多月的海上航行后，于 4 月 12 日抵达纽约。在纽约短暂停留几日，布朗一行乘船前往纽黑文，再转乘火车，最后抵达位于康涅狄格州东温莎（East Windsor）的布朗夫人家。

同年秋，容闳、黄宽、黄胜三人进入布朗的母校——马萨诸塞州的孟松学校（Monson Academy，图 4.4.3）学习。该校创建于 1804 年，是当时新英格兰地区最著名的预科学校，汇集了来自北美各地准备进入大学的青年学子。黄宽三人是该校的首批中国学生。孟松学校也一直以它是美国历史上第一所注册中国学生的学校而自豪。

次年，黄胜因病中断学业回国休养。黄胜回国后，黄宽与容闳常在一起讨论将来如何打算，最后两人都决定留在美国继续深造。但接下来的问题是谁能继续资助他们呢？于是两人去求助校长哈蒙德（Hammond）和布朗先生。他们同意帮助黄宽与容闳，询问香港的资助人是否还愿意继续资助。不久事情就有了答复，香港的资助人

---

[1]　《德臣报》（1845—1974）又译为《德臣西报》或《中国邮报》，由英人萧德锐（1845—1856 年担任主编）和狄克逊（Andrew Dixson）于 1845 年 2 月 20 日在香港创立，初为周报，1867 年 2 月 1 日起改为晚刊日报，属于半官方性质的报纸，以维护英人在亚洲的利益为主，是香港历时最长、影响最大的英文报纸。该报后来发行中文版《中外新闻七日报》，乃《香港华字日报》的前身。

[2]　据容闳回忆，资助人除萧德锐外，还有美国商人 A. A. 里奇（A. A. Ritchie）、苏格兰人 A. A. 坎贝尔（A. A. Campbell），美国同孚洋行（The Olyphant Sons）为他们三人购买了从香港赴纽约的船票。

提出，若想在两年的资助期满之后继续深造，他们也乐意提供资助，但应是在医学专业领域，最好是去爱丁堡大学学医，学成后能成为传教士医生回到香港为教

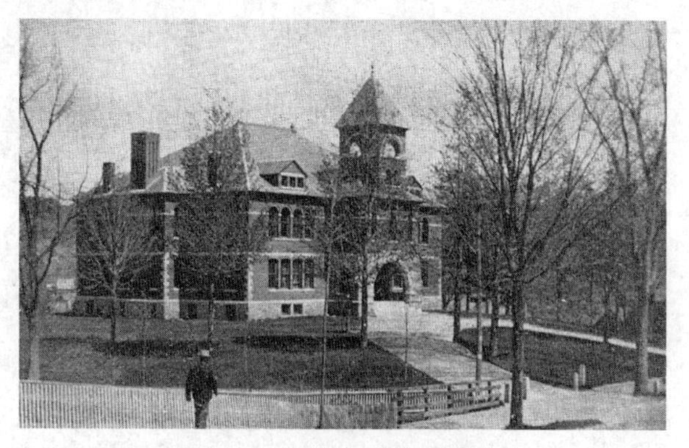

图 4.4.3　19 世纪中期的孟松学校

会服务。这大概是因为主要资助人萧德锐毕业于爱丁堡大学，他还是皇家亚洲学会香港分会的创建者之一，而该分会又起源于 1845 年传教士医生在香港组建的内外科医师学会（Medico-Chirurgical Society）。当时正值医学传教活动的高潮，教会迫切需要传教士医生来中国行医传教，以扩大其影响。

在收到获得了资助的消息后，黄宽决定接受资助，去爱丁堡大学学习医学，而容闳则决意留在美国进入耶鲁大学学习，但费用得靠自己解决。于是，他们立刻结束了英语课程的学习，在 1849 年秋，转入学习古典课程，并于 1850 年夏从孟松学校毕业。黄宽旋即赴英国爱丁堡大学。

2. 留学英伦

爱丁堡大学创建于 1583 年，是英国最古老的六所大学之一，与牛津、剑桥齐名。爱丁堡大学医学院于 1726 年建立，是英国历史最为悠久的医学院。19 世纪中叶，爱丁堡大学的医学教育仍执世界医学教育之牛耳，涌现出一批世界著名医学家，如第一个将消毒法引入外科手术的李斯特以及发现氯仿可用于手术麻醉的 J. Y. 辛普森等。

1850 年 11 月 4 日，黄宽进入爱丁堡大学医学院学习。有文章认为“黄宽在爱丁堡仅靠香港的资助度日，生活也颇艰苦”[1]。实际上，

[1]　刘泽生：《首位留学美英的医生黄宽》，《中华医史杂志》2006 年第 3 期。

黄宽的生活与学业费用并非仅来自香港，他还得到了爱丁堡医学传教会（Edinburgh Medical Missionary Society，EMMS）的资助。EMMS 成立于 1841 年，原名为“爱丁堡医疗援外协会”（Edinburgh Association for Sending Medical Aid to Foreign Countries），1843 年改为此名。目的是“交流医学传教的资讯，帮助其他机构开展医疗传教工作以及协助尽可能多的传教点获得资助”。EMMS 的成立实际上是美国在华传教士医生伯驾以中国医学传教会的名义访问爱丁堡后的一项成果。1841 年 7 月 26 日，伯驾在爱丁堡滑铁卢旅馆发表演讲，介绍传教士医生在中国的行医传教活动，并呼吁爱丁堡的医学界和友善人士与中国医学传教会合作，推进中国的医学传教事业。[1] 于是，出席会议的人士商议成立一个机构，回应伯驾的呼吁。EMMS 的成员有开业医生、大学教授、教区牧师、商人和曾在远东服役过的退伍军人，其中具有影响的人物包括著名医学家和哲学家 J. 阿伯克罗比（J. Abercrombie）、爱丁堡大学内科学教授 W. P. 埃里森（W. P. Alison）、著名外科医生 J. 塞姆（J. Syme，李斯特的岳父）以及苏格兰皇家银行总裁 J. 汤姆逊（J. Thompson）。

虽然黄宽进入爱丁堡大学医学院时已获得了香港方面的资助，但 EMMS 也给予他许多帮助，如他被安排住在 EMMS 会长 J. H. 巴尔福（J. H. Balfour）教授的父亲家里。1851 年 6 月，爱丁堡医学传教会执事会议拟定一份“资助学生”的备忘录，决定“利用部分资金资助一位或几位学生的专业教育，为他们进入传教会后服务做准备”。[2] 在 1852 年 3 月 21 日举行的年会上，EMMS 同意资助两位爱丁堡大学的学生，总体经费为每人每年 37 镑，黄宽便是获得资助的两位学生之一。

到 1852 年 7 月，香港方面对黄宽的资助就中止了。同年 9 月，EMMS 和一位匿名的苏格兰人开始资助黄宽的学业直至 1855 年毕业。

---

[1] Gulick E V, *Peter Parker and the Opening of China* (Cambridge, MA: Harvard University Press, 1973), p. 106.

[2] Wilkinson J, *The Coogate Doctors: The History of the Edinburgh Medical Missionary Society, 1841-1991* (Edinburgh: The Edingburgh Medical Missionary Society, 1991), p. 12.

三年里 EMMS 资助的金额为 97.26 英镑 [1]，包括了学费和生活费（当时的奖学金约 25 英镑 / 年）。由此可以肯定，在爱丁堡留学期间黄宽并非仅靠香港的资助度日，主要资助来自 EMMS，且生活上也不太艰苦。毕业后，黄宽在新外科医院（New Surgical Hospital）作为 J. 米勒（J. Miller）教授的助手工作了数月，但无薪金，继续受到那位匿名人士的资助。1855 年 12 月，黄宽获得了伦敦传教会医学传教士的职位，将返回中国到广州惠爱医馆辅助合信的工作。在此后的半年时间里，黄宽一方面继续他的医疗和研究工作，一方面为回国工作做准备。1856 年 6 月，EMMS 为黄宽举办了欢送会并赠送了一套眼科器具。同年 8 月，黄宽乘船返回中国。这次航程经历了 166 天，1857 年 1 月 3 日，接近台湾海峡时遭遇了一次飓风袭击，帆船的前中桅杆、主桅杆及后桅杆都被飓风折断，所幸的是没有人员伤亡。1857 年 1 月 15 日黄宽乘坐的帆船平安抵达香港。

3. 学业与良师

19 世纪中期，医学教育的"临床医生 / 科学家"模式已日渐得到重视，实验室研究已成为医学教育的一项基本内容，即从医院医学转向实验室医学。许多著名医生同时也是医学科学家，如 J. E. 普肯野（J. E. Purkinje）在布里斯劳大学的生理学研究，J. 冯 · 李比希（J. von Liebig）在吉森大学的化学研究，魏尔啸在柏林大学的病理学研

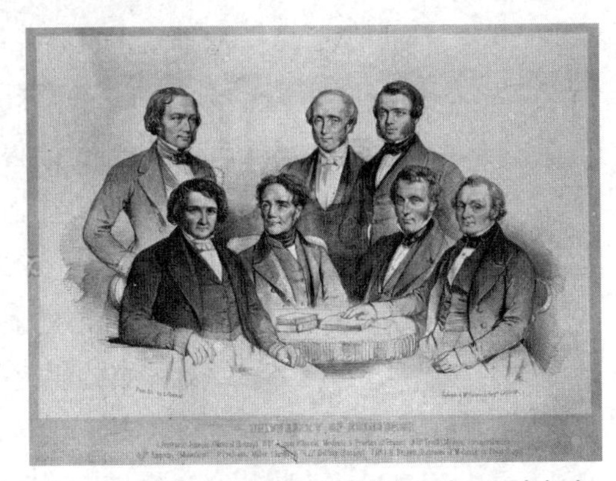

图 4.4.4　黄宽的老师们。立者从左至右：R. 詹姆森、W. P. 埃里森、T. S. 特莱尔；坐者从左至右：J. Y. 辛普森、J. 米勒、J. H. 巴尔福、J.H. 本奈特

[1]　Bernard C. Walker, "Letter to editor from Dr. Bernard C. Walker," *University of Edinburgh Journal* 31 (1983):22.

究，均体现出德国大学教学与实验室研究紧密结合的新模式。在临床教学方面英国与法国还保持着一定的优势。此时的爱丁堡大学医学院依然是世界上最好的医学院之一。黄宽的老师们许多都是 19 世纪医学史上赫赫有名的大家（图 4.4.4，主要授课教师及所授课程见表 4.4.1）。

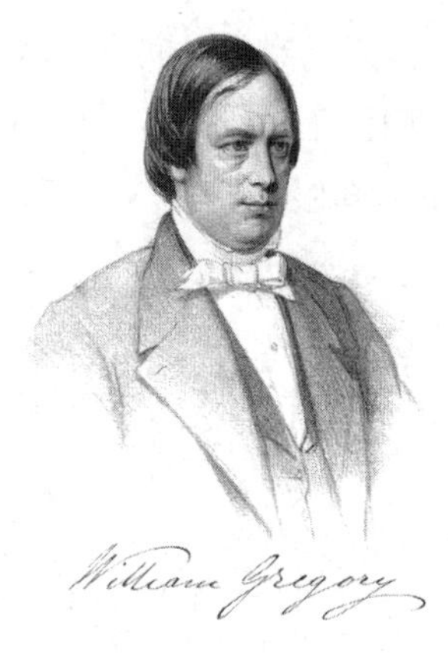

图 4.4.5　W. 格里高利

W. 格里高利（W. Gregory，图 4.4.5），1828 年毕业于爱丁堡大学医学院，19 世纪 30—40 年代赴德国吉森大学研究化学，师从著名化学家李比希，编辑和翻译了多本李比希的著作。后在伦敦、都柏林教授化学，担任过格拉斯哥大学和阿伯丁大学的化学教授。1844 年执掌爱丁堡大学化学教席，直到 1858 年去世。著有《化学纲要》（*Outlines of Chemistry*，1845）。他是颅相学的支持者，大学毕业后就加入爱丁堡颅相学会（Edinburgh Phrenological Society），担任过学会的秘书，此外他对麦斯麦术也颇有兴趣。

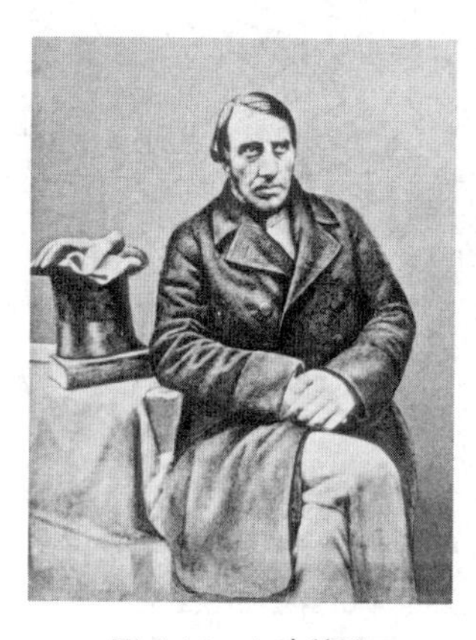

图 4.4.6　J. 古德瑟

J. 古德瑟（J. Goodsir，图 4.4.6），曾就读于圣安德鲁斯大学和爱丁堡大学，做过牙医学徒，写过一篇"论牙齿"的文章。1840 年被指派为爱丁堡皇家外科学院博物馆的管理员，1841—1842 年间他对细胞的研究获得了魏尔啸的高度赞扬。1846 年，他接任爱丁堡大学解剖学教席，该教席自 1726 年以来一直由蒙若家族（Alexander Monro I、II、III）执掌，长达一百二十年。[1]

[1] Jacyna L S, "John Goodsir and the Making of Cellular Reality," *J. of Hist. Bio.* 16 (1983):75-99.

R. 克里斯蒂森（R. Christison，图4.4.7），药理学家，在爱丁堡大学任教长达五十年，曾两度担任爱丁堡皇家内科学会会长。1875年任英国医学会（British Medical Association）会长。他的主要成就在肾病方面，被誉为肾病学的奠基人之一。

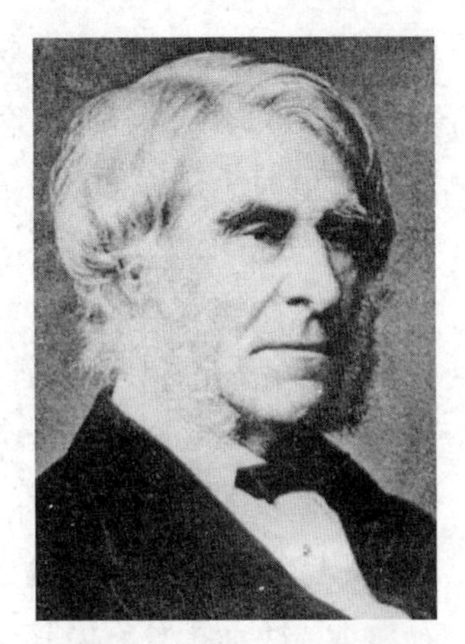
图 4.4.7　R. 克里斯蒂森

J. 塞姆（图4.4.8），1818年至1819年学年担任外科教授罗伯特·利斯顿的助手。1824年至1825年，自己开设了一所医院。他在髋关节截肢治疗方面享有盛誉。1847年塞姆执掌伦敦大学学院临床外科教席，因与同事不和，次年辞去教职回到爱丁堡，任外科教授。

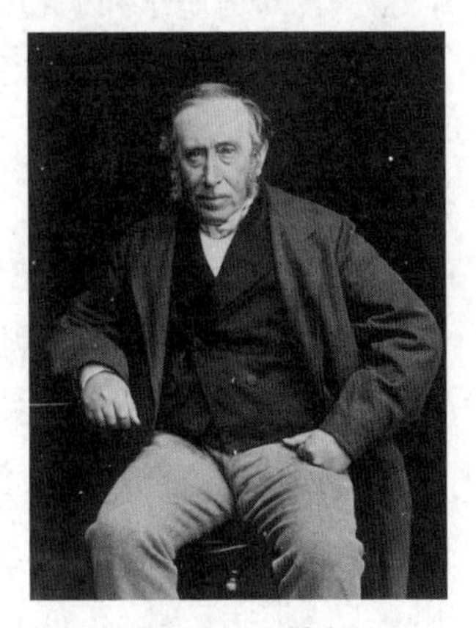
图 4.4.8　J. 塞姆

G. 威尔逊（G. Wilson，图4.4.9），1839年毕业于爱丁堡大学，获博士学位。1840年在皇家外科学会讲授化学，是苏格兰工业博物馆的首任馆长。1845年当选为爱丁堡皇家学会会员，1855—1857年出任苏格兰皇家艺术学会主席。

J. H. 巴尔富（J. H. Balfour），苏格兰植物学家，1845年被授予“女王陛下植物学家”称号，并被任命为爱丁堡皇家植物园钦定园长。著有《植物学纲要》等多部植物学教科书。

J. H. 本奈特（J. H. Bennett），1837年毕业于爱丁堡大学医学院，毕业论文《论大脑的生理与病理》获得论文最高奖。毕业后赴法德两国进修深造，1843年被任命为爱丁堡医学院教授。他最主要

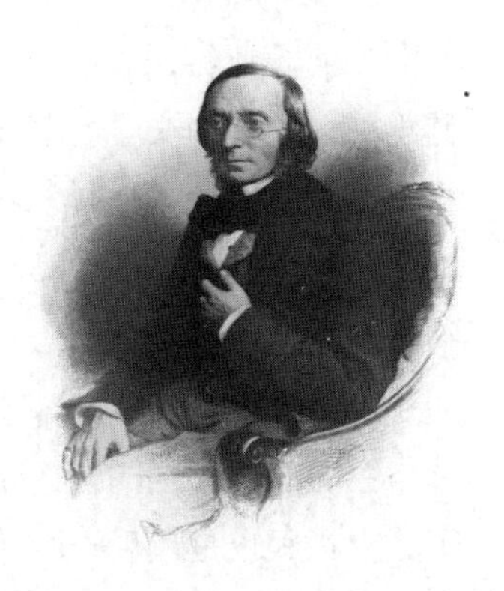
图 4.4.9　G. 威尔逊

的贡献是于1845年在《爱丁堡内外科杂志》(*Edinburgh Medical and Surgical Journal*)上发表论文，首次描述了白血病。1851年他创建了爱丁堡生理学会(Physiological Society of Edinburgh)并担任首任会长。

J. 米勒，1824年进入圣安德鲁斯大学，1827年转入爱丁堡大学学习医学，1832年获得爱丁堡皇家外科学会的执照。米勒担任著名外科学家李斯顿的助手多年。1842年被任命为爱丁堡大学外科教授，1948年当选为爱丁堡皇家学会会员。

R. 詹姆森(R. Jameson)，早年做过外科医师的学徒，1792—1793年在爱丁堡大学学习医学、植物学、化学和博物学课程。在此期间，他受到钦定博物学教授J. 维克勒(J. Walker)的影响，放弃了做船医的计划，转向地质学和矿物学。1804年，詹姆森接任了维克勒的职位，成为爱丁堡大学第三任钦定博物学教授。

W. P. 埃里森，其家族与爱丁堡大学有密切的渊源，于1803年进入爱丁堡大学，起初学习艺术，后转学医学，1811年获医学博士学位。1815年成为新开业的新城诊疗所医师，以极大的热情和忘我的工作为工人阶级和贫穷的病人提供医疗服务，并为苏格兰的穷人救济体系的建立做出重要贡献。他在《爱丁堡医学杂志》上发表的诊疗所季度报告，记录了多种热病流行情况，包括对牛痘接种效果的观察，现已成为研究流行病学史的重要文献。1822年被任命为生理学教授。1831年出版的《生理学纲要》成为爱丁堡大学最有影响的生理学教科书之一。

T. S. 特莱尔(T. S. Traill)，于1802年毕业于爱丁堡大学医学院，后在利物浦开业行医长达三十年，为利物浦的科学研究与教育——利物浦学院、利物浦文学与哲学学会及机械学院等三个机构的创建做出了重要贡献。他还担任过利物浦病院和眼科医院医师。1831年参与控制利物浦的霍乱流行。1833年应邀担任爱丁堡大学法医学教授，离开利物浦。1836年，出版《法医学教程纲要》(*Outlines of a Course of Lectures on Medical Jurispr-udence*)。1839年，他与克里斯蒂森和塞姆一起拟定了苏格兰的尸体解剖的法医学标准。1841年与克里斯蒂森共同编辑出版了第十二版也是最后一版《爱丁堡药典》，之后《爱丁堡药典》与《英国药典》合并。1819年当选爱丁堡皇家学会会员，1833年当选皇家医师学会会员，1852 年当选会长。

外科学会，即爱丁堡皇家外科学会（The Royal College of Surgeons of Edinburgh），是最早的外科社团，成立于 1505 年，最初称为“外科医师与理发师协会”（Incorporation of Surgeons and Barbers）。目的是拥有实施外科手术的专有权，并禁止非协会成员在所辖范围实施外科手术。协会要求会员应掌握一定的解剖和外科手术知识，通过学徒培训获得资格。1722 年，外科医师协会与理发师协会分离，并开始承担爱丁堡大学医学院的外科教学，致力于提升外科教育和临床实践的水平。

爱丁堡皇家病院（The Royal Infirmary of Edinburgh），建立于 1729 年，是苏格兰最古老的志愿医院，也是爱丁堡大学的临床教学医院。新城施药所（New Town Dispensary）于 1815 年在蓟街（Thistle Street）17 号开设，聘有顾问医师，除了为贫病者提供医药外，也照料产妇和接种牛痘。

自中世纪以来，拉丁语一直是医学教育的学术语言，直到 19 世纪 30 年代拉丁语作为医学教学用语的使命才基本完结，但拉丁语词汇依然在医学领域广泛使用。因此，医学课程体系中拉丁语课程保持着基础课程的位置。黄宽在爱丁堡的第一年需要通过拉丁语考试，笔试时间是 1851 年 10 月 30 日，口试时间是同年的 11 月 3 日。成绩是 AB。医学课程考试分为两个阶段，第一阶段考试时间在 1854 年 4 月 27 日、28 日两天，考试课程为解剖、化学、医学理论、植物学与博物学；第二阶段考试时间为 1855 年 6 月 12 日、13 日，考试课程为外科学、药物学、妇产科学、临床诊疗学、病理学、法医学和实用药物学。黄宽的考试成绩大多数为 AB，只有解剖与外科是 B。

表 4.4.1　黄宽学习的课程及授课教师

选课时间	课程	教师姓名	考试成绩	授课机构
1851—1852	化学	Dr. W. Gregory		爱丁堡大学
	解剖学	Prof. J. Goodsir		爱丁堡大学

（续表）

选课时间	课程	教师姓名	考试成绩	授课机构
	植物学	Dr. Balfour		爱丁堡大学
1852—1852	内科	Dr. Bennett		爱丁堡大学
	外科	Prof. Miller		爱丁堡大学
	解剖学	Prof. J. Goodsir		爱丁堡大学
	实用化学	Dr. Wilson		外科学会
	博物学	Prof. Jameson	AB	爱丁堡大学
	医院实习			爱丁堡皇家病院
1853—1854	药物学	Dr. Christison		爱丁堡大学
	临床外科	Prof. Syme		爱丁堡大学
	临床诊疗学	Dr. Alison	AB	爱丁堡大学
	实地解剖学	Prof. J. Goodsir	B	爱丁堡大学
	实用化学	Dr. Wilson	AB	外科学会
	医院实习			爱丁堡皇家病院
1854	法医学	Dr. Traill	AB	爱丁堡大学
	施药所	Dr. Foulis		新城施药所
1854—1855	助产学	Prof. Simpson	AB	爱丁堡大学
	病理学	Prof. Henderson	AB	爱丁堡大学
	临床内科	Dr.Bennett	AB	爱丁堡大学
	外科	Prof. Miller	B	爱丁堡大学
	医院实习			爱丁堡皇家病院
1855	实用药物学	Duncan & Lockhart	AB	爱丁堡大学

4. 学位

关于黄宽在爱丁堡大学学习情况以及毕业获得的是什么学位，有多种说法。如说："黄宽在该校学习五年，1855 年毕业，考试时名列第三（一说第五名），获金牌等奖状及医学士学位。毕业后留英在医院实习两年，并研究病理学和解剖学，获博士学位。”或认为黄宽“以优异成绩毕业，获医学士学位。以后又继续学习解剖学和外科学，获硕士学位，也有说获博士学位”等。[1] 这里牵涉到三个问题，一是“考试时名列第三，获金牌等奖状”，二是“毕业后留英在医院实习两年，并研究病理学和解剖学”，三是获得的是学士、硕士还是博士学位。之所以出现诸多说法，可能与当时英国的医学教育与学制不甚明了有关，再则恐怕是研究者的主观推测。

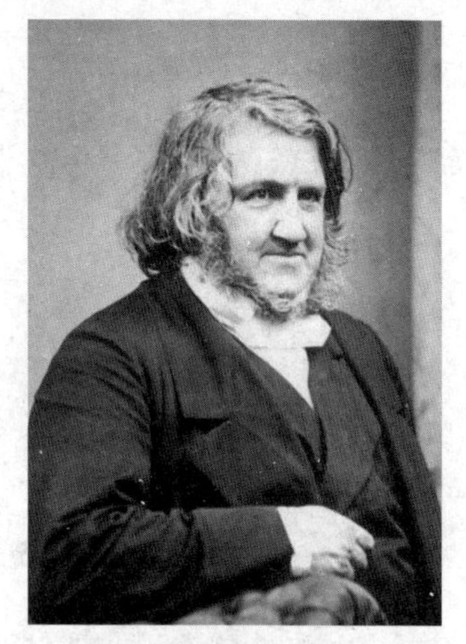

图 4.4.10　J.Y. 辛普森

首先，黄宽在爱丁堡医学院学习期间品学兼优的评价是成立的。在毕业的“加封”（capped）仪式上，爱丁堡大学的著名医学家、妇产科教授 J. Y. 辛普森（图 4.4.10）发表演讲时特别提到：“在你们中间，黄宽作为一位值得称道和谦逊的学生，赢得了高度评价。他所获得的奖励与荣耀给我们带来希望。我相信，作为毕业于欧洲大学的第一位中国人，他将成为西方世界医学艺术与科学的代表，将在他的国人中产生重要的影响。”[2]

辛普森是将氯仿用于分娩止痛的开拓者，1832 年毕业于爱丁堡大学，长期从事产科的教学、临床与研究工作。他之所以对黄宽厚爱有加，一是因为他是黄宽的妇产科课程的教授，黄宽的勤奋好学给他留下了深刻印象；二是因为他还是爱丁堡医学传教会的会长，爱丁堡医学传教会也是黄宽的主要资助者。因此，他在毕业典礼的演讲中还强调黄宽作为医学传教士将发挥的重要影响：“我确信，我们大家——所有的教授们和毕业生们都对他未来的职业和贡献充满期望，他将返回

[1] Edinburgh University Library, Center for Research Collections, Shelf mark: medical examination, 1855.

[2] Baxter P A, “Dr. Wong Fun (1828-1878) MD 1855,” *University of Edinburgh Journal* 36 (1993-94): 40-43.

他遥远的祖国，不仅是作为一位医生，也是作为一位医学传教士。”[1]

此外，《爱丁堡大学的医学毕业生：1705—1866》中记载了黄宽的毕业论文获得了表扬，但并非名列第三，也没有发现他获得金牌的记录。 在1855年的毕业论文中，奖励分为三等：第一等为论文奖励，第二等为论文奖励提名，第三等为论文表扬。该年度共有五十四位医学生毕业，其中有三人获得论文奖励，有四人获得论文奖励提名，有十二人获得论文表扬。（图4.4.11）黄宽获得的是第三类奖励：论文表扬。黄宽的毕业论文题目是《论胃的功能紊乱》（*On Functional Disorders of Stomach*）。[2]

NOMINA EORUM

QUI

Gradum Medicinae Doctoris

IN

ACADEMIA JACOBI SEXTI REGIS, QUÆ EDINBURGI EST,
ANNO MDCCCLV ADEPTI SUNT.

*** *Those who have obtained Prizes for their Dissertations.*
** *Those selected for Competition for the Dissertation Prizes.*
* *Those commended for their Dissertations.*

*Bader, Mahomed, Ægyptius. On Purulent Ophthalmia.
*Beauguard, Franciscus Onesipho, ex Insula Mauritii. On the connexion between some diseases of the Liver and the Intestines.
*Bell, Georgius Coates, ex India Orientali. On Tobacco.
***Blackie, Georgius Stodart, Scotus. On Cretinism.
5 ***Bryden, Jacobus Lumsdaine, Scotus. On Sugar in the Economy in Health and Disease.
Campbell, Dugaldus, ex India Orientali. On Anæsthesia.
Charles, Thomas Edmondston, ex India Orientali. On the Causes and Treatment of Sterility.
*Cruickshank, Joannes, Scotus. On Functional Disorders of the Stomach.
**Dauglish, Joannes, Anglus. On the proximate Causes of Inflammation.
10 Dempster, Joannes Jacobus Colquhoun, ex India Orientali. On Organic Stricture of the Urethra.
Drysdale, Georgius, Scotus. On Animal Chemistry.
Elliot, Augustus Fredericus, Anglus. On Atrophy.
*Fleming, Jacobus Boyd, Scotus. On Dysentery.
**Forbes, Gulielmus Welsh, Scotus. On Asiatic Cholera.
15 Fraser, Jacobus, Scotus. On Diseases of the Spine.
*Fun, Wong, Sinensis. On Functional Disorders of the Stomach.
Geddie, Georgius, Scotus. On Purpura Hæmorrhagica.
Gilfillan, Gulielmus, Hibernus. On Dropsy.
Grant, Georgius, Scotus. On Mental Influences as producing and removing Abnormal Conditions of Body.
20 Grant, Maximilianus, Hibernus. On Aneurism and its Varieties.
Henderson, Joannes, Scotus. On the Hereditary Transmission of Disease.

图4.4.11 黄宽毕业论文获奖情况

其次，前已述及黄宽于1855年8月正式毕业。1855年8月4日，《见证》（*The Witness*）报道了爱丁堡大学的毕业典礼：星期三是大学的毕业典礼日，如同往常，化学大教室里挤满了出席毕业典礼的人们，见证医学博士

[1] Edinburgh University Library, Center for Research Collections, Shelf mark: medical examination, 1855.

[2] Edinburgh University, *Graduates in Medicine in the University of Edinburgh: from MDCCV to MDCCCLXVI* (Edinburgh: Printed by Neill & Company, 1867), p.156.

的“加封”仪式。医学博士学位授予了五十四位绅士，他们来自全球各地，包括来自埃及的四位和来自中国的一位。黄宽毕业后先在外科医院做过几个月的教授助手，同时还做过一段时期的病理学和解剖学研究（postgraduate work），但时间总体上不超过一年。因为1855年底他获得了传教士医生的职位后，1856年6月就准备回国了。黄宽于同年8月初离开英国，1857年1月回到香港。从他毕业到返港全部时间才一年半，其中还有几乎五个月是在海上航行的旅程中度过的，因此他不可能“毕业后留英在医院实习两年，并研究病理学和解剖学，获博士学位”。

于是，这里又牵涉到黄宽究竟获得的什么学位。其实，前面在引述当时的报道时已经确认了黄宽获得的是医学博士学位。《爱丁堡大学杂志》和王吉民、伍连德撰写的《中国医史》都肯定黄宽获得的是医学博士。黄宽的学位论文档案，也清楚地标明黄宽毕业论文分类为“MD 1855”。（图4.4.12）

但是，为何又有学士和硕士的说法呢？这个问题涉及当时爱丁堡大学医学院的学制和学位规定。《1858年苏格兰大学法》颁布之前，大学医学本科毕业即可获得医学博士学位。在黄宽就读期间，爱丁堡大学医学院的本科毕业生被授予的就是医学博士（MD），而所谓黄宽获得的是学士和硕士的说法，可能是依据现在学制做出的一种推测，也可能是由于当时医学教育和医事管理正处于变化中，研究者阅读文献时产生了误判。的确，黄宽还做过数月的病理学和解剖学研究，但这种研究应当类似于今日一般性的临床科研训练，而非专题性的学位研究，因为当时病理学和解剖学是外科医生的基本训练，并非一种研究生学位的教育设计。

1858年，也就是黄宽毕业近三年后，英国颁布《1858年医事法》，建立了开业医生的注册制度，医生需要通过考试方能获得行医执照。同年，《1858年苏格兰大学法》通过，该法案明确规定了四年本科学习结业后，通过考试方可获得医学学士（Bachelor of Medicine）和外科硕士（Master of Surgery）学位，而医学博士（MD）变为更高等级的学位。[1] 黄宽因是医学院本科，若他毕业时间再晚三年，可能获得的就是医学学士而不是医学博士学位了。此外，他还于 1855 年 7 月 3 日通过了爱丁堡皇家外科学会的考试，获得了爱丁堡皇家外科学会的医学博士学位证书。同理，若晚三年，获得的也将是外科硕士学位。

作为中国第一位留学海外的医学生，黄宽的影响和贡献均受到了学界的关注，但由于种种原因，对黄宽的研究尚不充分，还有许多有待增补的细节，以往的论述也存在某些遗漏和舛误，本文试图弥补一点黄宽研究中的缺憾，论述不当之处亦请同道指正。

致　谢　2010 年秋，在剑桥访学的杨海燕博士去爱丁堡大学参加学术会议，我得知消息后，请她顺便了解一下是否能找到有关黄宽留学期间的详细资料。她很费心费事地收集了一些重要的资料，成为本文撰写的基础，特此致谢！

（本文原载《中国科技史杂志》2011 年第 1 期）

[1]　Christopher Lawrence,“The Shaping of Things to Come: Scottish Medical Education 1700-1939,” *Medical Education* 40 (2006):212-218.

五、中国人痘接种术向西方的传播及影响

人痘接种预防天花是中国古代医学家的伟大发明，它对以后牛痘苗的发明和接受有重要影响。人痘接种术从中国传向西方的事实，国内虽有论著述及，但缺乏系统的资料及较为深入的论述。18 世纪的英国是西方政治、经济、文化的重要中心，牛痘苗又发明于英国，因此研究 1798 年琴纳（Jenner）牛痘苗发明前，中国人痘接种术在英国的传播过程具有特殊的重要性。本文主要引述西方，尤其是英国皇家学会（Royal Society）保存的档案资料，介绍人痘接种传入英国的过程，以补充国内在这方面资料的不足。

1. 人痘接种最先直接从中国传入英国

一般认为中国的人痘接种术是从中国传入中东，再通过当时英国驻土耳其大使蒙塔古夫人传入英国的。人痘接种术从中国传到土耳其的过程，缺乏明确的文字记载，只能做一些推测。但根据英国皇家学会的档案记载，中国人应用人痘接种预防天花的方法，在蒙塔古夫人之前，已通过一些在中国经商的英国商人和旅行者直接传到了英国，并在英国皇家学会进行了交流。

英国皇家学会（以下简称皇家学会）正式成立于 1662 年，初始的宗旨是促进科学技术的学习和交流。到 1700 年前后，它已成了西方世界一个颇负盛名的科学交流中心，旅行世界各地的西方人都可以把在当地看到和了解到的科学信息、实物标本等直接传递给皇家学会，为英国的科学技术发展提供参考。17 世纪末，世界科学的中心已转向英国，皇家学会的成立，既是这个科学中心转移的产物，也对促进当

时英国科学的发展起到了极大的推动作用。皇家学会的活动记录，为科学史的研究提供了许多宝贵的资料。

根据皇家学会档案记载，1700 年，英国著名医生、皇家学会会员马丁·李斯特（Martin Lister）收到一封寄自遥远中国的信。写信人是在中国做生意的英国西印度公司的商务人员，寄信日期是 1700 年 1 月 5 日。在信中，他报告了他在中国看到的“传种天花的方法”（a method of communicating the smallpox），还具体描述了这种接种过程："打开天花患者的小脓包，用棉花吸沾一点脓液，并使之干燥……然后放入可能患天花的人的鼻子里。”此后，接种者将患轻度的感染，然后痊愈，从而获得很好的预防效果。[1] 有趣的是，皇家学会图书馆的档案中还记载着 1700 年 1 月 14 日 C. 哈维斯（C. Havers）医生在皇家学会的一个报告，介绍了人痘接种预防天花的“这种中国人的实践”（his Chinese practice）[2]。由于李斯特收到的信是 1 月 5 日寄自中国，所以哈维斯医生做报告时，李斯特应当还没有收到那位英国商人的信。这些皇家学会档案记载非常重要。第一，它肯定了人痘接种预防天花的“这种中国人的实践”的开创意义；第二，说明中国人痘接种法至少在 1700 年已直接从中国（而不是土耳其）传入英国，并为英国“上流社会”所知晓。

可惜的是，这些重要的信息并没有引起当时英国医学界的认真关注。李斯特收到信后，将其送入皇家学会图书馆存档了事，哈维斯的报告也没有引起进一步的讨论，人痘接种当然更不可能引起当时英国医学界的实践兴趣。

2. 来自康士坦丁堡的报告

十四年以后，1714 年 5 月 27 日皇家学会 J. 伍尔沃德（J. Woodward）医生向皇家学会报告了一封寄自土耳其康士坦丁堡（Constantinpole，

---

[1] Miller G, *The Adoption of Inoculation for Smallpox in England and France* (Philadelphia: University of Pennsylvania Press, 1957), pp.45-69.

[2] Royal Society, *Journal-book* IX, Royal Society Library, p. 194.

今土耳其伊斯坦布尔）的信的摘要，此信的作者是E. 帖木尼（E. Timonius），信中报告了“康士坦丁堡一直实践着的，获取天花痘苗并进行预防接种的方法”[1]。帖木尼说，这种（在该地）广为熟悉的接种方法“在土耳其和其他一些地方已经实践了四十年”。他还对如何选择人痘的供者，病人接种的方法，以及接种后所经历的轻度感染的过程做了详细的描述。他在结论中说：“尽管在开始使用此法时，人们非常谨慎，但经过了八年时间，几千人的接种，获得了巨大的成功（happy success）之后，现在这种方法的安全性和有效性已经毫无疑问了，因为各种不同年龄、性别和不同气质性格，甚至体质很差的人都进行了这种接种，无一人死于天花。而在通常的情况下，得天花是非常致命的，患者中有一半人将死亡。”帖木尼是皇家学会会员（1703），他在写这封信时，已在康士坦丁堡行医多年，想必是长期认真观察了当地人痘接种的方法，并留下了极为深刻的印象。帖木尼兼任好几届英国驻土耳其使馆的医生，他服务的最后一任大使是蒙塔古。很显然帖木尼对人痘接种预防天花的观察和报告对蒙塔古大使夫人产生了很大的影响，并在她以后于英国推行人痘接种的活动中起到了重要的作用。由于帖木尼的地位，他的报告在皇家学会引起了真正的震动和认真的讨论，结果是产生了一个动议，责成皇家学会秘书处让英国驻土耳其港口城市士麦那（Smyrna）的领事J. 皮拉里尼（J. Pylarini）收集有关天花接种的资料。两年后，皮拉里尼写了一份调查报告，评论了人痘接种的有效性和相对安全性。皇家学会将此文发表在权威性很高、发行量很大的《皇家学会哲学学报》（*Philosophical Transactions of The Royal Society*）上。[2] 当时其他的一些权威性杂志也都刊登了一些与此相应的有关人痘接种的文章。但在当时，仍然没有一个医生敢于进行人痘接种的实践，据说他们都不愿意以自己的声誉

[1] Emanuel Timonius, “An Account, or History, of the Procuring the Smallpox by Incision, or Inoculation; As It Has for Some Time Been Practised at Constantinople,” *Philos. Trans. R. Soc. London* 29 (1714): 72-82.

[2] Pylarini Giacomo, “Nova & Tuta Variolas Excitandi per Transplantationem Methodus, Nuper Inventa & in Usum Tracta,” *Phil. Trans. R. Soc.*29 (1716): 393–399.

为代价去干这种“冒险的事”。

3. 形势比人强

英国最早亲自参与并积极推动人痘接种实践的是蒙塔古夫人。她曾于1717年3月给她的一位朋友S. 基丝维尔（S. Chiswell）写过一封信，信中描述了人痘接种的方法，并表达了将其介绍到英国的决心。她写道：“我要告诉你一件事，我确信此事将使你有兴趣亲自来此一看。天花，这种在我们中间如此致命和如此普遍的疾病，在这儿则完全没有危害（entirely harmless）。这主要是因为应用了一种被称为‘接种’（ingrafting）的方法……我是一个爱国者，我将尽力将这种有用的发明介绍给英国上流社会。我将不懈努力，向我们的医生介绍这件特殊的事情……”[1] 不但如此，蒙塔古夫人还在1718年3月，请当时到大使馆来访的英国外科医生C. 梅特兰（C. Maitland）给她的一个6岁的儿子进行了人痘接种。[2] 梅特兰此后在英国皇家学会推动和进行的接种，在人体进行人痘接种的研究中扮演了十分重要的角色。

1719年蒙塔古夫人回国。从后来1721年英国天花大流行时期，蒙塔古夫人身体力行地积极推广人痘接种的热情看，1719年回国的这位大使夫人一定践行前言，认真地想在英国推广人痘接种的方法，但在此后的两年中，没有蒙塔古夫人这方面活动的记载。显然，她想在英国推广人痘接种的努力在她回国后的两年内没有收到明显的效果。其原因是多方面的，主要可能是：①当时天花在英国流行程度较轻，社会没有强烈的需要，使人们去进行这种仍有一定危险的“人为制造疾病”的感染；②当时宗教界的反对；③英国医学界对东方传统医学的偏见。猎奇性的交流是可以的，但真的实践起来则是另一回事。

但真是“形势比人强”。蒙塔古夫人回国两年后，即1721年，严重的天花开始在英伦三岛肆虐，无论贵族或平民、男人或女人，一

[1] Halsband R, “Lady Mary Wortley Montagu, Letter and Works,” *J. Hist. Med.* 8 (1953):390.

[2] Maitland C, *Mr. Maitland's Account of Inoculating the Smallpox* (London, 1722), pp. 20-25.

旦患上天花，大多难逃死亡的命运，侥幸存活者也必遭毁容的厄运。严重的形势迫使英国皇室责令皇家医学会寻找防止天花流行蔓延的对策。这使蒙塔古夫人有机会再一次在她的祖国——英国本土重新燃起她对推行人痘接种技术的热情。她给当时已退休在家，住在伦敦郊外一个小镇上的梅特兰医生写信，请求他为她另一个年仅 3 岁的女儿接种人痘。开始，梅特兰对在伦敦实施这种“东方的技术”颇为犹豫，但后来在蒙塔古夫人的一再坚持下，他接受了这个请求，并在皇家医学会三个医生的共同参与下，于 1721 年 4 月底，对这个 3 岁的女孩进行了人痘接种。接种获得成功。女孩出痘，经历了轻微的病程后痊愈。皇家医学会的三位医生参与了这一接种的全过程，并检查了结果。这次人痘接种的效果令他们极为信服，据说其中一位要求也为他的一个儿子接种。此后在当年的天花大流行中，这位医生的几个孩子不幸死于天花，唯独这个接种了人痘的儿子活了下来。[1]

蒙塔古夫人与威尔士王子的妻子卡罗琳王妃（Caroline Princess）有很密切的私人关系，蒙塔古夫人为自己的亲生幼女接种成功一定对王妃产生了深刻的影响。证据是就在蒙塔古夫人这一实践后的三个月，1721 年 8 月 9 日英国皇家学会就在国王的特许下，主持了一个用犯人做人痘接种试验的临床研究，从而开启了在西方天花流行期推广人痘接种的序幕。

4. 英国官方主持的人痘接种试验

1721—1722 年天花在英国暴发，迫使英国皇家学会不得不认真考虑用人痘接种预防天花的问题，由此产生了 1721—1722 年由英国皇家主持的以评估人痘接种预防天花的效果及安全性为目的的一系列人体实验。

直接触发这次实验的原因是，在 1721 年天花流行的高潮期，英国威尔士王子的一个孩子得了病，一开始诊断为天花（后来证明是普

[1] Silverstein A M, *A History of Immunology* (New York: Academic Press, Inc.,1989), p. 28.

通感冒）。据当时的资料记载，在孩子患病期间，“一些医生”向国王乔治一世（George I）提交了一份报告，要求在“新门监狱”（Newgate Prison）选择一些罪犯进行人痘接种试验，作为回报，如果罪犯在人痘接种后没有死亡，就予以赦罪释放。[1] 国王默许了这个提议，于是事情就按程序展开。1721 年 6 月 4 日，由国务秘书汤生（Townsend）给司法部长和总检察长写了一份报告，要求对两个死刑犯进行人痘接种试验，希望将此事向国王报告，并获恩准。三天以后，回话来了：乔治一世国王陛下认为，这个实验将会使人痘接种技术更为完善，这将给全人类带来好处，因而是合法的，同意进行这个试验。[2] 实验由皇家学会主持进行，于是这场在医学史上具有重要意义的人痘接种预防天花的临床试验就正式启动了。

1721 年 8 月 9 日早晨，在伦敦皇家医师学会主席 H. 斯隆（H. Sloane）和两位御医的主持下，三个男犯和三个女犯在新门监狱中由梅特兰医生实施人痘接种。同时至少还有二十五位内、外科医生以及药剂师在场目睹了这一接种过程。

六名犯人分别在手臂和右腿上切开一个小伤口，然后将“天花脓液”（smallpox pus）种入伤口内。三天以后（8 月 12 日），六名接种者始终没有出现感染症状，因此被认为接种失败。后来从中挑出五人，重新进行接种。接种第二天，其中四个接种者开始出现不同程度的轻度感染，不久就都恢复了正常。其中一名女犯被送往伦敦附近的一个天花流行的村落，让她与一个 10 岁的天花患儿睡在一张床上，并整天生活在一起。这个过程持续了六天，接种了人痘的女犯始终没有感染天花。五个接种者中有一人接种后一直没有出现过感染症状，后来证实，此人在一年前曾患过天花。[3]

在此实验后不久，伦敦的另一位有名的医生 R. 明德（R. Mead）在皇室的支持下，用中国式的鼻吸法对一名女犯进行了人痘接种。接种

[1] Applebee's Orig. Weekly J. 1921, June 17, 2087.

[2] Hardwicke papers, Vol.786, Add. MS.36, 134, f.58, British Museum, London.

[3] Applebee's Orig. Weekly J. 1921, Aug. 12, 2134.

后立即出现症状，尽管症状较重，但不久就恢复了。[1] 为了进一步肯定人痘接种的试验。梅特兰在1722年初，又对六名犯人进行了人痘接种的试验。这次试验经官方许可，整个过程均向公众开放，以公开展示实验的结果和满足公众的好奇心。每天上午10:00—11:00、下午2:00—4:00，参观者都可以到指定的地点观察病人。[2] 除成人外，卡罗琳王妃还从孤儿院中挑选了五个没有得过天花的孤儿进行天花接种。整个过程也得到皇室的特许，向公众开放。[3]

上述的人痘接种试验都取得了成功，没有一人因接种天花而死亡。这次实验的过程和结果都曾及时地在当时的报纸上详细披露，有的就是直接面向公众进行的，因此产生了很大的影响。在上述实验性接种的基础上，1722年4月17日，经国王同意由斯隆监督，梅特兰指导，宫廷御医阿米安（Amyand）对威尔士王子的两个女儿（一个9岁，一个11岁）进行了人痘接种。接种获得成功。于是，人痘接种的影响迅速在英国上层社会中传播，许多人纷纷要求梅特兰为他们的孩子进行人痘接种。[4] 由于事件本身的刺激性，以及舆论的广泛关注，这场由皇家学会主持的人痘接种实验不但在天花流行的英国，而且在整个西方世界都是一个非常引人注目的事件，对在西方国家的民间推行人痘接种无疑起到了极其重要的推动作用。

5. 反对的声音

尽管人痘接种的实验是在英国进行的，但它的影响却遍及西方的主要国家。然而，对人体进行人痘接种预防天花一开始就在英国和西方国家遇到不同程度的诘难和反对。

在英国，反对的力量首先来自医学界内部，外科医生斯帕哈姆

---

[1] Mead R, *A Discourse on the Small Pox and Measles* (London : John Brindley, 1748), pp. 88-89.

[2] London Gaz. Mar.9-10, No.6040, 1722.

[3] Sloane H. Mss. MS.4076, f.331, Mar.14, British Museum, London, 1722.

[4] Sloane Hans, "An Account Inoculation by Sir Hans Sloane, Bart. Given to Mr. Ranby, to Be Published, Anno 1736. Communicated by Thomas Birch, D. D. Secret. R. S," *Phil. Trans. R. Soc.* 49, (1755) :516-520.

（Legard Sparham）是最为激进的反对者。1722 年，他发表了一篇《反对天花接种的原因》，列举了这种“直接把天花毒液放入伤口里”的方法的种种危害，他说“至今为止还从来没有人想过，人类竟会自己糟蹋自己，用健康来换取疾病”，并认为这样做显然有可能导致天花的进一步扩散。[1] 反对的声音也来自西方的宗教界。牧师马瑟（Massey）在一个教会的布道场上攻击“人痘接种是一种危险而邪恶的实践”。他说，“使人患病是只有上帝才有的权力，使人恢复健康的权力也由上帝掌握”，“我坚决反对这种恶魔般的手术，因为它篡夺了自然法和宗教的权威。它企图以这种方式把上帝排除在这个世界之外，并促进堕落和不道德的事情”。他甚至还把目标直接指向英国皇室：“一个具有世俗权力的人，虽然具有某种能力去做一件事，并不等于他有道德的权力去做这件事。”[2]

人痘接种的英国皇室实验传到法国，整个法国医学界几乎都持反对态度。当时的巴黎大学医学院不仅是一个医学教学单位，同时也是一个监督医学法规实施、进行药物检查、执行医学法以及处理其他公共卫生方面问题的行政机构。1723 年，巴黎大学医学院主持了一次有关人痘接种问题的辩论，最后以投票的方式通过了一份宣言，认为天花接种是一种“无用的”“效果不确定的”“危险的实践，应当受到谴责”（inoculation was a useless，uncertain，and dangerous practice，and should be condemned）。[3] 结果是人痘接种术在法国的应用至少比英国晚了四十年。

实际上，由于上述原因以及其他种种因素，人痘接种官方推广即使在英国也阻力重重。据文献记载，这次英国皇家实验之后的七年内，在英国、美国等西方国家，有文献记载的人痘接种人数一共只有 897 人，其中 17 人因接种而死亡（占 2%），虽然这远远低于天花

---

[1] Crookshank E M, *History and Pathology of Vaccination* (London:H.K.Lewis, 1889), p. 250.

[2] Silverstein A M, *A History of Immunology* (New York: Academic Press, Inc., 1989), p.33.

[3] Miller G, *The Adoption of Inoculation for Smallpox in England and France* (Philadelphia: University of Pennsylvania Press, 1957), pp. 45-69.

患者的死亡比例，但仍然成为反对者的理由。[1] 虽然如此，人痘接种并没有因这些反对的声音而停止。在天花流行期，接种的人数急剧增加。1746 年伦敦天花再次大流行时，甚至还建立了一个“天花和接种医院”（Smallpox and Inoculation Hospital），为人们无偿地进行人痘接种。据医院资料记载，曾有 1252 人在医院内进行过人痘接种。但一旦天花流行过去，接种的热情就大大降低。客观地看，在当时要由官方出面普遍地推行人痘接种的条件并不成熟。将一种仍然带有一定风险的医疗新技术，作为一种常规的方法来实施，不但要克服传统习惯的抵制，同时还有一个技术进一步完善的过程，这些都需要时间。以后琴纳的牛痘接种法也经历过同样的命运。1798 年，在牛痘苗接种发明四十多年后，英国官方才批准其使用。

6. 小结

人痘接种预防天花的方法起源于中国并向西方传播，这已为英国皇家学会的档案资料所证实，并为西方学者所普遍接受。人痘接种在中国有久远的历史。根据清代朱纯嘏《痘疹定论》（又名《种痘全书》，1713）及吴谦《医宗金鉴》（1742）记载，在宋真宗时代（997—1022）就有宰相王旦请民间医生为其子王素种鼻痘预防天花获得成功，虽然未必完全可靠，但这表明用人痘接种预防天花至少在公元 11 世纪以前已在我国民间流行。16 世纪，中国天花流行，人痘接种法在明隆庆年间（1567—1572）开始盛行于世，并在实践中逐步形成了一整套选育和保存更安全的弱毒株（即熟苗）的方法，大大地提高了人痘接种的安全性。

从 18 世纪 20 年代英国皇家学会人痘接种试验的方法上看，采取的是土耳其的皮肤接种法，这比鼻吸法简便易行，但在技术上，尤其在人痘的选样上与中国当时的实际水平相差甚远，因而必然在安全性上受到明显的影响，从而也影响到它的进一步推广。

---

[1] Franklin B, *Some Account of the Success of Inoculation for the Smallpox in England and America* (London, 1759), p. 26.

英国皇家学会的人痘接种试验在西方医学史上也具有重要意义，它开创了人体试验的先例，这为后来琴纳的牛痘苗、巴斯德的狂犬病疫苗在人体直接进行预防接种免去了许多伦理学上的障碍，使之能顺利实施。在这次皇家学会的人痘接种试验后，英国和其他西方国家民间使用人痘接种术来预防天花的情况，还没有较系统的记载，但我们有理由相信，在天花流行期，西方民间采用人痘接种术一定达到相当的规模，它曾挽救了成千上万人的生命。据免疫学史家的记载，在英国“对天花接种的兴趣持续了许多年，甚至在琴纳牛痘苗发明以后，仍然流行着，直到 1840 年英国议会通过法案承认牛痘苗是更为安全的预防天花的方法之后，人痘接种才停止”[1]。这充分说明了人痘接种法是一种行之有效和相对安全的预防天花的方法。

1721—1722 年英国皇家学会主持的这次人痘接种实验，是发生在当时西方科学中心的一个带官方性质的事件，它在东西方医学交流史上的意义远远超出了这个事件本身，给我们的启发是多方面的，因此是我国医学史研究中值得进一步深入探讨的课题。

---

[1] Arthur M. Silverstien, *Atlistory of Immunology* (New York: Academic Press, Inc., 1989), p.28.

六、国际联盟卫生组织与中国公共卫生事业

成立于1920年的国际联盟是第一次世界大战后建立起来的一个国际组织，宗旨是促进国际合作和世界和平。国际联盟卫生组织是依据联盟盟约第23、25条而设立的三个技术机关（经济、交通和卫生）之一，下设顾问委员会和卫生委员会，顾问委员会由驻巴黎的国际公共卫生事务所行使其职权，卫生委员会则为联盟的常设技术机关。卫生委员会以解决国际各项疑难卫生问题为目的，推动与各国卫生行政当局的合作，派遣技术团指导，以促进各国的公共卫生事业发展。

国联卫生组织设有疫况报告及生命统计机构，负责搜集和分析各国法定传染病的发病和流行情况，调查各国卫生状况。它还设有专门委员会，聘请专家加入，开展疾病的预防工作，如疟疾委员会、痨症委员会、癌肿委员会、嗜眠症委员会、鸦片委员会、天花委员会、公共教育委员会等。[1] 这些机构的工作有力地推动了公共卫生事业的发展。如1920年成立的流行病委员会，在控制俄国、波兰等国发生的霍乱和伤寒的流行中发挥了积极的作用。

20世纪初，中国的公共卫生事业尚处于萌芽阶段。虽然我国在1863年就设立了海关医务处，负责海港检疫事宜，但其大权却由外人所把持。1910—1911年间，肺鼠疫侵袭东北和华北地区，疫势严重，为控制其蔓延，清政府委派伍连德主持防治工作。伍氏率人迅速采取隔离、焚尸、设置检疫所等措施，有效控制了疾病的扩散。这是我国首次大规模的防疫成功。1911年4月，伍氏在沈阳主持召开了国际鼠疫会议，会议成果之一是促成了我国第一个防疫机构——北满鼠疫防

[1] 金宝善：《国际联盟会之保健机关及其事业》，《中华医学杂志》1929年第1期。

疫处的成立。1919 年 3 月，北洋政府为加强传染病防治，在北京成立中央防疫处，开展了传染病的研究、生物制品制造、检查等工作。此外，北京、上海、广州等少数城市也逐渐建立起管理公共卫生的机构。但是，从总体上看，我国的公共卫生事业的体系还未形成。

中国是国际联盟成员国之一，为发展我国的公共卫生事业，我国医学家与国联卫生组织开展了积极合作，取得了一定的成效。

在 1923 年 9 月举行的国际联盟四届常会第十五次会议上，我国代表发表演说，要求控制毒品的生产，加强毒品管理，取缔毒品贸易；欢迎国际科学技术和文化交流与合作。

1922—1923 年间，国联卫生组织的 F. 怀特（F. White）根据宫岛的建议，对远东的流行病流行情况及港口卫生组织进行了调查，考察了中国的广州、上海、营口等港口以及东北地区的卫生状况，了解了北京卫生行政处的工作概况。根据怀特的调查结果和他提出的建议，国联卫生组织于 1925 年 3 月在新加坡成立了远东疫况情报局，负责收集东方各国及非洲东岸国家的流行病情况。该局每天收到来自 200 多个港埠的报告，再将疫况发送至 100 多个国家和地区的卫生机构，并按期由该局印成周报或月报，分送各国，以资防遏。该局的工作得到了洛克菲勒基金会的资助。

1925 年末，一些医学家向北洋政府建议，邀请怀特来中国做更深入的调查，并且希望通过这一活动，促使政府收回海港检疫权，建立起我国自己管理的海港检疫处，在此基础上推动我国公共卫生事业的发展。恰好此时国联医务指导拉西曼正在日本访问，我国便以半官方形式邀请他来北京商讨此事。拉西曼与北洋政府负责中央防疫处的官员和我国医学家进行了认真的磋商，并于 1926 年 4 月向国联卫生组织提出了报告。后因北伐战争，合作计划暂时搁置起来，但是我国医界与国联卫生组织的联系却一直保持着。

1929 年 9 月，南京政府卫生部正式向国联卫生组织提出请求，希望他们派一个考察团来中国进行港口卫生和海港检疫考察。11 月，拉西曼率国联卫生组织考察团来华。在我国医界要员黄子方、金宝善、伍连德等的陪同下，考察团视察了南京、杭州、上海、青岛、大连、沈阳、天津、北平、厦门、广州、香港等我国的主要港口和城市，此外也视察了一些小城镇及乡村。考察团于1930年初离开中国。回日内瓦后，拉西曼向国联卫生组织提交了一份报告并得到批准。报告的主要内容包括：①国联卫生组织与中国卫生部合作解决中国的卫生问题；②国联卫生组织协作改组中国港口检疫组织；③在杭州建立一所示范性的国立医院；④推动中国医学教育的系统化；⑤协助建立中央卫生设施实验处；⑥与设在新加坡的远东疫况情报局密切合作。

1929年12月，南京政府批准了国联卫生专家和我国专家共同拟定的建立中央卫生设施实验处的计划。1931年5月，中央卫生设施实验处成立，由卫生署长刘瑞恒兼任处长，金宝善任副处长。南京政府邀请国联卫生组织主任拉西曼负责该处的组织和任务规划。国联卫生组织又聘请了南斯拉夫柴格拉勃公共卫生研究院院长B. 鲍谦熙（B. Borcic）协助规划，仿照该院体制建制。鲍氏在中央卫生实验处先后任职五年，1937年回国。该处最初下设四个部门：卫生教育科、卫生工程科、细菌和流行病控制科、化学和药理科。1931年秋，国联疟疾委员会秘书M. 休卡（M. Ciuca）来华参加疟疾调查，并协助创建了寄生虫科。1932年，该处增设医药救济及社会医学科、流行病和生命统计科。1933年，又增设妇幼保健科和工业卫生科。1933年，中央卫生设施实验处改组为卫生实验处，隶属于全国经济委员会。该处从创建至抗战全面爆发六年时间里开展了大量的工作，例如，进行了疟疾、血吸虫病、黑热病、鼠疫等重要传染病和寄生虫病的调查与防治，建立了若干市、县的卫生防疫机构，着手部分地区的卫生工程的筹建，制订了生命统计制度，开展了妇婴卫生、学校卫生和卫生教育及培训各类专业人员的工作。该处的工作推动了我国公共卫生事业的发展。

1933年6月，国联卫生组织东方事务顾问委员会在新加坡开会讨论东方各国的卫生问题。我国海港检疫处处长伍连德出席并介绍了中国防治霍乱成功的经验，引起了各国专家的注意。1934年，国联鸦片委员会讨论中国政府的六年禁毒计划，我国代表详细阐述了计划的意义和内容，希望得到国际合作。

抗日战争全面爆发后，国联卫生组织组织了三个国际防疫队来中国：华北防疫队由瑞士医生摩什（Moser）任队长，常驻西安，从事斑疹伤寒的研究和防治工作；华中队由英国医生罗伯生（Robertson）任队长，常驻汉口，开展肠道传染病的防治工作；华南队由法国医生拉斯克（Rusk）任队长，在广西、贵州、云南等地开展疟疾的预防和血吸虫病的调查工作。卫生署派我国专家杨永年在华北、张维在华中、姚永政和王祖祥在华南，分别协同国际防疫队处理防疫事宜。后因战事的影响，国际防疫队不久就停止了活动。[1]

第二次世界大战的爆发，改变了国际政治秩序，国际联盟的工作已难以正常进行。随着第二次世界大战的结束，国际联盟于 1946 年宣告解散。国联卫生组织也就自动停止了它的活动。取而代之的是新的国际组织——联合国和世界卫生组织。

国际联盟的最大成就是推动了各国公共卫生制度的建立和健全。国联卫生组织与中国开展了广泛的合作，其专家在华进行了多次卫生调查，介绍和引入了公共卫生保健制度及管理体系，对我国公共卫生事业发展和传染病防治具有重要影响。这也是我国与国际组织在医疗卫生领域里的首次合作，虽然为期不长，但我国医学家通过合作，为建立和健全我国的医疗卫生体系积累了经验。

[1] 金宝善：《中华民国医药卫生史料》（内部印稿），1979，第 18 页。

七、重启中美医学交流：以《美中交流通讯》为例

《美中交流通讯》（*China Exchange News*）由美中学术交流委员会（The Committee on Scholarly Communication with the People's Republic of China，CSCPRC）主办，创刊于1973年，1992年停刊，其间共出版20卷。每年1卷，1973—1975年为季刊，1976—1992年为双月刊。1973—1979年的刊名为*China Exchange Newsletter*，1980年更名为*China Exchange News*，并加上中文名《美中交流通讯》。该刊主要记录了中美科技文化交流的活动情况，涉及医学、物理、地质、语言、教育等诸多领域，其中医学交流活动的记录相当丰富且比较完整，为我们了解这一时期中美医学交流提供了极有价值的路径。通过对《美中交流通讯》的文本分析，可以清楚地看到政治、经济和文化因素在中美医学交流重启过程中的复杂影响，为我们审视中美医学交流发展的历史轨迹及其影响因素提供了一个独特的视角。

美中学术交流委员会的前身“与大陆中国学术交流委员会”，成立于1966年，由美国学术团体理事会（American Council of Learned Societies）、美国国家科学院（National Academy of Sciences）和美国社会科学研究理事会（Social Science Research Council），在美国联邦政府的委托授权下，作为美国学术界的代表，以非政府的名义与中国的学术界进行交流，其宗旨是沟通美中两国间各文化领域的交流渠道。[1]

1949年中华人民共和国成立之后，在中美两国外交人士接触的同时，两国学者也曾有过秘密接触。1956年，中美两国都派代表参加

[1] 中国社会科学院情报研究所编：《美国中国学手册》，中国社会科学出版社，1981，第532页。

了在奥地利巴登市召开的国际学术会议。会议期间，时任北京大学教授的中国代表周培源与美国代表赫里森·布朗秘密接触多次，专门讨论中美学术界建立非正式的国际交往等事宜。布朗当时在美国国家科学院负责美国与苏联、韩国和越南等国家和地区的文化交流事务。这次历史性的接触，为美国成立有关中美学术交流的非政府组织并展开同中国的文化交流奠定了基础。1966 年，美国成立了一个名为“与大陆中国学术交流委员会”的非政府组织，委员会的第一任办公室主任便是布朗。[1]“与大陆中国学术交流委员会”的目的是“为美国学术界和中国学术界间的直接交往给予指导；帮助并促进美国和其他地区对中国科技、学术机构及科技成就的研究；宣传并促进中美学术交流，为两国间的交流提供信息和渠道”[2]。1969 年美中学术交流委员会主办了《中国科学信息》（*China Science Notes*），介绍中国的科学和学术研究状况。该刊于 1973 年停办，由《美中交流通讯》取而代之。

1. 坚冰初破：1969—1978 年

1969 年 7 月 21 日，美国国务院宣布“取消不准去中华人民共和国的禁令”，但是依然有个限制，只准议员、记者、教员、学者、科学家和医生、红十字会代表这几类美国人以观光的身份访问中国。[3] 1970 年 2 月 18 日，尼克松在对外政策报告中重申建立稳定的国际秩序不可无视 8 亿中国人以后，3 月 16 日，美国国务院又第三次延长到中国旅游限制的规定，并且提出一份附件，其中说，只要有合法理由，美国政府不反对任何美国人访问中国。这一规定，突破了原来几类人的限制。[4]

1972 年美国总统尼克松访问中国，揭开了中美交流的新篇章。

---

[1] 顾宁：《1972 至 1992 年的中美文化交流——回顾与思考》，《世界历史》1995 年第 3 期。

[2] 同上。

[3] 项立岭：《中美关系史全编》，华东师范大学出版社，2002，第 343 页。

[4] 同上书，第 344 页。

1972 年 2 月 28 日，周恩来总理和尼克松总统签订了《中美联合公报》（即“上海公报”），其中包括加强科学、技术和文化交流的协议，建立了中美科学文化交流的有效渠道。“上海公报”之后，中美科学文化交流开始增多。但是，由于中美两国尚未建立正式外交关系，且中国尚处于“文化大革命”时期，政治气候变化无常，因此，20 世纪 70 年代初期中方态度谨慎。中美医学交流以高层礼节性与接触性互访为主，美方访华代表团往往获得中国最高领导层的接见。例如，1971 年 9 月，周恩来会见美国医学访华代表团。1972 年 10 月，尼克松会见中国医学访问团。1973 年 8 月，毛泽东接见由中华医学会邀请来华访问的美籍华人李振翩教授。[1] 双方在选派代表团成员方面都提出了严格的要求，包括较高的学术地位、学科领域和地区的代表性、有准确的判断力及良好的交际能力等，中方的要求还包括政治上的绝对可靠。

1978 年 5 月 20—23 日，美国国家安全事务顾问 Z. 布热津斯基（Z. Brzezinski）访问中国并与中国领导人商讨了双方继续贯彻 1972 年 2 月《中美联合公报》中关于双方愿意加深两国人民的理解的宗旨，包括科学技术领域。继布热津斯基访华之后，同年 7 月 6—10 日，美国科学政策办公室主任和卡特总统科学顾问普利斯（Frank Press）率领美国政府科技代表团一行 14 人访华，商讨中美两国科学技术合作事宜。国务院副总理邓小平和国务院副总理兼国家科学技术委员会主任方毅分别会见了代表团。方毅在会见时指出：“全中国正在努力改变经济和科学技术落后的状况。我们正在全国范围内推进科学和文化研究。我们的政策是学习各国的长处。美国人民正走在世界科学技术的前沿，他们有许多经验值得我们学习。如果中美关系正常化的障碍得以消除，将为两国科学技术交流和合作开辟广阔的前景。”这次访问是中美两国政府间第一次深入直接的关于科学技术交流的对话。此次会晤后，中美两国的科学技术合作得以更广泛地展开。[2]

---

[1] 陈海峰编著：《中国医药卫生科技史》，中国科学技术出版社，1999，第 267 页。

[2] CSCPRC, *China Exchange Newsletter 8* (1978): 1.

表 4.7.1　1971—1978 年中美医学交流[1]

	中国至美国	美国至中国
1971		9 月，中华医学会首次接待了由罗森、戴蒙德、怀特、塞德尔 4 对夫妇组成的美国医学代表团访华。周恩来总理会见了代表团部分成员
1972	11 月，中华医学会派出以吴蔚然为团长的中华医学会代表团访问美国	10 月，美国医学学者访问中国
1973	11 月，生物工程和疼痛生理代表团访问美国	7 月，美国《美洲中国医学杂志》(*The American Journal of Chinese Medicine*) 编辑访问中国 11 月 3 日—12 月 9 日，美国疼痛生物化学代表团访问中国
1974	5 月，中国针刺麻醉团访美 6 月，中草药药理代表团访美 11 月，中国药理代表团访美	5 月，美国来华学习针刺麻醉 6 月，心血管和肺医学代表团来华 秋，美国医学家来华学习和考察中草药药理学 10 月，药理代表团访华
1975	4 月，医学代表团访问美国 5 月，赴美学习分子生物学	美国精神分裂专家来华
1976	5 月，中国肿瘤免疫学学者赴美学习	美国医学界代表访问中国
1977		3 月 8 日—22 日、4 月 20 日—5 月 13 日，两个癌症研究代表团访问中国
1978	2 月，两位病毒专家在美出席为期 3 周的国际工作会议 4 月，中国癌症代表团访美	4 月 9 日美国病毒专家 J.L. 梅尔尼克 (J. L.Melnick) 受中国医学科学院的邀请来华访问 4 月 16 日—5 月 5 日，埃默里大学 (Emory University) 医学院医疗保健和医学教育考察团来华 5 月，美国医学协会主席亨特率美国医学代表团应中华医学会邀请访华 6 月 7 日—7 月 1 日，美国农村卫生体制考察团来华考察 12 月 24 日— (1979 年) 1 月 10 日，哈佛医学院霍华德·希亚特 (Howard Hiatt) 主任来华参观访问

[1]　根据陈海峰编著《中国医药卫生科技史》和《美中交流通讯》有关 1971—1978 年中美医药卫生领域的交流汇总而成。

1978 年以前，中美双方均以半官方的医学会作为交流联系机构，而不是官方的卫生部。此时期两国医学交流有以下内容：

（1）增进了解，相互学习

20 世纪 70 年代，西方国家的医疗保健事业开始受到社会各界的批评，医疗高技术引发的医疗费用大幅升高、对化学药物毒副作用认识的深入，导致人们对传统自然疗法的兴趣骤增[1]，而中国因为提倡传统医学，以较少的卫生经费改善了大多数人的卫生保健而受到世界卫生组织的好评。因此，了解中国传统医学的发展及其在当代医疗保健中的应用问题成为美方的主要兴趣之一。如 1974 年 6 月，罗切斯特大学医学院药理和毒理系主任路易斯·拉萨格纳（Louis Lasagna）率领 12 人代表团来华考察中草药研究与应用，诸如中草药的种植和挑选，医院和研究机构对中草药有效成分的分离、提取研究和临床应用等。[2]

针刺麻醉（acupuncture anesthesia）为中国独创，在“文化大革命”时期曾一度火热，并被认为是医院外科革命化的标识。它是 1958 年首先由西安在中医针刺止痛的基础上创造的新技术方法。几乎在 1958 年同一时期，河南、山西、甘肃、河北、辽宁、湖南、云南、四川、广西、北京、上海等地先后在针灸疗法基础上，将针刺麻醉应用于拔牙、扁桃体摘除等手术；后来又进一步成功地应用于肺切除、甲状腺手术、颅胸外科手术、喉切除、针刺麻醉体外循环心内直视手术、上颌窦手术、剖宫产手术等。1972 年，尼克松总统访华时观看了针刺麻醉开刀的全过程录像，随行记者詹姆斯·赖斯顿（James Reston）在《纽约时报》（*New York Times*）上报道了他在中国目睹针刺麻醉下进行的阑尾切除手术。针刺疗法很快传入美国并引起了医学界和普通民众的广泛兴趣。同月中国针刺麻醉团访美；1974 年 5 月，由迈阿密大学副校长、医学院院长伊曼纽尔·M. 帕珀（Emanuel M. Papper）率领的美国医学代表团来华进行为期三周的研究考察，代表

[1] 罗伊·波特编著：《剑桥医学史》，张大庆等译，吉林人民出版社，2000，第 550 页。

[2] CSCPRC, *China Exchange Newsletter* 2 (1974):4.

团成员由生理学、麻醉学、心理学和行为医学、神经生理学家组成，专门了解针刺麻醉的生理学基础。[1]

20世纪50年代以后，DNA双螺旋结构的建立开辟了生物医学领域的分子时代。分子生物学在美国发展非常迅速，二战前，美国只有两所医学院开设医学遗传学讲座，而至1976年，已有超过80%的医学院教授分子遗传学课程。[2] 1974年，DNA重组技术的发展，几乎在一夜间使将前些年所获得的理论知识转变为实用技术成为可能。在医学领域，应用分子生物学技术开发单克隆抗体、诊断基因缺陷导致的遗传病、制造基因药物等，已显示出分子生物学广阔的前景。此时的中国，因为经历"文革"，生命科学和医学技术已明显落后于美国，为了追踪学科前沿，掌握最先进的科学技术，中国科学界非常关注分子生物学的发展。1975年5月，以胡世全为团长、王应睐为副团长的中国分子生物学代表团一行11人赴美进行了为期一个月的学术访问。代表团共访问了美国国立卫生研究院癌症研究所、冷泉港实验室、纽约市公共卫生研究所、洛克菲勒大学、麻省理工学院、哈佛医学院、斯坦福大学、加州大学等17个研究机构。中国科学家重点考察的领域包括：分子遗传学，如核酸分子的结构与功能和DNA测序；病毒学，如致癌病毒和植物病毒；蛋白质、酶和多肽激素，以及生物膜的结构和功能。此外，代表团还对分子生物学的实际应用以及生物技术设备仪器的研制进行了考察。[3] 无论从访问的机构还是考察的内容上看，中国代表团的这次访问对于了解国际生命科学领域的前沿问题和最新进展都具有重要意义。

（2）对中国医疗卫生体系的初步了解

世界卫生组织总干事马勒博士在第三十四届世界卫生大会上指出："中国是自力更生精神的创始者，在人人获得保健的运动中也同

---

[1] CSCPRC, *China Exchange Newsletter* 2 (1974):3.

[2] 杜菲：《从体液论到医学科学——美国医学的演进历程》，张大庆等译，青岛出版社，2000，第234页。

[3] CSCPRC, *China Exchange Newsletter* 3 (1975):2.

样贯彻了这种精神，并采取了各种有效措施，广泛动员人民群众，宣传工作深入到每个家庭及个人，使运动得到足够的动力；加强专业部门和有关部门的合作，把卫生工作与整个社会的政治、经济、文化发展联系在一起，采取适合本国国情的卫生政策和医疗技术，培训各级医务人员，中国在实现人人获得保健这个目标的努力中所体现的自力更生精神以及上述因地制宜的各种措施，是值得重视和借鉴的。”在1978—1979年总干事向世界卫生大会及向联合会提交的双年度报告中记载：“根据联合国开发计划署 / 世界卫生组织有关中国初级卫生保健和公共卫生扩大培训规划，为发展中国家参加者在中国举办了全套巡回考察和培训班。”[1]

许多来华访问的美国学者，将其对中国医学系统的初步了解和印象进行整理，出版了有关出版物，增进了美国人对中国医疗卫生体系的了解。

“20世纪70年代初，几位华裔美国学者远渡重洋，从斯坦福来到中国农村。在中国政府及民间群众的协助下，拍摄了一部52分钟的彩色电影《中国农村的赤脚医生》。该影片以纪实的手法描述了当年活跃在中国广大农村地区的赤脚医生，内容包括赤脚医生的遴选、培训及日常生活。就地取材，土法上马自制针对农村常见病的药物；小小银针治大病；重视初级预防保健是该影片的重头戏。影片以幼儿园中一群小朋友表演的‘长大我也做赤脚医生’的节目而结束，表达了对当年6亿中国农民医疗卫生事业前景的祝福。这部影片在国际上引起了强烈反响，推动了当年全球的‘中国赤脚医生热’。”[2]

在1972—1973年《美中交流通讯》记载的美国学者撰写的43篇中国访问记中，关于中国医疗卫生体制的介绍文章就有20篇。

1978年6月7日至7月1日，应中华医学会邀请，美中学术交流委员会组织美国农村卫生系统考察团来华考察，此行的主要目的是对

[1] 世界卫生组织：《世界卫生组织工作——一九七八至一九七九年总干事向世界卫生大会及向联合国提交的双年度报告》，1980。

[2] 张开宁、温益群、梁苹主编：《从赤脚医生到乡村医生》，云南人民出版社，2002，第40页。

中国农村三级医疗卫生网进行深入了解。[1] 随后，中美两国对中国农村三级医疗卫生网进行了合作研究：

> 1983年，根据中国卫生部和美国卫生部医药卫生科技合作议定书中关于“卫生服务研究”的合作项目，上海第一医学院、上海县卫生局与美国卫生部派出的专家共同合作，采用横线解剖的评定方法，深入到各家各户，调查上海县的700多户农民家庭，着重研究了农村三级医疗卫生网、医疗服务、血吸虫病防治、妇幼保健、计划生育、赤脚医生、医疗费用、卫生经济、农村卫生环境、社队工业劳动卫生及生命统计等农村卫生服务工作。调查结果表明：上海县在1953年主要死亡原因中，传染病占第一位，1973年已下降到第六位；美国在1900年主要死亡原因中第一位是传染病，直到1974年才下降到第六位。同样的下降幅度，上海县只用了20年，而美国则用了74年。上海县的平均期望寿命1950年是44.7岁，1980年提高到72.4岁；美国在1900年平均期望寿命为49.2岁，1980年为73.2岁。上海县仅用30年的时间，就使平均期望寿命增加了27.7岁，美国用了80年的时间才使平均期望寿命增加了24岁。以出生率统计，上海县为15‰，美国为16‰，美国芝加哥为19‰。在医疗卫生所需费用方面，上海县每人每年为27元，其中个人交付仅9%，而美国为885美元，其中个人交付为85%。
>
> 在中美两国公共卫生学者联合召开的上海县卫生服务研究工作讨论会上，中外学者专家一致认为，上海县卫生服务工作的成就是，农民健康指标进展迅速，且经济效益较高，是一项成功的经验。外国专家们还高度赞扬中国赤脚医生和合作医疗制度的优越性，提出了中国卫生服务制度不仅是第三世界的学习榜样，而且也是发达国家医疗卫生学者很有价值的参考资料。与会的美国科学家们说：“这样异乎寻常的成就未能早向世界宣布乃是一大遗憾。”[2]

---

[1] CSCPRC, *China Exchange News* 6 (1978):6.

[2] 陈海峰主编：《中国卫生保健》，人民卫生出版社，1985，第76页。

（3）来华考察癌症研究问题

美国人除了对中医药感兴趣外，还关注癌症问题。20 世纪 70 年代，有鉴于癌症是美国人的主要死亡原因，1971 年 1 月 22 日尼克松总统在国会演讲中建议为国家癌症研究院（National Cancer Institute，NCI）追加 10 亿美元的癌症预算；同年 12 月 23 日，尼克松签署了著名的《癌症防治草案》（the National Cancer Act），这个法案规定了国家对癌症病人的责任、医疗团体对癌症病人申报的义务，认证成立“多功能癌症中心”，并增加癌症教育及研究经费，计划 10 年之内攻克癌症。在此背景下，1977 年 3 月 8 日至 22 日，加州大学洛杉矶分校癌症代表团一行 10 人来华，参观了中国医学科学院癌症研究所、上海生物技术研究所等研究所和肿瘤医院。[1] 1977 年 4 月 20 日至 5 月 13 日美国癌症社团代表团一行 18 人来华进行了为期三个星期的访问。[2]

（4）“科技旅游”

与后来的教育与科技交流相比，当时互访人员访问时间不长，短则两周，长不过五周。学术交流的重要性主要在于它象征着中美两国新的国家关系的建立，而不是具体的学术交流内容。当时有些来华的美国学者认为，由于时间有限，“只能看看表面的现象，而对具有学科性的进展与成就，不可能进行深入了解”，因此，对中国的访问只不过是一种“走马观花”式的“科技旅游”。[3] 尽管如此，中美双方都非常认真地对待这类考察，如 1974 年，罗切斯特大学医学院药理和毒理系主任路易斯·拉萨格纳（Louis Lasagna）率领的中草药研究与应用考察团在考察结束后，撰写了《中华人民共和国的中草药学：美国中草药学代表团的考察报告》，于 1975 年由美国国家科学院出版发行。1972 年，中华医学会派出以吴蔚然为团长的医学代表团一行 11 人访

[1] CSCPRC, *China Exchange News* 5 (1977):3.

[2] CSCPRC, *China Exchange News* 5 (1977):2.

[3] 顾宁：《1972 至 1992 年的中美文化交流——回顾与思考》，《世界历史》1995 年第 3 期。

问美国，在共十八天的访问中，中国医学代表团从波士顿到旧金山共计行程约4000英里（6437公里），考察了美国医学院校和科研单位、医院以及图书馆、博物馆，并受到尼克松总统的接见。[1] 中方按照要求在考察结束后撰写考察总结报告，但基本上是作为内部参考资料，而未公开出版。

2. 全面发展：1979—1989年

中美邦交正常化之后，1979年1月31日，时任中国副总理的邓小平访问美国，和美国政府签订了为期五年的科学技术交流协议和文化交流协议。此项协议解决了一些曾被搁置的问题，比如允许学生和学者的互访；放宽参与科学技术交流的单位，使其不再局限于政府研究单位；允许学术组织根据他们自己的研究开展交流活动。其中，医疗卫生的交流是科学技术协议交流计划的重要内容之一。此项协议由美国总统办公室的科学技术政策室和中国国家科学技术委员会联合执行。两国科技文化交流协议签署后，1979年6月21日至30日中美两国签订医学和公共卫生合作的项目及中美教育交流计划。[2]

在经历了"文化大革命"之后，中国意识到必须以经济建设为中心，解放生产力，发展科学技术，积极学习国外先进的科学技术，使之适应中国国情。这才是中美两国学术交流范围突飞猛进的根本原因。[3]

（1）CSCPRC主持的交流项目

中美教育交流计划　中美教育交流计划（表4.7.2）是1979年邓小平访美签订的文化交流协议下第一个官方制定的子计划。之后，CSCPRC陆续宣布了国家研究计划、中美演讲交流计划、中美杰出学者交流计划、生物技术合作计划。这一时期美中学术交流委员会起到协调两国合作的作用，在中国，中华医学会负责和美中学术交流委员

[1] Editorial, "China's Doctors on Tour," *Medical World News* 12 (1972) : 34-48.

[2] CSCPRC, *China Exchange News* 7 (1979):4.

[3] CSCPRC, *China Exchange News* 8 (1980):17.

会联系有关医学方面的事宜。中华医学会受中国科学技术协会和卫生部的双重领导。

表 4.7.2　中美教育交流计划医学方面

姓名	单位	研究主题	接待机构	持续时间
David M. Eisenberg	哈佛大学	医学	北京中医药学院	1979—1980 年
Steven H. Fox	多伦多大学	医学	北京医学院	1979—1980 年
Katherine C. Lyle	洛克菲勒大学生物医学人口研究中心	母亲年龄和生育怀孕结果	天津医院和天津医学院	1979—1980 年
Guo Shuchun		中国某地区(林县)高发食管癌食物中致癌物的研究	中国医学科学院	1979—1980 年
李冰	中国医学科学院癌症研究所	流行病	美国国家癌症研究院	1980 年 3 月
Nancy E.Williamson	国际家庭健康卫生	广东农村影响生育的因素	广东社会科学院	1983 年 10 月起，6 个月
George Singer	国家癌症研究所	林县食物中亚硝酸盐致癌分析	中国医学科学院癌研所	1984 年 9 月起，3 个月

国家研究计划名单　1979 年起，CSCPRC 宣布 1980—1981 年度在中国学习和研究的名单，31 个研究计划中，医学类有 6 个，占 19.4%。下表（表 4.7.3）汇总的是 1980—1982 年国家研究计划有关医学类的名单。

表 4.7.3　国家研究计划

美国人员及机构	中国机构	研究题目	开始日期	研究时间
Donald Armstrong 康奈尔大学医学院	中国医学科学院癌症研究所	真菌感染和食管癌的关系	1980 年 9 月	3 个月
Mary Carlson 哈佛医学院	中国科学院生理研究所（上海）	恒河猴躯体感觉皮质的发展	1981 年 6 月	3 个月

（续表）

美国人员及机构	中国机构	研究题目	开始日期	研究时间
Steven H.Fox 美国公共卫生中心	北京儿童医院、上海儿童医院、中国医学科学院儿研所	儿童医院护理—现代化的临床研究	1980 年 9 月	10 个月
Arthur M. Klein man 华盛顿大学	湖南医学院	湖南医学院精神病门诊病人神经衰弱的临床和人类学的评估	1980 年 6 月	3.5 个月
Chou-chik Ting 国家癌症研究所	中国医学科学院癌研所上海癌症研究所	中国癌症免疫学研究	1981 年 3 月	3 个月
Kai-li Ting 美国国立卫生研究院 (NIH)	中国医学科学院癌研所上海癌症研究所	癌症普查数据的计算机程序	1980 年 9 月	9 个月
Chester C.Huang Roswell Park 记忆研究所	上海物理医学研究所、中国医学科学院	中国肺癌病毒基因特点	1981—1982 年	
Lai Chiu-nan 得克萨斯大学癌症研究所	中国医学科学院癌症研究所	中国地方性食谱在癌症发生中的调节作用的研究	1981—1982 年	
Martha Law 科罗拉多州大学癌症研究所	复旦大学基因研究所	发源于特定人类染色体的中国 DNA 图谱的构建	1981—1982 年	

中美演讲交流计划（1979—1980） 1978 年 11 月，CSCPRC 和 STAPRC（中美科学技术协会）举行了第一次全国范围的演讲交流计划。中美演讲交流计划，也叫短期演讲计划，大大提高了中美两国学者学术交流的质量。

1972年至建交前后，中美两国学术交流的形式主要是互派访问团，鉴于当时的政治气候，学者们更多的是听取和吸收而不能自由讨论和深入交流。中美演讲交流计划则以演讲的形式进行，因为可以面对面地深入探讨相关问题，所以更容易建立私人友谊，这为以后更广泛的接触打下了人际基础。(表4.7.4)

表4.7.4　中美演讲交流计划（1979—1980）

演讲人	所在单位	所到机构
David Baltimore	麻省理工生物系癌症研究中心	中国科学院武汉病毒研究所
Ross McKinney	堪萨斯州大学核反应中心环境健康研究实验室	同济大学
李冰	中国医学科学院癌症研究所	美国国家癌症研究所
李铭新	中国医学科学院癌症研究所	哥伦比亚大学

中美杰出学者交流计划　中美杰出学者交流计划（Distinguished Scholar Exchange，表4.7.5），简称DSEP，1979年由CSCPRC发起。到了1980年，CSCPRC、中国科学与技术协会和中国社科院达成协议，每年在科学技术领域交换20名学者，社会人文领域交换14—16位学者，进行1—3个月的互访活动。两国展望未来，希望此项计划能够成为演讲、研究、会见同行的契机。主要目的是鼓励各位学者在相互的领域有更深入的合作研究[1]，1987年改称访问学者交流计划。

表4.7.5　CSCPRC的中美杰出学者交流计划

姓名	所在单位	领域	演讲题目	时间	接待单位
Frank Gerbode	旧金山太平洋医学中心	医学：心肺循环		1981—1982年	

[1]　CSCPRC, *China Exchange News* 9 (1981):14.

（续表）

姓名	所在单位	领域	演讲题目	时间	接待单位
Brian Henderson	南加州大学医学院	癌症流行病学		1981—1982年	
Floyd Ratliff	洛克菲勒大学	神经生理		1981—1982年	
James Crow	威斯康星大学	基因		1982—1983年	中国科学院基因研究所
Prying H.Goldberg	哈佛医学院药理系		DNA作用的分子机制	1982—1983年	中国科学院生化研究所物理医学研究所
龚耀先	湖南医学院精神科	神经心理	大脑行为关系的评价	1982—1983年	华盛顿大学医学院精神行为科学系
Paul F.Basch	斯坦福大学医学院家庭、交流、预防医学系	寄生虫学	中国南方人畜共生寄生虫	1983年10月起，两个月	厦门大学
谈家桢	复旦大学基因研究所	基因和肿瘤	分子克隆和中国型癌基因的表达	1983年9月起，两个月	丹佛(Denver)癌症研究所
Renee C.Fox	宾夕法尼亚大学社会系	医学社会学	社会文化对中国医院人种学领域的研究	1985年7月起，两个月	北京肿瘤医院
Judith P.Swazey	大西洋洲港学院，缅因州	医学科学史	中国医院人种领域研究	1985年7月起，两个月	北京肿瘤医院
An Kai-nan	整形生物学实验室，梅奥医院	生物学	生物学在整形外科手术中的应用	1987—1988年	上海第二医学院

生物技术合作计划　1987 年 1 月 22 日在美国华盛顿召开会议，商讨有关生物技术领域合作的问题。[1] 在中国，当时由卫生部组织全国有关单位制定并下达实施的“七五”科技攻关计划中，属医药卫生科技的四个项目中包括生物技术 [2]；美国非常重视生物技术，这是双方合作的基础。另外，双方都有意开展一个现实可行的、能够涵盖较多研究人员的、较长时间的研究计划，双方商定美国为中国参与者提供纽约的冷泉港实验室作为支持。此次会议后，CSCPRC 和中国科学院宣布了一个为期三年的生物技术合作计划。

（2）逐渐发展的民间交流

以上主要是在美中学术交流委员会主持下进行的医学学术交流和学习活动。然而，自 1979 中美两国建交后，两国关系呈现新的局面，科学技术交流从泛泛考察式的交流迅速过渡到领域更宽广、渠道更多、程度更深的交流。由于美中学术交流委员会富有成效的桥梁作用，美国个人和研究机构，如大学、专业团体、国家和私人实验室，以及政府机构，通过自己主动联系或者中国学者发出的邀请同中国的同行发展关系。建交前在中美学术交流起重要沟通作用的 CSCPRC 的作用在建交后开始下降，随着美中学术交流委员会成立之初目的的逐渐实现，其存在的价值渐渐萎缩。

私人基金赞助的交流　除了政府间双边交流、大学间的联系和专业学术活动，另外一个很重要的方面是以私人基金赞助的交流。美国的一些著名私人基金会，积极参与两国间的医学交流，总的说来，虽然势头很好，但是和研究所的联系还处在初级阶段，有的只是恢复了中断三十余年的联系而已。卢斯（Luce）基金赞助了 1979—1980 年中美演讲交流计划。[3] 在医学界，最负盛名的基金会当属洛克菲勒基金会。

1949 年前，洛克菲勒基金就资助北京协和医院。截至 1949—

[1]　CSCPRC, *China Exchange News* 15 (1987): 24.

[2]　陈海峰编著：《中国医药卫生科技史》，中国科学技术出版社，1999，第 89 页。

[3]　CSCPRC, *China Exchange News* 9 (1981): 2.

1950年度，北京协和医院共收到4.5亿美元美元的资助，是该基金自成立以来对海外的最大一笔捐助。这些钱用在北京协和医院的建设和1935—1949年全国计划（nationwide China program，指除协和医学院外，还资助部分医学院的教学、科研和教师培训）。1972年中美恢复半外交关系后不久，洛克菲勒基金恢复了资助，用于研究计划、国外培训计划和购买实验教学设备。[1] 1981年，美国中华医学基金会（China Medical Board）重返中国，改变了1914—1950年重点资助一所学校（北京协和医学院）的方针，洛克菲勒基金在中国选取了7所医学院作为资助对象，分别是上海第一医学院、北京医学院、北京协和医学院、中国医科大学、西安医学院、华西医学院、湖南医学院七所院校。1981—1982年中山医学院成为其在华资助的第8所重点医学院校。[2] 中华医学基金会在美国银行以美元的形式为中国研究机构存储一笔美金，中国政府也在中国银行存储相同数额的钱。基金的使用必须通过一系列复杂的会计程序，以确保正确。除此之外，中华医学基金会并不干涉钱是如何花的以及下属的资格问题。即便是中国学者赴美研究访问，中华医学基金会也不直接管理他们，而是由所属的机构管辖。

除此之外，洛克菲勒基金还资助中国进行人口方面的研究。计划生育科学研究被列为中国科学技术重点规划之一，"七五"计划科技攻关中就包括计划生育。洛克菲勒基金通过培训中国科学家、资助回国继续研究生殖医学的科学家，以及开展生殖医学研究的研究所，为中国科学院和中国医学科学院制定国家人口政策提供帮助。具体内容包括：从1979年到1984年，在洛克菲勒基金的赞助下，有22位中国科学家到西方实验室学习生殖医学 。一般都学习医学前沿领域，主要集中在现代生物技术，包括分子基因学和免疫学。这些科学家回国之后成为生物技术领域的领军人物。大多数人在北京工作，如中国科学院动物研究所内分泌部、进化生物部、北京医院和中国医学科学

[1] CSCPRC, *China Exchange News* 9 (1981):1.

[2] Laurie Norris, *The China Medical Board: 50 Years of Programs, Partnerships, and Progress 1950-2000* (China Medical Board of New York, Inc., 2003), p. XXX.

院的其他基础科研单位。其余的分配到全国其他科研单位，包括上海的中国科学院细胞生物研究所。中国科学家用洛克菲勒基金会提供的专项基金购买国外的实验仪器，这样回国后可以继续进行科学实验。借此机会，北京的基础医学研究所建立了分子生物部，另外北京的物理医学研究所建立了蛋白质合成实验室。为建设中国科学院新的进化生物研究所，基金调拨 35 万美元投资设计和装备现代实验室设施。当时，作为仅有的实行只生一个孩子政策的国家，中国希望能在生殖科学、胚胎学、胎儿进化领域走在世界的前沿。于是，洛克菲勒基金会赞助男性避孕药与节育措施的研究。周恩来曾多次强调男子要承担计划生育的义务，中国开展了多种多样的男性节育的研究。中国医学科学院在研究可能的避孕方法上起了重要作用，并取得了引人注意的成果：证实一种从棉花中提取的化学物质——棉酚，可以有效地抑制男性生殖，且经济实用，安全方便。棉酚是中国首创的男性口服避孕药，已引起国际重视。研究人员发现，在食用粗制棉籽油的人群中，不育率偏高。经过实地调查及动物实验证实，这是由于棉酚抑制精子生成而导致男子不育。但是还有许多问题需要进一步研究，比如存在极少数干扰钾代谢和生精功能不恢复的现象。于是，洛克菲勒基金会提供 21.5 万美元帮助培训研究人员，以期为之后主要研究棉酚的安全性和重复性的试验做准备。这些钱用来建设北京医院的现代化男性学实验室，并培训中国科学家学习激素分析技术和临床药理学等相关的技术和知识。[1]

协会间组织的交流活动　《美中交流通讯》中记载的比较连贯的有美国精神病学协会同中国精神病学界的一系列学术交流活动，1979 年以来美国精神病学协会同中国同行进行了一系列专业交流。1979 年 3 月，中国精神病学代表团第一次访问美国，参加了在芝加哥举行的美国精神病学协会年会。中国代表团团长是上海精神卫生研究所的夏振毅（音），来访的代表分别来自北京医学院、中华医学会、南京神经精神研究所、湖南医学院、上海第二医学院和西安精神病医院。1980

[1] CSCPRC, *China Exchange News* 12 (1984):24.

年5月，在中华医学会邀请下，7名美国精神病学家来华访问，参观了位于北京、上海、广州和杭州的医院和研究所。1981年11月，中华医学会接待了8人组成的美国精神病学家代表团。美国代表团在北京和上海发表了演讲，并出席了在苏州召开的300余人参加的全国精神病医生论坛。[1]

1982年3月1日至6日，夏威夷大学医学院精神病学系的东西方学习研究院和女王医学中心联合举办中国文化和精神健康会议，讨论有关精神健康问题，以及文化、社会和人格的问题等。共有29位来自美国、中国、加拿大、澳大利亚、新加坡等国家的医生、精神病学家和学者参加会议，其中来自中国的有10位。[2]

私立机构组织的交流活动 位于旧金山的美中教育协会（US-China Educational Institute）是私立的非营利性组织，致力于促进中美两国医学健康知识的交流，包括学术交流、文化教育、中西医结合、中国医学知识的传播。

1982年夏天，美中教育协会接待了北京医学院的马旭院长，组织参观访问美国25个医学机构。马旭会见了1980年以来派往美国学习的同事，考察美国大学计算机广泛应用的情况，并表示希望能在北京医学院建立计算机网络。马旭还同美国各医学院和医院的负责人讨论继续合作研究项目，因为访美学者回国后，仍会继续他们的合作研究。这些项目大都和中国有关，例如地区职业病的研究、营养对生理的影响、中草药的药理作用。

美国教育基金（Educational Foundation of American）于1981年秋天向美中教育协会捐款10万美元，用于支持北京医学院和北美医学研究所访问学者交流计划，此计划将派出5位高级研究员前往北美。所要进行的研究领域分别是：肝炎和肝疾病；妇产学，重点是妇科肿瘤；中草药的药物化学和药理学；农村健康保健，重点是临床流行病

[1] CSCPRC, *China Exchange News* 10 (1982):19.

[2] CSCPRC, *China Exchange News* 10 (1982):8.

和评估。北京医学院的研究人员已经在上述领域开展了初步研究。[1]

研究所合作 1983年，美国卫生与公众服务部和中国卫生部达成了医学和公共健康协议执行谅解备忘录，此协议允许美国国立卫生院和中国科学院不需经中国卫生部审核便可直接进行基础生物医学的研究。此协议签署后，美国国立卫生院下属的神经研究所、交流障碍研究所、休克研究所和上海脑研究所在脑神经科学领域签署了合作项目，这是第一个医学和公共健康协议执行谅解备忘录下的研究所之间的协议。

可以看到，此协议标志着中国政府开始下放权力，医学界科学研究意识形态方面的限制有所放松。

校际合作 校际交流也是非官方性的民间交流的一种形式。自1979年起，中国大学便开始与美国大学建立姐妹学校关系。高等医药院校与美国相应的院校建立了校际联系，有的交换资料、互派代表团访问、进行专业考察进修，有的帮助建立研究实验室，以及协助提供科研仪器设备等。通过友好城市交往、来华旅游的科学家做学术报告的形式，也进行了广泛的医药卫生科学方面的学术交流，例如上海第一医学院与美国哈佛大学公共卫生学院、麻省理工学院医学中心间的合作。

• 北京中医药学院和哈佛医学院剑桥医院中医药合作协议

1987年8月7日，北京中医药学院和哈佛医学院剑桥医院签订合作协议。协议商定中国派出4名中医大夫赴美研究中草药治疗艾滋病、针灸和气功。美国则派出代表就气功的临床性、科学性和教育性交换研究成果，以揭示气功科学的一面。[2]

• 康奈尔大学—中国—牛津大学：营养、健康和环境的合作[3]

此项合作开始于1983年，目的是寻找食物、环境和社会行为与疾病的内在联系。共包含三个调查课题：1983—1984年进行病因调查、1988年进行死亡率调查、1989—1990年进行饮食和生活类型特

[1] CSCPRC, *China Exchange News* 10 (1982):19.

[2] CSCPRC, *China Exchange News* 15 (1987):19.

[3] CSCPRC, *China Exchange News* 18 (1990):12.

点分析。后两个课题包括中国台湾地区的数据。来自康奈尔大学、中国预防医学院、中国医学科学院和牛津大学的营养学家、内科医生和流行病学家参与此项研究活动。数据收集主要由中国科学家完成。

出版界交流　1973 年 7 月美国《美洲中国医学杂志》编辑访问中国，同年，该杂志发刊，主要介绍中医书籍和现代医学出版物、试验工作、计划生育，以及发表和中国医学相关的文章。

1981 年 1 月起，《美国医学杂志》由中华医学会出版中文版，全年 6 期。[1] 1988 年，《美国医学会眼科杂志中文版》又与中国的广大读者见面。这种形式的交流，直接促进了中美医学界的友好往来 。

（3）CSCPRC 记载的官方科学技术交流合作项目

自从 1979 年中美两国建交以来，两国政府认识到科学技术交流合作在整个中美关系中的重要意义。中方考虑到，与世界各国的科学技术交流，包括同美国的交流，有助于实现中国科学技术现代化。而美国则认为，同中国的科学技术交流有助于建设更为广泛、长久的中美关系，并且互相提供科技领域中双方感兴趣的信息和见解。

认识到两国科学技术交流的重要性之后，中美两国于 1979 年 1 月设立了科学与技术合作联合委员会，任务是解决两国科学技术交流过程中出现的问题，协调、展望中美两国科学技术交流的合作事宜。1979 年 6 月 22 日中国卫生部和美国卫生、教育与福利部在北京签订了医药卫生科技合作议定书（简称议定书），商定了议定书《附录一》。1980 年 11 月在天津商定了议定书《附录二》，拟定了 1981—1982 年的活动。1980 年，分别在北京和华盛顿设立了分管部门。1982 年 11 月在美国华盛顿贝塞斯达商定了议定书《附录三》，交流合作研究的主要领域包括传染病和寄生虫病、癌症、心血管病、公共卫生和卫生服务研究、精神卫生、医学情报、遗传、生殖生理和计划生育、食品和药品等。[2] 中国卫生部在 1989 年 4 月 14—15 日，召开了中美医药卫生

[1] 陈海峰主编：《中国卫生保健》，人民卫生出版社，1985，第 236 页。

[2] 同上书，第 40 页。

科技合作十年回顾讨论会。据不完全统计，派往国外学习的有 94 人次，其中三个月以上的 55 人次，短期考察和参加学术会议的 39 人次；中国接待美方进修学习的 127 人次，并接受了数百万美元的药品和试剂。[1]《美中交流通讯》也记载了国家资助的项目和由中美两国政府机构共同建立发展起来的科学合作项目，例如双方在肿瘤方面的合作。

中美签署议定书后，1979 年 11 月 19 日，中国医学科学院和美国国家癌症研究院签署了谅解备忘录。合作领域涉及肿瘤生物学、致病机制、诊断、流行病学、预防和治疗。美方的协调员是美国国家癌症研究院的文森特 · T. 德维塔（Vincent T. DeVita）博士，中国方面是中国医学科学院的张友会博士。

美国国家癌症研究院资助的项目如下：

① 中国癌症的流行病调查，由美国国家癌症研究院的威廉 · J. 毕奥（William J. Blot）博士和中国医学科学院的李冰博士承担课题。

此次是美国国家癌症研究院和中国医学科学院的第一次合作，包括中美两国肿瘤地理分布的比较。1982 年 9 月为期一年的试验性研究开始。之后美国国家癌症研究院和中国医学科学院迅速决定，应该进行流行病调查的合作研究，揭示中国肿瘤高发的环境因素。一年后，两国签订了合作合同，对四种类型的肿瘤进行病例对照研究：食管癌（河南林县）、肺癌（上海）、绒毛膜癌（北京）、胃癌（山东）。共有约 7000 名肿瘤病人参与此项科研调查。如果可能将保存标本，用于后继的实验室研究。截至 1984 年 9 月，已经完成 1500 多名肿瘤病人的数据调查活动。

② 林县的营养干预试验，由国家癌症研究院的毕奥博士和中国医学科学院的李冰博士承担课题。

1983 年预试验完成后，从 1984 年开始为期五年的研究正式开始，主要观察添加维生素和矿物质后是否能降低食管癌发病率。约有 3 万人参加。此项试验将阐述营养物质在肿瘤发病原因中起的作用，为全世界癌症预防提供有价值的信息。

---

[1] 陈海峰编著：《中国医药卫生科技史》，中国科学技术出版社，1999，第 150 页。

③ 食管癌致病机制和生物化学流行病学研究，由美国国家癌症研究院的柯蒂斯·C. 哈里斯（Curtis C. Harris）博士和中国医学科学院的夏求洁博士承担课题。

④ 肝癌致病机制和生物化学流行病学研究，由美国国家癌症研究院的哈里斯博士和中国医学科学院的孙宗棠博士承担课题。[1]

3.《美中交流通讯》的谢幕

1989 年，CSCPRC 募集资金遇到困难，导致中美交流计划财政吃紧；东欧和苏联的社会巨变吸引了美国的注意，使大批资源移向那里；滞留不归的中国学者和双方政府的限制，也使中美学术交流陷入了低谷。[2] 虽然布什否决了国会的《1989 年紧急放宽中国移民法案》，但又于 11 月 30 日以行政手段实施法案中豁免中国留美人员回国服务两年的义务。中国国家教委则于 12 月 8 日提出了强烈抗议。美国还暂停了与中国的科技交流活动。[3] 中国也同时严禁公派中青年学者赴美学习。这些影响在《美中交流通讯》上清楚地反映出来，其中记载的关于医学交流方面的内容从数量上明显下降，刊载的也大都是先前合作计划的延续，没有新的项目。直到 1991 年，中美双方又重新签订了有效期为五年的科技合作协定，在 28 个领域里签署了合作协议书，加强了科技合作。1992 年秋，中共十四大关于建立社会主义市场经济体制的有关决定，表明中国将继续推行改革开放政策。同年 12 月 16 日，美国商务部部长芭芭拉·富兰克林率领代表团访华，重点讨论贸易和投资问题。这年年底，中国国务委员宋健访美。这次互访，表明两国的经贸科技关系恢复了正常。[4]

在另一方面，一些不受政治影响又无资金短缺之虞的非政府组织，仍然坚持其非政治化的立场，继续其在华的医学交流活动。如

[1] CSCPRC, *China Exchange News* 13 (1985):1-247.

[2] CSCPRC, *China Exchange News* 19 (1991):7.

[3] 项立岭：《中美关系史全编》，华东师范大学出版社，2002，第 409 页。

[4] 同上书，第 418 页。

1989 年后，美国中华医学基金会全体董事会成员专门召开会议，商讨在华活动受到的影响，会议决定中华医学基金会将继续坚持其非政治倾向的立场，在随后的 1990—1991 年资助中国多项医学项目，并且投资巨大。例如，为湖南医科大学和中山医科大学跨学科研究鼻咽癌提供了 120 万美元的资助，为华西医科大学、浙江医科大学和九江医学院实施临床技能项目医学教育改革赞助 190 万美元，为上海医科大学手外科和微血管外科中心发展建设提供 35 万美元，等等。中国共获捐赠 367.78 万美元，占中华医学基金会 1990 年全部获捐赠的 68.9%，高于 1951—2000 年中国平均获捐赠 56.53% 的比例。[1]

1992 年，中美两国从低谷恢复正常交往，美中学术交流委员会主办的《美中交流通讯》也在这一年停刊。从 1966 年的《中国科学信息》，到 1972 改名为《美中交流通讯》，到 1992 年《美中交流通讯》停刊，该刊比较完整地记载了中美学术交流的发展历程，为实现美中学术交流委员会成立之初的宗旨立下汗马功劳。《美中交流通讯》的闭幕是完美的，二十年的时间里，它对美国学术界和中国学术界间的直接交往给予指导，帮助并促进美国和其他地区对中国科技、学术机构及科技成就的研究；宣传并促进美中学术交流，为两国间的交流提供信息和渠道。1992 年之后，中美两国政府间、民间及多边的各种形式的医药卫生科技合作开创了新局面，合作交往内容广泛，方式灵活多样。中国引进了美国先进的医药卫生科学技术，吸取其医药卫生科学管理经验，使中国卫生事业和医学科学服务得到了长足发展；美国则更加了解中国医学现状，并增进了双方医学界人士的交流。美中学术交流委员会和《美中交流通讯》曾经为恢复中美正常科学技术交流辉煌过，时光至今，是以记之，提醒今日中美医学交流的畅达经历了怎样的曲折和漫长。

（本文原载《中国科技史杂志》2004 年第 2 期
作者：梁永钰、张大庆）

---

[1] Laurie Norris, *The China Medical Board: 50 Years of Programs, Partnerships, and Progress 1950-2000* (China Medical Board of New York, Inc., 2003), pp. 266-268.

八、中国首次赴美医学代表团研究

1972 年 10 月 13—31 日，应美国国立卫生研究院（National Institute of Health, NIH）和美国医生协会（American Medical Association, AMA）之邀，中华医学会组团访问美国，这是间断 23 年后，新中国第一个赴美的医学代表团，同时也是第一个访美的科学代表团。代表团在美国历时 12 天，访问了华盛顿、纽约、波士顿、堪萨斯、芝加哥和洛杉矶 6 个城市，参观了美国知名的医学研究机构、医学院和医院，并得到了尼克松总统的接见（图 4.8.1）。此次访问在中美关系正常化的过程中是标志性的事件，具有特殊的历史意义。

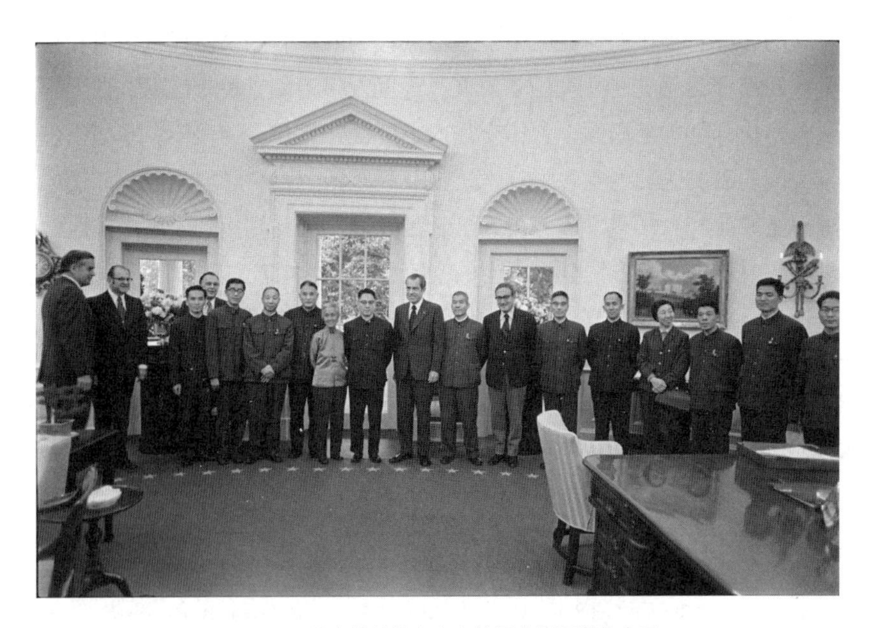

图 4.8.1　尼克松总统在白宫接见中国医学代表团

随着全球化的发展，科技外交越来越受到政府和学者的重视，近年来国内有关科技外交理论和战略的研究也日益增多，其中不乏研究中美科技、教育和文化交流史的文章[1]，但大多数文章关注 1979 年中美正式建交之后，只有少数文章回顾了中美关系正常化之前的中美科技外交。尽管 1971—1979 年的中美医学交流是非常活跃的，但学界对这一时期重视不够，尤其对于首次赴美的医学代表团，目前尚缺乏专题研究，多流于泛泛而谈，或者点到为止，作为支持观点的材料之一，缺乏深入的分析，甚至存在历史事实模糊的现象。本文旨在还原医学代表团访美的这段历史，分析代表团的活动，考察中美双方新闻媒体的报道和反应，由此探讨此次访问为中美关系带来的影响，并作为一个案例总结科技外交在特殊的历史时期的特点和作用。

1. 背景

随着中苏关系的交恶，中美关系逐渐缓和，1969 年 7 月 21 日，美国国务院宣布“批准议员、记者、教员、学者、科学家和医生、红十字会代表这几类美国人可以观光的身份访问中国”。1970 年 8 月，埃德加 · 斯诺（Edgar Snow）成为自“文化大革命”之后获准来华访问的首位美国记者。1971 年 4 月，中美“乒乓外交”打破了两国关系的坚冰；1971 年 5 月初，时在越南的耶鲁大学植物生理学家 A. 高尔斯顿（A. Galston）和麻省理工学院微生物学家 E. 塞纳（E. Signer）听闻“乒乓外交”的消息后，提出来华访问并获得准许，他们在华期间受到热情款待并得到周恩来总理的接见，这为美国科学家的后续访华打下了基础，因而被西方媒体称为“第二次乒乓外交”，可以说是中美科技外交间断二十余年后第一次回暖。1972 年 2 月，尼克松访华并签署了《中美联合公报》，鼓励加强两国间科学、技术和文化的交流和沟通。

[1] Wang Z, “U.S.-China Scientific Exchange: A Case Study of State-Sponsored Scientific Internationalism During the Cold War and Beyond,” *Historical Studies in the Physical and Biological Sciences* 30 (1999):249-277.

1971 年，早在尼克松访华前五个月，由著名的心脏病专家保罗 · D. 怀特（Paul D. White）和 E. G. 戴蒙德（E. G. Diamond），公共卫生专家维克多 · W. 赛德尔（Victor W. Sidel）以及耳科医生塞缪尔 · 罗森（Samuel Rosen）等一行 8 人组成的医学代表团应中华医学会的邀请成功访华。他们对中国医学的进步感到非常震惊，回国之后通过写书、撰文、讲演的方式宣传新中国所取得的卫生成就，尤其是中医药方面。[1]

正是在怀特医生的鼓励之下，美籍华人、心脏病专家郑宗鄂（Tsung O. Cheng）回到中国。[2] 郑宗锷 1926 年生于上海，1950 年在上海圣约翰大学获医学博士。新中国成立后，他离开祖国赴美求学，1954—1959 年分别在西北大学医学院、约翰斯 · 霍普金斯大学医学院、哈佛大学医学院等院校任心血管病研究组成员，曾在世界著名的心脏病专家怀特教授指导下工作。1959—1970 年在纽约州立大学任下州医学院内科副教授，1972 年任乔治 · 华盛顿大学医学院内科教授。在后来中国医学代表团赴美访问时，郑宗鄂是中美双方的联络人。1972 年 9 月 1—12 日，戴蒙德再次对中国进行了为期三周的访问，赛德尔也在次年 9 月 4 日至 10 月 5 日偕家人再次访华，目的之一是安排中国医学代表团访美的事宜。

早在美国医学代表团第一次访华时，美方就已邀请由中国派遣医学代表团赴美访问，而且这一邀请得到了中国医生们的“默许”。1972 年 7 月，中国表示接受邀请，10 月，由 J. R. 霍格内斯（J. R. Hogness，

[1] Victor W. Sidel and Ruth Sidel, *Serve the People: Observations on Medicine in the People's Republic of China* (New York: Josiah Macy Jr. Foundation, 1973); Victor W. Sidel, “The Barefoot Doctors of the People's Republic of China,” *New England Journal of Medicine* 286 (1972): 1292-1300; Samuel Rosen, “Acupuncture Anesthesia in the Modern Chinese Operating Room: Personal Observations, ” in *Modern China and Traditional Chinese Medicine,* eds. Guenter B. Risse et al., (Springfield: C. Thomas, 1973); Diamond E G, “ Acupture Anesthesia: Western Medicine and Chinse Traditional Medicine,” *JAMA* 218 (1971) :1558-1563.

[2] Tsung O. Cheng, “The Evolution of Cardiology in China,” in *Cardiothoracic Surgery in China: Past, Present and Future,* eds. Song Wan and Anthony P.C. Yim (Hong Kong: The Chinese University of Hongkong, 2007), pp. 268-270.

美国国立卫生研究院主席）和 W. W. 霍尔（W. W. Hall，AMA 会长）正式向中华医学会发出邀请。[1]

代表团成员的名单是由周恩来总理亲自审定的[2]，而且这份名单经过反复修改，几乎是在代表团成行之前不久才敲定的[3]。中国向美国派出了由 13 人组成的第一个医学代表团，吴蔚然任团长，傅一诚任副团长，成员包括林巧稚、徐家裕、吴学愚、刘士廉、王连生、韩锐、周冠汉、李彦三、渠川琰、张树勋、吕聪敏。除吕聪敏之外，均为医务界的专家、教授和中华医学会的相关负责人，是来自北京、上海、武汉等大医院的医务骨干。（表 4.8.1）代表团临行前，周恩来总理于深夜 11 点在人民大会堂接见了代表团全体成员，叮嘱了外交上的一些要点，要求做到“不卑不亢”。

此次医学代表团访美为非官方活动，由洛克菲勒基金会、凯特灵基金会和纽约联邦基金会提供资助。[4] 绝大部分活动虽以民间外交名义出现，但使命重要，因而备受关注。毋庸置疑，此次活动并非纯粹的学术交流，而是具有重要的外交使命。医学代表团从人员构成到行程安排既反映出当时特殊的政治考量，又能体现中国医学的特色及关注的重点问题。

新中国成立后，中国政府在改善人群健康状况方面取得了积极成果：①农村三级卫生网、赤脚医生培训、农村合作医疗制度的有效实施保证了农村基层卫生的可及性，在一个较低水平上实现了卫生公平，解决了中华人民共和国成立之初极度缺医少药的问题，取得了

---

[1] National Research Council, “Part III International Activities: Support of International Scientific Organizations,” *Annual report of National Science Academy Fiscal years 1973 and 1974* (1975):51.

[2] 吕聪敏：《外交人生——我的回忆和感悟》，中信出版社，2009, 第 80 页。

[3] 根据《纽约时报》的报道，在 1972 年 9 月 28 日，NIH 主席霍格内斯召开记者招待会时，所提供的医学代表团成员是 10 名医生、3 名助手，10 名医生包括吴蔚然、林巧稚、李彦三、李平（音译）、刘士廉、韩锐、周冠汉、张树勋、徐家裕、吴学愚。

[4] A Report on the Visit of Physicians from the People’s Republic of China, NAS-NRC Archives, Central File: ADM: International Relations: Committee on Scholarly Communication with People’s Republic of China: ACLS-NAS-SSRC Activities: Summary, 1973.

瞩目的成效；②传统中医药和现代西医在实践和基础研究层面的结合，除了解决缺医少药的困境以外，在癌症、心血管疾病、麻醉方面也取得了一定的科研成果；③传染病、地方病、营养缺乏性疾病得到了有效控制；④人均期望寿命明显延长，母婴死亡率有效降低。

但当时中国卫生也面临着非常严峻的问题。首先，随着寄生虫病、传染病和营养缺乏病的发病率和死亡率降低，20世纪70年代开始，癌症、心血管疾病等慢性病成为主要死因，但中国当时在心血管疾病和癌症等慢性病的诊疗技术方面远远落后于西方国家，甚至对这些疾病的病因和风险因素还缺乏深入的了解。这次的医学代表团访美与当时"国内医学界涌动的一股渴望交流、获取信息的潜流是契合的"[1]。

2. 代表团成员和日程安排的确定

（1）代表团成员组成

代表团成员（图4.8.2）的选择上除了平衡年龄、专业、性别、地域等因素外，专家的学科背景是严格按照介绍经验和学习新知识的目的来遴选的，明显地反映了当时中国的医学特色。

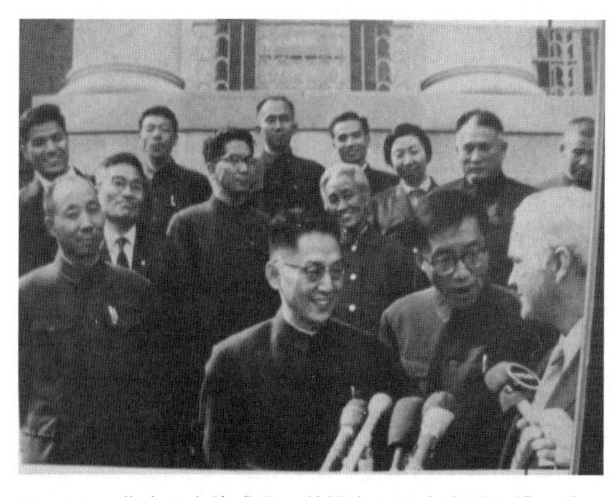

图4.8.2　代表团全体成员。前排由左至右分别为傅一诚、吴蔚然、徐家裕

针刺麻醉是当时中西医结合成功的一个范例。在中国医学代表团赴美之前，针刺麻醉已经声名远播、备受美国各界的关注；同时，中国在针灸治疗某些疾病，如耳聋、截瘫、偏头痛、心绞痛和精神分裂症等方面取得了一

[1]　钱寿初：《"门窗洞开"的感觉》，《杂志工作通讯》2009年第2期。

定的突破，引起了西方世界的关注；中草药用于癌症等疾病治疗的药理学研究也取得了一定的成果。因此，代表团中有针刺麻醉和针灸方面的有关专家，如周冠汉是北京针刺麻醉协作组副组长，曾做过数百例针麻手术，在赛德尔等人访华时，被安排介绍中医的发展情况；张树勋是从事针麻研究的著名中医；心脏病专家李彦三则在从事针灸治疗高血压、心绞痛的研究。

20 世纪 60 年代后期，心血管疾病和癌症在我国主要疾病的死亡原因构成中已上升到前三位，虽然中国在核酸与癌症的关系、白血病的中西医结合治疗方面，取得了一些进展，但对癌症病因、诊断和治疗的研究落后于西方国家。因此，代表团成员中有多位心血管疾病和癌症研究方面的专家，一方面是展示中国医生采用中西医结合方法治疗高血压、冠心病、心绞痛和癌症等疾病的经验，一方面又关注国际上在心血管疾病和癌症研究方面的新进展。中国的初级卫生保健制度具有低费用、广覆盖的特色，受到了世界卫生组织的好评。美国等西方发达国家正面临卫生费用高速攀升的压力，对中国的卫生保健体制颇有兴趣。代表团成员中有从事医政管理的卫生部官员，大多数成员都有下乡从事医疗服务的经验，对农村的卫生状况、合作医疗制度有一定的了解和亲身体会。

除考虑双方医学交流的特点与兴趣之外，成员选择还考虑到了一些特殊的背景。如吴蔚然曾为 1971 年随同基辛格访华的《纽约时报》副社长赖斯顿进行阑尾切除手术，并在术后给予针灸治疗缓解疼痛。1972 年 10 月 13 日，美国国家科学院医学研究所所长霍格内斯及其夫人在华盛顿设晚宴招待中国医学代表团时，赖斯顿及其夫人便是重要的陪同人员。尼克松总统接见医学代表团时，还曾经亲切地拍着吴医生的肩膀，向记者们介绍他就是给赖斯顿做手术的医生，而且称“手术非常成功”[1]。

林巧稚曾在芝加哥医学院读研究生，是代表团中唯一一位曾到过美国的专家。她自幼信仰基督教，英文流利。此次赴美访问其中一站

---

[1] “Nixon Greets China Doctor Delegation”, *The Boston Globe*, 1972-10-15.

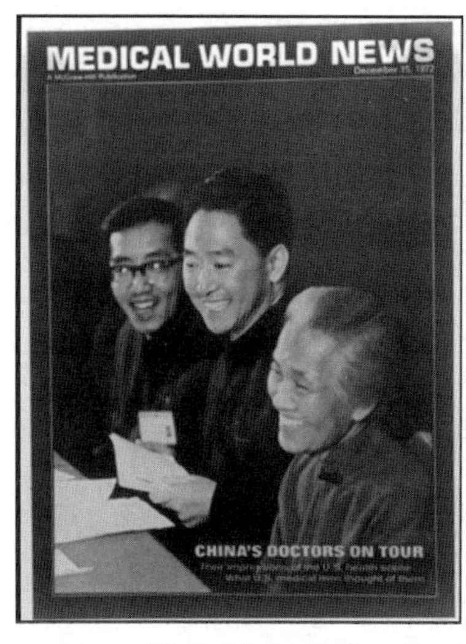

图 4.8.3 《美国医学通讯》封面人物刊登了中国医学代表团

是芝加哥，对于林巧稚而言，相当于是故地重游。吴和林的特殊经历受到美国各大媒体的普遍关注，二人的特写照片见诸各大报端。吴蔚然、林巧稚和徐家裕还成为 1972 年 12 月 15 日《美国医学通讯》(*Medical World News*) 的封面人物。(图 4.8.3) 徐家裕与之前返华访问的郑宗锷同是 1950 年从上海圣约翰大学毕业的医学博士，徐家裕还是四位美国医生第一次访问中国和赛德尔医生第二次访问中国时的随行翻译，几人在数月的交流中结下了深厚的友谊，赛德尔医生在《为人民服务》(*Serve the People*) 一书中提到徐家裕时，亲切地用中文称他为“老朋友”。

英语水平也是一个比较重要的考虑因素。徐家裕英语非常好，在尼克松总统接见医学代表团时，担任中方的翻译。在美国国会两党领袖和纽约市市长的接待中，以及旧金山的记者招待会上，徐家裕均担任译员，美国之音 (VOA) 的一位记者还在招待会上笑称他为“中国之音”(VOC) [1]。

（2）访问行程

医学代表团访问的主要目的是扬长补短，介绍针刺麻醉和针灸治疗的经验，交流双方的农村或社区医疗，学习美国诊断和治疗心血管疾病和癌症的先进技术和方法。但在访问团成行前，中国向美国方面提出，希望能够参观学校和郊区，到美国医生的家里做客，并了解美国的生活方式。从行程的安排来看，是基本上符合中方的目的和

[1] Robert Reinhold, “Chinese Doctors Please Students,” *The New York Times*, 1972-10-21.

要求的。(表 4.8.2)

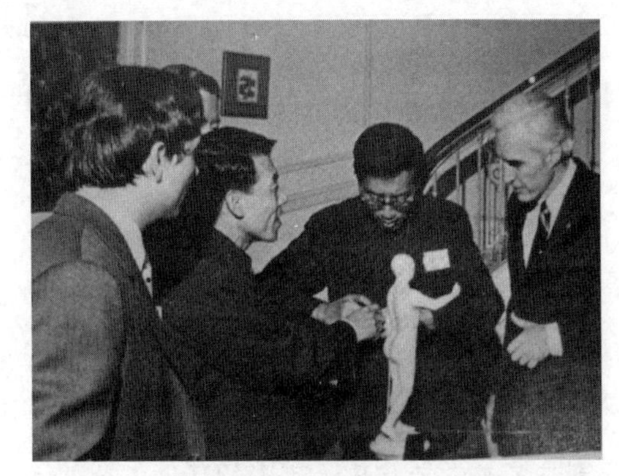

图 4.8.4　中国医学代表团向美国国立卫生研究院赠送针灸模型

访美期间，代表团向美国国立卫生研究院、芝加哥大学医学院及其所属的教学医院各赠送一具标有针灸穴位的人体模型（图 4.8.4），并在密苏里大学卫生学院为四百多位师生放映了进行针刺麻醉的影片。

医学代表团在美访问期间非常重要的一项学术活动就是有关癌症和心血管治疗方面的交流和学习。代表团访问了美国最先进的医学机构，包括哈佛大学医学院、哈佛大学公共卫生学院、斯坦福大学医学院、麻省总医院、波士顿大学医学院、国家癌症研究所、国家心肺研究所、蒙特费奥里医院和医学中心、西奈山医学中心、芝加哥的美国医学会总部、纽约大学医学院、斯隆·凯特琳癌症研究所、加州大学医学院等医疗、教学和科研机构，还参观了雅培和因生产炔诺酮口服避孕药知名的 Syntex 制药公司的实验室等多家世界顶级的药物研发机构，他们观摩了在当时还颇有争议的冠状动脉搭桥手术，与美国同行广泛讨论了从流行性感冒、心脏病、癌症的诊断与治疗，到医学教育变革、医学生培养的问题。代表团还参加了“关于心脏冠状动脉疾病的医疗和外科处理问题的学术讨论会”，与教授、医生和研究人员举行了座谈和讨论。

中国初级卫生保健所取得的成绩是中国卫生制度的骄傲，也成为向世界推广的典范。因此，中国医学代表团赴美的一个很重要的安排是访问美国基层的卫生保健设施和机构，包括堪萨斯城的两个居民保健站和黑人聚居的南布朗克斯区的马丁·路德·金保健站、纽约哈莱姆区的区医院，与医院的黑人医生和黑人居民交谈，讨论了初级卫生保健、传统医学研究和临床实践等问题。

中国医学代表团的行程是经过精心安排的，比如在参观麻省总医院时，欢迎会的地点设在了大名鼎鼎的手术演示厅——乙醚顶屋(Ether Dome)，这里也就是1846年10月16日第一例公开演示用乙醚麻醉然后进行手术的地方，这也说明了美国医学界对中国针刺麻醉这一新技术的肯定和期许。

中国医学代表团除了进行学术访问之外，还受到美国总统尼克松接见、纽约市长在林赛市政厅的接见、堪萨斯市长接见，并安排有访问联合国总部以及参观埃德加·斯诺的著作、信件、照片和手稿展览等或多或少带有政治色彩的活动，这些活动在今天的医学学术交流中是较少看到的，具有鲜明的历史特色。

代表团每到一处，都由特勤局陪同负责代表团成员的安全，并且在“导游”带领下参观。其缺陷是限制了活动的机动性，也让代表团成员感觉到有些“受宠若惊”。吴蔚然向陪同的怀特医生提出说，“我们只是个小医生而已，我们在中国是没有这些的”，怀特医生解释称这都是中国方面就安全措施方面提出的要求之一。郑宗鄂回忆称，当时有医学代表团员到他家做客，特勤局还提前几天对他家附近的邻居进行了调查。[1]这也许正说明他们此次美国访问的身份并非单单是医生而已，在两国尚未建立正式外交关系的当时，他们除了是医学家，还是“外交官”，或者说是雕琢美国医学界对中国看法的“大师”。

在中国为期一个月的访问中，赛德尔等四位美国医生已经成为中国，尤其是中华医学会的好朋友。中国医学代表团访美过程中，他们几乎全程陪同访问了美国的多个研究所、医院、学校、学术交流、政府组织，其中包括访问美国国立卫生研究院、纽约市蒙特费奥里医院和医学中心、联合国、密苏里大学、密苏里大学卫生学院等，参加学术报告，代表所属的机构设宴款待代表团并到机场送行。

代表团访问过程中还安排了与学生进行交谈的环节。应代表团成

---

[1] Tsung O. Cheng, “The Evolution of Cardiology in China,” in *Cardiothoracic Surgery in China: Past, Present and Future*, eds. Song Wan and Anthony P.C. Yim (Hong Kong: The Chinese University of Hongkong, 2007), pp. 268-270.

员的请求，会谈过程中所有美方老师都没有出席，他们与学生（比如哈佛大学医学院和波士顿大学的医学生等）畅谈中美两国的医学教育、医疗保障制度、探讨学医的目的等。

代表团成员给国外专家留下了非常正面的印象，他们对医学领域最新进展的熟悉程度以及所阅读的文献之多受到了很多美国专家的高度评价，比如哈佛医学院彼得·本特·布莱根（Peter Bent Brigham）医院院长 E. 布劳沃德（E. Braunwald）教授、斯坦福大学 N. 苏伟（N. Shumway）教授、G. T. 罗斯（G. T. Ross）医生等等。

医学代表团在斯坦福大学观看了心脏移植后的病人，在要离开的时候，其中一位代表团成员回过头来对病人说了一句“I wish you very good health”（祝您身体健康），中国医生的人文关怀让在场的每一个人都印象深刻。代表团成员显然还改变了美国医学界对中国医生的一些偏见，哈佛医学院的戈林（Gorlin）教授曾评价他们“友好，智慧，善于提问，敏于思考，热忱，温暖，富于人情味，不像某些其他共产主义国家代表团那样冷漠而不可接近”[1]。

中国医生们随时随地表现出的谦虚谨慎也给美国人留下了深刻的印象。尽管大多数成员的英语非常流利，但都通过翻译发言。他们对针灸和中药也表达了非常客观的态度：针刺麻醉仍然处于非常初级的实验阶段，依然存在很多亟待解决的问题；针刺麻醉并不适应于所有病人和所有手术；并不认为针刺麻醉可以替代其他的麻醉方法，而从另一方面讲，也不能说它是没有用的，可以说它是可以为传统的麻醉方法提供补充的一种非常有前景的麻醉技术。

当时的中美关系正处于一个极其微妙的时期，为此，徐家裕需要注意每次提到中国国名时所用的称谓（中华人民共和国是 People's Republic of China，中华民国是 Republic of China，仅一字之差），随时准备着纠正总统可能因为不小心而产生的错误；其实，尼克松总统的谨慎程度有过之而无不及，他提到中国国名时特意放缓语速。[2]

---

[1] Harry Nelson, “Acupunture Not a Cure-All, Chinse Says,” *Los Angeles Time*, 1972-11-01.

[2] Anon, “Special Treatment for the Doctors,” *The Washington Post*, 1972-10-16.

“记者招待会”的形式显然也让西方媒体感觉有些特别，记者需要提前将问题交给美国国家科学院，然后经由美国国家科学院收集整理后在会前交给医生。[1] 并且问题中不包括针灸、器官移植以及与医学无关的一般性问题。记者们不允许在记者招待会之前与代表团见面或拍照，并且代表团下榻的地方也是严格保密的。[2]

3. 医学代表团的意义

1971—1972 年，在美中学术交流委员会的指导下，先后有 100 多位美国学者来到中国进行私人访问，其中包括物理学家、工程师、医学家、生物学家和社会科学家，为打开两国关系的新局面奠定了基础。正如周恩来阐述的，中国的外交是官方的、半官方的和民间的三者结合起来的外交，其中一种重要的方针是“民间先行，以民促官”。中美建交后，两国关系几经波折，但民间外交从未间断，而且越是在国家关系出现困难的时候，民间外交越是发挥着不可替代的独特作用。中国与美国建交之前，开展科技外交的主要形式便是这种短期的代表团访问，而且具有鲜明的时代烙印——“名额是按地区分配的，三番五次审核，‘圈定的’，是政府行为”[3]。

当时两国对科技外交的期许其实是不同的。中国的目的较为务实，除了增进两国人民之间的理解和友谊之外，学习西方科学的先进经验，将其应用到本国亟待解决的问题上也是非常关键的任务。因此访问多关注知名的大学、科研机构，并积极与美国科学家讨论科研进展。但根据 A. D. 巴勒特（A. D. Barnett）的分析，美国科学家们来华访问最主要的目的是出于对中国社会性质的好奇，想要知道中国这些年发生了什么，想要了解新中国科学在这二十余年中的发展情况，最后才是要学习中国在某些领域的经验。鉴于中美两国当时科技水平的明显差距，中国在科学领域的成就值得美国科学家学习的地方并不

---

[1] Heart Ills, “Cancer Top Killers in China: Doctors,” *Chicago Tribune*, 1972-10-16.

[2] Herbert Black, “Chinese doctors visit 3 hospitals,” *Boston Globe*, 1972-10-20.

[3] 钱寿初：《“门窗洞开”的感觉》，《杂志工作通讯》2009 年第 2 期。

多，这也是与自然科学家相比，社会科学和人文科学领域的学者对访华和来华开展研究的兴趣和呼声更高的原因。[1]

而医学代表团之所以能够成为出访美国的第一支学术代表团，或者说当时的一个外交媒介，其实是由于医学的某些特殊性：医学相比其他的自然科学具有很强烈的人文和社会的属性；医学是一门人道的科学，也是一门体现人道主义关怀的艺术，正如怀特医生所说，"医学无国界，医学是世界上最友好的大使"；医学不像物理等学科，动辄关涉到国家机密和安全的问题，它在中美关系缓和但又伴随着争执和批评的背景下是适宜的；最后，新中国在医疗和卫生体制方面也取得了令世界瞩目的成绩，是当时中美两国的关系、国内的医学背景决定了医学代表团成为两国学术交流的先行者，更准确地讲，此次医学代表团访问可以归为医学 / 卫生外交的范畴。

这次医学代表团的访问在中美关系史和中美科技外交史上是具有标志性的事件，一方面起到了介绍和宣传中国的卫生工作成就、塑造国家形象的作用，减少了西方世界对中国社会的一些误解；另一方面，学习国外先进的学术理念和技术，对推动两国的医学发展也具有相当的影响。在这一过程中，两国科学家找到了共同关注的问题，比如环境因素（如生活方式）与疾病发生发展的关系、利用中医药开展癌症和心血管疾病的治疗等，为接下来的合作和研究打下了基础。当罗斯向林巧稚介绍一种最新的绒毛膜癌早期筛查技术后，林巧稚提出要派一位学生到美国来学习这门技术，美国欣然允诺。NIH 主席罗伯特 · 马斯顿（Robert Marston）向代表团成员说："欢迎你们到 NIH 来，无论什么时候来，无论待多久都欢迎。"这次医学代表团访美进一步加深了中美两国医学家之间的信任和友谊，为接下来的中美医学互访提供了一个很好的平台。

---

[1] Barnett A D, "Exchanges in the Process of Normalization: Views of the Academic Community," in *Reflections on Scholarly Exchange with People's Republic of China: 1972-1976*, ed. Keatley A, Committee on Scholarly Communication with People's Republic of China.

表 4.8.1　1972 年 10 月中国医学代表团成员一览表

成员	背景
吴蔚然 (团长)	男，1920 年生，先后就读于燕京大学、北平协和医学院、华西协合大学，获得理学学士和医学博士学位，时任协和医院外科主任，中华医学会外科学会主席。1955—1976 年，他一直担任周恩来的保健医生；1971 年，为《纽约时报》副社长詹姆斯·赖斯顿做过阑尾切除手术
傅一诚 (副团长)	男，1918 年生，从事医政管理，时任中华医学会副秘书长
林巧稚	女，1901 年生，妇产科专家，北京协和医院第一位毕业留校的女医生，曾赴英国伦敦医学院和曼彻斯特医学院进修深造，并在芝加哥医学院读研究生，是代表团中唯一一位曾到过美国的专家
吴学愚	男，1915 年生，耳鼻喉科专家，时任上海第一医学院眼耳鼻喉科医院耳鼻喉科主任。他是中国头颈肿瘤外科的先驱者和喉再造手术研究的先导者。他研制的气管镜、侧开式直接喉镜及各种异物钳，成功抢救了数千名危重患者
王连生	男，1933 年生，时在卫生部从事医政管理。曾随中国医学代表团出访阿富汗、越南、日本、新加坡、匈牙利、几内亚等国
徐家裕	男，1925 年生，1950 年毕业于上海圣约翰大学医学院，时任上海第二医学院瑞金医院内科副主任，主要从事放射医学、核医学和血吸虫病以及中西医结合治疗急慢性消化道疾病进行研究。曾下乡做过赤脚医生
李彦三	男，1922 年生，武汉医学院的心血管病专家。研究中草药治疗心脏病、针灸治疗高血压和心绞痛的效果
刘士廉	男，1926 年生，1953 年协和医学院毕业，1958—1959 年于比利时布鲁塞尔大学学习，1963—1964 年于英国伦敦大学学习。中国医学科学院的基础医学专家，妇科医生。研究 DNA 和 RNA 对于癌症的作用

（续表）

成员	背景
渠川琰	女，1931年生，北京医科大学毕业，北京日坛医院妇产科副主任，卫生部生殖健康专家组成员。从事肿瘤研究，擅长妇女保健、优生咨询
韩锐（原名韩仁斌）	男，1929年生，1953年沈阳医学院生理学研究生毕业，时任中国医学科学院上海生化所药理学家。从事肿瘤的病因与核酸的关系研究
周冠汉	男，北医三院外科副主任，北京针刺麻醉协作组副组长。曾成功进行数百例针麻手术
张树勋	男，1936年生，著名中医。在中国医学科学院结核病研究所从事针麻研究
吕聪敏	男，1938年生，代表团秘书，外交部官员

表 4.8.2　访问日程

城市	时间		活动内容	接待人员	文献
华盛顿	10月13日	上午	抵达	美国国家科学院医学研究所执行官员罗杰·巴加尔斯、乔治·华盛顿医学院教授郑宗锷	《人民日报》1972年10月11日：吴蔚然率中华医学会医学代表团赴美国加拿大法国进行友好访问
		下午	访问美国国立卫生研究院、国家医学图书馆和国家癌症研究所	美国国家科学院医学研究所所长霍格内斯、霍夫曼、怀特、戴蒙德、罗森和赛德尔陪同	

(续表)

城市	时间		活动内容	接待人员	文献
		晚上	晚宴	霍格内斯和夫人设宴，赴美陪同人员、美国《纽约时报》副社长詹姆斯·赖斯顿和夫人陪同	
	10月14日	上午	美国总统理查德·尼克松接见		《人民日报》1972年10月16日：我医学代表团到华盛顿访问，美国总统尼克松接见代表团
			美国国家心肺研究所，出席关于心脏冠状动脉疾病的医疗和外科处理问题学术讨论会，赠送针刺点的人体模型		
		中午	茶会	参议院民主党领袖迈克·曼斯菲尔德和共和党领袖休·斯科特设宴	
		晚上	晚宴	美国国家科学院医学研究所所长霍格内斯代表研究所设宴	
纽约	10月16日	下午	抵达		《人民日报》1972年10月20日：黄华代表为我医学代表团举行招待会

(续表)

城市	时间		活动内容	接待人员	文献
	10月17日	上午	纽约市蒙特费奥里医院和医学中心：参观人体器官移植科，观看心脏冠状动脉病人的手术	马丁·彻卡斯基和社会医疗部主任维克多·赛德尔医生接待	《人民日报》1972年10月23日：中国医学代表团在纽约市参观访问
		下午	芒特西奈医学中心：参观基础医学科学实验室；讨论流行性感冒、宫颈癌等疾病的医治问题；向林巧稚赠送宫颈癌的书籍。参观纽约市黑人聚居的南布朗克斯区的马丁·路德·金保健站		
		晚宴	纽约市医务人员设宴	中国常驻联合国代表黄华和参赞何理良、张英应邀出席	
	10月18日		纽约市市长林赛在市政厅接见中国医学代表团		
			纽约大学医学院：讨论病理学和黑瘤的治疗问题，		

（续表）

城市	时间		活动内容	接待人员	文献
			介绍美国医学教育；参观洛克菲勒大学脑科研究所		
	10月19日	上午	参观梅莫里亚尔医院、斯隆·凯特琳癌症研究所、芒特西奈医院、哥伦比亚大学医学院、哈莱姆区区医院		
		下午	参观联合国总部	罗森医生陪同	
波士顿	10月20日	上午	麻省总医院欢迎会，三队分别参观麻省总医院心外科、贝斯以色列女执事医疗中心、剑桥医院		《人民日报》1972年10月20日：我医学代表团在美国波士顿参观访问；“Chinese doctors visit 3 hospitals,” *Boston Globe*, 1972-10-20, “Chinese given small peek at Hub hospitals,” *Boston Globe*, 1972-10-21
		下午	学生见面会，分为两队：在哈佛Countway图书馆与哈佛医学生座谈；在波士顿大学与波士顿大学医学生座谈		
芝加哥	10月23日	上午	抵达		《人民日报》1972年10月29日：我医学代表团在美国芝加哥访问；

(续表)

城市	时间		活动内容	接待人员	文献
		下午	参观位于芝加哥市北部的艾博特研究所		"Chinese Doctors Begin Two-Day Chicago Visit," *The Washington Post*, 1972-10-24
	10月24日	上午	访问美国医学协会总部：听取科学研究活动和医学教育工作情况，参观了这个协会的电子计算机中心和芝加哥的一个流动卫生站。参观了芝加哥科学和工业博物馆、芝加哥大学医学院及其所属的教学医院，中方赠送一具标有针灸穴位的人体模型		
		晚上	美国医学协会设宴	美国医学协会副主席霍华德及霍格内斯、戴蒙德	
堪萨斯	10月25日	上午	密苏里大学：参观图书馆里举办的埃德加·斯诺著作、信件、照片和手稿展览	戴蒙德医生和夫人陪同	《人民日报》1972年10月31日：我医学代表团在堪萨斯市进行访问

(续表)

<table>
<tr><th>城市</th><th colspan="2">时间</th><th>活动内容</th><th>接待人员</th><th>文献</th></tr>
<tr><td rowspan="5"></td><td></td><td>下午</td><td>参观两个居民保健站</td><td></td><td rowspan="5"></td></tr>
<tr><td>10月26日</td><td>晚</td><td>密苏里大学设宴</td><td></td></tr>
<tr><td rowspan="2">10月27日</td><td>白天</td><td>密苏里大学卫生学院：同医科、牙科和制药科的学生交谈；分组同密苏里大学卫生学院、美国中西部研究院、堪萨斯市综合医院的教授、医生和研究人员座谈和讨论；中国代表团放映关于中国针刺麻醉的影片</td><td></td></tr>
<tr><td>晚</td><td>堪萨斯市接待委员会设晚宴</td><td>堪萨斯市市长、病理学博士查尔斯·惠勒和夫人、接待委员会全体成员</td></tr>
<tr><td>10月28日</td><td></td><td>交流医学教育改革</td><td>密苏里大学卫生学院戴蒙德院长</td></tr>
<tr><td rowspan="3">旧金山</td><td>10月28日</td><td></td><td>抵达</td><td></td><td rowspan="3">“Chinese Doctors, on Coast, Visit Stanford U. and Birth Pill Plant,” The New York Times, 1972-10-31</td></tr>
<tr><td>10月30日</td><td></td><td>斯坦福大学的医学中心</td><td></td></tr>
<tr><td></td><td></td><td>中国医学代表团设晚宴</td><td></td></tr>
</table>

(续表)

城市	时间		活动内容	接待人员	文献
	10月31日	下午	加州大学医学院：听取心脏病和癌症治疗的报告；召开记者招待会		
		晚	美国医学协会设宴欢送		
	11月1日		飞往加拿大	霍格内斯(曾经访问过中国的耳科医生)、罗森、戴蒙德和赛德尔送行	《人民日报》1972年11月3日：我医学代表团结束在美国的访问

（本文原载《中国科技史杂志》2011年第3期
作者：苏静静、张大庆）

九、CUSBEA 项目与中国的生命科学发展

1. CUSBEA 项目的发起

1978 年，随着改革开放的进行，中国国内开始恢复选派学生出国留学。十年的动乱，致使我国的科技教育事业受到了极大破坏，科研水平和世界先进国家的差距很大。此时，利用国外的条件，培养一批适应国际科技发展形势的优秀人才，就成了当务之急。然而，几十年的封闭，使得中国和外部世界的联系多数被切断。为了帮助中国培养科技人才，一些美籍华人学者在中美大学之间牵线搭桥。1979 年，美籍物理学家、诺贝尔奖获得者李振道教授发起中美物理学联合招生项目（China-United States Physics Examination and Application Program，简称 CUSPEA 项目），为中国向美国派出学物理的留学生打开了通道：这个项目的实施使得中国可以连续十年每年选派一百多名优秀留学生赴美国一流大学和科研机构学习物理。[1]

受到 CUSPEA 项目的启发，美籍分子生物学家、美国康奈尔大学吴瑞教授（Ray Wu）萌发了举办生物化学项目的想法。吴瑞，1928 年 8 月 14 日生于北京，祖籍福建省福州市。其父吴宪[2]，是中国近现代生物化学的创始人之一，北京协和医学院生化系首任系主任。吴宪提出了著名的蛋白质变性理论，发明了“血液分析方法”，后被命名为“Folin—吴法”。这种血液分析法在 20 世纪 20—50 年代被广泛用于多

[1] 吴塘、柳怀祖：《CUSPEA 十年》，北京大学出版社，2002，第 14—18 页。

[2] 曹育：《杰出的生物化学家吴宪博士》，《中国科技史料》1993 年第 4 期。

种疾病的诊断。其母吴严彩韵[1]，是中国最早的一位在国内从事现代生物化学和营养研究的女性。在家庭的潜移默化影响下，吴瑞很自然地学了自然科学，并以此为终身职业。1971 年吴瑞建立了第一个依据位点特异引物延长来分析 DNA 顺序的方法。这一方法后为英国生物化学家桑格（F. Sanger）所改进，成为 DNA 测序方法，桑格因此获得诺贝尔化学奖。此外，为了增加粮食产量，他还致力于转基因水稻的研究。他领导的研究组在水稻生物技术领域取得了突破性的成就，已初步培育出具有抗虫、耐旱、耐盐特性的转基因超级水稻。[2]

吴瑞十分关注中国生命科学事业，也非常乐意为中国生命科学的发展做些贡献。1981 年，吴瑞决定发起中美生物化学联合招生项目（China-United States Biochemistry and Molecular Biology Examination and Administration Program，简称 CUSBEA 项目），选拔中国优秀的学生赴美国学习生物化学和分子生物学，以此缩短中国生命科学研究与世界先进水平之间的差距。于是，吴瑞写信给李政道，表示想把 CUSPEA 方法推广到生物学科。李政道十分赞同吴瑞的想法，并把吴瑞打算在中国举办生物化学项目的想法转达给中国科学院和教育部。经过李政道的联系，吴瑞得到了中国方面对举办中美生物化学招生项目的肯定意见。

1981 年 3 月 24 日，吴瑞和美国康奈尔大学的生物化学助理教授戴碧瓘（Bik-kwoon Tye）正式写信给当时的教育部部长蒋南翔和中国科学院副院长严济慈，建议举办 CUSBEA 项目。在信中，他表示“我们愿意效仿李政道博士进行的‘CUSPEA’方式，举办中美生物化学和分子生物学方面的考试（简称‘CUSBMBEA’[3]），选拔这方面的研究生赴美深造。”[4]

---

[1] 曹育：《最早在国内从事生物化学研究的女学者——吴严彩韵》，《中国科技史料》1995 年第 4 期。

[2] 曹育：《著名美籍华人分子生物学家吴瑞教授》，《中国科技史料》1998 年第 4 期。

[3] 1982 年起，简称更改为“CUSBEA”。

[4] 李滔主编：《中华留学教育史录（1949 年以后）》，高等教育出版社，2000，第 602—603 页。

吴瑞希望能够在中国建立考试点，组织考试和面试，由中国科学院负责英语考试，准备和CUSPEA项目一样的英语试卷，并且希望“此项目可于今年下半年进行选拔1982—1983学年度研究生”[1]。

1981年4月至5月，吴瑞开始了繁忙的准备工作。他和戴碧瓘以及康奈尔大学的其他同事向50多所美国的一流大学写信，询问这些大学是否愿意参加中美生物化学和分子生物学招生项目。当时，有大约40所大学表示愿意参加在中国招收生物学生的项目，这极大地增加了吴瑞举办CUSBEA项目的信心。

1981年4月14日，严济慈和李政道通电话，得知吴瑞在美国已经联系了近40所大学，于是建议国内主办单位与吴瑞联系，邀请他来中国详细面谈。[2] 随后，李政道询问吴瑞是否愿意去北京商谈具体情况，吴瑞表示同意。这一消息经李政道转告给严济慈。

2. 项目的展开

吴瑞答应来中国的消息被迅速转告给中国科学院和教育部的领导们。然而，CUSBEA项目是由教育部还是中国科学院来主办，这一问题尚未有定论。接到吴瑞的信件后，教育部提出了两种方案，“一是以教育部的名义邀请，费用由教育部出，二是由科学院和教育部合请合办，费用亦可两家出”[3]。当时，中国科学院研究生院院长吴塘表示“我感到研究生院承担不了，没力量”[4]。于是，当时的教育部黄辛白副部长表示，“如果科学院不办，教育部决不推辞”[5]。在得知了双方的态度之后，李政道写信询问了当时中国科学院副院长严济慈的意见。最后，教育部决定主办CUSBEA项目，并负责邀请吴瑞来华讨论详细的招考事宜。

---

[1] 李滔主编：《中华留学教育史录（1949年以后）》，高等教育出版社，2000，第602—603页。

[2] 北京大学档案馆，1981校办卷宗，CUSBEA文件，第16页。以下简称“CUSBEA文件”。

[3] CUSBEA文件，第10—11页

[4] CUSBEA文件，第12页。

[5] CUSBEA文件，第12页。

教育部决定主办这个项目之后，需要在国内选择一个单位来协助教育部具体实施 CUSBEA 项目。经过综合考虑，教育部决定委托北京大学作为实施机构，负责参加接待、谈判、组织考试、评阅试卷以及部分对外联系等工作。

1981 年 5 月 15 日，教育部副部长黄辛白写信给吴瑞正式邀请他来中国。在邀请信中，教育部表示支持吴瑞举办 CUSBEA 项目，并且邀请他于 6 月来华访问一周，具体商谈举办中美生物学方面赴美研究生考试事宜。

1981 年 7 月 1 日，教育部正式发布文件，委托北京大学承办 CUSBEA 项目。教育部关于委托承办招考生物、化学出国研究生的通知全文如下：

> 北京大学：
>
> 美国康乃（奈）尔大学生物化学系教授吴瑞（RAY WU）及生物化学助理教授戴碧瓘（BIK-KWOON TYE）于今年 3 月曾分别致函蒋南翔部长和严济慈副院长，表示愿意效仿李政道教授的 CUSPEA 方式，举办中美生物化学和分子生物学方面的考试（简称“CUSBMBEA”），招考研究生赴美学习，要求在华建立考试。我部拟同意在今年计划招考的生物学科 49 名预备出国留学研究生中任其选拔录取。
>
> 黄辛白副部长已于 5 月 15 日发函、6 月 30 日发电邀请吴瑞教授于 7 月初访华一周，就中美生物化学和分子生物学研究生赴美考试具体事宜进行商谈。此项任务拟委托你校承办，参加接待、谈判、组织考试、评阅试卷以及部分对外联系等，届时请予安排。[1]
>
> 1981 年 7 月 1 日

[1] 李滔编：《中华留学教育史录（1949 年以后）》，高等教育出版社，2000，第 603—604 页。

至此，教育部正式主办 CUSBEA 项目，委托北京大学承办，并将这个项目纳入教育部的公派出国留学计划。

3. 招生与考试方案的确定

在教育部着手举办 CUSBEA 项目时，国内方面对这个项目具体该怎么实施还不太确定。当时，教育部和吴瑞对如何招生，如何进行考试有各自的想法。

吴瑞在信中表示要效仿 CUSPEA 方式举办 CUSBEA 项目。教育部则表示："物理考试[1]一时难定下来，即使定下来了，也不能完全按此办……建议采取多林教授办法[2]……"[3]

同一年，教育部主办的公派出国预备研究生招考计划也在紧张地进行着，于是，教育部打算把 CUSBEA 项目纳入其当时正在举行的公派出国预备研究生招考计划，作为其中的一部分。

关于 CUSBEA 考生的来源，教育部表示："1981 年，国内预计招收 1500 名出国预备研究生，然后派往美国学习。其中生物学科计划招收 49 人，可让吴瑞等在此生物学科范围内选拔若干人派出。"[4] 关于 CUSBEA 考生的选拔方案，教育部表示："待李政道（的）CUSPEA（项目）今年选拔办法定后，可考虑向其推荐 10 名候选人，但不必由其来人选拔和面试，可由我统一组织 GRE 考试（来选拔）。"[5] 由此可知，教育部倾向于不举行 CUSBEA 考试，而是通过参加 TOEFL 和 GRE 考试来选拔赴美留学生。而吴瑞的想法是要把这个项目办成一个类似于 CUSPEA 项目的生物领域的大规模出国留学项目。他打算在专业背

---

[1] 这里的物理考试指 CUSPEA 项目招考方式。

[2] 多林教授办法指 CGP 项目招考方式。1981 年，复旦大学名誉教授、哈佛大学化学系主任、美国科学院院士多林教授（W. Doering）发起了中美化学研究生计划（China Chemistry Program, 简称 CGP 计划），该计划的特点是，不需要美国方面出题及派人来面试，由中国方面出题负责对派出学生进行化学专业考试，不再另行复试。

[3] CUSBEA 文件，第 13 页。

[4] CUSBEA 文件，第 7 页。

[5] CUSBEA 文件，第 13 页。

景为生物或化学的学生中选拔 CUSBEA 考生，挑选出前 500 名学生，作为 CUSBEA 考生，参加 CUSBEA 考试进行选拔派出。[1]

在吴瑞和教育部负责 CUSBEA 项目的黄辛白副部长通电话商谈的过程中，黄辛白表示，没有 500 多人可供吴瑞选拔，并告知 1981 年计划派出 49 名生物学科出国研究生供吴瑞选拔。[2] 吴瑞的顾虑是这 49 人经 CUSBEA 笔试和面试的选拔后，可能剩下的只有 30 人左右，这样派出的名额就更少了。[3]

吴瑞在当时已经预测到，“在 1981 年以后的 50 年内，以生物化学及分子生物学为基础的生命科学是会非常重要的，其重要性会远超物理学领域”[4]。世界生命科学已经快速发展了 20 多年，中国在生物领域已经落后太多了。因此，派遣留学生要派得越早越好，派得越多越好。

为了表明自己的态度并说服教育部采纳自己的意见，吴瑞先后三次写信给教育部副部长黄辛白、北京大学校长张龙翔和中国科学院副院长严济慈。这三封信对教育部和 CUSBEA 招考委员会接受并采纳吴瑞的意见起到了决定性作用。

在这三封信中，吴瑞详细介绍了他所设想的 CUSBEA 项目实施方案，说明了学生的专业和院系来源、考试的内容和组成、面试及推荐过程、举行 CUSBEA 考试的必要性、生物学科的重要性和增加派出人数的必要性等问题。[5]

> 在 GRE 考试中，有关生物学和化学方面的内容都不会是很困难的。但是有一些方面，估计对中国学生来说却会很困难，一是考试内容很多，二是英语也比较艰深（特别是生物学方面如此，词汇量很大）。这样一来，有许多学生将无法在规定的考试

---

[1] CUSBEA 文件，第 32 页。

[2] CUSBEA 文件，第 32—35 页。

[3] 《吴瑞致陈小科的信》，2004 年 4 月 30 日，北京大学医学史研究中心档案室藏。

[4] 同上。

[5] 吴瑞写给中国教育部的三封信的详细介绍参见陈小科：《CUSBEA 项目与中国生命科学发展》，硕士学位论文，北京大学图书馆，2004 年，第 10—14 页。

时间内答完所有的试题。按我们所知，历年来，许多外国学生，一些甚至已经在美国念了两年到四年大学的外国学生，也无法答完所有的试题。结果，成绩自然就很低，能够达到录取线的总人数很少有超过20%的。另一方面，美国许多一流的生物化学系，都只能在GRE考试和研究院考试的优胜者中再选拔10%的考生，让他们入学。这种情况对中国学生来说就很不利，他们很不容易和美国学生去竞争有限的奖学金名额，而CUSBMBEA计划中准备举行的考试，内容相对要少一些，英语也比较浅显，这样也许能够更准确地考核中国学生的生物化学知识水平。GRE考试和CUSBMBEA考试的内容并不相同，后者（即CUSBMBEA考试）主要考生物化学和分子生物学，这是前者所不考的。[1]

他还从培养生化人才的重要性等各个方面来论述了增派人数的理由：

关于加强培养生化人才的重要性问题……现代生命科学已经进入一个新的历史阶段，已由原来的被动的观察，描述为主的阶段转入以实验，主动改造客观世界为主的阶段。生命科学的这种转变的动力，主要来源于现代生物化学的蓬勃发展。生物化学不仅是所有生命科学的牢固的理论基础，而且又是实验基础，它能为所有生命科学提供强有力的实验手段。我们现在已经很难找到哪一门生命科学可以离开生物化学的帮助而独立发展的。甚至最老的老前辈学科——分类学也从生物化学中找到了新的发展动力。除此以外，最近几年来在遗传工程方面的突破，主要的是依靠着生物化学的基础和进展。我们在这里所说的“生物化学”是广义的，它不仅仅是生物系、化学系、农学系或医学院里面的一门基础课程。它的分科之多，已经很难用一个简单确切的数字将它表示出来。[2]

---

[1] 《吴瑞致张龙翔的信》，1981年8月3日，吴瑞藏。

[2] 同上。

最后，吴瑞提出了一个方案来选拔 CUSBEA 考生，如果采用这个方案，就能够选拔出足够多的学生参加 CUSBEA 考试。

> 我在下面提出的一个方案也许可行，请考虑。即我们可以在参加今年九月统考的 10000 名考生当中，选出我们所需要的 80—100 名学生来。……可否请招考委员会把参加全国统考的学生中愿意报考赴美学习生化科学（包括生物化学系、分子生物学系、细胞生物学系等等）的人数统计出来？如果这个数目并不是很大的话（比如说 300 人至 600 人），就建议让他们全部都参加今年十月份举行的 CUSBMBEA 考试。[1]

通过这三封信的详细论述，教育部和 CUSBEA 招考委员最终接受了吴瑞要求举行 CUSBEA 考试、增加派出人数和扩大考生的选拔来源的意见。

1981 年 9 月 14 日吴瑞接受中国教育部的邀请飞抵北京。16—21 日，他在北京分别与教育部蒋南翔部长、黄辛白副部长、中国科学院副院长严济慈、北京大学校长张龙翔等会面，讨论派遣生化留学生的人数问题、考试的问题以及推荐研究生等事宜。[2] 9 月 23—24 日，吴瑞与以张龙翔为首的 CUSBEA 招考委员会在北京大学就考试的具体事宜进行会谈。[3] 会议采用了吴瑞所推荐的招生方案并且确定了实施 CUSBEA 项目的具体方案。吴瑞对会议的结果感到非常满意，这是因为 CUSBEA 招考委员会的 5 位专家同意了他的建议，并且国家领导接受了 5 位专家的建议。[4]

1981 年 10 月 4 日，教育部向全国参加 CUSBEA 项目的大学和

---

[1] 《吴瑞致张龙翔的信》，1981 年 8 月 3 日，吴瑞藏。

[2] 《中国常驻联合国代表团发给教育部和中国科学院的电传》，1981 年 8 月 23 日，吴瑞藏。

[3] 李滔编：《中华留学教育史录（1949 年以后）》，高等教育出版社，2000，第 607—609 页。

[4] 《吴瑞致陈小科的信》，2004 年 4 月 30 日，北京大学医学史研究中心档案室藏。

研究院（所）发布了关于招考赴美生物化学及分子生物学研究生的通知。于是，这个项目开始正式实施。至此，在吴瑞教授的努力下，CUSBEA 项目从当时的公派出国预备研究生招考计划中独立出来，成为迄今为止生物领域最大的出国留学项目。

2. CUSBEA 项目的具体实施

（1）考生的来源和选拔

报考 CUSBEA 项目的考生必须参加全国研究生入学考试。其报考的专业范围为：生物化学、分子生物学、遗传工程、病毒学、遗传学、分子遗传学、植物生理学、动物生理学、免疫学、微生物学、神经生物学、细胞生物学、内分泌学、昆虫毒理学、发育生物学或植物病理学。[1] CUSBEA 考生的报考资格要求是：大学本科即将毕业的学生和大学本科毕业后已经工作，年龄在 35 岁以下的科研人员。专业背景方面，除了本科学生物的学生外，本科出身于化学系而又有志于攻读生物化学的学生也包括在内，但是要求化学背景的学生在研究生入学考试中报考上面所列的专业。[2]

研究生入学考试成绩达到参与项目的大学和研究院（所）录取标准的考生，根据个人自愿申请的原则，由录取他们的单位择优推荐参加 CUSBEA 考试。[3] 参加 CUSBEA 考生选拔的大学和研究院（所）为教育部、卫生部及农业部所属的高等院校以及中国科学院所属的研究所，这些大学和研究院（所）在当时都具有比较好的生物学科基础。

各个单位参加 CUSBEA 考试的考生人数，由各单位根据当年所分配的 CUSBEA 出国名额，按照一比二的比例进行选拔。[4] 这些被推荐

[1] 李滔编：《中华留学教育史录：1949 年以后》，高等教育出版社，2000，第 609—610 页。

[2] *The Directory of the Ray Wu Society for Life Science* (1998), 吴瑞藏。

[3] 李滔编：《中华留学教育史录：1949 年以后》，高等教育出版社，2000，第 609—610 页。

[4] *The Directory of the Ray Wu Society for Life Science* (1998), 吴瑞藏。

参加 CUSBEA 考试的考生，通常都是已经被报考单位录取的前几名的学生。选拔出来的考生，在经过招考委员会审核后，安排参加当年的 CUSBEA 考试。在 CUSBEA 项目实施的后期（1984 年开始），也允许在国内取得硕士学位的优秀学生经过推荐直接参加 CUSBEA 考试。[1]

当时，参与项目的院校（所）主要有：

教育部直属院校：北京大学、北京师范大学、复旦大学、武汉大学、南开大学、厦门大学、吉林大学、中山大学、山东大学、四川大学等；

农业部所属院所：北京农业大学、华中农学院、山东农学院、中国农业科学院所属的研究所等；

卫生部所属院所：北京医学院、上海医学院、上海第二医学院、广州中山医学院、中国医学科学院基础所等；

中国科学院所属的各个研究所：遗传研究所、微生物研究所、动物研究所、植物研究所、生物物理研究所、发育生物学研究所、上海生物化学研究所、上海植物生理研究所、上海脑研究所、上海昆虫研究所、上海药物研究所、武汉水生生物所等。

后来，考虑到地区的分布，在当时北京大学生物系陈德明教授的建议下，加上了少数民族地区的几所院校，有内蒙古大学、新疆大学、广西医学院等。[2]

教育部每年计划派遣出国的 CUSBEA 学生的人数会有所变化，分给各个单位的名额也会按比例变化。

（2）CUSBEA 考试

CUSBEA 考试由美方命题。每年，两所参与 CUSBEA 项目的美国大学负责出题，试题密封后交给北京大学 CUSBEA 招考委员会。CUSBEA 招考委员会负责复制试题并安排考生参加 CUSBEA 笔试。各年参与出题的美国大学有康奈尔大学、哈佛大学、印第安纳大学、伊

[1] 陈小科：《祁鸣教授录音采访》，北京大学医学史研究中心档案室藏。

[2] 张大庆、颜宜葳：《顾孝诚教授访谈记录》，北京大学医学史研究中心档案室藏。

利诺伊大学等。

CUSBEA 考试由两个部分组成，分别考查生物化学和分子生物学或者化学内容。考试全部用英文出题。考试的难度水平大致适于优秀的美国大三学生和美国博士研究生一年级学生。

第一届 CUSBEA 考试的时间定于 1981 年 11 月 23、24 日。从第二届开始，考试被安排在 8 月中旬，主要原因是全国研究生入学考试由原来的 9 月份改在 4 月初。历届 CUSBEA 考试的具体时间、地点参见下表（表 4.9.1）。

CUSBEA 考生按考试分数的高低进行排名后，由 CUSBEA 招考委员会按照宁缺毋滥的原则择优选拔参加面试。能够参加下一轮面试的考生，在 CUSBEA 两个部分的考试中至少要及格。

表 4.9.1　历届 CUSBEA 考试相关事宜简表[1]

届次	年份	CUSBEA 笔试时间	笔试及面试地点	面试时间	面试考官	派出人数
1	1981	11 月 23、24 日	北京 武汉 上海	11 月底	哈佛大学 Manfred Karnovsky 教授及夫人； 康奈尔大学 Keith Moffat 教授及夫人	55
2	1982	8 月 15、16 日	北京 上海	10 月 17—27 日	哈佛大学 Manfred Karnovsky 教授及夫人； 康奈尔大学 Keith Moffat 教授	62
3	1983	8 月初	北京 上海	9 月 19—28 日	印第安纳大学医学院 David W. Allmann 教授及夫人； 康奈尔大学 Gerald Feigenson 教授	59

[1]　此表格内容根据吴瑞与国内的往来信件、电报和历届 CUSBEA 公告等整理而得。特别感谢吴瑞教授核实并补充此表格内容。

（续表）

届次	年份	CUSBEA 笔试时间	笔试及面试地点	面试时间	面试考官	派出人数
4	1984	8月初	北京 上海	9月底	印第安纳大学医学院 David W. Allmann 教授及夫人； 伊利诺伊大学 Richard Gumport 教授	61
5	1985	8月初	北京 上海	9月底	印第安纳大学医学院 David W. Allmann 教授及夫人； 伊利诺伊大学 Richard Gumport 教授	58
6	1986	8月初	北京 上海	9月底	哈佛大学 Manfred Karnovsky 教授； 康奈尔大学 Keith Moffat 教授	28
7	1987	8月初	北京 上海	9月底	印第安纳大学医学院 David W. Allmann 教授及夫人； 伊利诺伊大学 Richard Gumport 教授	50
8	1988	8月初	北京 上海	9月底	哈佛大学 Woodland Hastings 教授； 伊利诺伊大学 Richard Gumport 教授	49

足够的英语能力是进入美国大学的先决条件，因此，CUSBEA 招考委员会采用了几种方法来评估申请者的英语水平。前几届 CUSBEA 考试，主要以考生参加全国研究生入学考试的英语成绩和美国教授面试过程中对考生的英语评价作为英语水平的参考。从 1984 年（第三届）开始，CUSBEA 招考委员会开始组织考生参加当时正在举行的 CUSPEA 项目的英语考试。CUSPEA 英语考试内容分为四项：听力、

结构、阅读理解（包括词汇）与写作。英语考试的成绩单独列出，供美国大学选拔时进行参考。

在选择面试考官的过程中，吴瑞决定只邀请美国教授，一方面是为了避免可能存在的利益冲突，另一方面也可借此了解学生的实际英语水平。每年，吴瑞邀请美国教授和考试专家来中国对 CUSBEA 考生进行面试，通常为二至四位。这些美国教授来自参加 CUSBEA 项目的美国大学。每年来华的教授是当年出题的学校派来的教授。面试为二十分钟，一般由两个教授面试学生，有时是面试小组的所有成员联合进行。[1] 面试考查考生的专业知识、知识面、出国动机和口语能力等。[2] CUSBEA 考生通过笔试以后，基本上已被录取，只有那些英语口语及表达能力不太理想的考生才会在美国教授的面试中被淘汰，但通常情况下美国教授会建议他们在国内学习一年英语。[3]

美国教授来中国主要是为了把 CUSBEA 考生推荐给美国大学，并协助他们进行申请。通过谈话，面试考官了解考生感兴趣的研究领域、个人倾向和英语口语能力，并据此对每一位 CUSBEA 学生做出扼要的评价。最后，由 CUSBEA 考生本人在面试评价表上用英语写下他们感兴趣的研究领域及其理由。面试评价表在随后的申请过程中提供给美国大学作为参考。[4]

（3）美国大学的申请

参与 CUSBEA 项目的美国大学在生物领域的研究水平都很高，其生物院系的排名也都居于前列，其中包括哈佛大学、耶鲁大学和康奈尔大学等美国一流大学。最初参加 CUSBEA 项目的美国高校有 40

---

[1] 《吴瑞致参与 CUSBEA 项目的美国大学生物院系及研究生院的信》，1982 年 3 月，吴瑞藏。

[2] 陈小科：《罗明教授采访记录》，北京大学医学史研究中心档案室藏。

[3] 同上。

[4] 李滔编：《中华留学教育史录：1949 年以后》，高等教育出版社，2000，第 610—611 页。

多所，到 1987 年的时候，增加到 70 多所。[1] 吴瑞教授和他的助手在 CUSBEA 项目实施之前，写信联系好这些美国大学。每年，吴瑞都写信邀请他们来参与 CUSBEA 项目。他要求参与 CUSBEA 项目的美国大学做到以下几点[2]：

① 为通过 CUSBEA 项目接受的学生提供学费和生活费。

② 放弃对 TOEFL 和 GRE 考试的要求，接受我们同等考试的结果。

③ 对 CUSBEA 学生免收申请费。

只有接受了以上要求并对 CUSBEA 项目感兴趣的美国大学会被邀请参加 CUSBEA 项目。

通过面试后的学生在 CUSBEA 招考委员会的协助和指导下，根据自己的实力和意愿，选择五至六所美国大学，进行申请。考生的申请书连同两位中国生物化学教授的推荐信和大学学习成绩单由考生直接寄送给美国的大学。CUSBEA 招考委员会负责寄送考生成绩汇总表（包括国内研究生入学考试英语成绩、CUSBEA 考试成绩、面试评价记录、英语笔试和听力成绩）。[3]

这些材料寄送给美国大学之后，由参与 CUSBEA 项目的美国大学决定其每年准备接收的中国学生人数，通常为一到两个。CUSBEA 招考委员会要求美国大学在每年 3 月 28 日之前，决定录取哪些学生。然后把结果通过电报告知北京大学生物系教授张龙翔和顾孝诚。美国大学的录取结果要求注明其首选的学生和备选的学生。CUSBEA 招考委员会收到录取名单后，决定 CUSBEA 学生去哪一所美国大学。每个 CUSBEA 考生能够收到的录取通知数量不同，一般能够得到二到四份录取通知书，但有的考生可能会收不到录取通知。为了尽可能保证每个学生都能够派出，招考委员会通常需要内部协调考生赴美的学校。

---

[1] 《吴瑞致陈小科的信》，2004 年 4 月 30 日，北京大学医学史研究中心档案室藏。

[2] 《吴瑞致参与 CUSBEA 项目的美国大学生物院系及研究生院的信》，1982 年 7 月 14 日。

[3] *Bulletin 2 of CUSBEA Program*, 1982 月 9 月 28 日，吴瑞藏。

每年4月9日左右，由张龙翔和顾孝诚电报通知美国大学下一年8月准备去他们学校的学生名单。如果当年有部分考生未能如期接到录取通知，就由CUSBEA招考委员会协助考生进行第二轮申请，美国大学进行第二轮录取。第二轮申请在那些仍然有CUSBEA学生入学名额的美国大学之间进行，时间在每年4月15日至5月10日，全部录取工作在5月15日完成。

少数在第二轮申请中未能被录取的CUSBEA学生，先在广州中山大学外语培训中心进行英语培训，然后参加下一届的CUSBEA项目。这些CUSBEA学生不需要再次参加CUSBEA考试，他们直接参加美国教授的面试，参加下一年的推荐和申请。[1] CUSBEA笔试及面试落选者则回到原推荐单位，录取为原推荐单位的研究生。[2]

最后被录取的CUSBEA学生，由教育部出国人员集训部办理出国手续。为保证CUSBEA学生完成学业后按期回国服务，出国前，推荐CUSBEA考生的各个单位会与CUSBEA学生签订出国留学协议书，明确派出学生的留学目的、内容和期限，并且规定CUSBEA研究生学成回国服务的义务等。

通常每一个被录取的CUSBEA学生都能从美国大学的研究院（所）得到经济资助（包括学费、生活费及其他费用）。但是，一些顶尖的美国大学接受外国留学生通常需要奖学金支持。为了帮助更多CUSBEA学生进入顶尖的美国大学，在第三届CUSBEA项目召开之时，教育部决定，由中国政府提供全额奖学金（学费和生活费）给15名CUSBEA学生。面试后前15名CUSBEA学生得到了中国政府提供的全额奖学金，由这15名学生申请美国的顶尖大学。[3] 中国政府提供的奖学金只是一年的奖学金，金额大致是5000美元。学费由位于华盛顿的中国使馆支付。1985年，中国政府为CUSBEA学生提供了30个全额奖学金

[1] 李滔编：《中华留学教育史录：1949年以后》，高等教育出版社，2000，第610—611页。

[2] 《吴瑞教授与CUSBEA招考委员会在北京大学就考试具体事宜会谈的会谈纪要》，1981年9月23—24日，吴瑞藏。

[3] *Bulletin 12 of CUSBEA Program*, 1983年12月2日，吴瑞藏。

名额。[1]

在赴美之前，已经被美国大学录取的CUSBEA学生在广州中山大学外语培训中心进行英语培训，时间为四至八个月，培训时间根据每年的安排而有所变化。培训工作有外籍英语教师参加。培训的主要目的是提高CUSBEA学生的英语听说能力及让他们熟悉了解美国文化。[2]

在英语培训期间，来自全国各地的CUSBEA学生聚集在一起，几个月的共同生活增进了彼此之间的了解。这一段时间的共同相处使得他们在赴美以后，能够保持一定的联系，这对他们在美国举办学术交流活动起到了很大的促进作用。

3. CUSBEA项目的结束及其影响

（1）CUSBEA项目的结束

在CUSBEA项目实施之初，吴瑞表示，“如果这个项目很成功地打开了留学生出国的通道，我们三年办三次就够了”[3]。实施CUSBEA项目的一个目标就是要让美国的大学了解中国学生。前三年派出的学生在美国表现普遍良好，取得了外国教授的广泛好评。他们的良好表现为后来的中国学生赴美学习打下了很好的基础。

为了评估CUSBEA留学生的表现，吴瑞曾经在1983年做过调查，他设计了调查问卷，让所有参加CUSBEA项目的美国大学的教授们把CUSBEA学生和所在学院的其他研究生进行比较。[4]

1983年的调查结果非常让人满意，这是CUSBEA招考委员会决心把这个项目继续举办下去的一个重要因素。1983年的调查项

[1] *Bulletin 15 of CUSBEA Program*, 1984年12月12日，吴瑞藏。

[2] *CHINA UPDATE#6*, National Associate for Foreign Student Affairs（NAFSA），1985，吴瑞藏。

[3] 《吴瑞致陈小科的信》，2004年4月30日，北京大学医学史研究中心档案室藏。

[4] Ray Wu, “The History of the CUSBEA Program and the Future of Developing Biochemistry and Biotechnology in China,” *Journal of Bio Science&Technology*(A quarterly publication of the Association of Chinese Biologists in North China) (1993) 1: 2-3. 吴瑞藏。

目主要有：英语能力的进步情况、课程学习排名情况、研究工作情况、总体评估等。类似的调查还在1985年和1992年分别进行了一次，调查的项目和1983年的类似。这三次调查的结果都是相似的。其中，1992年的调查，反馈的问卷最多，结果最为翔实。1992年的调查结果显示，与100多个院系生物专业的其他学生相比，80%的CUSBEA学生表现突出，或者高于平均水平。这一结果说明，CUSBEA学生在美国高校的表现非常突出。特别要提及的是，即便是在竞争非常激烈的美国顶尖大学，CUSBEA学生的表现也非常出众。[1]

1984年以后，国内赴美学习生物的留学通道基本打开了。美国大学开始大量接收自费申请的学生赴美留学。[2]这一方面是由于CUSBEA学生在美的优异表现使得美国教授接受了中国学生；另一方面是由于1984年以后，TOEFL和GRE考试开始在中国国内广泛举行，自费留学的途径开始建立。

留学的通道全面打开以后，与CUSBEA项目同时举行的其他项目先后停办了。其中，CGP项目于1986年停办。同时，CUSPEA项目也决定1988年招收最后一届学生。在这样一种环境下，1988年秋，CUSBEA委员会正式决定停止举行下一届考试。

1989年8月，在派出最后一届（即第八届）学生以后，CUSBEA项目得以正式结束。于是，CUSBEA项目在特定时期所肩负的历史使命也得以圆满完成。该项目自1981年实施，至1989年结束，一共实施了8次，先后派出422名优秀学生赴美攻读生物学科的博士学位。

（2）无形学院：CUSBEA学生的学术交流

CUSBEA学生作为一种特殊的社会团体，对推动中国的生命科学研究和教育发挥了积极作用。早在广州中山大学外语培训中心进行培训期间，CUSBEA学生就自发地组织起来。每一届CUSBEA学生都

---

[1] *CHINA UPDATE#6*, National Associate for Foreign Student Affairs（NAFSA）, 1985，吴瑞藏。

[2] 《吴瑞致陈小科的信》，2004年4月30日，北京大学医学史研究中心档案室藏。

编好通讯录，约定赴美以后，彼此间要加强联系，互相帮助。第一届CUSBEA学生在广州培训时成立了“CUSBEA Fellow Union”的组织，并拟订了章程，规定赴美以后要定期联络，举办研讨会和编发刊物等。

赴美以后，在同一所美国大学学习的CUSBEA学生联系比较紧密，他们之间形成了互相帮助的良好传统。位于同一地区的CUSBEA学生也会经常聚集在一起讨论生活和学习的问题。

1987年以后，CUSBEA学生开始陆续地获得博士学位。他们开始在美国和中国国内组织召开一系列的学术研讨会以加强学术交流。每一次的学术讨论会除了有学术报告外，还会有专门的议程，讨论当前中国生物学科留学生普遍关心的问题。

1987年、1989年和1993年，CUSBEA学生先后在美国举行了三届名为“旅美中国学生（学者）生命科学研讨会”的学术交流会议。

从1993年开始，CUSBEA学生每年夏季在国内举行“海外及归国中国生物学者生命科学暨生物技术讨论会”。该研讨会一直举办到1998年，共举行了六届。

2001年6月，为了庆祝CUSBEA项目实施20周年，在国家自然科学基金委、教育部、科技部等单位的大力支持下，CUSBEA学生在国内组织召开了“21世纪生物科学前沿论坛”。

自从1993年CUSBEA学者在国内举办“海外及归国中国生物学者生命科学暨生物技术讨论会”以来，越来越多的华人生物学家开始同国内交往起来。为了更好地帮助中国国内做一些事情，1998年1月，来自中国科学院和中国驻美国大使馆的代表们出席，100多位青年华人科学家聚集在加州大学洛杉矶分校，建立了“吴瑞学会（The Ray Wu Society）”[1]，并且确立学会的宗旨为：为华人生物学家提供生命科学前沿领域的交流与合作平台，同时致力于促进中国生命科学的发展。

吴瑞学会每隔一年在美国举行一次年会。迄今为止，吴瑞学会已经在美国开了三次年会。在吴瑞学会的会员中，CUSBEA学者占了很

[1] 学会的全称为“吴瑞生命科学学会（The Ray Wu Society for Life Science）”。

大的比例。他们是吴瑞学会的核心力量，在学会的成立和发展中都起到了重要的作用。更为重要的是，通过成立吴瑞协会，不仅 CUSBEA 学者团结在一起，而且还将通过其他途径出国的一批华人生物学界的精英也吸引了进来。

正如克兰在《无形学院》中所指出的："无形学院对于统一研究领域和为领域提供凝聚力和方向是有帮助的。这些重要的人物和他们的某些合作者由直接的纽带紧密相连在一起，他们发展了有利于在成员间形成道德原则和保持积极性的团结。"[1] CUSBEA 学生举办这一系列学术讨论促进了在美国学习生命科学的中国学生之间的交流及合作，同时也增强了在美的 CUSBEA 学者之间的凝聚力。此外，近十年来，通过组织和参加这一系列的在学术交流会议，CUSBEA 学生开始向中国国内传播最新的生命科学研究成果，为中国的生命科学发展做出他们的贡献。

（3）CUSBEA 学者的成就

到如今，二十多年过去了，很多 CUSBEA 学生已成为各自所在学科的中坚力量，并在国际上取得了引人注目的成就。现在，一大批华裔生物学家（包括许多 CUSBEA 学生）活跃在生命科学的前沿领域。[2]

笔者目前收集到 133 名 CUSBEA 学者的简要资料[3]，笔者列表分析这些学者的职位情况，以期能够对他们的成就一窥端倪。目前查到的 133 名 CUSBEA 学者，其中有 21 人获得正教授职位，49 人获得副教授职位，33 人获得助理教授职位，3 人仍在研究助理岗位。在生物公司做研究员的有 17 人，自己创办生物公司和处于生物

---

[1] 黛安娜·克兰：《无形学院——知识在科学共同体的扩散》，刘珺珺等译，华夏出版社，1988，第 129 页。

[2] 采访写作过程中，得到了美国康奈尔大学吴瑞教授的大力支持，吴教授慷慨地向我们提供了与论文有关的一些私人通信和他个人收藏的 CUSBESA 有关文件。北京大学顾孝诚教授多次接受了我们的访谈，事后还为我们查找了有关的会议记录及剪报。CUSBEA 学者罗明、昌增益、陈克勤、甘忠如、林海帆、裴端卿、祁鸣、赵国屏、周兵、傅新元等抽出宝贵时间接受了我们的采访，笔者对此深表谢意。

[3] 这 133 名 CUSBEA 学者的资料通过学术研讨会会议文集、采访 CUSBEA 学者以及网络搜索获得，现收藏于北京大学医学史研究中心档案室。

公司管理岗位的有 5 人，在非生物行业工作的有 5 人。[1] 详细情况如表 4.9.2 所示。

从表中可以看出，这 133 名学者中，有 103 人已经在美国的高校和研究所获得教授席位，约占总人数的 77.4%。如果加上在生物公司做研发的人员，这 133 名 CUSBEA 学者中，有约 90.2%的人活跃在生命科学的研究岗位。

表 4.9.2　当前 CUSBEA 学生所在职位统计分析表

职位	正教授	副教授	助理教授	研究助理	生物公司研究人员	生物公司管理人员	其他行业（非生物）
人数	21	49	33	3	17	5	5
比例	15.79%	36.84%	24.81%	2.26%	12.78%	3.76%	3.76%

笔者目前仅获得 133 位 CUSBEA 学者的职位信息，以上的结论不一定准确。但是，通过采访多位 CUSBEA 学者并经过综合，笔者对他们现在的行业分布情况作出了一个大概的估计。

笔者对多位 CUSBEA 学者进行采访所得到的结果是不太相同的，问及 CUSBEA 学者现今的行业分布情况，主要的回答有如下几种：

> 现在还是有很多人在生物领域做研究。有的读完博士又改行学经济，有的做律师，一般他们都和生物多少有些关系，即便改行，也都有一些联系。[2]

> 在学校和公司的做研发的比例可能是一比一，或者在学校里面的人还要少一些。在学校的大概占三分之一，在企业界可能会更多。还有一小部分的人转行到企业管理[3]。

[1]　因职位和工作岗位的信息会随时发生变更，以上统计结果仅限于信息收集截止日。信息收集截止于 2004 年 6 月 3 日。

[2]　陈小科：《廖侃教授录音采访》，北京大学医学史研究中心档案室藏。

[3]　陈小科：《祁鸣教授录音采访》，北京大学医学史研究中心档案室藏。

我感觉是大概三分之一在学校，三分之一在工业，三分之一改行做别的。改行就是指他们学管理，行政管理或者有的人去做计算机的……生物行业就两种，一个是在学校，一个是在工业。一多半是在工业。[1]

大概有10%的人转行，有些人读了2—3年就转了，有些人转了生物信息学。[2]

据此，笔者得出结论，当前有一多半的CUSBEA学生活跃在生物领域的研究岗位，在这部分人中，在高校从事研究工作和在企业从事研究工作的人大概各占一半，在企业从事研究工作的人可能会略多一些。同时，有一小部分人改行从事其他职业，但是他们所做的工作或多或少和生物领域有一定的联系。

在笔者所查到的这133名CUSBEA学生中，那些处于研究岗位的CUSBEA学者，绝大多数都拥有自己的实验室，并且在相关的研究机构担任学科带头人。他们中的很多人在《自然》《科学》《细胞》以及其所从事学科的权威杂志上发表过多篇重量级文章。

在查找这些CUSBEA学者资料的过程中，笔者看到一个很明显的现象，很多CUSBEA学者的重要研究成果在最近几年涌现出来，他们发表在权威杂志上的文章也在近几年逐渐多起来。这表明，随着时间的推移，越来越多的CUSBEA学者在学术上走向成熟，越来越多的CUSBEA学者将会逐步成长为其研究领域的权威。

4. CUSBEA项目实施的意义

从1981年CUSBEA项目提出并开始实行，二十多年已过去了，当年风华正茂的CUSBEA学生现在已步入了壮年时代。现在看来，CUSBEA实施的八年不过是中国生命科学发展历史中一个小小插曲，

---

[1] 陈小科：《甘忠如总经理录音采访》，北京大学医学史研究中心档案室藏。

[2] 陈小科：《周兵教授录音采访》，北京大学医学史研究中心档案室藏。

但是它在一个特殊的历史时期，起到了其应有的历史作用。笔者认为，该项目实施的意义主要有以下四点。

（1）开拓了留学的新局面

正如前面已经提到的那样，由于几十年的封闭，中国和外部世界的联系多数被切断，美国的大学根本不了解中国的情况，同时美国大学录取外国学生所必需的 TOEFL 和 GRE 考试又尚未在中国开办，留学的渠道都没有打开。在这样一种情形下，中国急需有效的途径把学生派到美国。而 CUSBEA 项目的出现打破了生物领域派遣留学生的坚冰，开拓了留学的新局面，它为中国提供了一条高效的途径把优秀的中国学生派到美国一流的高校攻读生物学博士学位。

同时，前三年派出的 CUSBEA 学生在美国的优异表现使得美国的大学对中国学生有了良好的印象。等到 1984 年 TOEFL 和 GRE 在中国国内开始广泛举行的时候，很多美国大学开始招收非 CUSBEA 项目的生物留学生。这样，中国赴美留学的通道基本打开。在 1985—1989 年间，美国大学至少接收了 1000 多名非 CUSBEA 项目的生命科学方面的留学生。

（2）培养了一大批活跃在生命科学前沿的顶级科学家

CUSBEA 项目培养了一大批活跃在生命科学前沿的顶级科学家，缩短了中国生物界的人才断层和整体水平断层。正如海外的长江学者钱卓说，“如果吴瑞先生的计划晚十年，生物学界还会有十年的人才断层和整体水平的断层” [1]。

当前，有一大批年轻的华人生物学家活跃在生命科学的前沿领域，他们中的很多人都是通过 CUSBEA 项目赴美留学的。同时，还有一大批非 CUSBEA 的学生是在留学的通道打开以后，自己申请赴美留学的。这些 CUSBEA 学生和非 CUSBEA 学生大多数都学有所成，成为新一代的海外华人生物科学家。这些科学家构成了一个巨大的“人才库”，他们将会帮助中国发展生命科学，使我国的生命科学研究走向世界。

---

[1] 张卉、丁肇文：《全球生物界“三高”聚北大》，《北京晚报》2001 年 6 月 22 日。

（3）缩短了中国在生物教学方面与国外的差距

CUSBEA 考试的内容来自国外最新的教材，为了参加 CUSBEA 项目，中国高校的学生很早就开始准备 CUSBEA 考试，有些学生在大学低年级的时候就开始阅读原版的英文教材。

与此同时，前几届的 CUSBEA 学生出国以后，通常会给国内的师弟师妹们提供国外的最新教材和研究进展，这使得这些国内院校的生物教材得到了更新。当时，这些国外的教材在学生中广为流传，使得中国学生的生物知识得到了极大的更新。

在当时中国和国外的交流隔断了几十年的情况下，因为 CUSBEA 项目的存在，中国生物教学的内容得到了更新，这在很大程度上缩短了我国在生物教学方面与国外的差距。

（4）促进了中美两国之间的科学交流

CUSBEA 项目的成功实施，促进了中美两国之间的科学交流。该项目的实施，使得美国大学逐渐了解了中国学生，并随后开始大量地接收中国学生。同时，该项目对中国科学和教育事业的发展也产生了影响。通过这个项目，中国的教授和学生增进了对美国一流大学研究生教育以及生物前沿新进展的了解，看到了中美研究生教育方面的差距。

现在，学成回国的 CUSBEA 学者和美国的研究机构都有着紧密的联系。留在海外的 CUSBEA 学者有的回国参加学术交流活动，有的在国内开办生物产业。他们往返于中美两国之间，这也促进了中美两国在生命科学领域的交流。

5. 结语

CUSBEA 项目的实施，是中美两国科学界、教育界在改革开放初期双边合作的一种有效模式，是热心于两国学术交流的学者们共同努力的结果。二十多年前，项目发起人的远见卓识使得我们国家成功地派出了一批优秀的学生。现在，当年的年轻学子，已成为各自所在领域的重要研究力量。他们今天的成功除了自己的努力之外，还倾注了中美双方项目实施人的心血。

CUSBEA 项目的发起人吴瑞教授，为项目的顺利实施付出了不懈努力。为了保证项目的顺利进行，吴瑞几乎每年都要回中国访问，或亲拟电函向中国有关领导人提出建议，与有关人士联系工作。在美国，有关 CUSBEA 的工作，包括同几十所大学的联系、组织命题、邀请教授来华进行面试等繁杂的事情，吴瑞先生都是亲力亲为的。他的夫人陈智龙和家人们对 CUSBEA 项目的实施也给予了极其热情的支持与帮助。此外，二十多年来，吴瑞教授几乎出席参加了 CUSBEA 学生举办的每一届学术研讨会，他始终关注着 CUSBEA 学生的成长。可以说，CUSBEA 项目凝聚了吴瑞为发展祖国科学教育事业所耗费的心血，倾注着他对祖国青年一代优秀人才的殷切希望。

同时，北京大学生物系的张龙翔教授和顾孝诚教授对 CUSBEA 学生的成长也付出了很多。多年来，CUSBEA 学生在美国和中国召开了一系列的研讨会。他们积极地参加这些研讨会，并为这些会议的顺利实施付出了巨大的努力。特别是在国内召开的一系列学术研讨会，顾孝诚教授更是起到了决定性作用。这一方面反映出她对 CUSBEA 项目的关心和投入，另一方面也反映出她所具有的卓越的组织才能。

此外，在 CUSBEA 项目的实施过程中，有几位美国面试考官多次来华帮助选派中国学生赴美留学。其中，印第安纳大学医学院的 D. W. 阿尔曼（D. W. Allmann）教授和伊利诺伊大学的 R. 甘波特（R. Gumport）教授先后四次来华。康奈尔大学的 K. 莫法特（K. Moffat）教授和哈佛大学的 M. 卡尔诺夫斯基（M. Karnovsky）教授先后三次来华选派中国留学生。以上这几位教授还经常参加 CUSBEA 学生举行的学术研讨会，他们的出席对 CUSBEA 学生来说，是一种督促和鼓舞。特别应该一提的是，阿尔曼和甘波特教授几乎出席了 CUSBEA 学生举行的所有学术研讨会，这反映出他们关心 CUSBEA 学生的成长，热心中国的教育事业，并且把 CUSBEA 项目当作自己的一项事业来经营。

另外，中国政府一直以来都对 CUSBEA 项目给予了大力支持。国内所有和 CUSBEA 招考活动有关的费用、CUSBEA 学生赴美的机票费用以及美国教授来华的旅费等全部由中国政府支付。教育部、北京大学、中国科学院等单位也为项目的实施付出了努力。

还有很多人，比如北京大学生物系的潘其丽、叶宁等为项目的实施付出了辛勤的劳动。现在，他们中的有些人已经不在原来的工作岗位或者已经去世了，但他们为 CUSBEA 项目顺利实施所做出的贡献应该永远被记住。

当前，生命科学的重要性正逐步显现出来。CUSBEA 学生有一大半活跃在生物研究领域，他们中的许多人已经成为著名的生物学家。同时，回国工作和参与交流的 CUSBEA 学生正逐年增多。现在看来，CUSBEA 项目的实施无疑是成功的。通过国家大规模地派遣留学生赴美学习，加快某个学科的发展，这样一种培养人才的方式在中国特定的历史时期起到了作用。

应当承认，至今尚有很多 CUSBEA 学生滞留海外。许多留学生出国后逾期不归这一现象，一直被认为是对派出国不利的。由于发达国家与发展中国家在学术和经济方面的巨大差距，人才外流，即所谓“脑流失”（brain drain）的问题，一直是困扰发展中国家科技人才培养的难题。影响留学生回国的原因是多方面的，如国内研究条件的限制、经济原因、家庭原因以及国内的科研体制不完善等。但在科学技术领域，留学生出国完成学业立即回国更好，还是在国际领先的实验室继续从事研究、成长为一流学者后再回国服务更好，这是值得思考的。以 CUSBEA 学生为例，从留学生成为学者、科学家一般需要十年左右的时间。因此，以留学后是否立即回国服务作为判断留学项目是否成功是短视的。如果要直接吸引一流学者回国，我们还需要时间等待“脑收获”（brain gain），等待人才收获季节的到来。

（本文原载《自然辩证法通讯》2006 年第 1 期
作者：陈小科、张大庆）

第五编

医学编史学

一、医学编史学：问题与方法

医学编史学（historiography of medicine）是关于医学史的理论、方法及其范围的一门学科。虽然医史学家一直对医学史的历史抱有兴趣，但认真地思考医学史的编史学问题在西方也只是近几十年来的事情。[1] 当编史学被定义为撰写历史的历史时，强调的是历史研究风格和研究范围的发展，更为重视历史书写的理论和史学方法的变迁。在我国，也有涉及这方面内容的研究，一般称为医史学或医学史理论研究，讨论的问题主要集中在医学史研究的意义、方法和历史分期等方面，与医学编史学的研究有类似之处，但在严格意义上尚未形成一门正式的学科。

国内已有学者较系统地探讨了科学编史学问题。[2] 近年来，也有学者从拓宽我国医学史研究领域的角度涉及医学编史学问题，如张慰丰指出，多年来我国的医学史著作大多围绕医学人物、典籍、事件展开，研究内容处于自身系统的封闭状态，因此不能深入医学的历史渊源与文化背景，极大地限制了研究视野。于是，他呼吁加强医学文化史、医学人类学等方面的研究。[3] 然而，医学编史学的问题尚未见较全面、系统的讨论，本文拟在此方面做出一些初步的探讨。

---

[1] Bynum W F and Porter R (eds.), *Companion Encyclopedia of the History of Medicine* (London: Routledge, 1993), p. 24.

[2] 刘兵：《克丽奥眼中的科学——科学编史学初论》，山东教育出版社，1996。

[3] 张慰丰：《开展医学文化史的研究》，《中华医史杂志》1997 年第 4 期。

1. 西方医学编史学发展近况

近几十年来，西方的医学编史学有了极大的发展，无论是在医学史理论方面，还是在研究方法上都有所创新，研究领域也不断拓宽，不仅推动了医学史研究的深入，也有助于人们全方位、多维度地审视医学及其与社会文化的互动关系。

在相当长的时期里，医学史一直被一种简单的实证主义统治着。伟大的医生和理论通常被作为知识进步、疾病诊断和治疗技术发展的标志。至20世纪，科学医学已取得了如此辉煌的成就，因此不应奇怪，其历史通常是用成功者的词汇所撰写的，由此被称为医学的“辉格”史（Whiggish history）。有学者认为这种医学史是“由医生为医生写医生”（by doctors about doctors for doctors）。[1]

的确，早期的医学史通常由从事医疗工作的医生所写。老一代医学史家，如苏德霍夫、佩格尔、辛格、纽伯格、加里森等，为医学史学科奠定了基础。从古代至20世纪初，记述性医学史占据着主要地位，然而，若将早期的医学史仅仅看作单纯的传记显然是错误的。从希波克拉底至今，在医生的训练中，许多医学知识通过观念和老一代的经验传播，所以毫不奇怪，在这些医生所写的历史中，也充分反映出这些观念和经验的价值。20世纪以前，由于医疗手段的局限，医生们十分渴望了解先辈的观点，以便从中获得启迪。随着科学的进步，医生们增加了解释疾病的基本机制的确定性，有了更加有效的诊疗措施。于是，记述性的传记不再占据医学编史学的显著地位了。与此同时，医学史更多地是由历史学家而不是医学家所撰写，也有人认为医生所写的记述性传记已是一种老式的医学史写作方式。

与科学编史学相比，医学编史学虽然缺乏诸如赫森的《牛顿原理的社会和经济基础》或库恩的《科学革命的结构》之类里程碑式的著作，但许多医史学家已对医学史的问题和前景有了更深入的认识，如西格里斯特、施赖奥克、G. 罗森（G. Rosen）等所考虑的问题和提

[1] Porter R and Wear A (eds.), *Problems and Methods in the History of Medicine*（London: Croom Helm, 1987）, p.1.

出的新方法。

罗森为医学编史学的变化和发展奠定了基础，他敦促医学史更广泛地研究人、疾病和情感。他指出，视角的转变通常能揭示新的研究领域，以医学的社会特征为出发点，使医学史成为人类社会处理健康与疾病问题的历史。[1] 西格里斯特强调以更广泛的观点解释医学的过去，并认为医学史应该考虑到病人的重要性。他的最后一部著作《卫生史的里程碑》的前言中写道："有人说我对人类环境描述太多，但我们已经明了个体遗传和社会环境对疾病都有着重要影响。还有人认为我从病人而不是医生的角度探寻医学史，我认为这是对我的赞美，因为病人或者说健康和疾病的人是所有医生活动的目标。"[2] 虽然他的观点在五十年前就提出了，但只是近二十年才引起医史界足够的注意。

20 世纪 70 年代以后，西方编史学理论对医学史研究产生了重大影响。爱德温·克拉克（Edwin Clarke）呼吁医学史从传记和叙述的奴役下解脱出来，开展医学社会史、制度史和观念史的研究。[3] 法国年鉴学派（Annales）的编史学纲领强调医学史研究应将健康、疾病和医学与当时的社会和文化联系起来。法国哲学家福柯关于"知识 / 权力"的分析，揭示了传统上被认为是进步的医疗干预的增加，可能有潜在的消极因素。他关于知识社会学的论述，指出了医学科学也广泛地接受了社会—政治的价值。此外，新马克思主义、女性主义对医学史研究也有着一定影响。[4]

近年来，波特十分强调从病人的角度研究医学史，而且得到了医史学界的响应。一个新的研究领域——医学社会史凸现出来。医学社会史将医生、病人以及社会经济等均纳入其研究视野，更多以问题为导向，开展跨学科研究。医学社会史很少基于教条、断言或仅仅是

[1] Rosen G, "People, Disease and Emotion: Some Newer Problems for Research in Medical History, " *Bulletin of the History of Medicine* 4 (1967): 5-23.

[2] Sigerist H E, *Landmarks in the History of Hygiene* (Oxford: University. Press, 1956), p. vii.

[3] Clarke E, *Modern Methods in the History of Medicine* (London: Athlone Press, 1971), p.21.

[4] Porter R and Wear A (eds.), *Problems and Methods in the History of Medicine* (London: Croom Helm, 1987), p. 2.

印象进行研究，而是注重经验的研究。与其他人文和社会科学发展的趋势一样，医学史领域中的跨学科研究日益增加。曾经各自独立的历史学、社会学、人类学等学科逐渐有了共同的兴趣，经济发展、现代化、工业化及其与人类健康的广泛关系是形成这种跨学科研究的基础。

医学社会史是从过去以研究“伟大的医生”为主导的传统向研究医学活动中的医生和病人及其境遇的转变，是从记录医学的胜利向探讨医学中尚存在的问题的转变。在过去几十年里，人们对健康需求的增加无疑刺激了许多国家医疗保健费用的迅猛升高，医学高技术的发展进一步激起了人们对消灭病痛和实现长寿的渴望，于是生与死、健康与疾病的观念及其演化再次成为医学史关注的话题。

在另一方面，医学文化史近几十年来也成为研究的热点。福柯对医学史研究有明显的影响。他的著作《疯癫与文明——理性时代的疯癫史》广泛地探讨了精神病问题，被研究者们大量引证。他关于现代医学史的著作——《临床医学的诞生——医学知识的考古学》影响更大。他十分强调语言及其在医学中的应用，如对医学教科书文本、医学活动语境的研究。福柯的工作使医史学家认识到在关注事件的原因和意义的同时，也不能忽视围绕这些事件的话语。

2. 现代西方医学史研究中的几个主要领域

西方医学史研究的领域十分广泛，现代医学史的研究不仅关注医学理论和技术方面，而且更多地注意到人们对于健康和疾病的理解、病人对医学的信赖程度以及对医生的态度、卫生保健制度及公共卫生等方面。医学史研究的问题也显示出多维性：如疾病史研究不仅探讨疾病理论、疾病防治的历史，也注意到疾病所引起的个人和公众反应，妇女在卫生职业中的历史以及妇女卫生保健性质的变化，科学在医学职业化进程中的作用与医学政策、制度的历史，医学史与人类学的关系，等等。[1]

---

[1] Ziporyn T, “Historians Strive to Improve Perspective, Practice of Medicine,” *JAMA* 254 (1985): 2713-2720.

医史学家对医学史分期问题仍保持兴趣，时间框架的确定对于研究医学发展及探讨社会政治、经济、文化等对医学的影响具有重要的作用。西方历史学家将12—16世纪看作一个“长的文艺复兴”，将1650—1820年的启蒙时期作为一个“长的18世纪”。随着时间框架的扩展，医史学家对于当时的医学也有了更广阔的视野。

国际编史学问题正在成为医学史研究的一个新领域。20世纪50年代以后，国际卫生问题日益引起医史学家的重视，如殖民主义对第三世界国家医学发展的影响、传染病对世界各国及国际卫生政策的影响、国际卫生组织的作用等新的编史学领域正在出现。医学人类学的新发展也起源于国际卫生问题，随着国际交往的日益频繁，不同文化传统关于健康、疾病观念的差异受到了医史学家和医学人类学家的关注。他们的研究更加清楚地显示了健康与疾病不仅是生物学现象，而且更多是社会和文化现象。医学史的跨文化研究已显示出极大的吸引力。

疾病史研究一直是医学史研究中的一个重要领域。如前所述，目前的疾病史研究已大大超过了以往的范围，包括观念史、社会史、生态史、经济史诸方面。

疾病社会史 在疾病的细菌理论建立之前，从临床、流行病学、社会学以及地理学等方面对疾病史进行的研究十分丰富。这些前细菌理论时期的医史著作旨在考察疾病的原因，以便为疾病的预防和治疗提供帮助。随着医学技术的发展，疾病的原因和防治已不再迫切需要医学史提出佐证，于是，疾病史的研究转向叙述和分析疾病对人类情感的影响等超越生物学的事件，转向更加广阔的人类疾病的社会结构。通过观察、分析作为文化结构一部分的疾病—病人，可以拓宽人类研究疾病原因、变化及其影响的基础。

在西方，已有许多历史学家从社会、文化和经济的视角来研究疾病史，试图勾勒出一幅人类对疾病反应的全景图。这些研究更多是强调疾病对人类心理和社会的影响，强调不同社会团体、不同阶层的居民对待健康、疾病的态度及其与道德的关系。然而，有些研究似乎有否定疾病的生物学基础的倾向。诚然，疾病史研究应当拓宽视野，将疾病与医学视为社会结构整体中的一部分，但若完全否认疾病的生物学存在，认为存在的仅是医疗实践，就否定得太多了。西方已有一些医史学家注意到了这一问题。

疾病观念史 疾病观念史是疾病史研究中的另一趋势。较有影响的著作是美国医史学家奥斯维・特姆金（Owsei Temkin）的《癫痫》（*The Falling Sickness*）。该书并不是流行病学或疾病的临床史，而是关于癫痫观念进化的历史：对癫痫原因的解释、它对患者生活的影响、关于它的治疗观念等。特姆金用癫痫去解释古代、中世纪和文艺复兴时期健康和疾病的概念。威廉・科尔曼（William Coleman）在《北方的黄热病》中，通过研究 19 世纪的三次黄热病流行，探讨了当时关于传染与非传染的概念、流行病思想的变化以及这些概念如何用于解释疾病。

疾病史与生态学 托马斯・麦基翁在推动人口史、生物学史、公共卫生史和疾病史的综合研究方面发挥了重要的作用。他将疾病、医学和公共卫生问题与人口统计学分析结合起来，关注人口出生率、死亡率模式的变化，关注定居的、高度工业化的人群与游牧人群疾病的差异，并试图解释卫生条件、营养状况和生活习惯对于疾病的影响。[1]医史学家也开始考察环境对疾病的影响，如格梅克的《古代希腊世界的疾病》（*Diseases in the Ancient Greek World*）。

疾病史与经济 医史学家近来也开始关注疾病与经济的关系。从研究人们的营养状况出发，医史学家发现了社会经济的变化对健康和疾病的影响。如随着一般营养状况的改善，身高与阶级差异的关系已逐渐消失。饥荒与瘟疫一直是密切联系在一起的，在什么程度上营养不良将影响到机体的免疫应答也是一个有趣的问题。

3. 医学史研究的现代方法

医学史研究的方法也是现代医学编史学关注的一个重要问题。20 世纪 70 年代以来，计算机定量分析、统计学方法、资料关系图表、

[1] Mckeown T and Brown R G, "Medical Evidence Related to English Population Changes in the Eighteenth Century," *Population Studies* 9 (1955):119-141.

疾病史地图法、个案研究等新研究方法的引入不仅拓宽了研究者的视野，扩大了历史文献的范围，也深化了医学史研究的内涵。

医史文献的考证包括内证和外证，传统的内证方法主要是判断文本风格的相似性，如通过判断文本的韵律、词汇和句法等基本要素，来考证文本的作者或时代。外证是基于对不同时代不同性质文本的比较。计算机的应用和统计学方法的引入，极大地丰富了考证的内容，同时定量分析也使得考证在定性的基础上更加具有说服力。如通过测量句子的长度、某些特殊词汇的使用频率等，应用句长分布、二项式分布（Binomial distribution）、泊松分布（Poisson distribution）等统计学方法，分析文本特性，为判断文本的作者或时代提供证据。

现代医史学家越来越重视利用各种医疗记录（病历）去研究医疗实践的演化、病因学和治疗理论以及医患关系性质的变化。通过研究医院病案可更加准确、细致地了解诊断技术、临床治疗、外科手术的发展历程。医院和诊所保存的大量病案记录为医学史的定量研究提供了丰富的资料，是计算机进行资料处理和统计学分析的恰当素材。病案研究也有助于更加深入地了解当时医学界和社会对于疾病的理解、关于疾病的信仰、对待病人的态度以及医疗活动的结果。

近几十年来，西方医史学家、人口学家、经济学家对教堂和市政当局保存的死亡档案进行了大量的历史统计学（historical demography）研究，如都市死亡率的历史演变、城市与乡村死亡率的比较、不同时期死亡率和死因的比较研究等，这对了解死因顺位的变化，以及为什么会发生这样的变化均有着重要意义。[1]

医学史研究中，图表的应用也逐渐受到医史学家的重视，尤其是在医学史教学和医学史著作中，可应用图表简单明了地表述定量资料（如事件、人物、观点、现象等），以及这些资料之间的关系（如影响因素、依赖关系、协调作用、因果关系等）。罗特舒（Rothschuh）用

[1] Imhof A E, "Methodological Problems in Modern Urban History Writing: Graphic Representations of Urban Mortality 1750-1850," in *Problems and Methods in the History of medicine*, ed. Porter R and Wear A (London: Croom Helm, 1987), pp. 101-132.

统计图描述了1795—1950年间生理学文献的变化情况，清楚地显示出生理学领域的发展概貌，从中可以看出文献与科学发现之间的相关变化。[1]

历史研究的人类学方法由于年鉴学派的大力倡导而复兴。[2]历史学家们开始重视研究日常生活形式，并将之作为勾画文明的发展过程和社会进步的主要着眼点。医学史应用历史人类学方法，可通过考察生活习惯、卫生习惯、饮食习惯、行为习惯等，比较研究不同时代、不同地域人们的健康观、疾病观、生死观，比较研究医学界和民间这些观念的异同及其相互影响。

4. 我国的医学编史学研究

虽然我国尚未对医学编史学问题展开深入的研究，但医史学界对有关医学编史学所涉及的问题并不陌生。20世纪初，我国已有学者开始探讨医学史的理论、方法及其范围等问题。20世纪70年代以后，医史学界曾就医学史研究的理论问题展开过讨论，主要包括医学史研究的意义和任务、医学史研究方法、医学史分期问题、医学起源等方面。程之范认为，医学史是"联系社会、政治、经济、哲学、科学和其他文化的关系来研究医学发展的过程和规律的科学"[3]。李经纬指出，评价历代医学家的学术思想的目的在于为现代中医的发展提供借鉴，以及探索中医发展的前景、途径和方法。[4]姒元翼等在《医史学》中提出了医史学的结构和研究方法问题，认为医史学的结构包括三部分：医史学基础知识、研究主体（即医学史）、医史学研究方

[1] Rothschuh K E, "The Graphic Presentation of Data and Relationships in the History of Medicine," in *Modern Methods in the History of Medicine*, ed. Clarke E(London: Athlone Press, 1971), pp. 314-334.

[2] 勒高夫等主编：《新史学》，姚蒙编译，上海译文出版社，1989，第230页。

[3] 程之范：《中外医学史》，北京医科大学、中国协和医科大学联合出版社，1997，第2页。

[4] 李经纬：《关于评价医家学术思想的几个问题》，《中医杂志》1982年第10期。

法。[1] 近年来，已有许多学者认识到吸收新理论、应用新研究方法、拓宽我国医学史研究领域的重要性，并在疾病观念史、医学与文化、人类学与医药卫生、医学制度史等领域取得了一批新成果。

然而，应当承认我国医学史研究仍以传统的文献研究、典籍评述、人物考证等为主，无论是在理论上还是方法上都缺乏新的突破。例如，论述我国近代医院发展情况的文章，大多是讨论发展沿革和成绩的，很少利用医院所保存的丰富病案来研究我国近现代疾病的主要构成及其演变趋势，研究人们健康观和疾病观的变化，研究医疗制度、医患关系的变化。在医学史研究中很少应用计量方法、计算机分析、人类学方法、社会学方法，从而缺少深度和广度。因此，开展医学编史学研究，推进我国医学史的理论研究，应当引起医史工作者的重视。

（本文原载《医学与哲学》1999 年第 11 期）

[1] 姒元翼、龚纯主编：《医史学》，湖北科学技术出版社，1988，第 3 页。

二、当代疾病史研究的问题与趋势：从 AIDS 到 SARS

疾病对人类生活的影响是多维度的。疾病可被认作一种单纯的生物学事件，引起个体的躯体损伤和疼痛；也可被视为复合的身心事件，给病人添加躯体和精神上的痛楚；还可作为复杂的社会性事件，小到影响家族的繁衍，大至改变人类文明的进程。然而，在相当长的时间里，历史学研究不甚关心疾病对人类社会的影响，医史学界的疾病史研究也只是专注疾病认识、诊断和治疗的进步，而忽略了疾病的社会文化价值。20 世纪下半叶，疾病史研究显现出社会史和文化史的转向，强调研究疾病的社会意义和文化价值。尤其是 20 世纪 80 年代以后艾滋病的流行所引起的社会文化反应，凸现出人类应对疾病的复杂的社会、文化和道德纠葛，2003 年严重性急性呼吸道综合征（Sever Acute Respiratory Syndrome，SARS）的暴发进一步激发了人们对于疾病的社会经济和文化影响的关注。疾病史研究的转向为人们理解疾病及其防治策略、分析当代卫生保健制度存在的矛盾与争论，提供了一个新的路径。

1. 疾病史研究的转型

（1）疾病史的研究传统

疾病史是一门古老的学问。在诊断治疗技术欠发达的古代社会，从前人的经验和历史的记录中学习医学是最有效的途径之一。因此，医生们为探讨疾病的原因、寻找防治疾病的方法而研究疾病的历史。古希腊医生希波克拉底的《论古代疾病》是西方最早的疾病史经典文献，汉代医生淳于意的《诊籍》则是我国早期疾病史研究的重要史籍。然而，这些实用意义上的疾病史研究关注的是疾病本身的自然史过程或对疾病自然史的干预过程，与现代的疾病史研究相比，属于两种不同的研究范式。

西方学术意义上的疾病史研究始于19世纪下半叶。1864年，德国医学家和医史学家A. 赫尔希（A. Hirsch）出版了两卷本的《地理和历史病理学手册》(*Handbuch Der Historisch-Geographischen Pathologie*)。作者按时间和地域详细地论述了各种疾病的历史和地理学分布。20世纪以后，疾病史研究涌现出一批重要的著作，如H. 秦瑟（H. Zinsser）的《耗子、虱子与历史》(*Rats, Lice and History*，1935)、F. 卡特莱特（F. Cartwright）的《疾病与历史》(*Disease and History*，1972)、麦基翁的《人类疾病的起源》(*The Origins of Human Disease*，1988)、E. 阿克莱特（E. Ackerknecht）的《最重要疾病的历史与地理学》(*History and Geography of the Most Important Diseases*，1965）以及M. 伯内特（M. Burnet）的《感染性疾病的自然史》(*Natural History of Infectious Disease*，1962）等。这些疾病史著述，涉及疾病的原因、进程及其与地理、气候等自然环境变化之间的关系等诸多方面的内容。当代西方疾病史研究的代表性著作是K. 基普尔（K. Kiple）主编的《剑桥世界人类疾病史》(*The Cambridge World History of Human Disease*)，该书考察了东西方医学不同的疾病观念、现代医学发展下疾病观念的变化、世界不同地区疾病的分布和主要特点、疾病地理学，详细论述了从天花、鼠疫到埃博拉病、艾滋病等158种人类的主要疾病，以及有关这些疾病的发生、认识的历史。

疾病观念史也是早期疾病史研究的一个重要领域。梅杰（R. Major）的《疾病的经典描述》(*Classic Descriptions of Disease*）考察了从古希腊到20世纪人类对传染病、代谢病、铅中毒、循环系统病、血液病、肾脏病、呼吸系统病、营养缺乏病、变态反应病和消化系统病等十类近百种疾病的认识过程。特姆金的《癫痫》不仅讨论了癫痫病的流行病学和临床诊断治疗的历史，而且梳理了癫痫病观念的演变，通过癫痫去解释古代、中世纪和文艺复兴时期健康和疾病的概念。科尔曼在《北方的黄热病》中，通过研究19世纪的三次黄热病流行，探讨了当时关于传染与非传染的概念、流行病思想的变化以及这些概念如何用于解释疾病。C. 温斯劳（C. Winslow）的《征服流行病：观念史的一章》（*The Conquest of Epidemic Disease, A Chapter in the History of Ideas*），论述了人类对流行病的认识演化史，从神灵世界、上帝的惩罚、自然哲学的疾病观，到传染概念的萌生、对瘟疫认识的深入以及细菌理论的建立。A. 卡普兰（A. Caplan）等在《健康与疾病的概念》（*Concepts of Health and Disease*）中通过比较西登汉姆《医学观察》的前言、莫尔干尼《疾病的原因与位置》的序言、比沙《病理解剖学》的绪论、贝尔纳的《实验医学研究导论》、魏尔啸《细胞病理学》中的主要论断以及坎农在《躯体的智慧》中关于生物学和社会稳态的论述，考察了疾病概念的历史演变。[1]

我国近代的疾病史研究开始于20世纪初。由于当时危害严重的疾病主要是传染病、寄生虫病，学者们也十分重视这两类疾病的历史研究。相关文章有陈援庵在《医学卫生报》上发表的《肺痨病传染之古说》（1909）、李祥麟在《中西医学报》上发表的《鼠疫之历史》（1910）、黄胜白在《同德医学》上发表的《霍乱的历史》（1921）、伯力士在《东北防疫处报告》中撰写的《主要传染病流行于中国的历史》（1931）、李涛在《中华医学杂志》上发表的《我国疟疾考》（1932）、宋大仁在《医史杂志》上发表的《中国古代人体寄生虫病史》（1948）等。近代有关疾病史的论著，最早可以追溯到陈邦贤的《中国医学史》（1919），该书设有疾病史专篇，分为传染病史、呼吸器病史、消化器病史、心脏肾脏新陈代谢病史、泌尿器病史和神经系病史等六章，其中传染病为十八种，占据内容的一半以上。王吉民、伍连德的《中国医史》（1932）虽然没有专门的疾病史章节，但对近代流行的主要疾病如天花、鼠疫、霍乱等均有较翔实的记载，伍氏作为我国近代医学生活中的重要人物，曾领导过鼠疫防治、海港检疫等工作，书中保存了许多重要史

---

[1] Caplan A and Engelhardt H J (eds.), *Concepts of Health and Disease* (Addison-Wesley Publishing Company, 1981), pp. 143-208.

料。此后，我国的疾病史研究基本上沿袭这一传统。

（2）疾病史研究的转向

近几十年来，西方的医学编史学表现出新的趋向，无论是在医学史理论方面，还是在研究方法上都有所创新，研究领域也不断拓宽，不仅推动了医学史研究的深入，也有助于人们全方位、多维度地审视医学及其与社会文化的互动关系。疾病史的研究也显现出更丰富的研究取向：除疾病自然史、疾病观念史之外，疾病社会史以及疾病文化史的研究日益受到重视。

早期的疾病史通常由医生所写。从古代至20世纪初，在医疗手段有限的情境下，医生们通过疾病史研究来了解疾病流行的特点以及先辈的经验，从中获得启迪。随着医学科学的进步，疾病史研究对医生们理解疾病机制，提高诊断治疗水平不再具有决定性的影响，疾病史研究的临床实用价值逐渐降低。另一方面，随着疾病模式的转变、医学史学科的建制化，以及以法国年鉴学派为代表的编史学传统的变化，疾病的社会文化意义开始为学界所关注。年鉴学派的编史学纲领强调医学史研究应将健康、疾病与当时的社会和文化联系起来，强调将病人、疾病与社会经济文化的关系纳入其研究视野，以问题为导向，开展跨学科研究。研究者从考察人们疾病认识的历史进程向探讨疾病复杂的社会影响转变，更多地注意到人们对于健康和疾病的理解、疾病观念的社会构成。

疾病社会史是一个新兴研究领域。早在20世纪40年代，美国医史学家西格里斯特与罗森等人就呼吁关注疾病的社会史研究，西格里斯特在《人与医学》一书中，不仅讲述了疾病观念的变化和诊断、治疗技术的发展，而且强调了疾病观念的社会文化影响和社会对病人态度的变迁。罗森提出应该从简单的人物评价和史实叙述转向广泛研究人类的健康与疾病。[1] 但是，他们的呼吁并未产生很大的影响。

---

[1] Rosen G, “People, Disease and Emotion: Some Newer Problems for Research in Medical History,” *Bulletin of the History of Medicine* 4 (1967): 5-23.

在疾病的细菌理论建立之前，从临床、流行病学、社会学以及地理学等方面对疾病史进行的研究旨在考察疾病的原因，以便为疾病的预防和治疗提供帮助。随着医学技术的发展，疾病的原因和防治已不再迫切需要医学史提出佐证，疾病史的研究转向叙述和分析疾病对人类情感的影响等超越生物学的事件，转向更加广阔的人类疾病的社会结构。

2. 当代疾病史研究的主要问题

（1）疾病的社会文化意义

在西方，已有许多医史学家从社会、文化和经济的观点来研究疾病史，试图勾勒出一幅人类对疾病反应的全景图。如罗森伯格研究19世纪霍乱流行的《霍乱年代》（*The Cholera Years*）、A. 布兰特（A. Brandt）关于梅毒史的著作《没有魔弹：1880年以来美国性病的社会史》（*No Magic Bullet : A Social History of Venereal Disease in the United States Since 1880*）等。

疾病社会史的兴起，将疾病与医学视为整个社会结构整体中的一部分，将疾病看作病人—医生—社会反应的复合体，拓宽了疾病史的视野，有助于人类更加准确地把握疾病的社会意义。考察特定社会文化境遇中的疾病问题，不仅有助于深化人们对疾病发生、发展规律的认识，而且也有益于人们把握疾病与社会制度、经济状况、宗教信仰、传统习俗的多重关联。近代医学的疾病理论虽然承认疾病是一个抽象的概念，只能通过人体而显现，由于世界上没有两个一模一样的人，因此也不会有两种完全相同的疾病，但同时又强调人体的结构和生理是基本相同的，所以，医学能发现疾病的基本原因和机制，即便存在着一定的个体差异，也不妨碍对某种疾病的理解。例如，所有的“肺炎”病人可表现出大致相同的症状和病程，因为病人肺部遭受细菌侵害后，会产生相同的反应，出现类似的症状，尽管有时不完全一致，但不影响对疾病的诊断与治疗。按逻辑过程构造疾病是近代医学理论的核心。医学家们依据病理解剖学和细菌学知识来构造疾病，即躯体部位的病变（特殊病灶）——→某一器官的功能障碍——→临床症状，或病原微生物——→人体——→病理改变——→临床症状。这种疾病解释模型不仅指导着医生的治疗决策，也是病人对治疗结果的判断标准。然而，完全满足这种解释模型的疾病为数不多，许多疾病的发生所牵涉的不仅是生物学因素，也包括个人行为方式以及社会文化因素等多个方面，而人类社会对疾病的认知和反应同样也受到这些因素的影响。实际上，从 12 世纪的麻风病、14 世纪的鼠疫、19 世纪的霍乱以及 20 世纪的艾滋病等传染病，到痛风、糖尿病、心脑血管疾病等慢性病，都牵涉到广泛的社会文化问题。

20 世纪下半叶以来，随着疾病社会史和疾病文化史的兴起，医史学家们发掘新资源，提出新问题，应用新方法，开拓新领域，创立新学说，极大地丰富和深化了人们对疾病的本质与价值的认识。“以问题为导向的疾病史研究”是疾病社会史最具有影响的研究纲领，它以疾病在社会文化境遇中的演化来透视当下医学领域的热点问题，强调跨学科研究的重要性，极大地丰富了疾病史研究的内涵。特殊病原学理论在解释高血压、心脑血管疾病等慢性病，酗酒、肥胖等生活方式相关性疾病，精神疾病以及与衰老相伴随的疾病等方面面临的困境，尤其是 20 世纪 80 年代艾滋病的出现，显露了疾病的生物学和文化意义之间的相互关联。

在过去几十年里，社会建构论为解释医学思想和医疗实践如何受到文化影响提供了一个理论框架。社会建构论认为，自然科学知识是科学界内外人们社会交往的产物，科学知识是由人们社会性地构造出来的。[1] 20 世纪 60—80 年代，社会建构论者为歇斯底里、神经症、同性恋等文化相关性疾病提供了解释模型，强调了社会文化因素与医学因素的共同作用。这类疾病在生物学上的病理机制既可证实又难确诊，因而为疾病解释的社会建构预留了足够的空间。

在疾病社会史研究中，社会建构论成为人们理解疾病观念的演化

---

[1] 史蒂芬·科尔：《科学的制造——在自然界与社会之间》，林建成、王毅译，上海人民出版社，2001，第 1 页。

和疾病处置中复杂的社会文化现象的一种模型，使人们在研究疾病观念和疾病防治策略时重视政治、经济、宗教等社会因素的作用。它强调了现行疾病观既是医学知识进步的体现，也是复杂的社会协商的结果。例如，W. 拉欣（W. Rushing）在《艾滋病的流行：一种传染病的社会维度》(*AIDS Epidemic: Social Dimensions of an Infectious Disease*) 中，从社会原因和社会反应的角度研究了艾滋病流行引起的社会争议，考察了医学界与普通公众对艾滋病的不同反应以及对人们的行为与疾病关系的不同解释。E. 费 (E. Fee) 与弗克斯主编的《艾滋病：历史的负担》(*AIDS: The Burdens of History*) 深入地讨论了艾滋病对美国社会产生的影响，以及美国社会文化语境中的疾病认知与重构、保健政策、性别与疾病、艾滋病与同性恋运动的合法性等一系列问题。R. 阿罗诺维兹 (R. Aronowitz) 在《理解疾病：科学、社会和疾病》(*Making Sense of Illness: Science, Society & Disease*) 中描述了不同时期疾病观念的变化：从疾病被认为是有机体与环境之间平衡紊乱的结果，到疾病被看作一种特殊的、可以通过实验室研究而发现的实体。阿罗诺维兹对传统的完全从科学角度解释疾病的方法提出了挑战，他认为对疾病进行分类实际上是一种“社会协商的过程”(*social process of negotiation*)。[1]

然而，社会建构论对疾病的解释也显现出其不能令人满意之处：首先，社会建构论反对把科学仅仅看成理性活动这一传统的科学观，认为历史真实是由人创造的，并不存在等待人们去发现的真理，任何疾病都是在特定社会情境中医学家与各种社会因素相互作用的结果。其次，几乎所有的建构论者都采取了相对主义立场，削弱和否定经验世界对科学知识发展的重要作用，甚至否定疾病的生物学特性。最后，社会建构论认为，自然科学的实际认识内容只能被看成社会发展过程的结果，是受社会因素影响的。在疾病社会史研究中，社会建构论表现为轻视人类认识疾病过程中的自然因素，更多地强调疾病认知过程中社会因素的决定作用。诚然，任何疾病理论都是在特定社会历史阶段、特定文化

---

[1] Aronowitz R, *Making Sense of Illness: Science, Society and Diseas* (Cambridge University Press, 1999).

背景下建构起来的，然而，不应由此就否认疾病的生物学基础，疾病社会史研究应当警惕这种倾向。在探讨疾病的社会文化意义问题时，应当在影响疾病认识的科学机制与社会文化之间把握平衡。

（2）疾病的生态史研究

从生态的角度来研究人与微生物、人与自然环境、人与社会的相互作用及其在人类疾病史上的影响，是疾病史研究的一种新取向。法国年鉴学派第三代历史学家伊曼纽埃尔·勒鲁瓦·拉迪里（Emmanuel Le Roy Ladurie）在推动跨学科的历史研究过程中，十分关注地理、气候、瘟疫、细菌等因素在历史进程中的作用。他在论述疾病带来的全球一体化时，探讨了全球瘟疫生态系统中人与细菌的复杂关系，提出了老鼠、跳蚤、细菌与人类四方共生的和谐功能论或跳蚤、细菌与人类三方共生的和谐功能论，认为这种共生现象的存在及其地理传播的长期结果最终导致了属性的冲突和不相容，共生的生态结构往往以三方或四方共生物的灭亡而告终。作者通过中世纪的瘟疫对法国的打击以及 16 世纪传染病对美洲印第安人的侵袭，说明了环境变迁导致的传染病流行是造成人口骤减的重要因素。[1]

麦基翁将疾病、医学和公共卫生问题与人口统计学分析结合起来，关注人口出生率、死亡率模式的变化，关注定居的、高度工业化的人群与游牧人群疾病的差异，并试图解释卫生条件、营养状况和生活习惯对于疾病的影响。格梅克的《古代希腊世界的疾病》通过大量的文献资料和考古学发现，讨论了古希腊时代的人口密度、营养状况、体重和身高以及寿命等与疾病的关系，并探讨了古希腊时代的疾病生态学思想。[2]

麦克尼尔在《瘟疫与人》中阐明了生态、人口、政治、文化以及宗教等因素对疾病发生发展的影响，用“巨寄生”(macroparasite)与“微

---

[1] 伊曼纽埃尔·勒鲁瓦·拉迪里：《历史学家的思想和方法》，杨豫等译，上海人民出版社，2002，第 35—110 页。

[2] Grmek M, *Diseases in the Ancient Greek World* (Baltimore：Johns Hopkins University Press, 1989) .

寄生”（microparasite） 的理论，解释自然社会环境—人类—微生物之间的生态平衡。他把统治者与被统治者在人类历史上的互动关系比喻为“巨寄生”的关系，而把人与病原微生物之间的关系比作“微寄生”的关系。作者认为，作为整个生态系统中的一个环节，人类总是在不断的捕食与被捕食中求得生存，人类历史正在是这两种寄生关系中艰难发展。人类的活动和致病微生物之间的关系是共生互动的，人类小范围的活动如衣食住行，大范围的活动如跨洲战争等能够影响到传染病的发生以及发展，反过来传染病也能影响到人的各种活动。[1]

M. J. 沃尔特（M. J. Walters）通过考察当代社会的疯牛病、克雅二氏病、莱姆病、艾滋病等传染病的流行历史与特点，指出这些疾病的产生与当代生态平衡的破坏密切相关，如疯牛病是因为在牛饲料中加入屠宰场的动物废料，影响了食草动物的特性，打破了生物进化边界，增加了病毒和亚病毒种间传播的风险。此外，他认为滥用抗生素是导致可怕疾病出现的原因之一，尤其是在动物饲料中滥用抗生素。他指责决策者忽视抗生素耐受的威胁，一味屈从经济利益，而在饲料中加入药物。他认为预防新传染病的威胁除了需要发现新治疗方法之外，更需要人类承担起恢复生态完整的义务。

G. 瑞瑟（G. Risse）在《流行病学与历史：生态学的观点与社会反应》中，应用生态学的模式探讨了生物社会环境与人类流行病之间的动力关系。他通过罗马 1656 年的腺鼠疫、纽约 1832 年的霍乱和 1916 年脊髓灰质炎的流行三个案例，分析了流行病的社会境遇以及历史上政治团体和卫生组织应对危机的方式。J. 戴蒙德（J. Diamond）在《枪炮、病菌与钢铁：人类社会的命运》（*Guns, Germs, and Steel: The Fates of Human Societies*）中，对欧亚大陆的疾病进行了地理学解释，认为其间传染病存在差异的最根本原因在于不同地理因素的影响。[2] 曹树基在《鼠疫流行与华北社会的变迁（1580—1644 年）》一文中，通过

[1] 麦克尼尔：《瘟疫与人——传染病对人类历史的冲击》，杨玉龄译，天下远见出版股份有限公司，1998，第 7—8 页。

[2] 戴蒙德：《枪炮、病菌与钢铁：人类社会的命运》，谢延光译，上海译文出版社，2000，第 401—402 页。

研究万历和崇祯年间的两次鼠疫大流行，指出生态环境的异常变化是造成明王朝崩溃的主要原因之一。万历年间的华北鼠疫大流行使区域经济和社会的发展陷于停滞，崇祯年间的鼠疫则在风起云涌的起义浪潮中加速了传播和扩散。因此，明代后期华北社会的变迁可以视作中国北方生物圈变迁的一个组成部分，它是环境与人相互作用的产物。[1] 从生态角度研究疾病社会史，把人类疾病的变迁置于全球自然、社会的动态整体中加以考察，对于正确把握人与宏观自然、人与微生物之间的关系有重要意义。

2003年春SARS的流行，再次促使人们反思人类与动物、微生物之间的生态学关系，尽管目前我们尚不清楚SARS病毒是否直接来源于野生动物，但是随着人类活动范围的不断扩张，原始自然环境日益缩减，生物物种减少，人类势必侵犯了许多病毒的藏身领地，迫使它们显露出来，进而侵袭人类。因此，致命性病毒性疾病的出现，绝不能只从单纯的生物病原体的防治上来考虑，人口膨胀、森林资源破坏、无限制地开垦、城市化等生态问题也许是更加重要的影响因素。

（3）疾病史的跨文化研究

在全球化进程中，疾病的全球化也刺激了疾病史的跨文化研究，医史学家们开始重视研究不同文化在健康和疾病观念上、在促进健康和防治疾病的医疗实践上的共同点和差异，考察人们的生活方式、文化习俗、宗教传统在医疗保健中的作用，比较研究不同时代、不同地域人们的健康观、疾病观，并将之作为勾画文明的发展过程和社会进步的一个着眼点。

有相当一部分疾病的发生发展与人类文化传统密切相关，例如，农耕文化促进了疾病的发展。在灌溉农业区，特别是水稻栽培的洪泛区，如中国的长江流域、埃及的尼罗河流域，每到温暖的季节，水稻田里潜藏的寄生虫钻入稻农的皮肤并进入血流。这些寄生虫中最重要的一种是血吸虫，该寄生虫以钉螺为中间宿主，经皮肤进入人体后，

[1] 曹树基：《鼠疫流行与华北社会的变迁（1580—1644年）》，《历史研究》1997年第1期。

导致人体逐渐虚弱无力。医学家已在三千年前的一具古埃及木乃伊的肾脏中发现该疾病存在的证据，在长沙马王堆出土的东汉女尸体内也发现了血吸虫的虫卵。人口迁徙也是导致疾病流行和疾病谱变化的重要因素。在某地生活的人，往往可能产生某种抵抗该地常见疾病的免疫力，但是若因商业、战争等因素，从一地向另一地迁移，他们也将与所在地的病原体发生联系，遇到新的疾病，而当地人也会遭遇外来人带来的新疾病。在这种情况下，对一部分人常见的疾病就可能成为对另一部分人致命的瘟疫，如在向非洲殖民地移民的欧洲人中暴发了非洲睡眠病，而欧洲人在北美殖民地的活动则导致大量土著印第安人染上了致命的天花而死亡。社会习俗与生活方式也与许多疾病密切相关，如以玉米为主食的南美洲、非洲、南欧、印度等地区的穷人，经常遭受玉米红斑病的侵袭；而以稻米为主食的日本、中国等亚洲国家的人们，易患脚气病。[1] 克雅氏病则与巴布亚新几内亚某些部落的食人尸习俗有关。

疾病与宗教的关系，是疾病跨文化研究的一个重要内容。在人类历史上，瘟疫常导致非理性的社会反应，宗教狂热者危言耸听地说世界末日已经来临，呼吁人们皈依宗教以寻求最后的慰藉。瘟疫有时也促使人们转变宗教信仰。公元 3 世纪，罗马帝国境内的塞浦路斯瘟疫导致大量的人改信基督教。公元 8 世纪，日本天花流行期间，人们信奉佛教。在某些情况下，宗教热情使疾病控制复杂化。20 世纪初，菲律宾霍乱流行期间，公共卫生官员发现许多人喝马尼拉湾的“圣水”以防避霍乱，然而，被污染了的水却导致了疾病的扩散。

历史上，疫病的发源地及产生原因往往是争论最为激烈的问题。是因为某种不当的人类行为，还是因为某些人群的特殊生活方式？人们时常将一些未知的疾病归咎于某些特定的人群，因此触发了对外国人或少数民族的恐惧与仇视，这些人往往成为疾病的替罪羊。例如，在 15 世纪欧洲梅毒流行期间，意大利人称之为西班牙病或法国病，而

[1] 罗伊·波特编著：《剑桥医学史》，张大庆等译，吉林人民出版社，2000，第 66—67 页。

法国人则称之为意大利病，俄国人称之为波兰病，阿拉伯人称之为基督徒病。瑞瑟在《流行病学与历史：生态学的观点与社会反应》中，对疾病流行期间的种族矛盾进行了深入的分析，他指出，在疾病流行期间，社会边缘团体、少数民族和穷人通常被指责为罪魁祸首：在欧洲，犹太人被当作黑死病的制造者；在纽约，爱尔兰人被认为应对霍乱负责；在布鲁克林，意大利人被看作脊髓灰质炎的来源。由此，我们可以发现，人类面对瘟疫的反应往往是过激的，在集体性恐惧、焦虑和惊慌下采取的一些非理性的自我保护措施，很可能伤及无辜。

当代的艾滋病为我们提供了一个非常典型的社会、文化与生物学因素相互影响的复杂模型。社会对传染病的恐惧、对传播途径的担忧、以疾病与病人为耻，以及公共卫生与个人自由之间的冲突，在艾滋病上的纠缠体现得淋漓尽致。艾滋病起初被称为“同性恋综合征”，被认为是同性恋人群尤其是同性恋男子所特有的一种与同性性行为相关的疾病。同性恋者被认为是在个人行为和人格构成上具有某种缺陷的人，在社会上遭到歧视。对艾滋病尚无有效的防治措施，更增加了人们的恐慌。于是人们对疾病的畏惧与焦虑转变成对艾滋病人的恐惧与憎恶。艾滋病没有获得应有的医治和照顾，反而受到社会的鄙视和排斥。由此我们可以发现，社会对艾滋病的反应并不是完全由疾病的生物学特性所决定的，反而更多地受到社会文化对疾病的认知和传统价值观念影响，而非理性的社会反应导致了对某些亚社会团体，如同性恋、吸毒者和妓女等的歧视。

（4）疾病全球化的历史与影响

在当下，全球化已成为一种现实的、不可回避的问题。全球化的概念一般被用来分析世界事务，它主要是指不同社会之间日益增加联系的过程，即世界某一地区的社会变化对其他地区的影响日益增加的过程。[1] 然而，在公共卫生领域，传染病的全球化蔓延以及检疫防疫的全

[1] Smith S and Baylis P (eds.), *The Globalization of World Politics* (Oxford: Oxford University Press, 1997), pp. 1-11.

球化进程却并非现代才出现的问题。随着人类迁移、贸易和殖民活动的进行，“微生物一体化”导致了疾病，尤其是传染病的全球性扩散。[1] 14 世纪海港检疫制度的建立即体现了人们对某一地区的疾病影响另一地区的警惕。疾病全球化蔓延造成的严重后果也为人们所熟悉：早期殖民者将欧洲人的疾病，例如天花和麻疹，带给土著。由于土著对这些疾病没有免疫力，从而导致土著大量患病，人口减少，甚至造成社会结构的解体。19 世纪，伴随着西方国家的大规模殖民活动，流行病的全球蔓延日益突出，如 19 世纪霍乱的大流行，从孟加拉至东南亚再到中国，从伊朗至埃及，从俄罗斯至欧洲，越过大西洋到达美洲。1918—1919 年的流感大流行，在几个月之内侵袭了世界的每个角落，造成全球至少 2500 万人死亡，远远高于当时第一次世界大战中死亡的 1500 万人。

为了应对全球传染病的肆虐，19 世纪末至 20 世纪中期创建了许多与公共卫生有关的国际组织与机构，对传染病的控制转向国际化行动。1851 年欧洲国家举行了第一届国际卫生大会，探讨霍乱、鼠疫和黄热病的防治问题。此后，国际卫生大会一直延续至现在，成为国际医学界疾病防治合作的有效途径之一。20 世纪初建立的国际联盟卫生组织在控制传染病蔓延、加强国际疫情通报以及协助许多国家建立公共卫生和防疫体系方面发挥了重要作用。此外，非政府组织，如洛克菲勒基金会、国际抗结核病联盟等对国际卫生合作也具有促进作用。二战以后，世界卫生组织成为处理当代全球疾病控制和公共卫生问题的最具影响力的组织。

在控制传染病的全球化行动中，现代医学技术的传播与应用起到了至关重要的作用。19 世纪末，在巴斯德和科赫的鼓舞下，一大批学者集中精力探求各种传染病的病原体，各种致病细菌的发现使人类对传染病的产生原因有了初步的认识。20 世纪，科学家们又发现病毒在人类疾病中扮演更重要的角色，现已知道人类的数百种传染病，如天花、脊髓灰质炎、流感、肝炎、腮腺炎、乙型脑炎、黄热病、狂

[1] 勒鲁瓦·拉迪里：《历史学家的思想和方法》，杨豫等译，上海人民出版社，2002，第 35—110 页。

犬病、麻疹、流行性出血热、艾滋病等都是由病毒引起的。病原体的发现为人类防治传染病奠定了基础。

二战之后，国际医学界展开了一系列的控制疾病的全球行动：如根除天花计划，根除疟疾计划，根除麻疹、百日咳、脊髓灰质炎计划，消灭麻风、麦地那龙线虫病等。1958 年，第十一届世界卫生大会通过了根除天花决议，经过二十年的艰苦努力，人类终于在 1979 年彻底地消灭天花。世界卫生组织发起的根除麻疹、百日咳、脊髓灰质炎计划也基本上获得了成功。然而，世界卫生组织的根除疟疾计划却收效不大。1957 年，世界卫生组织提出依靠杀虫剂和氯喹开展世界范围的消灭疟疾运动，计划到 1963 年彻底消灭疟疾。令人遗憾的是，由于蚊子对 DDT 抗药性的增加，杀虫剂进入食物链后导致疟原虫对奎宁和氯奎产生耐受力，致使消灭疟疾的计划化为泡影。与 1961 年相比，1990 年全球疟疾病例增加了三倍。[1] 实际上，人类彻底根除疾病的期望，仅限于那些传染途径清楚，没有动物宿主，容易认识与诊断，且已有有效疫苗的疾病而已。

疾病的全球化影响实际上包含着双重含义，即疾病的全球化进程以及全球化对疾病的影响。前者主要是基于微生物的疾病生态演化，而后者主要关注的是政治、经济、社会、文化的全球化背景下的疾病。

毫无疑问，在与瘟疫的较量中，人类已经获得了巨大的胜利。但是新的致命的传染病还会不时地出现，例如艾滋病、埃博拉病（Ebola)、拉沙热（Lassa)、马尔堡病（Marburg)、裂谷热（Rift Valley Fever）以及 2003 年暴发的 SARS 等。人类社会活动范围的扩展而引起的微生物生态环境的变化，导致了这些致病性微生物被释放到更广阔的世界去，而环球旅行的便利更是增加了传染病在世界范围内传播的机会和速度。从某种意义上讲，它们也是一种文明病。另一方面，全球经济一体化、国际资本竞争、国际贸易等对人类健康造成的危害，也日益引起人们的关注，如水源短缺和污染、大气污染、臭氧层破坏

---

[1] Porter R, *The Greatest Benefit to Mankind: A Medical History of Humanity* (London: W. W. Norton & Company, 1997), p. 472.

引起的辐射性疾病以及人体内环境的污染，如激素、有害化学物质、食品添加剂、农药、广谱抗生素等。

20 世纪 80 年代以后，疾病控制和卫生保健的国际化发展逐渐受到医史学界的关注，殖民主义对第三世界国家医学发展的干预，传染病控制对世界各国和国际卫生政策的影响，国际卫生组织、政策、法规的历史作用等新的研究领域，越来越具有吸引力。在新近出版的综合性医学史著作中，国际卫生问题、疾病的全球影响都有了专门章节论述，如 R. 波特（R. Porter）的《人类的最大福利：人道医学史》和《剑桥医学史》、I. 伦敦（I. Loudon）的《西方医学史》、基普尔的《剑桥世界人类疾病史》等。专题性研究著作和论文也非常丰富，如 T. 巴内特（T. Barnett）和 A. 怀特西德（A. Whiteside）在《21 世纪的艾滋病：疾病与全球化》一书中，回顾了过去二十年里艾滋病从一种罕见疾病变为全球主要杀手的历史，考察了它对家庭结构、经济发展以及国家安全的影响。他们通过分析非洲国家艾滋病与社会经济状况，发现尽管撒哈拉以南非洲国家都存在秩序混乱、社会不公、剥削和贫困现象，但在艾滋病的潜在危险因素方面各国情况相差很大，如乌干达、刚果民主共和国由于政府腐败和战乱，艾滋病流行的风险极高；而南非，由于长期种族隔离政策的影响，黑人工人中艾滋病的发病率明显高于其他人群。作者强调了 HIV/AIDS 的预防和控制不仅需要生物医学和行为干预，而且需要政治领袖和社会各阶层的共同努力。[1]

疾病的全球化影响以及政治、经济、社会、文化的全球化对疾病控制和卫生服务的影响，已成为当代疾病史研究的热点之一。虽然全球化为共享医学技术、跨国开展卫生保健合作、解决重大的疾病问题开辟了新途径，但它也打开了潘多拉的盒子，可能给公共卫生带来负面效应。例如，国际贸易增加，加速了疾病扩散。世界卫生组织报告，跨国的食品加工、销售促进了微生物的迅速传播；公司为了提高竞争力、降低生产成本而减少卫生投入；在全球疾病控制方

[1] Barnett T and Whiteside A, *AIDS in the Twenty-First Century: Disease and Globalization* (Palgrave Macmillan, 2003), pp.3-23.

面，发达国家和跨国公司主要关心自己的利益，忽视发展中国家的卫生保健需求。因此，应加强疾病监控的国际合作，发达国家有责任帮助发展中国家实施疾病控制计划。J. 谢夫曼（J. Shiffman）研究了东南亚十个世界卫生组织成员方，指出在过去二十年里，脊髓灰质炎、结核病和疟疾三种传染病防治政策制定与实施的历史表明，在控制疾病和加强预防的措施上，各国政府所采用的卫生政策及其实施，虽然存在着不一致，反映了疾病模式、文化语境、政治制度、社会经济状态的差异，但是，在更多方面却不是差异而是相似。这表现出世界银行和世界卫生组织等国际组织对国家卫生政策制定的影响越来越大；不同国家的医学专家通过经常参与国际会议，分享卫生政策与思想，并带回自己的国家，在国内获得实施。[1] S. J. 库尼茨（S. J. Kunitz）认为对于贫穷国家的人民，全球化可能带来潜在的利益。国际社会可促进这些国家的政府改善人民的生存条件和卫生保健质量。[2] 但是，正如 D. P. 菲德尔（D. P. Fidler）所指出的，全球卫生管理也显示出不可避免的矛盾：全球化可能危及国家对疾病的控制，侵蚀主权国家，而对国家主权的确保又可能阻挠国际疾病控制的合作。[3] 因此，历史研究为我们探讨全球化对疾病控制与卫生保健的影响提供了一个颇佳的视角。

3. 中国近现代疾病社会史研究的意义

我国医史学界对疾病的社会史研究关注不多。20 世纪 80 年代以后，有学者开始从疾病认识与治疗史、病名考证扩展到疾病社会史与文化史领域。1994 年中华医史学会在重庆召开主题为疾病史的学术会

---

[1] Shiffman J, “Donor Funding Priorities for Communicable Disease Control in the Developing World,” *Health Policy and Planning* 21 (2006): 411-420.

[2] Kunitz S J, “Globalization, States, and the Health of Indigenous Peoples, ” *American Journal of Public Health* 90 (2000): 1531-1539.

[3] Fidler D P, “The Globalization of Public Health: the First 100 Years of International Health Diplomacy,” *Bull World Health Organ* 79 (2001):842-849.

议，对促进国内的疾病史研究起到了积极作用。[1] 港台地区的生命医疗史研究基本上等同于医学史研究，不过从事研究的学者基本来自历史学界，因此，他们更多地从社会文化维度切入。2000 年 6 月，台北“中研院”历史与语言研究所在台北举行了“疾病的历史”学术讨论会，对推动疾病史研究有积极影响。总体上看，目前我国医史学界的疾病史研究基本上仍集中于传统的疾病史研究领域，但最近国内历史学界部分学者开始转向疾病社会史研究。如杜家骥在《清代天花病之流传、防治及其对皇族人口的影响》中分析了清廷的朝觐制度对预防天花的作用[2]，曹树基等探讨了明清时期鼠疫流行对社会的影响[3]，余新忠的《清代江南的瘟疫与社会》对瘟疫流行状况、社会与政府的对策及其与中国近代化道路的关系做了系统的探讨[4]。不过，这些研究基本上限于古代，而对近现代疾病史的关注不多。

近代中国处于传统医学体制向近代医学体制转变的时期，也是传统的疾病观念向近代疾病观念转变的时期。在传统医学体系中，没有疾病的概念，只有病人和病症，病人寻求医生的帮助，医生则尽力治疗和缓解病人的病痛。当医生询问病人从“你怎么不舒服”转变为“你哪里不舒服”时，意味着近代“疾病实体观”已成为医学的主导。近代医学除了继续承担治病救人的责任外，还肩负起探索疾病奥秘和规律的任务。传统医学中一体化的治疗病人与认识疾病，在近代医学体系中转变成既密切相关又各自独立的并立双峰。把疾病与病人分离开来，寻找独立于病人的疾病共同规律，是近代疾病观的核心。

在另一方面，公共卫生与社会医学的兴起，强化了疾病的社会意义。分析疾病的社会成因，通常面临复杂、不一致的结论。病人对

---

[1] 张志斌：《古代疫病流行的诸种因素初探》，《中华医史杂志》1990 年第 1 期；张大庆：《艾滋病：从疾病史到社会史》，《自然辩证法通讯》1995 年第 1 期。

[2] 参见李中清、郭松义主编：《清代皇族人口行为和社会环境》，北京大学出版社，1994，第 156—157 页。

[3] 曹树基：《鼠疫流行与华北社会的变迁（1580—1644 年）》，《历史研究》1997 年第 1 期；李玉尚、曹树基：《咸同年间的鼠疫流行与云南人口的死亡》，《清史研究》2001 年第 2 期。

[4] 余新忠：《清代江南的瘟疫与社会——一项医疗社会史的研究》，中国人民大学出版社，2003。

导致他们处于患病风险中的行为有责任吗？或者他们是不良的社会环境的被动牺牲者？穷人肮脏的居处是他们自己的选择还是贫穷使居处清洁成为不可能？是贫穷引起疾病还是地区性流行病导致贫穷？近代医生已逐渐认识到贫穷与疾病的相互作用，认识到社会的贫困与疾病之间的恶性循环，认识到制定人道的、可行的卫生政策的重要性。在这种语境中，疾病成为关于公共政策、医生责任和个体道德相互关系的争论的焦点之一。这种争论依然具有现实意义，如当代有关艾滋病、SARS 的问题就是有力的证明。

中国近代疾病的构成和流行趋势，与当时的社会文化变迁密切相关。19 世纪中期至 20 世纪中期，中国处于社会动荡剧烈、开始从农业社会向工业社会过渡，以及医学体系转型的历史过程中，这在医学上形成了一种极不平衡的发展模型。一方面随着近代西医在我国的传播和发展，人们对许多疾病有了全新的认识，疾病观念开始发生转变，引入了新的疾病防治措施；另一方面，许多疾病，尤其是传染病、寄生虫病、营养缺乏性疾病和地方病严重流行。1949 年，中华人民共和国成立之后，国家在疾病控制方面给予极大的重视，经过十多年的努力，大多数危害严重的传染病在我国已基本得到控制，尤其在天花、鼠疫、霍乱等烈性传染病和性病防治，以及妇婴保健等方面都取得显著的成绩，我国的人均期望寿命从 1949 年的 35 岁上升到 1999 年的 70 岁。因此，探讨中国近代疾病与社会的互动关系，对于理解疾病不仅是一种特殊的生物学实体存在，也作为一种社会的结构性因素、一种社会角色在社会发展过程中发挥的作用具有重要意义。

疾病的治疗既是个体性的，又是社会性的。任何疾病都表现为个体病人生理功能失常以及心理焦虑，疾病的防治必须基于每个病人。但同时疾病的控制也必须是社会性的，无论是传染病的防治还是慢性病的干预，都是一种社会行动。德国著名医学家魏尔啸曾指出："流行病的发生既有生物学因素和其他自然因素的影响，同时也有社会、经济和政治的原因。疾病流行从本质上讲是社会和文化在某段时间内失调的现象。"在《寄生虫学进展报告》中，罗杰斯提出："控制寄生虫病最有效的办法不是药物及专业卫生服务，而是良好的社会经济状况，积极的公共健康教育，适当的卫生政策和必要的卫生措施。”在防治高血压、冠心病、脑卒中、癌症等慢性疾病方面，社会因素的重要作用也是毋庸置疑的。[1] 2003 年春季的 SARS 流行与控制过程也证明了社会行动的重要性。

因此，考察近代中国医学和疾病防治的历史，不能限于医学知识的发展、诊断治疗技术的进步，而更应关注疾病控制过程中的社会观念和社会行动。公共卫生机制的缺陷将导致疾病的蔓延。对于中国的卫生建设来说，近代是一个重要的时期。在这个时期，中国引进了西方先进的公共卫生理论，建立了公共卫生机构，颁布了相关的卫生法规，开展了一系列的防疫工作，实现了从疾病的个体治疗到社会控制的转变。

当前正处于医学模式的转换时期，传统的生物医学模式正在转向生物—心理—社会医学模式。在与疾病特别是与传染病的斗争中，人类已经显示出了伟大的力量：消灭了天花，有效地控制了多种传染病。但是随着时间的推移出现了一些新问题：一方面，性病、结核病、疟疾、霍乱等古老疾病有卷土重来之势；另一方面，新疾病不断增多，这不仅表现在现代文明病、生活方式病、富裕病已成为现代社会的主要威胁，同时也表现在新的传染病接连不断，如艾滋病、疯牛病、禽流感，以及 SARS 等。20 世纪 90 年代以后，中国卫生保健领域的问题日渐凸现出来。本来，中国在传染病和地方病的防治方面曾取得过举世公认的巨大成就，充分显示了社会主义制度的优越性。但最近的一些趋向十分令人不安：20 世纪 50 年代，我国报道法定传染病的发病率是每 10 万人 3200 例；到 1990 年已下降到每 10 万人 292 例；但 1995 年以后出现回升的迹象。因此，21 世纪人类面临的传染病挑战依然十分严峻。

现代医学已清醒地认识到，疾病防治不仅仅要考虑生物学因素，也要考虑心理和社会的因素。因此，研究近代社会疾病的流行

[1] 参见梁浩材主编：《社会医学》，湖南科学技术出版社，1999，第 57—58 页。

特征，探讨疾病谱的变化对人们的健康观、疾病观以及社会文化的影响，可提供一幅更为真实的疾病和社会之间的互动图景，也有助于为医疗保健制度和公共卫生政策的批评提供实例。

上述研究从不同的角度向人们展示了丰富多彩的疾病社会史研究图景，为我们理解疾病发生、发展与社会之间的关系提供了多维的视角。

（本文原载《科学》2004 年第 4 期）

三、我国的世界医学史研究

为纪念中华医学会医史学会成立60周年，本文梳理了六十年来我国世界医学史研究的主要特点和成果，将我国的世界医学史研究大致划分为三个阶段：第一阶段为1907—1949年，以简述和翻译国外的医学史论文为主，多为普及性的医史知识介绍；第二阶段为1950—1979年，仍以翻译介绍国外医学史论文为主，尤其是苏联和东欧国家的医学史；第三阶段为1980—1995年，不限于一般的翻译，而是开始进行专题性研究，研究的范围不断扩大。

1. 第一阶段（1907—1949）

20世纪世纪初，在西方医学传入后不久，我国的一些医学期刊上就有了介绍西方医学史的文章，如沈玉桢的《西洋医学史》（《医药学报》，1909）、丁福保的《西洋医学史绪言》（《中西医学报》，1913）等。20世纪30年代，李涛在北京协和医学院开始讲授医学史课程，含有西方医学史的内容。1935年，王吉民、伍连德、李涛等发起成立中华医学会医史委员会，为我国第一个医学史学术团体。1940年，中华医史学会成为国际医史学会会员。同年，李涛的《医学史纲》由中华医学会编译部出版，是我国首部介绍世界医学史的专著。[1]

1946年北京大学医学院（现北京医科大学前身）设立医史学科，为医学系的学生讲授中西医学史，是我国最早的医学史教学组织。1947年，《医史杂志》创刊，为我国当时唯一的医史专业期刊。然

[1] 李涛：《医学史纲》，中华医学会编译部，1940。

而，此阶段《医史杂志》上登载的世界医学史论文很少，且以译文为主。此外，一些医学期刊也不定期地刊登介绍世界医学史的文章，如《中华医学杂志》《医药学报》《汽巴季刊》《大公报医学周刊》《医潮》《光华医药杂志》等。此时期我国医学期刊上刊出的世界医学史论文见表 5.3.1。

表 5.3.1　1907—1949 年我国医学期刊上刊出的世界医学史论文 [1]

顺序	类别	篇数	刊出率 (%)
1	国别史	51	21.1
2	疾病史	47	19.5
3	人物	43	17.8
4	专科史	38	15.8
5	诊治护理	33	13.7
6	保健制度和机构	17	7.1
7	通史	12	5
合计		241	100

第一阶段，我国医学期刊上刊出的世界医学史论文为 241 篇，主要为简述和翻译国外的医学史论文，多为普及性的医史知识介绍，基本上无研究工作。值得指出的是，《医潮》杂志上连载的李涛部分翻译的世界著名医史学家西格里斯特《名医传》（*The Great Doctors*），赖斗岩和朱席儒合译的《古代医学》系列，暗然在《大公报医学周刊》上发表的介绍古代埃及、印度、波斯、希腊医学的文章等，较通俗地介绍了世界医学史和著名医学家的概况。

2. 第二阶段 (1950—1979)

中华人民共和国成立后，1952 年进行了院系调整，北京大学医

[1]　根据中医研究院医史所编《医学史论文资料索引（1903—1978）》（中国书店，1989）整理。

学院改称北京医学院，隶属卫生部，北医医史学科同时改名为医史教研组。1954 年，卫生部召开全国高等医学教育会议，制定全国统一教学计划，规定医学史为高等医学院校的正式课程，要求有条件的学校列为必修课。北京医学院将医学史列为必修课，讲授中外医学史。为解决西医院校医学史师资缺乏的状况，1956 年，卫生部委托中医研究院医史研究室和北京医学院医史教研组联合举办了全国西医院校医学史高级师资进修班，世界医学史为重点内容之一。北京医学院医史教研组为之编写了世界医学史的参考资料和教学幻灯片。1957 年，任育南等翻译了苏联医史学家彼得罗夫的《医学史》，虽然该书存在着不少缺点，但它试图用马克思主义的观点来阐述医学史的发展，以及医学发展与社会发展和哲学思想的相互影响，对于中国学者颇有帮助。[1]

遗憾的是，该师资班结业不久，在“左”的思潮影响下，世界医学史研究被轻视了，许多学员未能从事世界医学史的教学和研究。20 世纪 60 年代，开设世界医学史课程历史较久的北京医学院也一度将医学史由必修课改为选修课。“文革”期间，世界医学史的教学和研究被迫中断。

1978 年，中共十一届三中全会后，医学院校的世界医学史课程得到恢复，我国的世界医学史教学和研究由此进入一个新的阶段。

1952 年，《医史杂志》编辑部由上海迁到北京并改名为《中华医史杂志》。在 1953—1955 年的《中华医史杂志》中，每期都有几篇介绍世界医学史的文章。此后由于极“左”思想的影响，《中华医史杂志》几经停刊、改名、合并又停刊的波折，世界医学史的研究也随之中断了。在这一阶段，除《中华医史杂志》外，《健康报》及其他一些医学报刊上也不定期登载世界医学史的文章，详见表 5.3.2。

---

[1] 彼得罗夫等主编：《医学史》，任育南等译，人民卫生出版社，1957。

表 5.3.2　1950—1979 年我国医学报刊上刊出的世界医学史论文

顺序	类别	篇数	刊出率 (%)
1	国别史	60	29.6
2	疾病史	57	28.1
3	人物	41	20.2
4	专科史	25	12.3
5	诊治护理	6	2.9
6	保健制度和机构	5	2.5
7	通史	9	4.4
合计		203	100

第二阶段，我国医学报刊上发表的世界医学史论文共 203 篇，仍以翻译介绍国外医学史论文为主，尤其是苏联和东欧国家的医学史。此外，也有一些世界医学史的研究论文，如李涛《以色列人的医学》、程之范《欧洲文艺复兴时期的医学》、马堪温《希腊、罗马医学提纲》等，以及程之范的疾病史系列文章。

3. 第三阶段（1980—1995）

1978 年以后，一些医学院校恢复了世界医学史的教学研究工作。据姒元翼统计，至 1986 年，全国有 27 所西医院校开设了医学史课程。为了促进世界医学史教学的普及和提高，北京医科大学、哈尔滨医科大学等学校分别为一些医学院校培养了一批青年医史教师。20 世纪 80 年代初，北医大、哈医大和华西医科大学开始招收医学史硕士学位研究生。1993 年，北京医科大学医史教研室被批准为博士学位授权点，成为国内培养世界医学史高级研究人员的唯一机构。在开展教学工作的同时，也加强了世界医学史的教材建设，一批各具特色的医学史教材相继出版，如程之范的《世界医学史纲要》，姒元翼、龚纯主编的《医史学》和郭成圩主编的《医学史教程》也有一半的世界医学史内容。至此，我国的世界医学史教学和研究已具备了一套较完整的体系，有力地推动了世界医学史的教学和研究工作。

与此同时，世界医学史研究的基础工作也全面展开，陆续翻译出版了一些重要的世界医学史专著，如马伯英等译的《世界医学五千年史》（1985）、北京医科大学医史教研室主译的《世界医学史》第一卷（1986）、哈尔滨医科大学医史教研室翻译的《希波克拉底箴言》（1989）、赵洪钧和武鹏合译的《希波克拉底文集》（1990）等；程之范等主持编撰了《中国大百科全书·现代医学卷》《中国医学百科全书·医学史卷》和《世界著名科学家传记》中的世界医学史部分。此外，还有一些专题医史研究著作和普及性医史书籍，如朱潮等编著的《中外医学教育史》，傅杰青编著的《生理学或医学诺贝尔奖八十年》，周俊、何兆雄主编的《外国医德史》，张文等著的《现代医学五十年》以及谢德秋编著的《医学五千年》等。

1980 年，《中华医史杂志》复刊后，每期都有世界医学史的论文刊出。此阶段我国学者不再局限于一般的翻译，而是开始进行专题性研究。研究的范围也从疾病史、专科史、人物扩大到医学社会史、思想史、中西医学比较史等领域，无论从深度还是广度上看，都是前两个阶段所不能比的。除《中华医史杂志》外，《医学与哲学》《自然辩证法通讯》《大自然探索》《科学》等杂志也常刊登有关世界医学史的研究论文。详见表 5.3.3。

表 5.3.3　1980—1995 年我国医学报刊上刊出的世界医学史论文

顺序	类别	篇数	刊出率 (%)
1	医学技术	37	14.3
2	疾病史	34	13.2
3	人物	55	21.3
4	专科史	72	27.9
5	诺贝尔奖	23	8.9
6	保健制度和机构	3	1.2

（续表）

顺序	类别	篇数	刊出率 (%)
7	通史	34	13.2
合计		258	100

第三阶段的论文数为 258 篇，专科史的论文较前两个阶段明显增多。值得高兴的是除医学史专业人员外，许多医学研究者、临床医生和研究生结合本专业进行专科史的研究，这不仅促进了专科史的研究，也弥补了我国世界医学史研究因人员不足而涉及面较窄的缺陷。一些论文试图通过回顾和分析某一学科或专题的历史，为进一步研究提供线索，或提出新的问题，如卢显第的《心衰三种学说历史演进中的科学思维》、裴黎的《维生素 D 研究的历史与对佝偻病的再认识》、张大庆的《艾滋病：从疾病史到社会史》等。近几十年来医学技术发展十分迅速，对医学技术史研究的关注是本阶段的特点之一，如对心脏起搏器、器官移植、心血管影像学、介入性放射学等的历史都有研究论文。对生理学和医学诺贝尔奖历史的研究也是近年来我国医学史研究的一个热点，学者们通过对诺贝尔奖历史的评述，分析医学发展的特点和趋势，以鼓励和鞭策中国医学工作者，表现出中国医学界对赶超世界医学先进水平的热情。

4. 结论

纵观我国世界医学史教育和研究的历史，经历了一个曲折而缓慢的发展过程。从三个阶段我国医学报刊上刊出的世界医学史论文来分析，虽在总篇数上差别不明显，但从年均发表的论文数上看第三阶段分别是第一和第二阶段的 3 倍和 2.5 倍。质量上也有了明显的提高，从简单的介绍和翻译深入到通史和专题研究方面，研究的范围也在不断扩大。更令人高兴的是世界医学史知识的普及已引起人们的关注，如《健康报》《中国卫生画报》等自 1996 年已开始刊出这方面的内容。

然而，应当承认，我国的世界医学史教学和研究依然是很薄弱的，相当数量的西医院校还未开设此课，中医院校尚无系统的世界医学史教学，世界医学史的专业研究人员和研究经费也相当缺乏，我国也还未编写出一部具有一定水平和特色的大型世界医学史专著。在经济大潮的冲击下，这种基础性的学科还将面临更加严峻的挑战。如何推动我国世界医学史的教学和研究，将是每一个热爱和关心世界医学史的人不得不认真思考的事情。

尽管如此，我们对我国的世界医学史工作的前途仍充满信心，因为“改革”“开放”需要它，研究中西医问题需要它。我们相信，只要我们不断努力，辛勤耕耘，我国的世界医学史研究必将结出丰硕的果实。

（本文原载《中华医史杂志》1996 年第 4 期
作者：程之范、张大庆）

四、“医学史”与“医史学”

《中华医史杂志》社来函要求就“医学史”与“医史学”的问题做一次笔谈，我个人以为，就某一问题展开讨论引起同行的关注与争论是件好事，讨论目的并不在于能否就这个问题达成共识、给出正确的答案或给出一个“官方”的定义，而是期冀通过笔谈丰富医学史研究的维度，拓宽医学史研究的视域，深化医学史研究的内涵。

本文不打算去辨析“医学史”与“医史学”的概念差异，相关的论争在20世纪80年代就已开始。名词和概念的阐释见仁见智，对学科的定位与发展似乎有些价值，然而往往会陷入纠缠细枝末节“剪不断，理还乱”的境地。一般而言，人们谈论“医学史”时指向是明确的，是与物理学史、化学史、生物学史等学科史平行的学科分支；不过，有时医学史的学科范围更大一些，可与科学史、技术史对等，如约翰斯·霍普金斯大学的科学史、技术史和医学史项目，乃由该校的科学技术史系和医学史系联合设立，哈佛和耶鲁的科学史与医学史项目也是如此，还有《中世纪科学、技术与医学百科全书》《非西方文化的科学、技术与医学百科全书》等学术书籍的出版以及东亚科学、技术与医学史学会及其《东亚科学、技术与医学》杂志创立。这种现象并非逻辑的必然。一方面，它是学科发展的历史痕迹。在欧美国家，医学史的教学与研究以及学科的建制化大多早于科学史和技术史，开始于18世纪，且设立在医学院，教学目的与其说是理解医学的历史演进，还不如说是学习前人的经验和说明疾病的原因，如同学习中医须读中医史一样。因此，医学史是作为一门医学学科而不是历史学科发展起来的。此外，由于早期的医学院大多独立建院，后来才逐渐合并入大学，医学史系和科学技术史系也一直维持着并存的局面。另一方面，医学史显现出比科学史和技术史更丰富的维度，如医学不仅涉及本门学科的知识与技术，还涉及信仰和价值。因此，广义的医学已大大超越了医疗保健的范围，在个体层面上涉及人的生老病死，在社会层面上涉及资源的配给、利用和可及性的公平与公正，在文化层面上涉及不同传统对病痛、生命、死亡的理解与阐释。所以说，人们对医学史有更深层次的解读、更多维度的审视、更为丰富的呈现。

不过，早期的医学史，即作为一门医学学科的医学史，旨在总结前辈经验，继承和发扬医学传统之精华。20世纪60年代以后，西方学者将这类以名医传、大事记、知识进步和诊疗技术发展为特征的医学史，称为“传统的医学史”(traditional medical history)或医学的“辉格”史。[1]英国著名医史学家认为，这是一种“由医生为医生写医生”的医学史。[2]与此同时，西方人文社会科学领域的新理论、新方法和新观念对医学史研究产生了深刻的影响，医史学者开始摒弃简单的实证主义观点，从简单的人物评价和史实叙述转向更广泛地研究人类的健康与疾病问题。罗森认为：“视角的改变常常揭示出事物的新的一面，医学史就是如此。通过将医学的社会特征作为出发点，医学史成了人类社会的历史，成了人类社会为处理健康与疾病问题所付出的各种努力的历史。”[3]克拉克呼吁医学史从传记和叙述的奴役下解脱出来，开展医学社会史、制度史和观念史的研究。法国年鉴学派的编史学纲领强调医学史研究应将健康、疾病和医学与当时的社会与文化联系起来。法国哲学家福柯关于“知识/权力”的分析，揭示了传统上被认为是进步的医疗干预的增加，可能潜藏着消极因素。他关于知识社会

[1] Huisman F and Warner J H (eds.), *Locating Medical History* (Baltimore: The Johns Hopkins University Press, 2004), p. 4.

[2] Porter R et al., *Problems and Methods in the History of Medicine* (London: Croom Helm, 1987), p.1.

[3] Rosen G, “People, Disease and Emotion: Some Newer Problems for Research in Medical History,” *Bulletin of the History of Medicine* 4 (1967):5-23.

学的论述，指出医学科学也广泛地接受了社会—政治的价值。20 世纪 70 年代出现的这种“新的医学社会史”（new social history of medicine）以及 80 年代随之而来的医学史“文化转向”（cultural turn），将医生、病人、社会经济结构、文化传统、宗教信仰等均纳入其研究视野。

若将“医史学”理解为“医学编史学”，即有关医学史研究的理论和方法，我们可以认为，当代的“医史学”的确凸现出研究方法上的创新和研究领域的拓宽。它不仅推动了医学史研究的深入，也有助于人们全方位、多维度地审视医学及其与社会文化的互动关系。因此，也有学者提出应将“医学史”扩展为“医疗保健史”或“卫生保健史”[1]，甚至可以拓展为“人类健康史”。

“医学社会史”和医学史的“文化转向”，导致医学史从过去以研究“伟大的医生”为主导的传统转向研究医学活动中的医生和病人及其境遇，从记录医学的胜利转向探讨医学面临的问题与挑战，从考察疾病认识的历史进程转向探讨疾病复杂的社会影响。当代的医学史研究不仅关注医学理论和技术方面，也关注人们对于健康和疾病的理解、病人对医学的信赖程度以及对医生的态度，关注卫生保健制度及其社会价值等问题。医学史的研究也呈现出多维性：如疾病史研究注意到个人和公众对疾病的反应、女性医生的社会地位、医学职业化与医疗权威的建构、殖民地国家的医学发展模式、全球化进程中的疾病传播及其对国际卫生政治的影响等。当代的医学史研究人员已清楚地认识到医学史不仅是研究医学的学科发展史、技术进步史，而且更多的是试图重构过去医学的图景，探究作为社会和文化现象的医学在过去是如何起作用的，以及它对当时人们和社会的价值与意义。

不过，“医学社会史”和医学史的“文化转向”，尤其是那些受到科学社会知识学“强纲领”影响的研究，也受到了一些医史学家的批评。例如，有些学者简单地批评现代医学的“帝国主义”，认为现

---

[1] Huisman F and Warner J H (eds.), *Locating Medical History* (Baltimore: The Johns Hopkins University Press, 2004), p. 4.

代医学是以生物医学的名义，将政治和道德偏见自然化和生物学化；有些学者好像只要引用福柯、伊里奇和阿尔都塞的话语，其观点就成立了。因此，我曾指出，那种脱离了医学的医学史研究，似乎存在着完全否定生物医学知识的客观性、否定疾病的生物学基础的倾向，这是我们在提倡“医学社会史”和医学史的“文化转向”研究时应当警惕的。[1]值得庆幸的是，“强纲领”的社会建构论的时髦已为大多数医史学家所超越。新一代医学史研究者继续探索着新路径，对于新的理论保持着敏感性但不刻板地搬用，更加关注从不同的原始文献和档案资料中，通过案例研究来建构过去多元、丰富的医学或卫生保健图景，探究其在人类生活和社会发展中的地位和价值。[2]

我国的医学史研究总体上看主要还是集中在“传统的医学史”研究领域，如对古代疾病病名的考证，疾病的流行病学史，诊断、治疗与预防成就的评述等，涉及医学社会史和文化史的为数不多。令人鼓舞的是，近来医学史研究开始显现出多元化的发展势头，尤其是一些综合性大学的史学研究者开始关注医学史或医疗史或保健史问题，如曹树基的《鼠疫流行与华北社会的变迁（1580—1644 年）》[3]、余新忠的《清代江南的瘟疫与社会》[4]。台北“中研院”历史与语言研究所设立了“生命医疗史”小组，生命医疗史研究大体上涵盖了医学史研究。由于从事研究的学者基本来自历史学界，因此，他们更多地从社会文化维度切入，以生命为主轴探讨一个社会对生命的解释和维护生命的方法。他们主张“把医疗史的问题放在社会的脉络来看，更能落实历史的研究——以人群的生命历程为核心，了解每个社会如何处理凡做为人都不可避免的生老病死的问题。不只研究外来医疗文

[1] 张大庆：《中国近代疾病社会史》，山东教育出版社，2006，第 10—11 页。

[2] Blécourt W and Usborne C (eds.), *Cultural Approaches to the History of Medicine*（Houndmills: Palgrave MacMillan，2004）, pp. 1-10.

[3] 曹树基：《鼠疫流行与华北社会的变迁（1580—1644 年）》，《历史研究》1997 年第 1 期。

[4] 余新忠：《清代江南的瘟疫与社会——一项医疗社会史的研究》，中国人民大学出版社，2003，第 42 页。

化的影响，也借着医疗史探讨社会深层的心态”[1]。从近年来举办的几届国际医学史研讨会也可看到医学史研究的转向。我期望《中华医史杂志》以开放的心态，发表更多不同学术观点和研究风格的论文，积极推进我国医学史研究的多元化发展。

（本文原载《中华医史杂志》2009年第2期）

[1] http://www.ihp.sinica.edu.tw/~medicine/intro/intro.html, 访问日期：2009年2月28日。

第六编

医学史教育

一、医学史教育在中国：历史、问题与展望

1. 医学史教育：作为一门大学通识课程

（1）医学史教育的开启

19 世纪中叶以后，医学史作为反映医学进步、激发科学热情的学科，成为西方医学课程体系的一部分。我国医学史教育开拓者受此影响，凭借自身的学识与努力，在几所学校里开始了医学史教学活动。新中国成立前，我国的西医院校为数不多，规模也很小，缺乏统一的课程标准，医学史课程仅在两三所医学院开设，如：1929 年，王吉民受聘于国立中法医学院，任医学史讲师，讲授医学史课程；1934 年，李涛在北京协和医学院开设医学史课程；同年，江苏医政学院聘请陈邦贤教授医学史和疾病史。

关于医学史教学的目的，陈邦贤认为医学是文化的一部分，医学史就是一部分的文化史，它研究医学何以能达到现代医学进化的地步，也就是以史学的方法研究医学知识进展的过程。[1] 1936 年，应江苏医政学院院长陈立夫的邀请，余云岫为学生做了“医史学与医学前途之关系”的演讲。余氏也认为医学史的价值，第一在于它是文化史的一部分，和政治史、文学史、教育史一样，对于人群进化，有种种阐明。第二是它具有“分科精细中之综合观念”，现代科学愈进，分科愈密，各做一小部分的事，然而分科太精细了，彼此不能联络，不能做综合的观察，医学史可担此任务。第三是识过去、知现在、定将来，任何历史研究都不出此三项定义。第四是引起研究心，古人的学

[1] 陈邦贤：《中国医学史》，商务印书馆，1937，第 1 页。

说怎样？现在的医学怎样？哪种合乎科学？引起研究兴趣、帮助治学工作也是医学史的功用。[1] 通过医学史教育宣扬科学进步的观念，是当时医史学者的共识。

我国早期的医学史教材有陶炽孙编写的《中国医学史》(上海东南医学院铅印本，1933)、张赞臣的《中国历代医学史略》(上海中国医药书局，1933)、戴达夫的《中国医学史讲义》(上海国医学院油印本，1935) 等。李涛所著的《医学史纲》，是我国首部中西医学史合论的著作。此书系中华医史学会于 1938 年举行大会时委托李涛编撰，作为医史课本，1940 年由中华医学会出版。[2]

20 世纪 30—40 年代，医史学会还在上海的几所大学举办了医史讲座，如 1937 年，在上海医学院举办医史讲座，王吉民、胡美、伍连德、海深德、杨济时、侯祥川、伊博恩、吴绍青等发表演讲。1943 年，医史学会与震旦大学历史系合办医史讲座，余云岫、裴化行、范行准、王吉民、刘永纯、吴云瑞、王兴义等分别就“中国霍乱病史”“中西交通史与医学之关系”“中国医学之译述与世界医学之影响”和“中国药物之输出”等问题发表了演讲。这些活动对于推进医学史研究、普及医学史知识起到了积极作用。

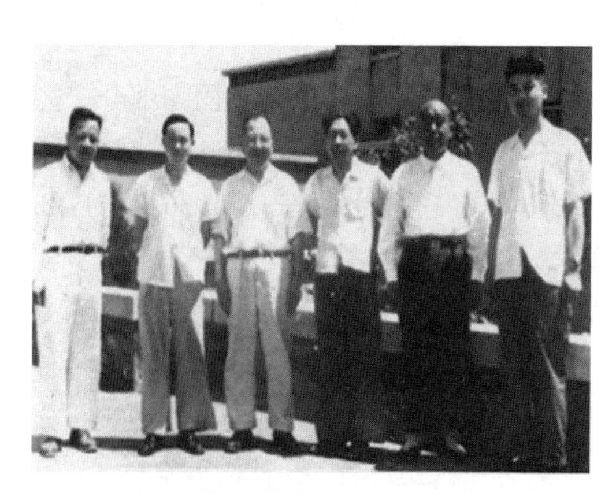

图 6.1.1　李涛与医学史研究室同事合影 (1947)

1947 年，中央卫生实验院举行第二届大会，大会议程之一是“请呈教育部通令各医学院校与医专规定医史学为必修科”。同年，北京大学医学院设立医学史研究室，由医史学会副会长李涛主持 (图 6.1.1)。“该室经费独立，与别

[1] 余云岫：《医史学与医学前途之关系》，《中西医药》1936 年第 9 期。

[2] 王吉民：《十年来本会工作报告》，《医史杂志》1947 年第 1 期。

科平等，均列入学校预算，此在吾国尚属创举。北大之重视医学史，于此可见一斑。”[1]

（2）爱国主义与专业思想教育

1950年，上海举行的第三次全国医史学术会议设立了医史教材编辑委员会，李涛、王吉民、范行准、余云岫、朱恒璧为委员。同年8月，中央卫生部全国卫生会议将医学史设为医学院校必修课程。1951年，中央人民政府卫生部成立医学教材编审委员会，分设30余组，医学史为其中一组，由余云岫任组长，李涛、王吉民、范行准任特约编审。

与此同时，北京大学医学院、合肥东南医学院、上海同德医学院、上海医学院、上海第二军医大学等高校开设医学史或医学概论课程，颜福庆、朱恒璧、余云岫、范行准等被聘为医学史或医学概论的教授。[2] 1953年，国家将医学史纳入高等医学教育计划，李涛深受鼓舞，建议卫生部培养医学史专职教师队伍。1956年，卫生部委托中医研究院医史研究室和北京医学院医史教研室共同开办医史高级师资进修班（详后）。

20世纪50年代初期，卫生部为提高中医的开业水平，在全国主要大中城市举办进修班，“依据社会发展之规律，考察历代先哲之劳动成果，与夫当时之社会条件， 其所影响于医学者，寻本溯源，究其进退之由，以为未来行动之指针”[3]，医学史成为中医进修的必修科目之一。根据当时进行过中医进修学校医学史课程讲授的程之范回忆，给进修班的开业中医主要讲授西医发展史，让中医了解现代医学的进步。

1954年，毛泽东主席批评了卫生部的中医政策，提出不是中医学习西医，而是应该西医学习中医，全国各地开始举办西学中学习班，医学史转而又成为西医学习中医的入门课程。与此同时，中医也被冠以“祖国医学”的名称。“通过医学史的学习，我们可以了解祖国医学

[1] 《会员动态》，《医史杂志》1947年第2期。

[2] 王吉民：《中华医学会医史学会工作报告》，《医史杂志》1951年第4期。

[3] 张赞臣编著：《中国历代医学史略》，千顷堂书局，1955，第1页。

的光荣传统，同时也可以了解到过去医学家因受社会条件的限制，还有未能实现的伟大理想，和未被确证的宝贵经验，而医学史的任务，也就是要在认识医学发展历史的基础上，发掘过去，掌握现在，并且开拓将来，使过去为现在和将来服务，也应当指出继承发扬祖国医学遗产和发展现代医学科学，它的目的是一致的。”[1]

作为国家中医政策调整的结果，卫生部在北京成立了中医研究院，在北京、上海、广州、成都建立了中医学院。中医学院建立后，中国医学史成为中医课程体系中的必修课程。四所中医学院陆续设置了医学史教学的相关机构，如：1956年邓铁涛在广州中医学院创办医史各家学说教研室，担任“中国医学史”“中医各家学说”教学任务。1957年任应秋调北京中医学院任教，任医古文、医史、各家学说教研室主任，教授“医学史”和“中医各家学说”，并编写了《中国医学史略》等。随后各省也陆续建立了中医学院，中国医学史的教学科研队伍有所扩大。

1955年，卫生部举办第一届高级医史师资进修班后，部分西医院校也开设了医学史课程，但不久就因政治运动而中断。此期间主要教材是苏联医史学家彼得罗夫的《医学史》。“文化大革命”期间，正常的医学教学活动受到极大冲击，医学史教学也随之中断。

（3）回归通识：以人文素养为中心

1977年，美国医学家恩格尔提出生物医学模式已不能满足现代医学的发展以及人们对医疗保健的要求，因此需要建立一种新的生物—心理—社会医学模式。恩格尔的观点在医学界引起了强烈的反响，并直接影响到医学教育。欧美国家的医学院校开始重新设计医学课程体系，将医学人文学科与基础医学、临床医学、预防医学并列为医学课程体系的核心组成部分，虽然每部分的比重不同，但都不可或缺。医学史作为一门纵向考察医学整体演化的学科，能让学生了解医学丰富的社会文化内涵，促进对医学多维性的理解，因此成为医学人文学科群的一个重要分支。

---

[1] 《祖国医学史》（中医业余函授学习教材），河南省卫生厅，1958，第2页。

我国的医学教育课程体系中，医学人文教育的课程设置很少，即便开设有少数人文社会科学课程，也主要是一般性的思想政治教育，很少关注现代医学技术和卫生保健服务中的社会、伦理和法律问题。20 世纪 80 年代以后，根据卫生部颁发的《高等医学院校五年制医学专业教学计划》，部分医学院校陆续开设了一些医学人文类的选修课程，医学史的教学、科研队伍重新建立起来。如北京医学院、四川医学院、南京医学院、西安医学院、哈尔滨医科大学、第四军医大学、上海第一医学院等西医院校，相继建立了医学史教研室。1983 年，哈尔滨医科大学还成立了学生医史爱好者科学研究小组，医学史教研室的姒元翼、徐维廉教授成为指导教师。为了推进医学史教学与研究，1989 年，北京医科大学成立医学史研究中心，聘请了十余位国内著名专家任兼职研究人员。2000 年北京大学与北京医科大学合并后，中心更名为“北京大学医学史研究中心”（图 6.1.2）。北京大学医学史研究中心通过多学科合作培养研究生，努力推动医学史和医学人文社会科学方面的跨学科研究，在原来学科史研究的基础上，开展了生命伦理学的跨文化研究、医学社会史与疾病社会史研究、医学文化研究以及卫生政策史研究等综合性和交叉性的研究，取得了一定的成绩。

对于医学生来说，人文素质教育不应当仅仅局限在一般性的文

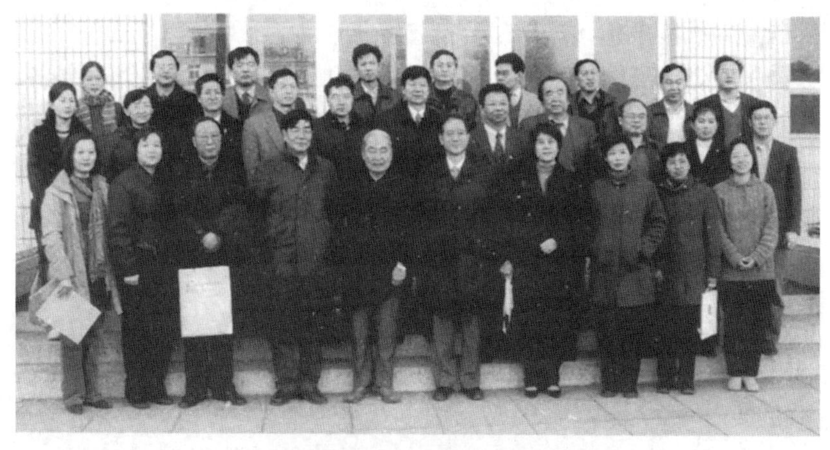

图 6.1.2　北京大学医学史中心成立十五周年学术研讨会合影

化品位教育，而是需要通过历史来把握医学的本质与价值。医学史课程在这方面显示出其特长，通过医学史学习，可提高学生对于医学本身价值的认识，使学生对现代医疗保健面临的困境有更清晰的认识。例如，在医学院校开设医学史课程，目的并非要学生记诵一些历史事件和人物，更重要的是促使他们去思考围绕这些事件和人物的医学思想，了解它们对医学发展的意义，评价其对人类社会的影响，培养对当代医学生活的独立思考和批判的精神，激发创新思维。虽然医学史课程不能帮助提高学生的临床技术，但经过医学史文化的熏陶，却能帮助学生增加医学人文精神的意识，为他们提供一种对医学的总体把握能力。

20 世纪 90 年代后期，随着对大学生素质教育的重视，尤其是当代医学高新技术的发展以及医疗服务中医患矛盾的凸现，医学生的人文素质培养成为医学教育的突出问题，医学人文学科在各医学院校受到了一定的重视，医学史作为医学人文学科核心课程体系中的一门也再次获得了发展的机会。目前，除中医学院外，有 50 多所西医院校开设了医学史课程。与此同时，医学人文学科的发展也为医学史的教学与研究拓展了空间，一些学者就目前医学所面临的难题，开展了医学史、医学伦理、医学哲学、医学人类学、医学文化研究等多学科或跨学科的教学与研究，受到学生的普遍欢迎。

（4）研究生教育与医学史师资培训

1956 年，卫生部制定新的教学计划，医学史成为医学院的正式课程。为了培养师资队伍，卫生部举办了第一届高级医史师资班，由中医研究院医史文献研究室和北京医学院承办。来自全国 30 所医学院校的 31 名教师参加，为期六个月。该班主要由李涛组织筹划全部课程设置并讲授部分医学史课程，同时他还聘请知名学者讲授有关课程，如请冯友兰、张岱年讲哲学史，裴文中讲中国考古学，侯仁之讲中国历史地理学，王重民讲中国图书馆史等。经过李涛的精心安排，医史进修班教学取得了很好的成效，进修班的学员结业后，回校开设了医学史课程。不过，遗憾的是，不久因各种接踵而至的政治运动对教学带来诸多干扰，许多医学史教师改做他行。1985 年，中国中医研究院医史文献研究室举办了第二届中国医学史教学科研骨干进修班，来自全国的 24 名学员参加了学习。然而，这次无论在规模上还是在受重视程度上已不及第一届，对全国医学院校医学史教学的推进也很有限。

不过， 高校医学史教师队伍的培养与提高有了新的途径：研究生教育。“文革”结束后，1977 年我国恢复高考，1978 年恢复研究生教育，中国中医研究院医史文献研究室招收了第一批医史文献研究生。1981 年，首届中医医史文献研究生傅芳、马伯英、郑金生、赵洪钧、胡乃长毕业。随后不久，北京医学院、哈尔滨医科大学、四川医学院、第四军医大学、黑龙江中医学院也开始招收硕士研究生。1987 年，中国中医研究院医史文献研究室、黑龙江中医学院招收了第一批中医医史文献博士研究生。1991 年，北京医科大学获评医学史博士学位授权点，1993 年开始招收医学史博士研究生。

国务院学位委员会决定部分具有一级学科授权点的院校，可自主设立二级学科，中医院校的医史文献博士招生单位有了增加，山东中医药大学、成都中医药大学、南京中医药大学、广州中医药大学、北京中医药大学、上海中医药大学等学校开始招收博士研究生。医学史专业的研究生教育，为高校培养了高质量的医学史教学和科研队伍；同时，还有不少的医学史专业研究生进入新闻出版业，为普及医学史知识、扩大医学史学科的影响发挥了积极作用。

为了加强高校医学史教师队伍建设、推动高校医学史教学的开展、促进医学教学的改革，1988 年，在第八届全国医史会议期间，成立了全国高等医药院校医史教学研究会，推举程之范为顾问，傅维康为主任，有 26 所医学院校参加。1990 年，全国高等医药院校医史教学研究会首次全体会议在苏州召开。在随后的全国医学史学术会议中，医学史教学问题都是会议关注的内容之一。1997 年在武汉、2004 年在济南又分别召开了专门的医学史教学研讨会，探讨医史学科建设与课程改革问题。精品课程建设是教育部为提高教学质量开展的一项工作，北京大学医学部、哈尔滨医科大学等学校的医学史课程也参加了精品课程的建设。精品课程的建设，不仅能促进教师提高教学质量，更重要的是通过课程建设，将网络资源、影像素材、历史文献等融入教学，使课题讲授、专题讨论结合起来，有助于提高学生的学习积极性和参与程度。

2. 问题

（1）医学史教学：课程、教材与师资

如前所述，医学史是我国医学院校中最早开设的医学人文学科类的课程。然而，医学史教育仍存在着许多问题，制约着自身的发展及其功能的发挥。如医学史教育的定位不明确，医学史学科的设置存在着很大的随意性，医学史教师本身的素质问题，以及许多学校对医学史教育的重要性认识不足。[1]

医学史的教材建设是医学史教学中的一个重要环节。对医学生而言，医学史内容丰富、涉猎面广，但教学的时间有限，因此，为学生提供一本内容精练，能反映医学演化规律与特征的教科书是必要的。目前医学史教材大致分为只讲中国医学史和中外医学史都讲两大类。前者主要为适应中医学院的教学，后者则大多为西医院校和中西医结合专业所采用。各学校在课时安排上也不一致：有的作为必修课，有的作为选修课；有的在入学的第一年开设，作为入门知识，有的学校则开设在第二或第三学年；等等。这种教学安排的不统一，也为医学史教材编写带来了一些难题，于是，开设医学史课程的学校大多自行编写教材，以适应教学的需要。但这样一来，又出现了教材编写水平参差不齐，缺乏特色，甚至相互抄袭的现象。针对这种情况，1986年，哈尔滨医科大学的姒元翼和第四军医大学的龚纯联合国内几所开设医学史课程的西医院校，历经三年，编写了《医史学》教材，获得1991年“首届全国优秀医史文献图书及医学工具书金奖”。近年来，教育部组织全国高校规划教材的编写，先后有常存库主编的《中国医学史》、张大庆主编的《医学史》等入选国家规划教材。但总体上看，

[1] 程之范、张大庆：《医学史与医学院校的素质教育》，《医学教育》1999年第4期。

医学史教材的内容与质量都还有改进的必要。

此外，医学史专职教师尚缺乏，师资队伍水平不一。医学史教师应具有较广博的知识面，熟悉医学和社会人文科学多方面的知识。可通过举办培训班、进修、培养研究生等形式，提高师资队伍素质；编写能较全面地反映出医学历程以及医学与社会文化发展相互影响，有助于从多维度审视医学发展和作用的教科书；采取多种教学形式，利用现代教学手段，提供丰富、生动的资料，使学生更直观地感受医学发展的进程；鼓励学生参与讨论，使学生能通过医学发展的轨迹来思考现代医学所面临的问题，表述自己的观点，使素质教育得以确切落实。

尽管医学史教育在目前尚存在着许多困难，但我们有理由相信，通过整体规划，加强领导，共同努力，医学史必将在医学生的素质教育中发挥更大的作用。

目前我国缺少打通医学史、医学哲学和医学社会学的人才，这与医学人文学科教师和研究人员培养体制有关，尤其是研究生培养。受到传统学科划分的限制，医学人文学科人才培养主要依靠传统学科，如医学史、科学技术哲学、政治思想教育等。在传统学科范式的影响下，培养的研究生视野比较狭窄，并不完全适合社会发展的需要。然而要立即改变这种现状尚有困难，目前可以通过变通方式，在培养方向上进行适当的调整，更多地选择跨学科研究的课题，如在研究方向上向医学人文学科靠拢，在培养中强调文史哲的基本训练，打通医学史、医学哲学和医学社会学，为研究生今后的发展奠定扎实的基础。实际上，我国传统的“文史哲不分家”的大人文学科，可使学生具有更广阔的学术背景，更符合现代学术发展的需要。当然，有关学会、学校和研究机构应当积极提出意见，争取尽快说服国家学位委员会修订有关政策，使医学人文学科的研究生培养逐步走向正轨。此外，也可通过举办培训班、进修班等形式，提高现有师资队伍的素质。

（2）医学史专业的研究生教育

目前我国医学史专业的研究生培养分为两大类，一类是中医医史文献专业，一类是科学技术史专业下的医学史，分属于不同学科门类。这种划分可能是考虑到中医药的特色，但实际上，中医医史与一般医学史并无实质性差别。我国医学史研究生教育已近三十年，各学科点都积累了一定的经验，有了自己的特色。但总体上看，医学史研究生教育质量还有待提高，尤其是在相关学科知识的广度与深度上，与国外及国内发展较好的科学史学科点还有差距。如硕士和博士研究生论文的选题偏重长时段、宏观性、通史性的描述，缺乏精细的案例分析；多以概括性、总结性的结论代替严谨的分析和论证。

国内医学史专业的研究生大多来自医学专业或中医专业，虽然他们在理解医学问题上有自己的优势，但因缺乏历史学的专门训练，在利用史料、工具书、数据库、档案等方面存在先天不足。而国外医学史专业的研究生大多来自历史或相关专业。国内有些院校的历史系也开始关注医学史问题，不过他们关注的主要是医学与社会、文化的关系方面，即从社会史和文化史的视角来研究人类的医疗保健活动。毫无疑问，历史学对医学史的关注，丰富了医学史研究的内容，拓宽了医学史研究的视域，扩展了医学史研究的方法。这种跨学科的交流促进了医学史研究的深入。医学史界应当欢迎这种学科的交叉与融通。此外，医学史专业与医学社会学、医学人类学和医学文化研究的结合，也为开拓医学史新领域带来了机遇。遗憾的是，在这些方面，国内医史学界的认识和努力都还不够。另一方面，随着医学人文学多学科和跨学科研究的开展，医学史学科也应发挥自己的优势，拓展研究领域。目前我国医学哲学、医学伦理学比较活跃，而医学史则相对冷清。实际上医学人文各学科研究许多都是建立在对医学史事件的分析、反思和总结基础之上的，也就是说医学史为研究医学理论和医学技术的演化，研究社会经济、文化传统、哲学思想、宗教信仰等与医学之间的相互影响提供了素材。很难想象，当一个研究者在尚未弄清“是什么”就高谈阔论“为什么”时，他得出的结论是有说服力的。因此，促进医学史学科与其他医学人文学科的交叉研究，对推动医学人文学科的发展具有重要意义。

（3）学术规范问题

近年来学术界对学术规范失衡、泡沫学术泛滥的问题批评不断，对导致学术失范的原因也有较深切的分析。从医学史和医学人文学科领域来看，学术失范的问题也比较严重。

一些人受名利的诱惑，又不愿意做扎实的工作，于是炮制假大空的文章，编撰粗制滥造的教材，甚至剽窃他人的作品。为了帮助学者自律，有必要加强学术规范的教育，如论文必须列出参考文献、对论文进行匿名评审等。我们的任何工作都是建立在他人成果的基础之上，或是启发性的，或是批判性的。列出参考文献是尊重前人的劳动。通过参考文献，不仅可判断作者是否对所研究的领域有一定的了解，也可判断哪些是别人的观点，哪些是自己的，你赞同和反对的意见是什么，你的创新之处何在，还可为辨别剽窃提供依据。匿名评审对提高学术期刊的质量也十分必要。

当然，目前不合理的学术评价制度，也是造成学术失范的重要原因。已有文章对导致这种不合理学术评价制度的原因进行过详细评论，本文不再赘述。此外，少数学者身上还存在着诋毁他人的工作，凭借学术地位打压不同观点的“学霸”作风，对医学史领域的学术交流、学科发展造成了消极影响。

3. 展望

当代医疗卫生服务所需的高层次人才，不仅要具备深入的专业知识和技能，而且要洞悉纷繁的社会文化现象，不仅要追踪科学技术的发展，而且要关爱人类的生存与健康。医学史可培养医学生从更广阔的时空来审视医学的发展，从多方面来理解医学对于人类社会的价值，是培养高层次医学人才不可缺少的内容。实际上，当代医学所面临的一系列难题，与对医学的片面理解密切相关。对于医学高新技术引起的问题，人们更多的是注意到医学技术本身，缺乏动态的、发展的眼光，缺乏对高新技术的正确评价，从而导致盲目应用。

因此，可以说医学史作为沟通医学科学与人文社会科学之间的桥梁，是医学生人文素质教育的重要一环。目前，一些学校已开始重视医学史教育，我们可以乐观地相信，通过教师的努力，医学史课程能够成为一门受到学生普遍欢迎的课程。

在当下，医学人文学科 (medical humanities) 作为一个学科群在医学教育中为培养高素质的医学人才所发挥的作用，已日渐受到关注。医学史在医学人文学科群中的作用将愈加突出。不论是医学哲学、医学伦理学，还是医学传播学、医学人类学等学科都与医学史密切相关。实际上，医学人文学科研究的深入与拓展，不仅需要各学科的独立发展，更需要多学科之间的交流和相互批评，以促进知识的积累和深化。因此，医学史工作者应当积极参与医学人文学科共同体的建设，开展跨学科的研究。不过，我们也应当清醒地看到跨学科研究的复杂性。由于来自不同领域的学者有着各自的学术背景，大多数学者仍基于传统学科的模式，在如何打通医学人文学科各学科间的壁垒，如何进行跨学科沟通，如何开展跨学科批评等诸多问题上，还存在着大量的问题有待解决。我们一方面需要勇气，突破原来学科的束缚，以开放的心态主动与相关学科融合，拓展研究领域；另一方面还需要以宽容的态度欢迎其他学科向本学科的延伸，在这种相互交会中探寻新的学术生长点，推进学术共同体的发展。

（本文原载《中国科技史杂志》2007 年第 4 期）

二、协和中文部与医学史教育

在已出版的有关北京协和医学院的研究著作和论文中，很少提及协和医学院中文部的工作。可能是因为在医学教育和医疗保健中人文学科只是一个非常边缘的领域，一般容易被研究者忽略。此外，中文部的存在时间不长，也不是一个完全的教学机构，不被列入医学院的正式科系体制也是一个原因。不过，若将之置于中国近代教育演进的背景中，尤其是现代科学教育引入中国和本土化这一进程中考察，协和医学院中文部的建立及其任务是具有代表性的。医学，尤其是临床医学，与社会的价值观念、宗教信仰、文化传统具有密不可分的关系，这也是完全模仿约翰斯·霍普金斯精英医学教育体系的协和医学院不得不将本土化作为其办学策略的原因之一。

1. 协和医学院中文部的成立

1915年，美国洛克菲勒基金会收购了1906年由英国伦敦会、美国长老会等教会合办的协和医学堂，并购买了临近"老协和"的豫王府，创办全新的北京协和医学院。1920年4月14日医学院董事会批准了首任校长富兰克林·C. 麦克林（Franklin C. McLean）拟定的协和医学院办学宗旨：

① 主要是提供可与欧美最好的医学院相媲美的医学教育，包括本科生的医学课程，科研人员、教师和临床专家的毕业后培训以及医生的短期进修。

② 提供科学研究的机会，尤其是与远东地区相关的特殊问题。

③ 向公众普及现代医学和公共卫生知识。[1]

实际上，上述宗旨，早在协和创办之初就由 W. 韦尔奇和弗莱克斯勒提出，即按照约翰斯・霍普金斯医学院的模式，在中国建立一所高质量的研究型医学院，并且强调了英文作为教学语言的重要性。尽管他们意识到中国医学生用中文研究中国卫生问题的重要性，但是当时无论在师资上还是在医学科学术语的翻译上都存在着明显的不足，因此他们认为用中文教学尚不可能为学生提供适当的现代医学知识。应当承认全英文教学对于医学生的培养是非常实用且有利于今后发展的，但当时也有学者提出，中国人应该用自己的语言表达和交流，应重视自己国家的文化以及现代科学文化的传播。因此，自协和开办起，就一直存在着注重医学前沿与注重观照中国本土医学问题之间的张力。前者更倾向于强调精英教育、实验室—临床研究，按照约翰斯・霍普金斯医学院的模式培养研究型的医学人才；后者则强调调整课程体系以便更适应中国的医疗境况。

现代医学作为西方科学文化体系的一个分支学科，在向非西方国家传播的过程中必然会遭遇文化屏障，例如概念、理论、名词的理解与翻译，此外，医学又是一门涉及领域非常广阔的科学，或者说不仅仅是一门科学。医学面对的某些疾病不仅具有地域特征，也与社会习俗和文化传统密切相关，如热带病、沙眼、大骨节病等，医生所治疗的病人更是千差万别。因此，现代医学的本土化是其传播过程中必须解决的主要问题。

20 世纪初，随着近代科学在中国的发展，受过现代科学教育的中国学者和留学生开始关注西方科学技术知识的本土化问题，尤其是学校教育如何更好地传播现代科学知识。另外，大学教育也受到国家主义教育思潮的影响，国家主义教育者倡议收回教育权，并主张："（一）培养自尊精神以确立国格；（二）发展国华以阐扬国光；（三）陶铸国魂以确定国基；（四）拥护国权以维国脉。"[2] 由此也深刻影响到诸如协和医学院这样的外国人或教会主办的大学，尤其是在教学语言和中

---

[1] Mary E. Ferguson, *China Medical Board and Peking Union Medical College* (New York: China Medical Board of New York, Inc., 1970), p. 44.

[2] 余家菊：《国家主义教育学》，中华书局，1925，第 5 页。

国文化问题上。

另一方面，外国教会和机构在华办学的策略也在发生改变。早在1877年及1890年召开的两次全国基督新教传教士大会上，有关教学语言及课程问题已成为广受争议的话题。有关教学语言是采用传教士通用的英语还是用中文，经过诸多讨论，大多数传教士开始接受在教授英语的同时也必须以中文为教学媒介的做法。

有关课程的问题，传教士也赞同不能仅提供西方科学、文化知识和神学等课程，也须开设中国语言、文化及国学等课程。这些对于协和医学院的课程设置和教学都发挥了重要的影响。

尽管协和医学院是遵循美国约翰斯·霍普金斯医学院的教学模式，教师也主要由美国学者担当，但用中文授课的问题一直被提及。更为重要的是，在反帝爱国运动的影响下，协和医学院的部分师生改变了只是专攻医学技术的态度，开始关注中国社会的发展和医学的现代化问题。20世纪20年代，协和医学院的各科主任和副教授以上的教师大多为外籍学者，中国人仅有林可胜和吴宪担任生理学和生化学的主任和教授。两人不仅在教学和研究上成就卓著，而且都非常关注中国医学的现代化和民众的健康问题。林可胜从小就在爱丁堡上学，“若闭上眼睛，你感觉是在与苏格兰人而不是中国人交谈”[1]，但是他却对协和完全用英文教学颇有意见，主张采用中英文并重的教学体系。因为这样协和医学院才能培养不亚于西方任何国家的医师，更好地服务中国社会。吴宪在1921—1927年任中国科学名词编审委员会化学组委员，致力于推动中国科学名词的标准化建设以及国人膳食和营养研究。他还为大众的报纸杂志撰写一些有关营养问题的通俗文章和针对当时形势、政治、经济、社会文化等问题的评论。

1925年3月，协和医学院学生会讨论了在学院课程体系中增加医学课程的问题，大家一致同意增加一门医学汉语的课程。因为学生们感到非常需要将现代医学知识转化为中文，准备出版医学杂志，写作

---

[1] John Bowers, *Western Medicine in a Chinese Palace: Peking Union Medical College, 1917-1951* (Philadelphia: Josiah Macy, Jr. Foundation, 1972), p. 102.

中文的医学论文，但中文能力尤其是在医学专业术语方面非常欠缺。这样做还有利于促进科学知识在中国的传播。随着科学在中国的传播与发展，中国在不久的未来，需要建立起自己的一套科学术语体系，学生们无疑将对此发挥积极作用和做出重要贡献。开设医学汉语课程，也将有利于学生在今后的职业生涯里更好地使用中文的医学科学术语。袁贻瑾、林巧稚代表学生会签字。[1] 协和学生对国家和社会的关心在 1925 年的五卅运动中也得以体现。学生的要求得到了学校行政部门的批准，“医学院为保证毕业生具有很好的本国语言能力，尤其是中文的医学科学写作能力增加了中文课程”[2]。

此外，协和医学院的行政管理部门也非常需要与中国政府和地方行政部门进行良好沟通。由此可见，协和医学院中文部的设立是多方面需求的结果。1925 年 6 月，协和医学院成立中文部（Division of Chinese）。起初，中文部的功能包括三部分：一是承担协和医学院的中文文书和出版任务；二是协助图书馆收集中国医学史和中文相关文献资料；三是承担教学任务，其中包括医预科的中文入学考试，本科和研究生的中文课程，如中文医学词汇的翻译，讲授中国医学史、医学伦理与法学课程以及翻译出版相关书籍。（图 6.2.1）中文部的工作后来随需要有所调整，但基本上变动不大，一直持续到日军侵占协和停办。

2. 中文部的组成与工作

相比协和的其他学术单位，中文部是一个很小的机构，最多时也仅有 7 人，教师只有 2 人，事务人员 5 人。起初由方石珊[3] 兼任中文

[1] 袁贻瑾、林巧稚：《致兰安生的信》，《医学院教职员会议记录（1920—1937）》，协和医学院档案馆，第 142 页。

[2] Rockefeller Foundation, *Annual Report,1925*, Rockefeller Archive Center, p. 332.

[3] 方石珊，原名方擎，福建福州人。1910 年毕业于日本千叶医学专门学校。1916 年在北京开办首善医院，任院长兼内科主任。后任北京大学公共卫生系主任、北京师范大学讲师。中华人民共和国成立后，历任中华医学会第十六届理事兼总干事、第十七届副理事长、第十八届副会长，中国巴基斯坦友好协会副会长，中国科协组织部副部长，中央防疫委员会研究组组长，中国红十字会北京分会副会长，北京防痨委员会副主任委员。九三学社社员。

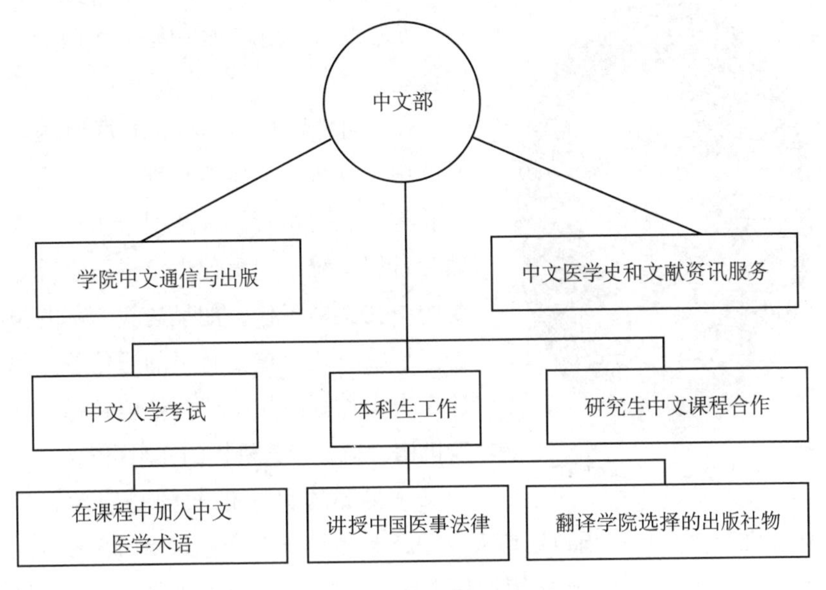

图 6.2.1 协和中文部的工作职责

部的工作。

1926 年，姜文熙被聘为中文部主任。姜文熙，上海川沙城厢镇人，是一位隐退的资深医务官员。少年时就学于上海中西书院，后考入天津陆军医学堂，为我国最早就学西医的第二班学生。1898 年毕业后，被分配在袁世凯部任军医官。1902—1904 年任北洋军医局医务处处长、北洋陆军医院院长，1904—1906 年调山东淮县陆军第三镇任军医。1907—1912 年受命赴保定创办陆军马医学堂（民国后改为兽医学校，直辖于陆军部军医司），任监督（总办）。1912 年获陆军一等军医正加陆军军医监。1917 年被任命为军医司司长、陆军军医监。1923 年升任陆军军医总监。北京临时执政府陆军总长吴光新拟向日本进口吗啡谋利，只要经军医司同意即可购买，而姜拒不答应。不久，辞去军医司司长职务。姜氏曾兼任北平市卫生局局长及主持京汉铁路局医务。1928 年下半年，姜氏进入中文部，协助方石珊工作。1929 年被正式聘为协和医学院中文部讲师、主任。日军占领协和后，姜氏离开协和回川沙居住。中华人民共和国成立后被聘为上海文史馆馆员、川沙县政

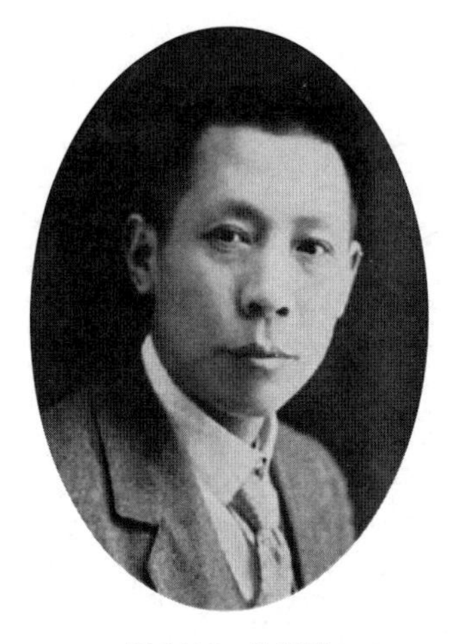

图 6.2.2 徐颂明

协委员，出席过第二届中国人民政治协商会议。

姜氏承担四年级医学生每周两学时的中文课程、二年级护理系学生的中文教学，主要负责翻译练习。由于姜氏熟悉官僚系统，因此他也负责医学院重要的中文文书工作，如呈送教育部的报告、与中国政府重要官员的通信等。他还代表协和医学院接待、处理各种与政府机构、地方警察机构的往来事务。

中文部的另一位教师是李涛。李涛，北京今房山区周口店镇人，1925 年毕业于北京医科专门学校（北京大学医学部前身），曾短期任军医。1928 年，李涛回北医任内科助教，时任国立北平大学医学院院长徐颂明（图 6.2.2）推荐李涛去协和医学院病理学系进修细菌学，希望他进修后回北医任教。1929 年 3 月，李涛获得协和医学院批准，在病理学系任三个月的病理学住院医师。[1] 5 月，李涛决定留在协和病理学系，经病理学系主任推荐，医学院批准李涛任病理学助理住院医师。进修期间，李涛显示出良好的中文造诣，尤其是能很好地将现代医学翻译为中文，这是当时的迫切需要。他翻译了林宗扬[2]（图 6.2.3）的《细菌学实验室手册》，获得同行和学生的好评。在此期间，李涛的兴趣也发生了转变，开始转向医学史研究。

---

[1] Committee on the Hospital，July 1927-June 1931，协和医学院档案馆，259: 2829-2851。

[2] 林宗扬，1891 年出生于马来西亚。1916 年毕业于香港大学医学院，获医学学士学位。1918 年回国后历任北京中央医学院细菌室主任，北京协和医学院细菌诊断室主任、教授兼教务长，北京大学医学院细菌学和公共卫生学教授。曾赴美国进修，于 1922 年获公共卫生学博士学位。1949 年后继续在北京医学院任教。1956 年起任《中华医学杂志》（英文版）专职名誉顾问。1988 年被聘请为中华国际医学交流基金会第一届理事和第十八届名誉顾问。1988 年 2 月他决定将多年积蓄的十三多万美元国外存款捐献给中华国际医学交流基金会设立“林宗扬医学教育奖”。同年 10 月 5 日去世。

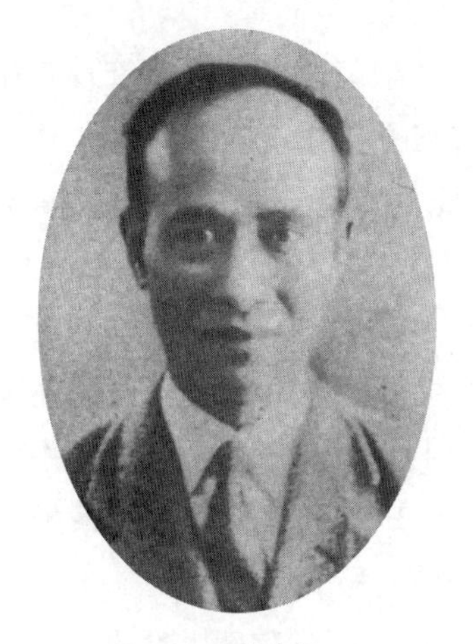
图 6.2.3　林宗扬

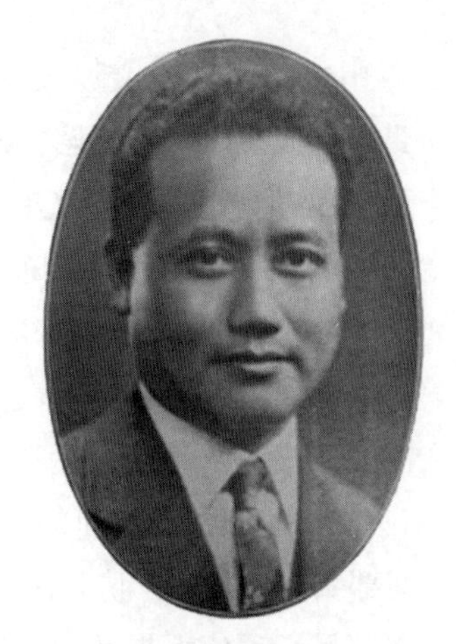
图 6.2.4　方石珊

1928 年 10 月，中华医学会总会执行委员会决定，将《中华医学杂志》由上海迁往北京，并从第 14 卷第 5 期开始在北京出版，由北京协和医院细菌科主任林宗扬教授任总主笔。经方石珊（图 6.2.4）推荐，李涛担任了《中华医学杂志》的助理编辑，由于出色的中文能力，不久升任中文主笔。1930 年 10 月，李涛任中文总编辑，林宗扬任英文总编辑。协和医学院感到将现代医学知识翻译成中文日益重要。李涛的加盟对学院的各系都有益处[1]，于是医学院执行委员会批准了任命，1930 年 7 月，协和医学院聘任他为中文部助理讲师，承担四年级医学生的中国医学史讲座课程，同时担任编辑工作和批改学生的翻译。

20 世纪 30 年代以后，中文部又进行了调整，其功能分为三大部分，即教学、出版和事务管理。教学包括：①中文课程，旨在帮助学生掌握如何用中文写好科学文章，帮助他们掌握中文科技词汇，主要是医学著作和论文的英译汉训练；②讲座课程，一是关于医学专业的伦理、社会和专业精神方面的讲座，一是中国医学史讲座。编辑出版工作包括：①协助医学院教师编辑出版中文医学著作与论文；②协助

[1]　《医学院教职员会议记录（1929 年 7 月—1930 年 6 月）》，协和医学院档案馆，141: 2930-2947。

教师出版中文著作和论文以及将英文文献翻译为中文。管理工作包括：协助医学院和医院处理各类中文官方文稿以及事务性工作。除姜、李两位教师外，中文部还有5位职员：钱先生（Mr. A. P. Chien）、杨先生（Mr. Hsiao-hua Yang）、陈先生（Mr. Chiao Chen）、陈女士（Miss Shou-chen Chen）和收发员孙宝富（音，Pao-fu Sun）。此类事务繁杂，涉及多个方面，如处理与教育部、卫生部、地方行政当局的往来报告、文件、年报等，尸检、标本分析、医疗法律纠纷方面的文书，病人住院、手术、费用等方面的文书，与其他医学院业务往来的文书等。中文部实际上相当于协和医学院的中文秘书处。

中文部另一项值得提及的工作是为协和医学院图书馆收集了一批中国古代医学典籍和其他典籍。李涛对此有简要记述，现抄录之：

本院收集中文医书缘起

> 民国二十四年，伍连德先生以所著《中国医史》就商，因谈及前清太医力轩举先生搜庋中国医书甚富，其哲嗣舒东医师方拟脱手，当偕往观，并拟购置以供学人研究。事闻于林宗扬教授，因建议本院留置。遂由图书馆委员会委托姜文熙、张锡钧教授与涛三人负责进行。几经洽商，卒于次年以半购半赠协定下成议。吴宪与傅瑞士教授及戴志骞夫人对于保管设计多所赞助。计力氏所收医书元明珍本多至三十余部，写本四十余部，日韩刊著本二百余部及其他数百部，共八百余部，其集藏之富，国内鲜见。四年以来，本院于补残编目之余，更陆续访购二百余部，益以原存百余部，于是蔚成大观矣。因念中国古代医学之真价尚无定评，本院得此宝藏，以供世界学人检讨，诚一幸事。将来发扬光大，自在意中。不禁为中国医学庆也。爰为之记。
>
> 李涛　民国二十九年二月

协和医学院图书馆负责收集历代中医书籍，使当时协和医学院图书李涛馆的中医藏书仅次于南满医科大学图书馆，保存了大量的中医古籍文献。

3. 中文部的医学人文教学与研究

（1）教学

协和医学院 1922—1923 年和 1924—1925 年的课程表显示，已开设了医学伦理与法律、医学史的讲座课程。当时协和每年分三个学期，每学期三个月。在 1922—1923 年的课表中，医学伦理与法律讲座（Med. Ethics & Jurisp. Lect.）开设在四年级的第三学期，每周 2 学时，分别安排在周二、周五上午 8—9 点，共 15 学时。1924—1925 年的课表调整为 24 学时。医学史讲座为每周 1 学时，在 1925—1926 的修订课程计划中，安排在第一学年的第二学期，11 学时。

早期的医学史和医学伦理法律讲座，没有专门教师，主要由感兴趣的教师兼授。此外，教师在案例教学中，虽然是以某病人的疾病诊断、治疗为题，也常常加入有关医史的内容和当前最新的研究方向与成果。[1]

1930 年 7 月，李涛被任命为中文部助理讲师后，开设了中国医学史讲座课程。1936 年，与上海的王吉民共同创立中华医史学会。1942 年协和医学院停办，与友人组织北京清源医院，任院长。1946 年北京大学医学院成立医史学科，任主任教授。

五卅运动后，学生中成立了以“向民众普及卫生科学知识，评论社会医事、提倡新医学，增强民族健康”为宗旨的“丙寅医学社”，主要成员有杨济时、朱章庚、贾魁、褚福棠、胡传揆、陈志潜等。[2] 该社成立后，创办了一种通俗医学读物，向民众普及卫生知识。李涛积极帮助学社谋划，后又出任《大公报·医学周刊》的主编，主要刊发“丙寅医学社”的稿件。

---

[1] 裘祖源：《协医旧事琐谈》，载政协北京市委员会文史资料研究委员会编《话说老协和》，中国文史出版社，1987，第 163 页。

[2] 陈志潜：《丙寅医学社》，载政协北京市委员会文史资料研究委员会编《话说老协和》，中国文史出版社，1987，第 442 页。

（2）医学史与医学伦理学的研究

《医学史纲》 《医学史纲》是李涛负责协和医学院医学史讲座课程后，经过数年参取载籍编撰而成的。20 世纪 30 年代，李涛在开设医学史课程的同时，感到国内尚无可用的医学史教材，即开始着手准备编撰一部既简明扼要又能概括中西医学的医学史教材。1937 年 4 月，中华医史学会在上海成立之时，“鉴于我国各医校教授医史之需要，决议编辑医史大纲以备教学之用”[1]。学会推举李涛承担编撰，由王吉民、杨济时、鲁德馨三人校阅。因此，《医学史纲》也被认为是我国医学史界出版的第一部正式的医学史教科书。

《医学史纲》共分四章。第一章讨论史前医学，意在推考人类原始医学的状况，尤其是使读者明了医学中鬼神迷信观念的来由。第二章分述了印度、埃及、美索不达米亚、希腊和中国等文明古国的医学，特别观照到各民族医学之间的异同和彼此关联，提示古代文化交流之线索。第三章为中古之医学，从希腊化时期和古罗马医学，到中世纪欧洲医学的黑暗时代，论述了同时期中国医学的演进，突出了国人应详知祖先之医学。第四章是近代医学，其中西方医学部分主要依据英国医学史家辛格 1928 年出版的《医学简史》（*A Short History of Medicine*）分述 16 世纪解剖学之革新、17 世纪生理学之发明、18 世纪病理学之启发和 19 世纪以来科学医学各分科之进步；此外还论述了医学与医师及社会的关系；最后讨论了科学医学在东亚的传播。作者希望在追述近代医学演化历程的同时，表达科学医学无国别、民族之分，以回应当时中国医学有关中西医学问题的论争。

《医学史纲》撰写之时，恰值日军侵占北京。1937 年“七七事变”爆发后，李涛暂停了撰写，与一些爱国医护人士一起担负救护工作，并被推举为负责人之一。在紧张繁忙的救护工作中，他还编写了《战时救护手册》以应急需。后又与红十字救护队一起赴前线救援。1942 年太平洋战争之后，日军占领了协和医学院，李涛也不得不离开了协

[1] 李涛：《医学史纲》，中华医学会出版委员会，1940，第 1 页。

和，去一家私人医院开业。1946年，抗日战争胜利后，李涛回到北京大学医学院创建了医史学科，使之成为国内医学院中第一个正式的医学史教学研究机构。

中国古代医学伦理研究 李涛在协和医学院讲授医学史的同时，也开始关注医学伦理学问题。作为医学史家，李涛自然首先将目标集中在中国古代的医学伦理学研究上。不久他撰写出了《中国古代医学伦理》（*Medical Ethics in Ancient China*）的英文稿，并于1943年发表在美国的《医学史通报》（*Bulletin of History of Medicine*）上。[1]该文的发表不仅是中国学者首次用英文向国际学界较系统地介绍中国古代的医学伦理传统，而且也显示了反法西斯战争期间中美两国医学史家的学术友谊，以及美国中华医学基金会的积极帮助。

不过，这段往事在相关人物的记述中均未被提及，如《李涛传》[2]、《中国医学百科全书（医学史）》的“李涛”词条[3]、西格里斯特的传记研究[4]，以及研究北京协和医学院与美国中华医学基金会的学术著作[5]。笔者通过查阅保存在约翰斯·霍普金斯大学档案馆的几通书信，对此事略加梳理：

1940年秋，李涛将写好了的英文稿寄送给设在美国约翰斯·霍普金斯大学医学史研究所的《医学史通报》编辑部。邮件的中文翻译如下：

---

[1] Lee T, “Medical Ethics in Ancient China,” *Bulletin of the History of Medicine* 13 (1943): 268-277.

[2] 程之范：《李涛传》，载《程之范医史文选》，北京大学医学出版社，2004，第456—459页。

[3] 李经纬、程之范主编：《中国医学百科全书（医学史）》，上海科学技术出版社，1987，第162页。

[4] Elizabeth Fee and Theodore M. Brown (eds.), *Making Medical History: the Life and Times of Henry E. Sigerist* (Baltimore: The Johns Hopkins University Press, 1997).

[5] Mary E. Ferguson, *China Medical Board and Peking Union Medical College* (New York: China Medical Board of New York, Inc., 1970). Mary B. Bullock, *An American Transplant: The Rockefeller Foundation & Peking Union Medical College* (Berkeley: University of California Press, 1980).

北京协和医学院，北京，中国
中文部
1941年10月25日
亲爱的编辑先生，

送上一份有关《中国古代医学伦理》的文稿，希望在《医学史通报》上发表。我相信你将发现它是适合于贵刊的材料。请把校样送给纽约西49街49号中华医学基金会秘书艾格尼丝M.皮尔斯小姐，她将为我审校。文稿中的汉字可以省略，如果你认为在印刷上有困难的话。

诚挚地
李涛

时任《医学史通报》主编的是国际著名医学史家、约翰斯·霍普金斯大学医学史研究所所长西格里斯特。西格里斯特出生于巴黎的一个瑞士人家庭，1917年在苏黎世大学获医学博士学位，在瑞士军队中从事一段时期的医学服务之后，便投身于医学史的研究，先后执教于苏黎世大学和莱比锡大学。1931年，西格里斯特移居美国，作为医学史客座教授加盟约翰斯·霍普金斯大学，次年接任韦尔奇教授，执掌这一领域的重镇——约翰斯·霍普金斯大学医学史研究所，直至1947年退休。主要著作有《人与医学》《文明与疾病》《名医传》，以及未完成的八卷本巨著《医学史》。

西格里斯特对东方文化怀有浓厚的兴趣，甚至还要早于他的医学史研究。1911年，他曾在伦敦大学学院学习梵文，在国王学院学习中文。他的中文名字西格里斯特是他自己确定的。他对《黄帝内经》颇有研究，深刻地指出，《黄帝内经》中的健康疾病观和医疗思想与印度的阿输吠陀、希腊医生希波克拉底的医学思想异曲同工。1936年，他的著作《人与医学》由顾谦吉翻译成中文，胡适先生校订并作序。

由于时局紧张，日军侵占了北京，与国外邮政通信非常困难。因此，李涛的投稿也颇费周折，1941年寄出的稿件没有回音，于是转托中华医学基金会再次送出。

中华医学基金会，纽约西49街49号
1942年2月26日
亲爱的西格里斯特博士：

我让北京协和医学院的中文讲师李涛博士送你一份有关《中国古代医学伦理》的文稿，随信附上。

我希望你能够采用李涛博士的文章。如果不用，请把它退给我。因为北平已被日本人占领，我们不能与李涛博士取得联系。

真挚地
艾格尼丝·M.皮尔斯
秘书

西格里斯特收到此信，很快就有了回复：

1942年3月4日
中华医学基金会，纽约西49街49号
亲爱的皮尔斯小姐：

李涛博士的文稿《中国古代医学伦理》实际上是非常有趣的，我将乐意在《医学史通报》上发表它。根据李涛博士的要求，我将把长条校样送给你。

诚挚地
亨利·E.西格里斯特

由于当时《医学史通报》来稿量大以及西格里斯特本人工作十分繁忙，李涛的投稿虽已被接受，但一直未见发表，于是中华医学基金会的皮尔斯女士再次函件询问：

中华医学基金会，纽约西49街49号
1942年12月29日
亲爱的西格里斯特博士：

谨询问北京协和医学院李涛博士的《中国古代医学伦理》的文稿，已被《医学史通报》接收拟发表，但据我所知尚未刊行，不知何故？

理由无疑是你还未将它纳入计划。然而，既然该文在3月初已被接受，似乎可以确定它未被误放或邮寄中丢失。

真挚地
艾格尼丝·M.皮尔斯
秘书

西格里斯特很快就给予了回复，解释了稿件迟发的原因：

1943年1月7日
中华医学基金会，纽约西49街49号
亲爱的皮尔斯小姐：

谢谢你12月29日的来函，抱歉尚未在《医学史通报》上发表李涛博士论文《中国古代医学伦理》。问题在于过去几年中积压了大量稿件，我桌上还有一些压了两年多的稿件。自从《医学史年鉴》停刊后情况更糟，这样在英美我们目前只有唯一一种医学史杂志，它将服务于整个英语世界。不幸的是，我们的经费不允许我们一年出版超过两卷。

请相信我将尽快出版李涛博士的论文，但是恐怕也将需要几个月的时间。

最诚挚地
亨利·E.西格里斯特

不久，皮尔斯女士收到了《医学史通报》送来的样稿，按照李涛的委托做了校对并很快送回杂志编辑部：

中华医学基金会，纽约西 49 街 49 号

1943 年 2 月 24 日

亲爱的西格里斯特博士：

随信附上校对了的李涛博士的文稿《中国古代医学伦理》，需要 100 份没有封面的抽印本，包括赠送的样本。

真挚地

艾格尼丝 · M. 皮尔斯

秘书

李涛的论文于 1943 年在《医学史通报》上正式刊出。该文主要介绍了孙思邈《千金方》中的“大医精诚”、张杲《医说》中善恶报应的故事，以及明代医生徐春甫、龚信、龚廷贤对医德的论述并翻译介绍了陈实功的“医家五戒十要”。李涛最后指出中国古代医学伦理观受到儒家、佛教的影响较大，注重对医生的社会奖励（如赠送匾牌），主要的缺点是不反对秘方，医术只传儿子，缺乏让医生对有价值的诊疗技术进行同行分享的机制。

李涛的这篇英文文稿，作为最早向西方医学界介绍中国古代医学伦理学的文献资料，对西方学者了解中国古代的医学伦理传统具有重要的参考价值，至今仍有学者引用[1]。

（本文原载《北京大学学报［哲学社会科学版］》
2011 年第 6 期）

[1] Stephen G. Post (ed.), *Encyclopedia of Bioethics* (New York: Gale Cengage Learning, 2004), p.1693.

三、医学史与医学院校的素质教育

1. 医学院校的人文素质教育

21 世纪将是教育的世纪，高等教育在人类社会发展中将起重要作用，与社会、经济、政治、科技、文化发展的关系更加密切。高等教育应重视人才综合素质的提高，注意个性的发展，特别是创新能力的培养，引导学生掌握打开未来知识宝库的方法。高等学校的素质教育不仅体现在开设专门提高学生综合素质的课程中，也体现在一般学科的课程中。无论是自然科学还是社会科学、人文科学，都可以结合专业进行素质教育，寓素质教育于知识教育中。

医学与其他自然科学不同的重要的一点在于它研究的对象是人。人在具有生物学特性的同时，还具有社会属性。若将医学看作纯自然科学显然是片面的。因此，医学院校的人文素质教育更显得重要。20 世纪 80 年代以来，随着医学模式的转变，人们已经认识到加强人文素质教育的重要性，相继开设了有关人文和社会科学的课程。近年来，加强高校的人文素质教育问题受到了广泛重视，许多医学院校已开设了传统文化、文学、艺术欣赏以及人生观、价值观等讲座和课程，有的院校还设立了相应的机构，在提高学生的人文素质方面起到了一定作用。然而，由于我国长期以来文理分科的课程设置，总的来看，人文素质教育仍游离于医学教育之外。实际上，一般性的人文课程与让学生了解医学丰富的社会文化内涵，理解医学的多维性的目标仍相距甚远。许多西方大学人文教育的一个重要特点就是人文素质教育与科学技术教育紧密结合。在医学领域，无论是从健康、疾病的概念到临床决策过程，还是从人类基因组研究的伦理问题到对病患者的关怀，都蕴含着对人类价值的终极关怀，无不体现出人文精神的传统。因此，如何促进人文教育与医学教育内容相融合，使人文素质教育渗透于医学教育之中，是医学院校人文素质教育所面临的亟待解决的问题。

2. 医学史：医学与人文的桥梁

医学史作为一门融合医学科学和人文学科的交叉学科，在医学院校的人文素质教育中具有重要的作用。虽然古代的医学理论和实践多已被现代医学理论和实践所取代，但古代智者对医学本质和价值的深邃洞见却一直散发着睿智的光芒，如中国古代医学经典《黄帝内经》“圣人不治已病，治未病，不治已乱，治未乱”的思想，西方医学之父希波克拉底“生命虽短暂，艺术却长存；机遇在急逝，经验常谬误，判断则困难”的至理名言，深刻地揭示了医学的内涵。许多伟大的医学家不仅对医学发展做出了重要贡献，而且也具有高尚的道德风范。他们的思想和业绩可作为学生道德素质教育的生动教材。如西方医学中著名的“希波克拉底誓言”和我国唐代孙思邈的“大医精诚”，都精辟地阐述了医生应遵循的道德规范。又如我国春秋战国时期著名医生扁鹊（姬姓，秦氏，名越人），不但医技精湛，而且为人谦虚。他精通内外妇儿各科，并周游各国为人治病。一次他治愈了虢太子的尸厥症，有人称赞他能起死回生，而他却说：“越人非能生死人也，此自当生者，越人能使之起耳。”反映出扁鹊不图虚名、严谨求实的道德品格。东汉名医张仲景不仅奠定了中医辨证论治的基础，同时也强调医生必须具备济世救人的仁慈之心。他认为医学是一门“玄冥幽微，变化难极”的学问，医生需要有渊博的知识、敏锐的观察力以及良好的道德情操。他本人身体力行，实践自己所提倡的理想，受到后世的称颂。在中国医学史上，像扁鹊、张仲景一样值得颂扬的医生不胜枚举。

在西方医学史上同样有许多值得敬佩的医生。如近代人体解剖学的创始人维萨里，不因循守旧，敢于探索，在旧势力的压迫下，坚持真理。他依据大量的尸体解剖观察，纠正了前人的解剖错误 200 多处，体现了求实创新的科学道德精神。意大利医生莫尔干尼为探索疾病的原因与位置的关系，以孜孜不倦的精神坚持数年的尸体解剖观察，最后发现许多疾病的临床症状均有其器官局部的病变，进而提出了“病灶”的概念。此后通过寻找病灶来诊断疾病成为西医诊断的一种基本思路。

此外，中医“医乃仁术”，法国著名科学家巴斯德“科学无国界，科学家有祖国”，以及护理学创始人南丁格尔“人生应该像蜡烛一样，燃烧自己，照亮别人”的名言，更为人们所熟知，并曾激励过无数科学家为祖国的繁荣富强、为人类的幸福而工作。

历史学并不仅仅限于考察过去的人物和事件，史学研究的重要目的在于使人们从历史中得到启迪和教益，“以史为鉴”，让历史为现在和将来服务。医学史作为历史学和医学的交叉学科，既具有和历史学同样的功能，又有其特殊性。它不仅涉及医学的各学科，而且与社会人文学科有着广泛的联系。研究数千年来人类对人体及其疾病理解的演化过程和规律，具有重要的现实意义。医学的发展不是孤立的，医学史上的重大突破与当时的社会环境、政治经济状况、哲学思想以及科学技术发展有着密切的联系。如我国古代的“阴阳五行学说”、古代希腊的“四体液学说”都是在积累的医学经验知识基础上，通过哲学思想的概括形成的医学理论。近代西医在机械唯物主义思想的指导下，发展了解剖学、病理学，开始了找病灶的过程。听诊器、内窥镜等多种诊断器械的发明都明显受到这一思想的影响。

20 世纪以后，西医学沿着这一发展方向取得了巨大成就，但同时也显现出其内在的缺陷。1977 年美国医生恩格尔提出生物医学模式已不能满足现代医学的发展以及人们对医疗保健的要求，因此需要建立一种新的生物—心理—社会医学模式。世界卫生组织也对健康进行了重新定义，提出健康是躯体上、精神上和社会适应上的完好状态，而不仅仅是没有疾病和虚弱。近年来，人们又开始重新审视医学的目的。所有这些都促进了医学朝着更加科学、更加人性的方向发展。随着现代科学的深入发展以及对生命现象认识的深化，21 世纪医学的发展将会出现新的突破。因此，通过学习医学史，可了解医学发展的规律，有利于把握医学的发展方向。

如前所述，当代社会对高层次人才的要求是，不仅要具备深入的专业知识和技能，而且要具备广博的社会文化内涵，不仅要追踪科学技术的发展，而且要关心人类的价值。学习医学史将有助于我们从更广阔的时空来审视医学的发展，从多方面来理解医学对于人类社会的价值，是培养高层次医学人才不可缺少的一课。那种只注重片面的知识和狭窄的技能，只注重仪器检测结果而不关心病人感受的倾向，不符合现代医学人才观的要求，由此会引发的一系列不良后果。

当代医学面临的一系列难题，与对医学的片面理解密切相关。有关医学高新技术引起的问题，更多的是注意到医学技术本身，缺乏动态的、发展的眼光，缺乏对高新技术应用的正确评价，从而导致盲目应用。美国著名医学家刘易斯·托马斯敏锐地指出，目前某些所谓高技术只不过是“半拉子技术”（half-way），它们似乎代表了一个突破性进展和治疗学的进步，实际上只不过是一种权宜之计。他通过回顾人类对付伤寒、脊髓灰质炎、肺结核的历史，指出没有哪种人类疾病，在技术费用成为主要问题时，医学有足够的能力给予预防和治愈。所以，不了解医学发展的历史，就很难作出正确的抉择。

我国现存中西医学两大体系，如何看待中西医学、处理好两者之间的关系一直是我国医学发展、卫生政策制定中的重要问题。医学史通过对中西医学产生的不同背景、发展模式及其与社会文化的关系进行研究，可提供一幅中西医学多维度、多层次的演化图景，从而有助于学生全面理解中西医学的发展特点及其社会文化功能，促进我国中西医学的协调发展。

3. 医学史教育的现状、问题和建议

医学史是我国医学院校中最早开设的医学人文学科，1946 年，北京大学医学院（北京医科大学的前身）成立了医史学科。1957 年，卫生部委托北京医学院和中医研究院举办了医史师资班，不久全国部分高等医学院校陆续开设了医学史课程，对推动我国的医学史教育起到

了重要作用。目前，全国各中医学院和约有三分之一的西医院校开设了医学史课程，医学史是医学人文社会科学教育的一个重要组成部分。

然而，医学史教育仍存在着许多问题，制约着自身的发展和功能的发挥。首先是医学史教育的定位不明确。如许多中医院校仅将医学史作为一门中医基础课，有的与中医各家学说或医古文合并在一起，作为中医学的入门课。西医院校也有类似情况，只是介绍医学发展中的一些重要人物、书籍和事件，而没有通过医学史教学，为学生提供一个从历史的视角观察医学发展的方法，使学生理解医学除具有知识和技术层面的意义外，还具有文化、社会和价值层面的意义；仅将医学史作为一门单纯的学科史课程，而没有将医学史教学看成培养学生科学素质和人文素质的结合点。其次是医学史学科的设置存在着很大的随意性，许多学校的医学史课程设置是依据教师的兴趣，缺乏学科整体性规划，教学和师资质量难以保证，不利于学科发展。此外，还存在医学史教师本身的素质问题。要做一名合格的医史学教师确实是相当困难的，因为医学史是一门知识面较广的交叉学科，任课教师既要熟悉中、西医学的知识，又要掌握历史、哲学和文化诸方面的知识。根据我们的经验，医学院校毕业的学生再学习历史、哲学等人文社科知识比较容易，反之则较费力。然而，由于市场经济的影响，医学院校的毕业生一般不太愿意从事清苦的医学史教学工作，这是目前难以解决的问题。最后是部分决策机构对医学史教育的重要性认识不足，只看到了医学史是从宏观尺度了解医学、与实际利益关系较少的理论性学科，而忽视了它在学生全面素质培养中的重要作用。

鉴于上述问题，我们建议所有医学院校都开设医学史课程，提高对于医学史学习重要性的认识，使之成为沟通医学科学与社会人文科学的桥梁，成为医学生素质教育的重要一环。医学院校的人文素质教育不应仅限于一般性的文化讲座、艺术欣赏，更应使人文素质教育融入医学教育之中。医学史教育对于学生全面理解医学的内涵及其与社会、经济、文化的互动关系，正确认识医学的目的，把握医学发展的趋势，具有重要作用。因此，希望有关决策机构采取一定措施，积极推动医学史教育，并给予大力扶持。

此外，应加强医学史的师资培养和教材建设。医学史教师应具有较广博的知识面，熟悉医学和社会人文科学多方面的知识。如前所述，可通过举办培训班、进修、培养研究生等形式，提高师资队伍素质；编写能较全面地反映出医学历程以及医学与社会文化发展相互影响、有助于从多维度审视医学的发展和作用的教科书；采取多种教学形式，利用现代教学手段，提供丰富、生动的资料，使学生更直观地感受医学发展的进程；鼓励学生参与讨论，让学生能通过医学发展的轨迹来思考现代医学所面临的问题，表述自己的观点，使素质教育得以确切落实。

尽管医学史教育目前尚存在着许多困难，但有理由相信，通过整体规划，加强领导，共同努力，医学史必将在医学生的素质教育中发挥出更大的作用。

（本文原载《医学教育》1999 年第 4 期）

四、医学人文：在通识教育与专业教育之间

临床医学是一门理论性与实践性都很强的学科，临床医生面对的不仅是疾病，更是急切需要获得帮助以解除病痛的病人，这就决定了临床医生需要广博的知识与精到的技能。如何培养合格的临床医生，如何在临床教学中拓展学生的知识面和提升诊疗技能，是摆在教育工作者面前的重要任务。英国思想家以赛亚·伯林在他著名的小品文《刺猬与狐狸》中，把人分为刺猬和狐狸两种类型：狐狸同时追求很多目标，把世界当成一个复杂的整体来看待，伯林认为狐狸的思维是多维度的；而刺猬则把复杂的世界简化成单个有组织性的观点，遵循一条基本原则或是一个基本理念，不管世界多么复杂，刺猬都会把所有的挑战和进退维谷的局面归结为一个简单的问题，任何与之无关的观点都毫无意义。对于临床医生来讲，这种两分并不合适，合格的临床医生应当是“狐狸型 + 刺猬型”的复合型人才，即既是一个能够凭借诊疗技术精准施治的专家，又是与病人沟通的能手，注重身体疾病治疗和心理安抚相结合。医学人文与临床医学的课程整合将对培养合格的临床医生发挥积极的作用。因此，医学人文教育既是通识教育，也是专业教育，我们需要将医学人文课程融入基础、临床、公共卫生、护理等专业课程之中。

1. 通识教育与医学教育

在中世纪的学校最初形成大学时，大学构架的基本知识划分反映了知识的不同应用以及对象的差异。博雅教育在西方历史上基本是指以古典七艺为核心的教育，七艺又可分为“三学科”(文法、修辞、论辩)

和“四学科”（算术、几何、天文、音乐）。博雅教育与其他专业技艺不同，旨在贯通知识、羽化心性、养成博雅、造就高贵的精神气质。博雅教育扮演着大学专业学习的预科或类似于今天公共课的角色，修读完这些基础科目后，可进入法学院、医学院和神学院学习。三个学院不仅在不同的知识分支上规约了他们的学生，而且也训练学生把专门知识应用于实践。医学院讲授各门自然科学，尤其是那些称为“生物科学”的学科；法学院讲授各门道德学科，现在称为“社会科学”；神学院则讲授《圣经》及相关的宗教知识。医学探究涉及人与自然关系的知识，而法学探究涉及人与人关系的知识，神学则探究涉及人与上帝关系的知识。医师、律师、牧师是最早的职业，且都建立了职业规范。

19 世纪下半叶以后，随着科学技术的发展，科学技术知识呈现出不断分科化、专业化的趋势，加上高等教育的普及、社会对专门人才需求的增加，传统的博雅教育受到冲击。尤其是 1910 年美国医学教育改革的标志——《弗莱克斯勒报告》发表后，医学教育突出了自然科学知识和实验研究的重要性，医学预科教育也围绕着申请进入医学院所需的科学知识和实验方法来安排课程。直到 20 世纪 80 年代，由于器官移植、辅助生殖、生命维持系统等新技术的临床应用所引发的诸多社会伦理法律问题，以及病人权利运动、医疗纠纷频发等，美国医学院协会发布了一个关于一般医学专业教育和医学院预科教育的报告，呼吁预科课程改革，尤其是指出应当减少一部分主要用来区分医预阶段的学生差异、与医疗实践关系不大的课程，增加一些与医疗保健相关的人文社会科学方面的课程，这有利于更好地培养学生处理复杂现实的能力，在培训中强调医生的道德和职业发展。

以约翰斯·霍普金斯医学院为代表的“医生 / 科学家”医学教育模式，建立了基础医学科学和全日制临床医生制度，极大地提高了美国医学教育与医学科学水平。不过，从另一方面看，则对医学教育中的人文社会课程有所削弱。1966 年，美国医学院校联合会对 84 所医学院的调查问卷显示，只有 10 所开设了医学人文类课程。1969 年，来自芝加哥大学、佛罗里达大学、弗吉尼亚大学、罗切斯特大学和耶鲁大学等大学医学院从事医学人文学科的教授成立了“健康与人类价值学会”（Society for Health and Human Values），其目标是促进人类价值成为医疗卫生专业人员教育的基本、明确的内容[1]，以纠正当时医学教育中的三个倾向，即去人性化（depersonalization）、分子生物学中心论（centrality of molecular biology）、基于机械论医学的教学（teaching of mechanistic medicine）。委员会呼吁在医学院增设有关人文教育的教席，以制衡医学过度技术化的倾向。[2]

20世纪70年代以后，随着现代医学技术带来的伦理、法律和社会问题日显突出，许多大学的医学院纷纷开设了与医学相关的人文社会科学课程，许多大学还设立了跨学科的医学人文学研究生培养计划，建立了医学人文学科的教育和研究机构，医学人文教育再次被整合到医学教育体系之中。

2. 定位医学人文教育

人文知识作为医学教育的必要内容并不是今天的创新。西方医学之父、古希腊医生希波克拉底提出医生应具备哲学家的全部最好的品质：无私、谦虚、高尚、冷静、具有必要的知识、不迷信。中国唐代医学家孙思邈则指出，欲为大医，除医学知识外，还需涉猎五经三史、庄老诸子。由此可见，医学的人文传统历来为医生们所珍视。19世纪末20世纪初，生物医学的迅速发展使得医学与人文学之间的关系发生了根本性的改变。随着医学分科的不断细化，学科分支的不断增加，更多的课程被提供给新知识的传授，医学生培养更加注重实验室技能的训练，从而导致人文社会科学的内容在课程体系中被逐渐压缩。20世纪70年代以来，欧美各国医学院校都将医学人文学科作为医学教育的必要内容，提出医学人文学科是培养应对复杂医疗问题和处理医患关系能力的基础。

---

[1] http://www.asbh.org/about/archives/shhv.htm, 访问日期：2006年4月7日。

[2] Fox D M, “Who We are: the Political Origins of the Medical Humanities,” *Theoretical Medicine* 6 (1985):327-342.

医学人文学科在医学院的课程体系中，大多依然是分学科安排课程。国内外医学院校开设的医学人文课程不尽相同，但从课程内容上看，大致包括了三个方面：一是关涉知识的价值，如医学哲学和医学史课程，目的是加强对生命科学与医学发展的理解以及对现有知识的怀疑和批评意识。二是关涉医学技术的道德价值和医学职业的价值，如医学伦理学，目的是强调医学研究和临床技术的应用必须符合伦理准则以及医生的职业精神，如同情、宽容、尊重、理解和正直。三是关涉叙述的价值，如医学与文学、医患沟通学等，增强医生对临床病史和患者经历的敏感性以及在交流中使用修辞策略的灵活意识。当然，为了丰富医学生的知识、拓宽视野，还有一些学校开设了医学人类学、医学社会学、治疗艺术等课程。

无论课程体系如何建构，这些课程一般被视为通识教育，其目标是培养医学生的人文关怀敏感性和临床实践中的优雅风格。如医学史、医学伦理学等学科有助于我们理解在文化与社会境遇中生命科学与医学如何发生、文化如何与疾病的个体经验相互作用，理解医疗实践的方式。医学的文学与艺术，有助于拓展和培育我们观察、分析和反省的能力。这类研究不仅包括探讨写作、绘画等创作活动的治疗价值，如鼓励慢性病人进行创作并解释临床症状对他们的意义，也涉及文艺作品在公共卫生和健康教育中的作用，例如如何利用各种卫生宣传展览更好地帮助公众理解瘟疫的传播，改进社区的健康教育。[1]

虽然，人们通常把医学人文视为通识教育，但它也具有专业特征，是医生岗位胜任力的基本要素，如同医生执业所需的临床诊疗技能一样。其实，这种观点并不是现在才提出来的。早在 20 世纪 20 年代，美国哈佛医学院的著名医学家 F. W. 皮博迪就敏锐地指出：治疗病人的秘密就在于对病人的照料（the secret of the care of the patient is in caring for the patient）。[2] 20 世纪 80 年代，美国著名生命伦理学家 E.

[1] Schneiderman L, "Empathy and the literary imagination,"*Ann. Intern. Med.* 137 (2002): 627-629.

[2] Peabody F W, "The care of the Patient," *JAMA* 88 (1927):877.

D. 佩里格里诺（E. D. Pellegrino）再次强调了医学人文教育不仅仅只是教授一种绅士的品质，也不是为了显示医生的教养，而是临床医生在做出谨慎和正确决策中必备的基本素质，如同作为医学基础的科学知识和技能一样。他指出：“在临床决策中医学的技术问题与道德问题是联系在一起的：既需要客观性又需要富有同情心。”[1] 实际上，医学处于自然科学和人文科学之间，既不完全是自然科学，也不完全是人文科学，而是兼具两者的特质。临床医学不仅应基于科学的观察和实验室的数据，也应基于理解和减轻病人痛苦所形成的经验。医学人文不仅仅是课程，它也是临床医疗实践的重要内容。佩里格里诺将医学人文社会科学知识看成医生执业能力的一部分，已超出了通识教育的范畴，它是医生岗位胜任力的基本要素，也是医学专业教育的重要内容。例如，临床医生良好的交流与沟通能力，特别是面对慢性疾病患者，可以使他们获得病人的信赖，从而增加依从性，提高诊疗效果，且可以减少过多处方和过度依赖技术所带来的副作用。

3. 中国的医学人文教育

20 世纪 80 年代以后，我国医学人文学科的教学在各医学院校陆续开展起来，除了传统医学人文课程，如医学史、医学伦理学之外，又开设了一些新的医学人文课程，如医学人类学、生命伦理学、医患沟通学等。由于中国的医学院都是本科起点，加上高中开始的文理分科，作为理科的医学生在人文社会学科方面总体上偏弱，因此，20 世纪 90 年代开始，伴随着国内理工科大学开展人文素质教育，医学院校结合自身特点，开设了系列医学人文社会科学的课程，各学校也陆续建立了相关机构。

不过，对于如何构建医学人文的课程体系却存在诸多分歧。一部分学者强调医学人文课程的通识性，主张医学人文教育的整体教育目标是要让医学生及医疗相关系所的学生们了解生命的意义，理解行医

[1] Pellegrino E, “The Humanities in Medical Education: Entering the Post-evangelical Era,” *Theor Med.* 5 (1984): 253-266.

与医疗的艺术，认知医疗实践中的人性化维度，为临床医生提供自省的镜子，从而提升医生的综合素养，达到改善医患关系、提高临床疗效的目的。医学人文课程旨在培养医学生的批判性思考能力、洞见力、创新能力、自省能力等，并激发其道德责任感。医学人文也可以作为调适医生繁忙医疗事务、舒缓压力的佐剂。

医学人文的通识课程一般可划分为几个模块：一类是医学与历史、哲学模块，如医学史、医学哲学、医学与宗教信仰、医学与传统文化、医学与民俗等；一类是医学与艺术模块，如医学与文学、医学与美术、音乐疗法、医学与语言及医疗会话、医学摄影，以及医学与戏剧、电影及医学文艺创作等；一类是医学与社会、伦理、法律模块，如医学伦理学、生死学、医患沟通学、医学人类学、医学社会学、卫生法学等。此外，作为通识教育课程，许多院校也非常重视医学人文的“隐性课程”，例如校园文化、学生社团、社会实践等。

进入 21 世纪以来，我国医疗卫生技术进步显著，高新技术的运用极大地提升了诊疗水平，但与此同时也引发了相关的社会、伦理和法律问题，医患信任下降、医患矛盾上升，由此也导致医学生面临极大的困惑：为什么医学做得越好，病人却感觉越糟？认识、理解和回答这些问题，也是医学人文教育应当承担的任务。因此，医患沟通学、医学伦理学、卫生法学、医学心理学等课程，就不仅仅是一般性的通识课程，它们提供的是与医生执业能力、岗位胜任力密切相关的专业知识与技能。这类知识与技能的讲授也不能停留在一般性的泛泛而谈，而应当与基础研究、公共卫生、临床课程相结合，甚至融入其中，将医学人文教育课程内容融入基础科学与临床医学整合的器官系统学组课程（organ-system blocks）中。例如，在神经科学和精神疾病的教学中，除了讲授神经系统的发育、神经系统的构造、神经生理、神经药理、神经病理、神经外科、神经内科、精神科、神经放射及影像等的知识与临床检查技巧之外，在 PBL 讨论中也融入了相关的认知哲学、现象学、心理学、宗教信仰、社会文化等问题，还可以通过观看各种神经病变导致病人行为异常的影片、阅读相关文学作品等，帮助学生更好地理解神经精神类疾病和这类患者的反应。

目前，国内一些医学院校在医学基础和临床教学中加入了医学人文的内容，除了开设课程之外，更多的是探索跨学科课程整合，即把人文学科和医学专业知识及临床实践紧密结合在一起。例如，有研究表明，在住院医生培训期间，人文教育在培养或保持同理心、理解病人心态的复杂性以及舒缓医生临床工作压力方面均可以发挥积极的作用。

应对新型冠状病毒大流行的战“疫”，再次彰显了医学是既需要才智与经验，又需要博爱与奉献的事业。这场战“疫”，再次显示了医学模式转变的重大意义，再次证明了医学人文在医疗卫生人才的培养中的重要价值。

（本文原载《通识教育评论》2021年第1期）

作者简介

张大庆 北京大学博雅特聘教授、北京大学医学史研究中心主任。中国科学技术史学会医学史专业委员会主任、中国自然辩证法研究会副理事长兼医学哲学专业委员会主任、教育部高等学校医学人文素质与全科医学课程指导委员会副主任、国际科学史研究院通讯院士、国际医学史学会（ISHM）科学委员会执委兼中国国家代表。著有《中国近代疾病社会史》《医学史十五讲》《医学人文学导论》等。在 *The Lancet*、*Hastings Center Report*、《历史研究》、《自然科学史研究》、《自然辩证法通讯》、《中国科技史杂志》等国内外重要学术期刊发表论文百余篇。

北大科学文化丛书

主编：韩启德　副主编：张藜

科学文化刍议	韩启德
直面病痛：中国近现代医学史研究	张大庆
反弹琵琶：医学的现代性批判	王一方
百年赛先生：科学与现代中国社会	张　藜
女性与医学：疾病的社会文化史	唐文佩